U0309141

临床护理理念与实践

LINCHUANG HULI LINIAN YU SHIJIAN

主编 王长芹 吕文文 孙艳艳 王晓艳
丁阿丽 李 娜 贾忠华

黑龙江科学技术出版社
HEILONGJIANG SCIENCE AND TECHNOLOGY PRESS

图书在版编目（CIP）数据

临床护理理念与实践 / 王长芹等主编. -- 哈尔滨：
黑龙江科学技术出版社，2024.2
ISBN 978-7-5719-2286-3

Ⅰ．①临… Ⅱ．①王… Ⅲ．①护理学 Ⅳ．①R47

中国国家版本馆CIP数据核字（2024）第046167号

临床护理理念与实践
LINCHUANG HULI LINIAN YU SHIJIAN

主　　编	王长芹　吕文文　孙艳艳　王晓艳　丁阿丽　李　娜　贾忠华
责任编辑	陈兆红
封面设计	宗　宁
出　　版	黑龙江科学技术出版社
	地址：哈尔滨市南岗区公安街70-2号　邮编：150007
	电话：（0451）53642106　传真：（0451）53642143
	网址：www.lkcbs.cn
发　　行	全国新华书店
印　　刷	山东麦德森文化传媒有限公司
开　　本	787 mm×1092 mm　1/16
印　　张	23.25
字　　数	586千字
版　　次	2024年2月第1版
印　　次	2024年2月第1次印刷
书　　号	ISBN 978-7-5719-2286-3
定　　价	238.00元

编委会

主 编

王长芹　吕文文　孙艳艳　王晓艳

丁阿丽　李　娜　贾忠华

副主编

门玉芳　陈　玮　李玉彩　孙海玲

徐　洋　路　梅　范　丽

编 委（按姓氏笔画排序）

丁阿丽（日照市人民医院）

门玉芳（山东省无棣县西小王镇卫生院）

王长芹（枣庄市中医医院）

王晓艳（山东省公共卫生临床中心）

吕文文（高唐县人民医院）

孙艳艳（微山县人民医院）

孙海玲（鄄城马爱云医院）

李　娜（山东省济宁市第二人民医院）

李玉彩（广州中医药大学顺德医院附属勒流医院）

陈　玮（山东省中医药大学附属医院）

范　丽（湖北省孝感市第一人民医院）

贾忠华（新疆医科大学附属中医医院）

徐　洋（郑州人民医院）

路　梅（河北省武安市中医院）

前 言

FOREWORD

护理学的快速发展和优质护理服务理念的深化使护理模式转变为身心整体护理，护理内容不断丰富，护理范畴也在相应地拓宽。与此同时，护理工作者的知识结构应不断更新，解决临床实际问题的能力也应不断加强。为了适应当前卫生事业的发展和满足人民群众对健康服务的需求，进一步加强我国护理团队的建设，提高我国护理工作者的整体专业水平，我们特邀多位护理领域的专家编写了《临床护理理念与实践》一书。

本书的目的是向广大护理工作者全面而系统地介绍护理学领域的基础专业内容及近年来护理学的最新进展，因此内容紧扣护理学最新发展动向，充分吸取护理学的最新科研成果。本书首先对护理基础知识进行了介绍，然后从护理诊断、护理评估、护理措施及健康教育等方面详细叙述了临床各科室疾病的护理，最后阐述了其他的护理内容。本书在内容上本着立足现在、面向未来的宗旨，重点突出实用与新颖，力求护理工作者及基层医务人员在临床工作中遇到问题时可以通过查阅本书解决实际问题，旨在培养护理工作者严谨的临床护理思维，具有实用性、科学性、新颖性、强指导性的特点，希望可以为护理专业及相关医疗事业的工作者提供重要参考，为培养更多的护理人才做出突出贡献。

目前，护理学尚处于发展阶段，护理理论和技术也处于不断更新当中，加之编者编写时间仓促，书中存在的疏漏与错误之处，还请广大读者批评指正，以便将来再版时予以修订、补充和完善。

《临床护理理念与实践》编委会

2023 年 9 月

目 录
CONTENTS

第一章　常见护理工作模式 ……………………………………………………（1）

　第一节　临床护理路径 …………………………………………………（1）

　第二节　系统化整体护理 ………………………………………………（4）

　第三节　循证护理 ………………………………………………………（6）

第二章　常用护理操作 …………………………………………………………（9）

　第一节　生命体征监测技术 ……………………………………………（9）

　第二节　铺床法 …………………………………………………………（17）

　第三节　排痰法 …………………………………………………………（22）

　第四节　鼻饲法 …………………………………………………………（27）

　第五节　氧疗法 …………………………………………………………（29）

　第六节　导尿术 …………………………………………………………（31）

　第七节　膀胱冲洗术 ……………………………………………………（33）

　第八节　灌肠术 …………………………………………………………（34）

　第九节　静脉输血 ………………………………………………………（37）

第三章　神经内科疾病护理 ……………………………………………………（39）

　第一节　癫痫 ……………………………………………………………（39）

　第二节　三叉神经痛 ……………………………………………………（45）

　第三节　脑梗死 …………………………………………………………（49）

　第四节　脑出血 …………………………………………………………（52）

　第五节　短暂性脑缺血发作 ……………………………………………（57）

　第六节　视神经脊髓炎 …………………………………………………（62）

　第七节　急性脊髓炎 ……………………………………………………（67）

　第八节　脊髓压迫症 ……………………………………………………（72）

第九节　吉兰-巴雷综合征 ……………………………………（77）

第四章　感染科疾病护理 ………………………………………（83）

第一节　支气管结核 ……………………………………………（83）

第二节　肺结核 …………………………………………………（87）

第三节　肠结核 …………………………………………………（100）

第四节　结核性脑膜炎 …………………………………………（104）

第五节　结核性腹膜炎 …………………………………………（109）

第五章　骨科疾病护理 …………………………………………（113）

第一节　脊髓损伤 ………………………………………………（113）

第二节　脊柱骨折 ………………………………………………（119）

第三节　锁骨骨折 ………………………………………………（124）

第四节　肱骨干骨折 ……………………………………………（126）

第五节　肱骨髁上骨折 …………………………………………（128）

第六节　尺桡骨干双骨折 ………………………………………（129）

第七节　桡骨远端骨折 …………………………………………（130）

第八节　股骨颈骨折 ……………………………………………（132）

第九节　股骨粗隆间骨折 ………………………………………（136）

第十节　手部骨折 ………………………………………………（139）

第十一节　关节脱位 ……………………………………………（145）

第六章　妇科疾病护理 …………………………………………（154）

第一节　外阴与阴道创伤 ………………………………………（154）

第二节　外阴炎 …………………………………………………（156）

第三节　阴道炎 …………………………………………………（158）

第四节　子宫颈炎 ………………………………………………（164）

第五节　盆腔炎性疾病 …………………………………………（165）

第六节　子宫内膜异位症 ………………………………………（167）

第七节　子宫腺肌病 ……………………………………………（169）

第八节　子宫脱垂 ………………………………………………（172）

第九节　葡萄胎 …………………………………………………（175）

第十节　侵蚀性葡萄胎与绒毛膜癌 ……………………………（177）

第十一节　子宫肌瘤 ……………………………………………（180）

第十二节　不孕症 ………………………………………………（184）

第七章　助产护理…………………………………………………………（190）

　第一节　正常分娩期产妇的护理…………………………………………（190）

　第二节　催产、引产的观察与护理………………………………………（198）

　第三节　责任制助产与陪产的实施与管理………………………………（203）

第八章　中医护理…………………………………………………………（207）

　第一节　情志护理…………………………………………………………（207）

　第二节　用药护理…………………………………………………………（210）

　第三节　八法与护理………………………………………………………（214）

　第四节　常用传统疗法与护理……………………………………………（218）

　第五节　心脑疾病的中医护理……………………………………………（232）

　第六节　肺部疾病的中医护理……………………………………………（242）

　第七节　脾胃疾病的中医护理……………………………………………（251）

　第八节　肝胆疾病的中医护理……………………………………………（257）

　第九节　妇科疾病的中医护理……………………………………………（269）

第九章　重症护理…………………………………………………………（274）

　第一节　重症患者营养支持的护理………………………………………（274）

　第二节　重症脑膜炎与脑炎………………………………………………（278）

　第三节　重症肌无力………………………………………………………（282）

　第四节　重症病毒性肝炎…………………………………………………（286）

　第五节　呼吸衰竭…………………………………………………………（291）

第十章　公共卫生与社区护理……………………………………………（296）

　第一节　医疗机构公共卫生基本职能……………………………………（296）

　第二节　医疗服务与公共卫生服务………………………………………（300）

　第三节　公共卫生与社区护理……………………………………………（302）

　第四节　职业中毒报告与处置……………………………………………（306）

　第五节　医院放射事故应急处置…………………………………………（309）

　第六节　社区护理中的沟通技巧…………………………………………（311）

　第七节　社区口腔预防保健与护理………………………………………（317）

　第八节　社区老年人的保健与护理………………………………………（327）

　第九节　社区慢性病患者的保健与护理…………………………………（335）

　第十节　健康教育…………………………………………………………（346）

参考文献……………………………………………………………………（359）

第一章 常见护理工作模式

第一节 临床护理路径

临床护理路径(CNP)是一种科学、高效的医学护理管理模式,是综合多学科的医疗护理管理计划,属于临床路径的范畴。临床护理路径和临床路径是相辅相成的,对临床路径的全面理解和学习能更好地促进对临床护理路径的掌握。

一、临床路径

临床路径的概念起源于美国。20世纪70年代早期,美国高速发展的医疗技术、医疗体制及不断增加的慢性病和老年人口等因素,导致医疗费用高和健康服务资源被不适当地利用。美国政府为了降低医疗费用的增长,采取了一系列控制医疗资源利用的措施。在工业生产中应用广泛的关键路径技术遂被引入临床工作中,临床路径因而诞生。其基本原则是根据疾病严重程度的标准和医疗护理强度的标准,政府根据相应的疾病只对医院提供的适当的临床健康服务项目补偿医疗费用,以调控医院的临床服务,控制它的过度利用。其基础是由耶鲁大学研发的"诊断关联群"。因此,医院只能改变内部结构和运作方式,不断寻求提高医院的营运效率、提高医疗服务质量、降低医疗成本的措施。

临床路径是经过护理人员仔细地调查、核准,经医疗专家科学论证并经多学科组成员共同商讨制定的疾病康复路径图,是针对某一个病种(或手术),以时间为横轴,以入院指导、诊断、检查、治疗、护理、教育和出院计划等手段为纵轴,制订的标准化的治疗护理流程(临床路径表)。它以缩短平均住院日、减少医疗费用支出、节约医疗资源为目的,增强了诊疗活动的计划性,从而有效地降低医疗成本和有效地运用资源,同时也有利于医疗服务质量的控制和持续改进。

医院拥有领导的重视和支持,并且做好充分的思想动员与培训后方可开展临床路径。开展临床路径应遵循以下步骤:①充分尊重患者的意见;②选择要推行的疾病或手术;③选择开展临床路径的团队人员;④绘制临床路径图;⑤确定预期目标,建立评价标准;⑥收集与记录资料;⑦进行阶段评估与分析。

随着中国医疗卫生事业的发展,以患者为中心的整体医疗与整体护理作为一种先进的服务理念广为应用。我国已于 2009 年 12 月试点启动临床路径,2010 年 1 月—2011 年 10 月组织开展试点实施,现已完成评估总结工作,获得了丰富的经验。

二、临床护理路径(CNP)

CNP 是患者住院期间的护理模式,是有计划、有目的、有预见性的护理工作。它通过依据每天护理计划标准,为患者制定从入院到出院的一整套医疗护理整体工作计划和健康教育的路线图或表格,使护理工作更加标准化、规范化。

(一)CNP 的产生和发展

1985 年美国波士顿新英格兰医疗中心的护士赞德和她的助手们最先运用护理程序与工业中关键路径的概念。之后,CNP 逐渐在欧美等国家和地区得以应用和推广,到 20 世纪 80 年代末,CNP 已经成为美国开发的护理标准化工具。虽然 CNP 已于 20 世纪 90 年代传入中国大陆,但直到 2002 年在北京召开了临床路径研讨会后,临床路径才开始应用于医疗护理服务。随着 CNP 在国内许多医院不断被推广和研究,CNP 作为医院医疗质量与服务质量管理改革的一项重要工具,已取得了明显的效果。

(二)CNP 的实施

1.CNP 的制定

CNP 是指导临床护理工作的有效工具,它的制定必须满足以下条件。

(1)体现以患者为中心的原则。

(2)由多学科组成的委员会共同制定护理路径。

(3)以取得最佳护理效果为基本标准。

(4)依据现有的国际、国内疾病护理标准。

(5)有委员会签署发布的文字资料,能结合临床实践及时予以修改。

(6)由委员会定期修订,以保证符合当前的护理标准。

2.CNP 的内容

CNP 通常包括查看前一天护理路径记录、实验室检查、实施治疗护理措施、用药、健康教育等。

3.CNP 的步骤

(1)患者入院后,主管医师、责任护士对患者进行评估,建立良好的护患关系,解释 CNP 的有关内容、目的和注意事项等,患者和家属同意实施 CNP 后,请患者签订知情同意书。

(2)护理小组长协同责任护士在 24 小时内制定护理计划。

(3)把 CNP 护理篇放于护理病历中,便于当班护士按照 CNP 上的参考时间落实措施,将 CNP 患者篇悬挂于床尾,告知患者在各时间段医师和护士将要为他们做的治疗和护理。

(4)护理小组长按每阶段内容认真执行和评估,病区医师、护士共同参与 CNP 的实施,并得到科主任的指导。

(5)护士长通过每天的护理查房督查是否达到预期目标并对护理人员进行指导,科护士长不定时检查与指导。对不能达到预期目标者,质量控制小组人员共同分析,修改、补充或重新制定护理计划和措施,完善和更新 CNP。

(6)出院前护士长对 CNP 的成效进行总结评价。

（三）CNP 的作用

CNP 作为一种提高医疗护理质量,降低医疗护理成本的全新医疗护理服务模式,现已受到越来越多的医院管理者和护理人员的青睐。CNP 主要有以下几个作用。

1.有利于健康教育的规范化,显著地提高护理效果

实施 CNP 之后,护士有更多的时间深入病房,按设置好的程序有序执行,保证临床护理工作持续改进和提高,使健康教育有章可循,明显提高了整体护理质量。和以往对患者灌输式的健康教育不同,CNP 中的健康教育是通过个别指导、讲解、操作示范、让患者观看录像等方法,使健康教育模式向多向式交流转化。

2.有利于提高患者的生活质量

CNP 的制定须遵循以患者为中心的原则,在具体的临床工作中护理人员也应以患者为中心指导、协调护理工作。CNP 以严格的时间框架为指导,使患者明确自己的护理目标,充分尊重了患者的知情权和监督权。不同的护理人员在 CNP 的帮助下也能很好地交流、传递信息,保证对患者的护理工作的延续性。

3.有利于护理工作的标准化,提高护理质量

CNP 是经多学科委员会审定的科学、实用、表格化的护理路线图。护理人员有预见性、有计划地、主动地、连续地实施护理,帮助患者以最快的速度完成各项检查、诊疗,掌握好相关健康知识,对疾病发展、转归、预后进一步了解,使患者变被动为主动地配合治疗和护理,并能有效地减少护理疏漏。CNP 使记录简单、一目了然,减少了书写护理文件的时间,让护理人员有更多的时间按设置好的程序执行。CNP 克服了部分护理人员知识的缺陷,有章可循,明显提高了整体护理质量。

4.有利于增强护理人员团结协作的精神

CNP 让护理人员能够全面、准确地观察患者的病情,能及时向医师提供对患者全面、准确地分析的信息,从而减少不必要的医疗处置,避免浪费资源,同时减少患者住院时因护理人员的处理程序不同而产生的各种变异情况。护理人员团结协作的精神得到增强,保证了患者住院期间医护工作的连续性和协调性,从而提高了服务质量和工作效率。

5.有利于有效地减少护理差错,提高患者对医院工作的满意度

CNP 可使单病种的诊疗过程更加标准化、规范化、程序化。医务人员可以按照规程指导为患者提供医疗服务,以此来规范医疗行为。患者在住院期间能得到最有效、最有利的医疗护理服务,从而避免医疗纠纷或医疗事故的发生。

我国很多地区已经尝试实施 CNP,不少患者在其中接受人性化的护理服务,能真切地感受到护理人员的关爱,能获得极大的满足感和安全感,这充分体现了“以人为本”的护理内涵。

三、对变异的处理

患者在住院期间不一定完全都能按照预先设计好的路径接受诊疗和护理,个别患者在假设的标准中出现偏差或在沿着标准临床路径接受医疗照护的过程中有所变化的现象称为变异。

根据引起变异因素的来源,临床路径研究人员将变异分为三类,即与医院系统相关的变异、与医务人员相关的变异和与患者相关的变异。

一旦出现负性变异,医务人员应迅速科学而全面地分析变异原因,结合客观实际,找出解决变异的最佳措施,不断修改、完善临床路径,积累经验。处理变异的成效如何,很大程度上取决于所有医疗服务人员对变异的认识和接受程度以及医院各个部门的合作与协调。需特别强调的是,对于变异的处理应因人而异、因地制宜,任何情况下都不能偏离科学的论据与论断,只有这样,才能使临床路径得到不断的完善和发展。

(李　娜)

第二节　系统化整体护理

系统化整体护理是于 20 世纪 90 年代早期发展的一种护理模式,是以现代护理观为指导,以护理程序为核心,将临床护理服务与护理管理科学地结合起来,以患者为中心,为患者解决问题,系统地实施整体护理的临床护理组织管理模式。

一、系统化整体护理的产生和发展

20 世纪 70 年代,世界范围内的医学思想发生了巨大的变化,世界卫生组织对健康赋予了新的含义,而生物-心理-社会医学模式的诞生,使以疾病为中心的护理模式向以人的健康为中心的系统化整体护理转变。1994 年袁剑云教授将系统化整体护理引入我国。自此,我国护理界掀起了一场改革的浪潮——从功能制护理向系统化整体护理的转变。它是一项提高护理质量、改善护士形象、促进护理事业发展的举措。系统化整体护理在我国的发展大致经历了以下 3 个阶段。

(一)引进学习阶段

1994 年在原卫生部和中华护理学会的协助下,袁剑云先后在北京、山东、上海等十多个省市举办"系统化整体护理与模式病房建设"研习班,帮助护理人员学习和理解系统化整体护理的内涵和实质。

(二)模式病房试点阶段

受过培训的护理管理者及护理骨干们回院后纷纷以不同的方式、最快的速度宣传、推广系统化整体护理。1995－1996 年整体护理模式病房的试点工作在全国各大医院相继开展起来。

(三)模式病房全面推广阶段

模式病房的试点工作取得了显著成效后,原卫生部加大了对模式病房建设的支持,还成立了全国整体护理协作网及全国整体护理专家指导组,对具体工作进行指导,以确保整体护理的顺利进行。

二、系统化整体护理的内涵

系统化整体护理是以现代护理观为指导,以护理程序为核心将护理临床业务和护理管理的各个环节系统化的工作模式。核心是护理程序,以"整体性、系统化"为基础,目的是为患者解决问题。

(一)整体性

狭义的整体性是指护理应把服务对象视为生物的、社会的、文化的、发展的人,强调以人为中心,护理就是要解决人的整体的健康问题。广义的整体性是指护理专业的整体性,指护理行政与业务、护理管理与品质保证、护理教育与研究以及临床护理业务等环节都应紧密联系,相互配合,协调一致,以保证整体护理水平的提高。其内涵包括以下 4 点:①应把患者作为一个整体。②注重人的一生的整体。③注重社会的人的整体。④护理制度、护理管理、服务质量、护士素质等是一个整体。

(二)系统化

护理本身是由一些相互关联和相互作用的部分组成的一个系统的整体。"系统化"可分3个层次来理解。第一个层次是在临床的工作上,"护理程序"必须系统化,护士对每个工作环节都要做到以护理程序为框架,环环相扣。第二个层次是在医院管理上系统化,在确立护理管理制度、护理职责、护士行为考核标准,考虑护士的调配与组织,进行护理质量评价时都应以护理程序为框架。第三个层次是在实施系统化整体护理时,为使中国护理改革向前推进,必须在国家政策法规和各级行政管理方面系统化。

三、系统化整体护理的影响

(一)转变了护士单纯执行医嘱的从属地位

系统化整体护理以护理程序为核心,护理程序包括评估、诊断、计划、实施和评价5个步骤。它的出现标志着护士从单纯的"操作者"转变为"思考者"。实施整体护理后,护士有了自己的护理诊断,有了自己的工作模式——护理程序,除了执行医嘱外,把更多的时间用于对患者的诊断和健康问题的解决上。

(二)将健康教育纳入护士的日常工作,使护患关系密切

系统化整体护理要求护士把健康教育贯穿于护理操作的全过程。健康教育使护士更好地了解患者,正确地评估、照顾患者,建立良好的护患关系。

(三)规范了护理表格,便于评价护理效果

系统化整体护理以护理程序为框架设计各种护理表格,如患者入院评估表、健康教育表、住院评估表。每一份表格都有自己的作用,各表相互联系。这些表格不仅详细地记录了患者住院期间的护理全过程,及时、准确地反映了患者的情况,还在护理记录中把患者的问题、护理措施与结果评价联系起来,以体现出患者经护理的最终效果。

四、责任制护理与系统化整体护理的异同

(一)共同点

责任制护理与系统化整体护理均以现代护理观为指导,按照护理程序的理论与方法开展工作。它们强调护士不是被动的执行者,而是主动的思考者;护士应对患者负责,而不是仅对医师负责;护理不是单纯的技术操作和疾病护理,而是涉及生理、心理、社会等层面的整体护理;恢复健康的过程不是护理人员单方面的活动,而是护理人员及患者的亲属共同参与和合作的活动过程。

(二)区别点

1.责任制护理的特点

责任制护理强调责任护士应由业务水平高、临床经验丰富的护士承担,强调对患者的护理应有连续性。

2.系统化整体护理的特点

系统化整体护理认为每个护士都可以做责任护士;重视健康教育,视护理为护患合作性活动;采用标准化护理表格,以减少护士用于病历书写的时间。

(李　娜)

第三节 循证护理

循证护理是 20 世纪 90 年代受循证医学影响而产生的一种护理理念,直译为"以证据为基础的护理"。Muhall 将其定义为"护理人员在计划其护理活动时,将科研结论与临床经验、患者需要相结合,获取实证,作为临床护理决策的过程。"

一、循证护理的产生与发展

循证护理的产生源于循证医学。1991 年加拿大麦克马斯特大学的内科医学博士 Guyatt 在前人的基础上最先提出了"循证医学"这一术语。同校的大学护理系的 Dicenso 教授最早将循证医学应用于护理工作,提出循证护理的概念,之后其观点迅速得到了广泛的关注和研究。循证护理在 20 世纪 90 年代迅速兴起和发展得益于两个条件:信息与网络技术的发展和政府的重视。

如今循证观念正在向许多其他学科渗透,其中循证护理既是循证医学的重要组成部分,又是独立的实践与研究领域,已引起世界上许多国家的重视。

随着中国护理事业的发展,临床护理、护理科研和护理教育体系不断完善,以实证为基础的循证护理已经开始受到学术界和临床护理工作者的高度重视。因此,积极探讨循证护理实践与研究,提出切实可行的对策,对促进中国循证护理的运用和发展、提高护理质量具有重要意义。

二、循证护理的概念与内涵

(一)概念

循证护理又称实证护理或以证据为基础的护理,其定义为慎重、准确、明智地应用当前所获得的最佳的研究依据,并根据护理人员的个人技能和临床经验,考虑患者的价值、愿望与实际情况,将三者结合起来制定出完整的护理方案。其核心是运用现有最新、最好的科学证据为服务对象提供服务,即以有价值的、可信的科学研究结果为证据,提出问题,寻找实证,并且运用实证,对患者实施最佳的护理。

(二)内涵

循证护理包含 3 个要素:可利用的最适宜的护理研究依据,护理人员的个人技能和临床经验,患者的实际情况、价值观和愿望。护理人员在制订患者的护理计划时应将这 3 个要素有机地结合起来,树立以科学研究指导实践、以科学研究带动实践的观念,促进护理学科的发展。同时,专业护理人员的经验积累也是护理实践不可缺少的财富。整体护理的中心理念是以患者为中心,从患者的实际情况出发,这同样也是循证护理的基本出发点,如果只注重统一化的所谓最佳行为,就会忽视个体化的护理。

三、循证护理的实践程序

(一)实践循证护理的原则

循证护理的操作原则是根据可靠的信息决定护理活动,实践循证护理应遵循的原则包括以下几点。

（1）根据有关护理信息提出相应问题。

（2）根据最优资料和临床资料,搜索最佳证据。

（3）评价各种证据的科学性和可靠性。

（4）结合临床技能和患者的具体特点,将证据应用于临床实践。

（5）评价实践后的效果和效率并进行改进。

(二)循证护理的实践程序

一个完整的循证护理程序是由5个基本步骤组成:①确定临床护理实践中的问题;②检索有关文献;③分析与评价研究证据;④应用最佳证据指导临床护理实践;⑤实践反馈,对应用的效果进行评价。

(三)循证护理应用方法举例

根据临床问题和情况,按照循证护理程序的实践步骤实施,举例如下。

例如,对创伤性骨折患者出现患肢肿胀、疼痛问题进行循证护理实践。

（1）确定问题:多数创伤性骨折患者急诊入院时患肢肿胀明显,疼痛难忍,治疗上通常静脉滴注 20％甘露醇或 β-七叶皂苷钠,5～7 天肿胀消退方可进行手术,不仅增加了患者的经济负担和护理人员的工作量,还影响到病房床位周转。

（2）检索证据:查阅相关资料,获得具体检索结果。

（3）分析、评价证据:冷疗可以使局部创面迅速降温,并可抑制组胺类炎性递质的释放,抑制微血管的通透性,减轻水肿,抑制高代谢,使局部温度降低到皮肤疼痛阈值之下,从而有效地缓解肿胀与疼痛。

（4）应用证据:对有急性创伤(伤后 24～48 小时),患肢明显肿胀、疼痛,但末梢循环良好的患者进行冷疗,同时可将患肢抬高 15°～20°,观察肿胀消退及末梢血运情况。

（5）评价护理效果:患肢 2 天后明显消肿,疼痛减轻,第 3 天可以进行手术。

四、循证护理对护理工作的促进

(一)促进护理科研成果在临床中的应用

在循证护理的过程中,护理人员查找期刊资料和网络资源,也在临床实践中运用了关于护理的先进理念和科研成果,这些科研成果又在临床实践中得到验证、推广及修正,并再次用于指导临床护理实践。

(二)促进护理人员知识更新及科研水平的提高

循证护理是科学指导护理实践的方法,使以经验为基础的传统护理向以科学为依据的现代护理发展。在循证护理实践时,护理人员要打破基于习惯、轻视研究的传统。这就要求护理人员具备扎实的医学知识、专业技能和临床护理知识,不断提高自己的专业水平,完善知识结构。

(三)改进护理工作效率,提高护理服务质量

推行循证护理能提高临床护理工作的质量和卫生资源配置的有效性。将证据应用于临床护理实践,可以避免一些不必要的工作步骤,一些低效率的操作也能被经过实践证明更有效的操作所取代,同时还可以减少不必要的试验性治疗。因此,花费在低效率操作和试验性干预上的时间和费用就可大大缩减,使护理实践工作在效率和效益两方面受益。

(四)促进护患关系的改善

循证护理改变了以往护理人员掌握主动权而患者只能被动接受治疗和护理的传统观念。护理人员有义务和责任将收集、获取的信息、证据告知患者及其家属,使其了解当前有效的诊疗方法、不良反应及费用等,护患双方相互交流互动,使患者及其家属根据自己的意愿和支付能力酌情进行选择,有利于获得患者及其家属的信任,达到最佳护理效果。因此,循证护理使传统的护患关系发生了质的变化。

(五)循证护理促进护理学科的发展

许多护理手段停留在约定俗成的习惯与经验阶段,缺乏科学依据。循证护理理念的出现打破了传统的思维和工作模式,为护理学的发展指明了方法论,使临床护理发展科学化,它以科学的方式促使经验向理论升华,从而促进了护理学科的发展。

(六)具有很大的经济学价值和法律意义

循证护理的理念是将科学与技术结合起来,为成本-效益提供依据,有利于节约资源,控制医疗费用的过快增长,具有经济学价值。此外,循证护理是通过正确利用及分析大量的临床资料来制定护理决策的,在此基础上进一步做出判断以指导临床各项治疗、护理措施,这一过程有着严格的事实依据。在法律规范日臻完善和患者维权意识日益增强的今天,将循证护理运用于临床不失为临床护理人员维护患者利益和保护自身合法权益的有力的措施。

循证护理同整体性护理一样,应渗透到护理的各个领域,一旦为护理人员所认同和接受,将使护理行为产生巨大的转变。

(吕文文)

第二章　常用护理操作

第一节　生命体征监测技术

一、体温、脉搏、呼吸测量

（一）目的

通过观察体温、脉搏、呼吸变化，了解疾病发生和发展的规律，协助医师做出正确诊断，为治疗和护理提供依据。

（二）操作前准备

1.告知患者或家属

将操作目的、方法、注意事项、配合方法告知患者或家属。

2.评估患者

（1）年龄、病情、意识状态、自理能力、治疗情况、合作程度、心理状态。

（2）测量部位肢体及皮肤状况。

（3）影响测量准确性的相关因素。

3.操作护士

操作护士需着装整洁、修剪指甲、洗手、戴口罩。

4.物品准备

准备治疗盘、弯盘、体温计、手表、快速手消毒剂；集体测量时准备治疗车、记录单、笔。

5.环境

室温适宜、光线充足、环境安静。

（三）操作过程

（1）携带用物至患者床旁，核对腕带及床头卡。

（2）测量体温：根据患者病情选择合适的体温测量方式（腋下、口腔、直肠），协助患者取舒适卧位。①腋下测温：需擦干腋窝，将体温计水银端放于腋窝深处并紧贴皮肤，10分钟后取出读数。②口腔测温：将体温表水银端放置于患者舌下，让患者紧闭口唇，切勿用牙咬，用鼻呼吸，

3 分钟后取出读数。③直肠测温：患者取侧卧或屈膝仰卧位露出臀部，润滑肛表水银端，轻轻插入肛门 3～4 cm，婴儿 1.25 cm、幼儿 2.5 cm，3 分钟后取出读数。

（3）测量脉搏：①将患者手臂放于舒适位置。②用示指、中指、无名指指腹按于桡动脉处或其他浅表大动脉处。③计数 30 秒，将测得的脉率乘 2。④脉搏异常，危重患者需测量 1 分钟。⑤脉搏短绌时需 2 人同时分别测量心率和脉率 1 分钟，以分数方式记录，即心率/脉率。

（4）测量呼吸：①以诊脉状，观察胸腹起伏，计数 30 秒。②危重患者呼吸不易观察时，用少许棉絮置于患者鼻孔前，记录 1 分钟棉絮被吹动的次数。

（5）协助患者取舒适卧位。

（6）消毒体温计。

（7）洗手、记录、确认医嘱。

（四）注意事项

（1）婴幼儿、意识不清或不合作患者测温时，护士不宜离开。

（2）婴幼儿、精神异常、昏迷、有口腔疾病、不合作、口鼻手术或呼吸困难患者，禁忌测量口温。

（3）进食、吸烟、面颊部冷/热敷患者应推迟 30 分钟后测口腔温度。

（4）腋下有创伤、手术、炎症，腋下出汗较多、极度消瘦的患者，不宜采取腋下测温；沐浴后需等待 20 分钟后再测腋下温度。

（5）腹泻、直肠或肛门手术、心肌梗死患者不宜采用直肠测量法。

（6）体温和病情不相符合时重复测温，必要时可同时采取两种不同的测量方式作为对照。

（7）异常脉搏应测量 1 分钟，当脉搏细弱难以触诊时，可用听诊器听诊心率 1 分钟代替。

（8）偏瘫患者选择健侧肢体测量脉搏。

（9）除桡动脉外，可测颞动脉、肱动脉、颈动脉、股动脉、腘动脉、足背动脉等。

（10）测量呼吸时宜取仰卧位。

（11）不可用拇指诊脉。

（五）评价标准

（1）患者或家属能够知晓护士告知的事项，对服务满意。

（2）遵循查对制度，符合标准预防、安全原则。

（3）护士操作规范、准确。

二、血压测量

（一）目的

测量血压值，观察血压的动态变化，目的在于协助诊断，为预防、治疗、康复、护理提供依据。

（二）操作前准备

1.告知患者

将操作目的、方法、注意事项、配合方法告知患者。

2.评估患者

（1）年龄、病情、意识状态、治疗情况、心理反应、合作程度。

（2）测量部位肢体及皮肤状况。

（3）影响测量准确性的相关因素。

3.操作护士

操作护士应着装整洁、修剪指甲、洗手、戴口罩。

4.物品准备

准备血压计、听诊器、快速手消毒剂,集体测量时准备治疗车、记录单。

5.环境

室温适宜、光线充足、环境安静。

(三)操作过程

肱动脉测量方法如下。

(1)携带用物至患者床旁,核对腕带及床头卡。

(2)患者取舒适卧位,协助其露出手臂,手掌向上,肘部伸直,排尽袖带内空气,袖带缠于上臂中部,下缘距肘窝 2～3 cm,松紧以可放进一指为宜。

(3)使水银柱"0"点与肱动脉、心脏处于同一水平,将听诊器胸件放在肱动脉搏动最强处固定,充气至动脉搏动音消失,再加压使压力升高 2.6～4.0 kPa(20～30 mmHg),缓慢放气。

(4)告知患者血压数值。

(5)取下袖带,排尽空气,血压计向右倾斜 45°,关闭水银槽开关。

(6)整理床单位,协助患者采取舒适卧位。

(7)消毒血压计、听诊器。

(8)洗手、记录、确认医嘱。

(四)注意事项

(1)对需要长期密切观察血压的患者,应遵循四定的原则:定时间、定体位、定部位、定血压计。

(2)测量肢体的肱动脉与心脏处于同一水平位置,卧位时平腋中线,坐位时平第 4 肋。

(3)偏瘫患者选择健侧上臂测量。

(4)测量前需检查血压计的有效性,定期监测、校对血压计。

(5)如发现血压听不清或异常,应重测:先驱净袖带内空气,使汞柱降至"0",稍休息片刻再行测量,必要时做对照复查。

(五)评价标准

(1)患者或家属能够知晓护士告知的事项,对服务满意。

(2)遵循查对制度,符合标准预防、安全原则。

(3)测量方法正确,测量结果准确。

三、心电监测

(一)目的

遵医嘱正确监测患者心率、心律、呼吸、血压、血氧饱和度,动态评价病情变化,为临床治疗提供依据。

(二)操作前准备

1.告知患者或家属

将操作目的、方法、注意事项、配合方法告知患者或家属。

2.评估患者

(1)病情、年龄、意识状态、合作程度、心理反应。

(2)胸部皮肤情况。

3.操作护士

操作护士应着装整洁、修剪指甲、洗手、戴口罩。

4.物品准备

准备治疗车、监护仪、导联线、一次性电极片、酒精或盐水棉签数根、污物桶、快速手消毒剂。

5.环境

保持环境整洁、安静。

(三)操作过程

(1)携带用物至患者床旁,核对腕带及床头卡。

(2)协助患者取平卧位,暴露胸部皮肤。

(3)连接监护仪电源,将电极片连接于导联线上。

(4)用酒精棉签擦净皮肤,将电极片贴于患者胸部正确位置。

(5)连接血氧饱和度(SpO_2)、血压袖带。

(6)打开监护仪开关,设置监测指标的报警界限。

(7)整理用物及床单位,按医疗垃圾分类处理用物。

(8)擦拭治疗车。

(9)洗手、记录、确认医嘱。

(四)注意事项

(1)放置电极片时,应避开伤口、瘢痕、中心静脉插管、起搏器及电除颤时电极板的放置部位。

(2)密切监测患者异常心电波形,排除各种干扰和电极脱落,及时通知医师处理;对于带有起搏器的患者,要区别其正常心律与起搏心律。

(3)定期更换电极片及其粘贴位置。

(4)心电监护不具有诊断意义,如需更详细了解心电图变化,需做常规导联心电图。

(5)对躁动患者,应当固定好电极和导线,避免电极脱位及导线缠绕。

(五)评价标准

(1)患者或家属能够知晓护士告知的事项,对服务满意。

(2)护士操作过程规范、准确。

(3)遵循查对制度,符合标准预防及安全原则。

(4)注意观察患者病情变化,出现异常情况及时处理。

四、血糖监测

(一)目的

遵医嘱准确测量患者血糖,为诊断和治疗提供依据。

(二)操作前准备

1.告知患者

将操作目的、方法、注意事项、配合方法告知患者。

2.评估患者

(1)病情、意识状态、治疗情况、合作程度。

(2)末梢循环、皮肤情况、进食时间。

(3)评估血糖仪的工作状态,检查试纸有效期。

3.操作护士

操作护士应着装整洁、修剪指甲、洗手、戴口罩。

4.物品准备

准备治疗车、治疗盘、酒精棉签、棉签、血糖仪、血糖试纸、一次性采血针、快速手消毒剂、利器盒、污物桶。

5.环境

保持环境整洁、安静。

(三)操作过程

(1)携带用物至患者床边,核对腕带及床头卡。

(2)清洁患者双手,协助患者取适当体位。

(3)按照说明书使用血糖仪。

(4)用酒精棉签消毒指端皮肤,待干。

(5)采血宜选用指血自然流出法,采血后用干棉签按压。

(6)读取血糖值,告知患者。

(7)整理床单位,协助患者取舒适卧位。

(8)按医疗垃圾分类法处理用物。

(9)擦拭治疗车、血糖仪。

(10)洗手、记录、确认医嘱。

(四)注意事项

(1)测血糖前,确认血糖仪上的号码与试纸号码一致。

(2)测血糖时应轮换采血部位。

(3)避免试纸受潮、污染。

(4)血糖仪应按生产商使用要求定期进行标准液校正。

(五)评价标准

(1)患者能够知晓护士告知的事项,对服务满意。

(2)遵循查对制度,符合标准预防、安全原则。

(3)操作过程规范,动作娴熟。

五、血氧饱和度监测

(一)目的

监测患者血氧饱和度,动态评价病情变化,为临床治疗提供依据。

(二)操作前准备

1.告知患者或家属

将操作目的、方法、注意事项、配合方法、影响监测效果的因素告知患者或家属。

2.评估患者

(1)意识状态、吸氧浓度、自理能力、合作程度。

(2)指(趾)端循环、皮肤完整性、指(趾)甲及肢体活动情况。

3.操作护士

操作护士应着装整洁、修剪指甲、洗手、戴口罩。

4.物品准备

准备治疗车、血氧饱和度监测仪、酒精或盐水棉签、快速手消毒剂、污物桶。

5.环境

保持环境安静、整洁、光线适宜。

(三)操作步骤

(1)携带用物至患者床旁,核对腕带及床头卡。

(2)协助患者取舒适体位,暴露测量部位。

(3)连接血氧饱和度监测仪电源。

(4)清洁患者局部皮肤及指(趾)甲。

(5)安放传感器。

(6)开机,设置报警界限,读取数值并告知患者。

(7)整理床单位,安抚患者。

(8)整理用物,按医疗垃圾分类处理用物。

(9)擦拭治疗车。

(10)洗手、记录、确认医嘱。

(四)注意事项

(1)SpO_2 监测报警低限设置为 90%,发现异常及时通知医师。

(2)注意休克、体温过低、低血压、使用血管收缩药物、贫血、偏瘫、指甲过长、同侧手臂测量血压、周围环境光照太强、电磁干扰及涂抹指甲油等对监测结果的影响。

(3)注意更换传感器的位置,以免皮肤受损或血液循环受阻。

(4)怀疑 CO 中毒的患者不宜选用脉搏血氧监测仪。

(5)对躁动患者,应当固定好导线,避免传感器脱位及导线缠绕。

(五)评价标准

(1)患者或家属能够知晓护士告知的事项,对服务满意。

(2)传感器安放正确,接触良好,松紧度适宜。

(3)操作过程规范、安全,动作熟练。

六、中心静脉压监测

(一)目的

监测中心静脉压的目的是了解循环血量,判断心功能及周围循环阻力,指导临床补液,评估治疗效果。

(二)操作前准备

1.告知患者或家属

将操作目的、方法、注意事项、配合方法告知患者或家属。

2.评估患者

(1)病情、意识状态、合作程度。

(2)中心静脉置管及周围皮肤情况。

(3)体位及凝血状况。

3.操作护士

操作护士应着装整洁、修剪指甲、洗手、戴口罩。

4.物品准备

准备治疗车、监护仪、压力套装(导联线、压力传感器、加压袋、0.9%氯化钠 250 mL)、穿刺盘、污物桶、快速手消毒剂。

5.环境

保持环境整洁、安静、私密。

(三)操作步骤

(1)携带用物至患者床旁,核对腕带及床头卡。

(2)连接电源,打开监护仪开关。

(3)协助患者取平卧位,暴露置管部位。

(4)将压力套装挂在输液架上,加压袋充气加压至 40.0 kPa(300 mmHg),排气。

(5)拧下置管上的肝素帽,消毒,连接压力传感器,冲管。

(6)将监护仪调至中心静脉压(CVP)的模块,设置参数。

(7)将传感器置于腋中线第 4 肋间(右心房水平),校正零点,测压,读数。

(8)测量完毕。

(9)协助患者取安全、舒适卧位。

(10)整理用物,按医疗垃圾分类处理用物。

(11)擦拭治疗车。

(12)洗手、记录、确认医嘱。

(四)注意事项

(1)严格无菌操作。

(2)避免管道扭曲,保持测压管道的通畅。

(3)每天检查穿刺部位皮肤有无红肿、脓性分泌物,定期更换敷料、管路、压力套装和冲洗液。

(4)选择标准的测压零点,传感器置于腋中线第 4 肋间与右心房同一水平,每次测压前均应校正压力传感器零点。

(5)中心静脉测压通路应避免输注血管活性药物,以防引起血压波动。

(6)注意影响中心静脉压数值的因素,如患者的体位、机械通气、腹内压等。

(7)观察有无心律失常、出血、血肿、气胸、血管损伤等并发症的发生,股静脉插管时,注意观察置管侧下肢有无肿胀、静脉回流受阻等下肢静脉栓塞的表现。

(五)评价标准

(1)患者或家属能够知晓护士告知的事项,对服务满意。

(2)遵循无菌操作原则、符合消毒隔离制度。

(3)操作过程规范、安全,动作娴熟。

七、斯旺-甘茨(Swan-Ganz)导管监测

(一)目的

(1)监测目的在于评估左右心室功能,反映左心室前负荷和右心室后负荷。

(2)指导治疗,为扩容补液,应用强心药物、血管收缩药物和血管扩张药物治疗提供依据,同时还可以判断治疗效果和预后。

(二)操作前准备

1.告知患者

告知患者操作目的、方法、注意事项、配合方法。

2.评估患者

(1)病情、体位及合作程度。

(2)置管及穿刺处周围皮肤情况。

3.操作护士

操作护士应着装整洁、修剪指甲、洗手、戴口罩。

4.物品准备

准备测压装置、监护仪、注射器、快速手消毒剂等。

5.环境

保持环境安静、整洁。

(三)操作过程

(1)携带用物至患者床旁,核对腕带及床头卡。

(2)暴露置管部位,测量导管插入长度。

(3)连接测压装置,加压袋充气加压至 40.0 kPa(300 mmHg)左右,注意排尽管道内气体。

(4)测压前需调整零点,压力换能器需与患者右心房在同一水平。

(5)测量肺动脉楔压时,应将气囊缓慢充气(充气量<1.5 mL),待出现嵌顿压图形后,记录数字并放掉气囊内气体。

(6)非测量肺动脉楔压时,抽尽气囊内气体并锁住气囊注射器。

(7)记录测量数据。

(8)整理床单位,协助患者取舒适卧位。

(9)整理用物,按医疗垃圾分类处理用物。

(10)洗手、签字、确认医嘱。

(四)注意事项

(1)每次测量各项指标之前需调定零点。

(2)穿刺伤口定期换药,若渗出液较多应及时换药。

(3)保证测压装置严密畅通。

(4)及时了解影响压力测定的因素,观察有无相关并发症的发生。

(5)保持管道通畅,每小时用肝素生理盐水 3～5 mL 冲洗测压导管及 Swan-Ganz 导管。

(6)拔除导管时,应在监测心率、心律的条件下进行,拔管后,穿刺的局部应压迫止血。

(五)评价标准

(1)患者或家属能够知晓护士告知的事项,对服务满意。

(2)遵循查对制度,符合无菌技术、标准预防原则。

(3)操作过程规范、安全,动作轻柔。

(吕文文)

第二节 铺 床 法

病床是病室的主要设备,是患者睡眠与休息的必需用具。患者,尤其是卧床患者与病床朝夕相伴,因此,床铺的清洁、平整和舒适,可使患者心情舒畅,增强治愈疾病的自信心,并可预防并发症的发生。

铺床总的要求为舒适、平整、安全、实用、节时、节力。常用的病床有3种。①钢丝床:有的可通过支起床头、床尾(二截或三截摇床)而调节体位,有的床脚下装有小轮,便于移动。②木板床:为骨科患者所用。③电动控制多功能床:患者可自己控制升降或改变体位。

病床及被服类规格要求具体为以下几点。①一般病床:高 60 cm,长 200 cm,宽 90 cm。②床垫:长宽与床规格同,厚 9 cm。以棕丝制作垫芯为好,也可用橡胶泡沫、塑料泡沫制作垫芯;垫面选帆布制作。③床褥:长宽同床垫,一般以棉花制作褥芯,棉布制作褥面。④棉胎:长 210 cm,宽 160 cm。⑤大单:长 250 cm,宽 180 cm。⑥被套:长 230 cm,宽 170 cm,尾端开口缝四对带。⑦枕芯:长 60 cm,宽 40 cm,内装木棉或高弹棉、锦纶丝绵,以棉布制作枕面。⑧枕套:长 65 cm,宽 45 cm。⑨橡胶单:长 85 cm,宽 65 cm,两端各加白布 40 cm。⑩中单:长 85 cm,宽 170 cm。以上各类被服均以棉布制作。

一、备用床

(一)目的
铺备用床为准备接受新患者和保持病室整洁美观。

(二)用物准备
床、床垫、床褥、枕芯、棉胎或毛毯、大单、被套或衬单及罩单、枕套。

(三)操作方法
1.被套法

(1)将上述物品置于护理车上,推至床前。

(2)移开床旁桌,距床 20 cm,并移开床旁椅置床尾正中,距床 15 cm。

(3)将用物按铺床操作的顺序放于椅上。

(4)翻床垫,自床尾翻向床头或反之,上缘紧靠床头。床褥铺于床垫上。

(5)铺大单,取折叠好的大单放于床褥上,使中线与床的中线对齐,并展开拉平,先铺床头后铺床尾。①铺床头:一手托起床头的床垫,一手伸过床的中线将大单塞于床垫下,将大单边缘向上提起呈等边三角形,下半三角平整塞于床垫下,再将上半三角翻下塞于床垫下。②铺床尾:至床尾拉紧大单,一手托起床垫,一手握住大单,同法铺好床角。③铺中段:沿床沿边拉紧大单中部边沿,然后双手掌心向上,将大单塞于床垫下。④至对侧:同法铺大单。

(6)套被套。①S形式套被套法(图2-1):被套正面向外使被套中线与床中线对齐,平铺于床

17

上,开口端的被套上层倒转向上约 1/3。棉胎或毛毯竖向三折,再按 S 形横向三折。将折好的棉胎置于被套开口处,底边与被套开口边平齐。拉棉胎上边至被套封口处,并将竖折的棉胎两边展开与被套平齐(先近侧后对侧)。盖被上缘距床头 15 cm,至床尾逐层拉平盖被,系好带子。边缘向内折叠与床沿平齐,尾端掖于床垫下。同上法将另一侧盖被理好。②卷筒式套被套法(图 2-2):被套正面向内平铺于床上,开口端向床尾,棉胎或毛毯平铺在被套上,上缘与被套封口边齐,将棉胎与被套上层一并由床尾卷至床头(也可由床头卷向床尾),自开口处翻转,拉平各层,系带,余同 S 形式。

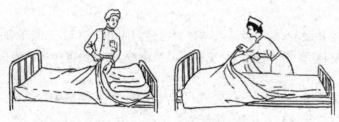

图 2-1　S 形式套被套法

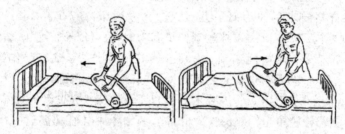

图 2-2　卷筒式套被套法

(7)套枕套,于椅上套枕套,使四角充实,系带子,平放于床头,开口背门。

(8)移回桌椅,检查床单,保持整洁。

2.被单法

(1)移开床旁桌、椅,翻转床垫、铺大单,同被套法。

(2)将反折的大单(衬单)铺于床上,上端反折 10 cm,与床头齐,床尾按铺大单法铺好。

(3)棉胎或毛毯平铺于衬单上,上端距床头 15 cm,将床头衬单反折于棉胎或毛毯上,床尾同大单铺法。

(4)铺罩单,正面向上对准床中线,上端与床头齐,床尾处则折成斜 45°,沿床边垂下。转至对侧,先后将衬单、棉胎及罩单同上法铺好。

(5)余同被套法。

(四)注意事项

(1)铺床前先了解病室情况,若患者进餐或做无菌治疗时暂不铺床。

(2)铺床前要检查床各部分有无损坏,若有则修理后再用。

(3)操作中要使身体靠近床边,上身保持直立,两腿前后分开稍屈膝以扩大支持面增加身体稳定性,既省力又能适应不同方向操作。同时手和臂的动作要协调配合,尽量用连续动作,以节省体力消耗,并缩短铺床时间。

(4)铺床后应整理床单及周围环境,以保持病室整齐。

二、暂空床

(一)目的

铺暂空床供新入院的患者或暂离床活动的患者使用,保持病室整洁美观。

(二)用物准备

同备用床,必要时备橡胶中单、中单。

(三)操作方法

(1)将备用床的盖被四折叠于床尾。若被单式,在床头将罩单向下包过棉胎上端,再翻上衬单做 25 cm 的反折,包在棉胎及罩单外面。然后将罩单、棉胎、衬单一并四折,叠于床尾。

(2)根据病情需要铺橡胶中单、中单。中单上缘距床头 50 cm,中线与床中线对齐,床沿的下垂部分一并塞床垫下。至对侧同上法铺好。

三、麻醉床

(一)目的

(1)铺麻醉床便于接受和护理手术后患者。

(2)使患者安全、舒适和预防并发症。

(3)防止被褥被污染,并便于更换。

(二)用物准备

1.被服类

同备用床,另加橡胶中单、中单两条。弯盘、纱布数块、血压计、听诊器、护理记录单、笔。根据手术情况备麻醉护理盘或急救车上备麻醉护理用物。

2.麻醉护理盘用物

治疗巾内置张口器、压舌板、舌钳、牙垫、通气导管、治疗碗、镊子、输氧导管、吸痰导管、纱布数块。治疗巾外放电筒、胶布等。必要时备输液架、吸痰器、氧气筒、胃肠减压器等。天冷时无空调设备应备热水袋及布套各2只、毯子。

(三)操作方法

(1)拆去原有枕套、被套、大单等。

(2)按使用顺序备齐用物至床边,放于床尾。

(3)移开床旁桌椅等同备用床。

(4)同暂空床。铺好一侧大单、中段橡胶中单、中单及上段橡胶中单、中单,上段中单与床头齐。转至对侧,按上法铺大单、橡胶中单、中单。

(5)铺盖被。①被套式:盖被头端两侧同备用床,尾端系带后向内或向上折叠与床尾齐,将向门口一侧的盖被三折叠于对侧床边。②被单式:头端铺法同暂空床,下端向上反折和床尾齐,两侧边缘向上反折同床沿齐,然后将盖被折叠于一侧床边。

(6)套枕套后将枕头横立于床头,以防患者躁动时头部碰撞床栏而受伤(图 2-3)。

(7)移回床旁桌,椅子放于接受患者对侧床尾。

(8)麻醉护理盘置于床旁桌上,其他用物放于妥善处。

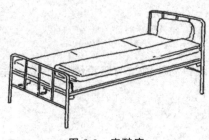

图 2-3　麻醉床

（四）注意事项

（1）铺麻醉床时，必须更换各类清洁被服。

（2）床头一块橡胶中单、中单可根据病情和手术部位需要铺于床头或床尾。若下肢手术者将床单铺于床尾，头胸部手术者铺于床头。全麻手术者为防止呕吐物污染床单则铺于床头。一般手术者，只铺床中部中单即可。

（3）患者的盖被根据医院条件增减。冬季必要时可置热水袋2只加布套，分别放于床中部及床尾的盖被内。

（4）输液架、胃肠减压器等物放于妥善处。

四、卧有患者床

（一）扫床法

1.目的

（1）使病床平整无皱褶，患者睡卧舒适，保持病室整洁美观。

（2）随扫床操作协助患者变换卧位，又可预防压疮及坠积性肺炎。

2.用物准备

护理车上置浸有消毒液的半湿扫床巾的盆，扫床巾每床一块。

3.操作方法

（1）备齐用物，推护理车至患者床旁，向患者解释，以取得合作。

（2）移开床旁桌椅，半卧位患者，若病情许可，暂将床头、床尾支架放平，以便操作。若床垫已下滑，须上移与床头齐。

（3）松开床尾盖被，助患者翻身侧卧背向护士，枕头随患者翻身移向对侧。松开近侧各层被单，取扫床巾分别扫净中单、橡胶中单后搭在患者身上。然后自床头至床尾扫净大单上碎屑，注意枕下及患者身下部分各层应彻底扫净，最后将各单逐层拉平铺好。

（4）助患者翻身侧卧于扫净一侧，枕头也随之移向近侧。转至对侧，以上法逐层扫净拉平铺好。

（5）助患者平卧，整理盖被，将棉胎与被套拉平，掖成被筒，为患者盖好。

（6）取出枕头，揉松，放于患者头下，支起床上支架。

（7）移回床旁桌椅，整理床单位，保持病室整洁美观，向患者致谢意。

（8）清理用物，归回原处。

(二)更换床单法

1.目的

(1)使病床平整无皱褶,患者睡卧舒适,保持病室整洁美观。

(2)随扫床操作协助患者变换卧位,又可预防压疮及坠积性肺炎。

2.用物准备

清洁的大单、中单、被套、枕套,需要时备患者衣裤。护理车上置浸有消毒液的半湿扫床巾的盆,扫床巾每床一块。

3.操作方法

(1)适用于卧床不起,病情允许翻身的患者(图2-4)。①备齐用物推护理车至患者床旁,向患者解释,以取得合作。移开床旁桌椅,半卧位患者,若病情许可,暂将床头、床尾支架放平,以便操作。若床垫已下滑,须上移与床头齐。清洁的被服按更换顺序放于床尾椅上。②松开床尾盖被,助患者侧卧,背向护士,枕头随之移向对侧。③松开近侧各单,将中单卷入患者身下,用扫床巾扫净橡胶中单上的碎屑,搭在患者身上再将大单卷入患者身下,扫净床上碎屑。④取清洁大单,使中线与床中线对齐。将对侧半幅卷紧塞于患者身近侧,半幅自床头、床尾、中部先后展平拉紧铺好,放下橡胶中单,铺上中单(另一半卷紧塞于患者身下),两层一并塞入床垫下铺平。移枕头并助患者翻身面向护士。转至对侧,松开各单,将中单卷至床尾大单上,扫净橡胶中单上的碎屑后搭于患者身上,然后将污大单从床头卷至床尾与污中单一并丢入护理车污衣袋或护理车下层。⑤扫净床上碎屑,依次将清洁大单、橡胶中单、中单逐层拉平,同上法铺好。助患者平卧。⑥解开污被套尾端带子,取出棉胎盖在污被套上,并展平。将清洁被套铺于棉胎上(反面在外),两手伸入清洁被套内,抓住棉胎上端两角,翻转清洁被套,整理床头棉被,一手抓棉被下端,一手将清洁被套往下拉平,同时顺手将污棉套撤出放入护理车污衣袋或护理车下层。棉被上端可压在枕下或请患者抓住,然后至床尾逐层拉平后系好带子,掖成被筒为患者盖好。⑦一手托起头颈部,一手迅速取出枕头,更换枕套,助患者枕好枕头。⑧清理用物,归回原处。

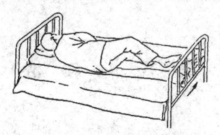

图2-4 卧有允许翻身的患者床更换床单法

(2)适用于病情不允许翻身的患者(图2-5)。①备齐用物推护理车至患者床旁,向患者解释,以取得合作。移开床旁桌椅,半卧位患者,若病情许可,暂将床头、床尾支架放平,以便操作。若床垫已下滑,需上移与床头齐。清洁的被服按更换顺序放于床尾椅上。②2人操作。一人一手托起患者头颈部,另一人一手迅速取出枕头,放于床尾椅上。松开床尾盖被,大单、中单及橡胶中单。从床头将大单横卷成筒式至肩部。③将清洁大单横卷成筒式铺于床头,大单中线与床中线对齐,铺好床头大单。一人抬起患者上半身(骨科患者可利用牵引架上拉手,自己抬起身躯),将污大单、橡胶中单、中单一起从床头卷至患者臀下,同时另一人将清洁大单也随着污单拉至臀部。④放下上半身,一人托起臀部,一人迅速撤出污单,同时将清洁大单拉至床尾,橡胶中单放在床尾椅背上,污单丢入护理车污衣袋或护理车下层,展平大单铺好。⑤一人套枕套为患者枕好。一人备橡胶中单、中单,并先铺好一侧,余半幅塞患者身下至对侧,另一人展平铺好。⑥更换被套、枕套同方法一,两人合作更换。

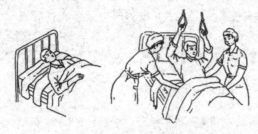

图 2-5 卧有不允许翻身的患者床更换床单法

(3)盖被为被单式更换衬单和罩单的方法:①将床头污衬单反折部分翻至被下,取下污罩单丢入污衣袋或护理车下层。②铺大单(衬单)于棉胎上,反面向上,上端反折 10 cm,与床头齐。③将棉胎在衬单下由床尾退出,铺于衬单上,上端距床头 15 cm。④铺罩单,正面向上,对准中线,上端和床头齐。⑤在床头将罩单向下包过棉胎上端,再翻上衬单做 25 cm 的反折,包在棉胎和罩单的外面。⑥盖被上缘压于枕下或请患者抓住,在床尾撤出衬单,并逐层拉平铺好床尾,注意松紧,以防压迫足趾。

4.注意事项

(1)更换床单或扫床前,应先评估患者及病室环境是否适宜操作。需要时应关闭门窗。

(2)更换床单时注意保暖,动作敏捷,勿过多翻动和暴露患者,以免患者过劳和受凉。

(3)操作时要随时注意观察病情。

(4)患者若有输液管或引流管,更换床单时可从无管一侧开始,操作较为方便。

(5)撤下的污单切勿丢在地上或他人床上。

(陈　玮)

第三节　排　痰　法

一、有效排痰法

(一)目的

对不能有效咳痰的患者进行叩背,协助其排出肺部分泌物,保持呼吸道通畅。

(二)操作前准备

1.告知患者

告知患者操作目的、方法、注意事项、配合方法。

2.评估患者

(1)病情、意识状态、咳痰能力、影响咳痰的因素、合作能力。

(2)痰液的颜色、性质、量、气味。

(3)肺部呼吸音情况。

3.操作护士

操作护士应着装整洁、修剪指甲、洗手、戴口罩。

4.物品准备

准备听诊器、隔离衣、快速手消毒剂,必要时备雾化面罩、雾化液。

5.环境

保持环境整洁、安静。

(三)操作步骤

(1)穿隔离衣,核对腕带及床头卡。

(2)协助患者取侧卧位或坐位。

(3)手指合拢,呈杯状由肺底自下而上、自外向内叩击患者胸背部。

(4)拍背后,嘱患者缓慢深呼吸,用力咳出痰液。

(5)听诊肺部呼吸音。

(6)协助患者清洁口腔。

(7)整理床单位,协助患者取舒适卧位。

(8)整理用物,脱隔离衣。

(9)洗手、记录、确认医嘱。

(四)注意事项

(1)注意保护胸、腹部伤口,合并气胸、肋骨骨折时禁忌叩击。

(2)根据患者体型、营养状况、耐受能力,合理选择叩击方式、时间和频率。

(3)操作过程中密切观察患者意识及生命体征变化。

(五)评价标准

(1)患者能够知晓护士告知的事项,对服务满意。

(2)操作过程规范、安全,动作娴熟。

二、经鼻/口腔吸痰

(一)目的

充分吸出痰液,保持患者呼吸道通畅,确保患者安全。

(二)操作前准备

1.告知患者或家属

告知患者或家属操作目的、方法、注意事项、配合方法。

2.评估患者

(1)病情、意识状态、生命体征、承受能力、合作程度。

(2)双肺呼吸音、痰鸣音、氧疗情况、血氧饱和度、咳嗽能力。

(3)痰液的性状。

(4)义齿、口腔及鼻腔状况。

3.操作护士

操作护士应着装整洁、修剪指甲、态度和蔼、洗手、戴口罩。

4.物品准备

准备治疗车、治疗盘、吸痰包、一次性吸痰管、灭菌注射用水、负压吸引装置、隔离衣、快速手消毒剂、污物桶、消毒桶;必要时备压舌板、开口器、舌钳、口咽通气道、听诊器。

5.环境

保持环境整洁、安静。

(三)操作过程

(1)穿隔离衣,携带用物至患者床旁,核对腕带及床头卡。

(2)协助患者取适宜卧位,取下活动义齿。

(3)连接电源,打开吸引器,调节负压吸引压力至 20.0~26.7 kPa(150~200 mmHg)。

(4)戴一次性无菌手套,连接吸痰管。

(5)吸痰管经口或鼻插入气道(进管时阻断负压),边旋转边向上提拉,每次吸痰时间不超过15 秒。

(6)吸痰过程中密切观察患者生命体征、血氧饱和度及痰液情况,听诊呼吸音。

(7)吸痰结束,用手上的一次性手套包裹吸痰管,丢入污物桶。

(8)冲洗管路。

(9)整理床单位,协助患者取安全、舒适体位。

(10)整理用物,按医疗垃圾分类处理用物,消毒仪器及管路。

(11)脱隔离衣,擦拭治疗车。

(12)洗手、记录、确认医嘱。

(四)注意事项

(1)观察患者生命体征、血氧饱和度变化及痰液情况,并准确记录。

(2)遵循无菌原则,插管动作轻柔。吸痰管到达适宜深度前避免负压吸引,逐渐退出的过程中提供负压。

(3)选择粗细、长短、质地适宜的吸痰管。

(4)按需吸痰,每次吸痰时均须更换吸痰管。

(5)患者痰液黏稠时可以配合翻身叩背、雾化吸入,患者发生缺氧症状,如发绀、心率下降时应停止吸痰,休息后再吸。

(6)吸痰过程中,鼓励并指导清醒患者深呼吸,进行有效咳痰。

(五)评价标准

(1)患者或家属能够知晓护士告知的事项,并能配合操作。

(2)遵循无菌原则,消毒隔离制度。

(3)操作过程规范、安全、有效,动作轻柔。

三、气管插管吸痰

(一)目的

充分吸出痰液,保持患者呼吸道通畅。

(二)操作前准备

1.告知患者或家属

告知患者或家属操作目的、方法、注意事项、配合方法。

2.评估患者

(1)病情、意识状态、合作程度。

(2)心电监护及管路状况。

3.操作护士

操作护士应着装整洁、修剪指甲、洗手、戴口罩。

4.物品准备

准备治疗车、负压吸引装置、一次性吸痰管、无菌生理盐水、隔离衣、快速手消毒剂、污物桶、消毒桶。

5.环境

保持环境安静、整洁。

(三)操作过程

(1)穿隔离衣,携带用物至患者床边,核对患者腕带及床头卡。

(2)协助患者取仰卧位,头偏向操作者。

(3)吸痰前给予2分钟纯氧吸入。

(4)连接电源,打开吸引器,调节负压吸引压力至20.0~26.7 kPa(150~200 mmHg)。

(5)戴一次性无菌手套,连接吸痰管。

(6)正确开放气道,迅速将吸痰管插入至适宜深度,边旋转边向上提拉,每次吸痰时间不超过15秒。

(7)观察患者生命体征,血氧饱和度变化,痰液的性状、量及颜色,听诊呼吸音。

(8)吸痰结束后再给予纯氧吸入2分钟。

(9)用手上的一次性手套包裹吸痰管,丢入污物桶。

(10)冲洗管路并妥善放置。

(11)整理床单位,协助患者取安全、舒适体位。

(12)整理用物,按医疗垃圾分类处理用物。

(13)脱隔离衣,擦拭治疗车。

(14)洗手、记录、确认医嘱。

(四)注意事项

(1)观察患者生命体征及呼吸机参数变化,如呼吸道被痰液堵塞或患者窒息,应立即吸痰。

(2)遵循无菌原则,每次吸痰时均须更换吸痰管,应先吸气管内,再吸口鼻处。

(3)吸痰前整理呼吸机管路,倾倒冷凝水。

(4)掌握适宜的吸痰时间。呼吸道管路每周更换消毒一次,若发现污染严重,应随时更换。

(5)注意吸痰管插入是否顺利,遇有阻力时,应分析原因,不得粗暴操作。

(6)选择型号适宜的吸痰管,吸痰管外径应小于等于气管插管内径的1/2。

(7)吸痰过程中,鼓励并指导清醒患者深呼吸,进行有效咳痰。

(五)评价标准

(1)患者或家属能够知晓护士告知的事项,并能配合操作。

(2)遵循无菌技术、标准预防、消毒隔离原则。

(3)护士操作过程规范、安全、有效。

四、排痰机使用

(一)目的

应用排痰机的目的是协助排除肺部痰液,预防、减轻肺部感染。

(二)操作前准备

1.告知患者

告知患者操作目的、方法、注意事项、配合方法。

2.评估患者

(1)病情、意识状态、耐受能力、心理反应、合作程度。

(2)胸部皮肤情况及肺部痰液分布情况。

3.操作护士

操作护士应着装整洁、修剪指甲、洗手、戴口罩。

4.物品准备

准备振动排痰机、叩击头套、快速手消毒剂。

5.环境

保持环境整洁、安静、私密。

(三)操作步骤

(1)携带用物至患者床旁,核对腕带及床头卡。

(2)协助患者取适宜体位。

(3)连接振动排痰机电源,开机。

(4)调节强度、频率。

(5)选择排痰模式(自动或手动),定时。

(6)安装适宜的叩击头及叩击套。

(7)叩击头振动后,方可放于胸部背部及前后两侧,并给予患者适当的压力治疗。

(8)治疗结束,撤除叩击头套。

(9)整理床单位,协助患者取安全、舒适卧位。

(10)整理用物,按医疗垃圾分类处理用物。

(11)洗手、记录、确认医嘱。

(四)注意事项

(1)皮肤感染、胸部肿瘤、心内附壁血栓、严重心房颤动、心室颤动、急性心肌梗死、不能耐受震动的患者禁忌使用。

(2)密切监测患者病情变化,如患者感到不适,应及时停止治疗。

(3)应将叩击头置于叩击部位不动,持续数秒,再更换叩击部位,或叩击头缓慢在身体表面移动,要避免快速移动,以免影响治疗效果。

(4)根据患者情况选择治疗时间,一般为 5～10 分钟。

(五)评价标准

(1)患者或家属能够知晓护士告知的事项,对服务满意。

(2)注意观察患者肺部情况。

(3)护士操作过程规范、准确。

(王晓艳)

第四节　鼻　饲　法

一、目的

对病情危重、昏迷、不能经口或不愿正常摄食的患者,通过胃管供给患者所需的营养、水分和药物,维持机体代谢平衡,保证蛋白质和热量的供给需求,维持和改善患者的营养状况。

二、准备

(一)物品准备

治疗盘内:一次性无菌鼻饲包1套(硅胶胃管1根、弯盘1个、压舌板1个、50 mL注射器1具、润滑剂、镊子2把、治疗巾1条,纱布5块)、治疗碗2个、弯血管钳1把、棉签适量、听诊器1副、鼻饲流质液(38～40 ℃)200 mL、温开水适量、手电筒1个、调节夹1个(夹管用)、松节油、漱口液、毛巾。慢性支气管炎的患者视情况备镇静剂、氧气。

治疗盘外:安全别针1个、夹子或橡皮圈1个、卫生纸适量。

(二)患者、护理人员及环境准备

患者了解鼻饲目的、方法、注意事项及配合要点。调整情绪,指导或协助患者摆好体位。护理人员应衣帽整齐,修剪指甲,洗手,戴口罩。环境安静、整洁、光线、温湿度适宜。

三、评估

(1)评估患者病情、治疗情况、意识、心理状态及合作度。

(2)评估患者鼻腔状况,有无鼻中隔偏曲、息肉,鼻黏膜有无水肿、炎症等。

(3)向患者解释鼻饲的目的、方法、注意事项及配合要点。

四、操作步骤

(1)确认患者并了解病情,向患者解释鼻饲目的,过程及方法。

(2)备齐用物,携至床旁核对床头卡、医嘱、饮食卡,核对流质饮食:种类、量、性质、温度、质量。

(3)患者如有义齿、眼镜应协助取下,妥善存放。防止义齿脱落误吞吐食管或落入气管引起窒息。插管时由于刺激可致流泪,取下眼镜便于擦除。

(4)取半坐位或坐位,可减轻胃管通过咽喉部时引起的咽反射,利于胃管插入。无法坐起者取右侧卧位,昏迷患者取去枕平卧位,头向后仰可避免胃管误入气管。

(5)将治疗巾围于患者颌下,保护患者衣服和床单,弯盘、毛巾放置于方便易取处。

(6)观察鼻孔是否通畅,黏膜有无破损,清洁鼻腔,选择通畅一侧便于插管。

(7)准备胃管测量胃管插入的长度,成人插入长度为45～55 cm,一般取发际至胸骨剑突处或鼻尖经耳垂至胸骨剑突处,并做标记,倒润滑剂于纱布上少许,润滑胃管前段10～20 cm处,减少插管时的摩擦阻力。

(8)左手持纱布托住胃管,右手持镊子夹住胃管前端,沿选定侧鼻孔缓缓插入,插管时动作轻柔,镊子前端勿触及鼻黏膜,以防损伤,当胃管插入 10~15 cm 通过咽喉部时,如为清醒患者指导其做吞咽动作及深呼吸,随患者做吞咽动作及深呼吸时顺势将胃管向前推进胃管,直至标记处。如为昏迷患者,将患者头部托起,使下颌靠近胸骨柄,可增大咽喉部通道的弧度,便于胃管顺利通过,再缓缓插入胃管至标记处。若插管时患者恶心、呕吐感持续,用手电筒、压舌板检查口腔咽喉部有无胃管盘曲卡住。如患者有呛咳、发绀、喘息、呼吸困难等误入气管现象,应立即拔管。休息后再插。

(9)确认胃管在胃内,用胶布交叉胃管固定于鼻翼和面颊部。验证胃管在胃内的三种方法:①打开胃管末端胶塞连接注射器于胃管末端抽吸,抽出胃液即可证实胃管在胃内。②置听诊器于患者胃区,快速经胃管向胃内注入 10 mL 空气,同时在胃部听到气过水声,即表示已插入胃内。③将胃管末端置于盛水的治疗碗内,无气泡溢出。

(10)灌食:连接注射器于胃管末端,先回抽见有胃液,再注入少量温开水,可润滑管壁,防止喂食溶液黏附于管壁,然后缓慢灌注鼻饲液或药液等。鼻饲液温度为 38~40 ℃,每次鼻饲量不应超过 200 mL,间隔时间不少于 2 小时,新鲜果汁,应与奶液分别灌入,防止凝块产生。鼻饲结束后,再次注入温开水 20~30 mL 冲洗胃管,避免鼻饲液积存于管腔中而变质,造成胃肠炎或堵塞管腔。鼻饲过程中,避免注入空气,以防造成腹胀。

(11)胃管末端胶塞:塞上如无胶塞可反折胃管末端,用纱布包好,橡皮圈系紧,用别针将胃管固定于大单,枕旁或患者衣领处防止灌入的食物反流和胃管脱落。

(12)协助患者清洁口腔,鼻孔,整理床单位,嘱患者维持原卧位 20~30 分钟,防止发生呕吐,促进食物消化、吸收。长期鼻饲者应每天进行口腔护理。

(13)整理用物,并清洁,消毒,备用。鼻饲用物应每天更换消毒,协助患者擦净面部,取舒适卧位。

(14)洗手,记录。记录插管时间、鼻饲液种类、量及患者反应等。

五、拔管

停止鼻饲或长期鼻饲需要更换胃管时进行拔管。
(1)携用物至床前,说明拔管的原因,并选择末次鼻饲结束时拔管。
(2)置弯盘于患者颌下,夹紧胃管末端放于弯盘内,防止拔管时液体反流,胃管内残留液体滴入气管。揭去固定胶布用松节油擦去胶布痕迹,再用清水擦洗。
(3)嘱患者深呼吸,在患者缓缓呼气时稍快拔管,到咽喉处快速拔出。
(4)将胃管放入弯盘中,移出患者视线,避免患者产生不舒服的感觉。
(5)清洁患者面部、口腔及鼻腔,帮助患者漱口,取舒适卧位。
(6)整理床单位,清理用物。
(7)洗手,记录拔管时间和患者反应。

六、注意事项

(1)注入药片时应充分研碎,全部溶解方可灌注。多种药物灌注时,应将药物分开灌注,每种药物之间用少量温开水冲洗一次,注意药物配伍禁忌。
(2)插胃管时护士与患者进行有效沟通,缓解紧张度。

（3）插管动作要轻稳，尤其是通过食管三个狭窄部位时（环状软骨水平处、平气管分叉处、食管通过膈肌处）以免损伤食管黏膜。

（4）每次鼻饲前应检查胃管是否在胃内及是否通畅，并用少量温开水冲管后方可进行喂食，鼻饲完毕后再次注入少量温开水，防止鼻饲液凝结。注入鼻饲液的速度要缓慢，以免引起患者不适。

（5）鼻饲液应现配现用，已配制好的暂不用时，应放在 4 ℃以下的冰箱内保存，保证 24 小时内用完，防止长时间放置变质。

（6）长期鼻饲者应每天进行两次口腔护理，并定期更换胃管，普通胃管每周更换一次，硅胶胃管每月更换一次，聚氨酯胃管留置时间 2 个月更换一次。更换胃管时应于当晚最后一次喂食后拔出，翌日晨从另一侧鼻孔插入胃管。

（7）每次灌注前或间隔 4～8 小时应抽胃内容物，检查胃内残留物的量。如残留物的量大于灌注量的 50％，说明胃排空延长，应告知医师采取措施。

（陈　玮）

第五节　氧　疗　法

一、鼻导管/面罩吸氧

（一）目的
鼻导管/面罩吸氧可以纠正各种原因造成的缺氧状态，提高患者血氧含量及动脉血氧饱和度。

（二）操作前准备
1.告知患者

告知患者操作目的、方法、注意事项、配合方法。

2.评估患者

（1）病情、意识、呼吸状态、缺氧程度、心理反应、合作程度。

（2）鼻腔状况：有无鼻息肉、鼻中隔偏曲或分泌物阻塞等。

3.操作护士

操作护士应着装整洁、修剪指甲、洗手、戴口罩。

4.物品准备

准备治疗车、一次性吸氧管或吸氧面罩、湿化瓶、蒸馏水、氧流量表、水杯、棉签、吸氧卡、笔、快速手消毒剂、污物桶、消毒桶。

5.环境

保持环境安全、安静、整洁。

（三）操作过程
（1）携带用物至患者床旁，核对腕带及床头卡。

（2）协助患者取适宜体位。

(3)清洁双侧鼻腔。

(4)正确安装氧气装置,管路或面罩连接紧密,确定氧气流出通畅。

(5)根据病情调节氧流量。

(6)固定吸氧管或面罩。

(7)填写吸氧卡。

(8)用氧过程中密切观察患者呼吸、神志、氧饱和度及缺氧程度改善情况等。

(9)整理床单位,协助患者取舒适卧位。

(10)整理用物,按医疗垃圾分类处理用物。

(11)擦拭治疗车。

(12)洗手、记录、确认医嘱。

(四)注意事项

(1)保持呼吸道通畅,注意气道湿化。

(2)保持吸氧管路通畅,无打折,分泌物堵塞或扭曲。

(3)面罩吸氧时,检查面部、耳郭皮肤受压情况。

(4)吸氧时先调节好氧流量再与患者连接,停氧时先取下鼻导管或面罩,再关闭氧流量表。

(5)注意用氧安全,尤其是使用氧气筒给氧时注意防火、防油、防热、防震。

(6)长期吸氧患者,每天更换一次湿化瓶内蒸馏水,每周浸泡消毒一次湿化瓶,每次30分钟,然后洗净、待干、备用。

(7)新生儿吸氧应严格控制用氧浓度和用氧时间。

(五)评价标准

(1)患者能够知晓护士告知的事项,对服务满意。

(2)操作过程规范、安全,动作娴熟。

二、一次性使用吸氧管

(一)目的

一次性使用吸氧管可以纠正各种原因造成的缺氧状态,提高患者血氧含量及动脉血氧饱和度。

(二)操作前准备

1.告知患者或家属

告知患者或家属操作目的、方法、注意事项、配合方法。

2.评估患者

(1)病情、意识、缺氧程度、呼吸、自理能力、合作程度。

(2)鼻腔状况。

3.操作护士

操作护士应着装整洁、修剪指甲、洗手、戴口罩。

4.物品准备

准备治疗车、氧流量表、人工肺、水杯、棉签、快速手消毒剂、吸氧卡、笔,必要时备吸氧面罩。

5.环境

保持环境安静、整洁。

(三)操作过程

(1)携带用物至患者床旁,核对腕带及床头卡。

(2)协助患者取舒适卧位。

(3)正确安装氧气装置。

(4)清洁鼻腔。

(5)根据病情调节氧流量。

(6)吸氧并固定吸氧管或面罩。

(7)观察患者缺氧改善情况。

(8)整理床单位,协助患者取舒适、安全卧位。

(9)整理用物,按医疗垃圾分类处理用物。

(10)擦拭治疗车。

(11)洗手、签字、确认医嘱。

(四)注意事项

(1)保持呼吸道通畅,注意气道湿化。

(2)保持吸氧管路通畅,无打折、分泌物堵塞或扭曲。

(3)面罩吸氧时,检查面部、耳郭皮肤受压情况。

(4)吸氧时先调节好氧流量再与患者连接,停氧时先取下鼻导管或面罩,再关闭氧流量表。

(5)注意用氧安全,尤其是使用氧气筒给氧时注意防火、防油、防热、防震。

(6)新生儿吸氧应严格控制用氧浓度和用氧时间。

(五)评价标准

(1)患者或家属能够知晓护士告知的事项,并能配合,对服务满意。

(2)操作过程规范、安全,动作娴熟。

(徐 洋)

第六节 导 尿 术

一、目的

(1)为尿潴留患者解除痛苦;使尿失禁患者保持会阴清洁、干燥。

(2)收集无菌尿标本,做细菌培养。

(3)避免盆腔手术时误伤膀胱,为危重、休克患者正确记录尿量,测尿比重提供依据。

(4)检查膀胱功能,测膀胱容量、压力及残余尿量。

(5)鉴别尿闭和尿潴留,以明确肾功能不全或排尿功能障碍。

(6)诊断及治疗膀胱和尿道的疾病,如进行膀胱造影或对膀胱肿瘤患者进行化学治疗(简称化疗)等。

二、准备

(一)物品准备

治疗盘内:橡皮圈 1 个,别针 1 枚,备皮用物 1 套,一次性无菌导尿包 1 套(治疗碗 2 个、弯盘、双腔气囊导尿管根据年龄选不同型号尿管、弯血管钳 1 把、镊子 1 把、小药杯内置棉球若干个、液状石蜡棉球瓶 1 个、洞巾 1 块),弯盘 1 个,一次性手套 1 双,治疗碗 1 个(内盛棉球若干个),弯血管钳 1 把、镊子 2 把、无菌手套 1 双,常用消毒溶液如 0.1%苯扎溴铵(新洁尔灭),0.1%氯己定等,无菌持物钳及容器 1 套。

治疗盘外:小橡胶单和治疗巾 1 套(或一次性治疗巾),便盆及便盆巾。

(二)患者、护理人员及环境准备

使患者了解导尿的目的、方法、注意事项及配合要点。取仰卧屈膝位,调整情绪,指导或协助患者清洗外阴,备便盆。护理人员应衣帽整齐、修剪指甲,洗手,戴口罩。环境安静、整洁,光线、温度、湿度适宜,关闭门窗,备屏风或隔帘。

三、评估

(1)评估患者病情、治疗情况、意识、心理状态及合作程度。

(2)评估患者排尿功能异常的程度,膀胱充盈度及会阴部皮肤、黏膜的完整性。

(3)向患者解释导尿的目的、方法、注意事项及配合要点。

四、操作步骤

(1)操作者位于患者右侧,帮助患者取仰卧屈膝位,脱去对侧裤腿,盖在近侧腿上,对侧下肢和上身用盖被盖好,两腿略外展,暴露外阴部。

(2)将一次性橡胶单和治疗巾垫于患者臀下,弯盘放于患者臀部,治疗碗内盛棉球若干个。

(3)左手戴手套,右手持血管钳夹取消毒棉球做外阴初步消毒,按由外向内,自上而下,依次消毒阴阜、两侧大阴唇。

(4)左手分开大阴唇,换另一把镊子按顺序消毒大小阴唇之间—小阴唇—尿道口—自尿道口至肛门,减少逆行感染的机会。污棉球置于弯盘内,消毒完毕,脱下手套置于治疗碗内,污物放置治疗车下层。

(5)在患者两腿间打开无菌导尿包,用持物钳夹浸消毒液的棉球于药杯内。

(6)戴无菌手套,铺洞巾,使洞巾与包布内面形成无菌区域。嘱患者勿移动肢体保持体位,以免污染无菌区。

(7)按操作顺序排列好用物,用镊子取液状石蜡棉球,润滑导尿管前端。

(8)左手拇指、示指分开并固定小阴唇,右手持弯持物钳夹取消毒棉球,按由内向外,自上而下顺序消毒尿道口、两侧小阴唇、尿道口,尿道口处要重复消毒一次,污棉球及弯血管钳置于弯盘内,右手将弯盘移至靠近床尾无菌区域边沿,便于操作。

(9)右手将无菌治疗碗移至洞巾旁,嘱患者张口呼吸,用另一只弯血管钳夹持导尿管对准导尿口轻轻插入尿道 4~6 cm,见尿液后再插入 1~2 cm。

(10)左手松开小阴唇,下移固定导尿管,将尿液引入治疗碗。注意询问患者的感觉,观察患者的反应。

(11)导尿毕,夹住导管末端,轻轻拔出导尿管,避免损伤尿道黏膜。撤下洞巾,擦净外阴,脱去手套置弯盘内,撤出臀部一次性橡胶单和治疗巾置治疗车下层。协助患者穿好裤子,整理床单位。

(12)整理用物。

(13)洗手,记录。

五、注意事项

(1)向患者及其家属解释留置导尿管的目的和护理方法,使其认识到预防泌尿系统感染的重要性,并主动参与护理。

(2)保持引流通畅,避免导尿管扭曲堵塞,造成引流不畅。

(3)防止泌尿系统逆行感染。

(4)患者每天摄入足够的液体,每天尿量维持在 2 000 mL 以上,达到自然冲洗尿路的目的,以减少尿路感染和结石的发生。

(5)保持尿道口清洁,女患者用消毒棉球擦拭外阴及尿道口,如分泌物过多,可用 0.02% 高锰酸钾溶液冲洗,再用消毒棉球擦拭外阴及尿道口。

(6)每周定时更换集尿袋 1 次,定时排空集尿袋,并记录尿量。

(7)每月定时更换导尿管 1 次。

(8)采用间歇性夹管方式,训练膀胱反射功能。关闭导尿管,每 4 小时开放 1 次,使膀胱定时充盈和排空,促进膀胱功能的回复。

(9)离床活动时,应用胶布将导尿管远端固定在大腿上,集尿袋不得超过膀胱高度,防止尿液逆流。

(10)协助患者更换体位,倾听患者主诉,并观察尿液性状、颜色和量,尿常规每周检查一次,若发现尿液浑浊、沉淀、有结晶,应做膀胱冲洗。

(路　梅)

第七节　膀胱冲洗术

一、目的

(1)对留置导尿管的患者,保持其尿液引流通畅。

(2)清除膀胱内的血凝块、黏液、细菌等异物,预防感染的发生。

(3)治疗某些膀胱疾病,如膀胱炎、膀胱肿瘤。

二、准备

(一)用物准备

治疗盘(消毒物品)1 套、无菌膀胱冲洗装置 1 套、冲洗液按医嘱备、弯血管钳 1 把、输液调节器 1 个、必要时备启瓶器、输液架各 1 个。

(二)患者、护理人员及环境准备

患者了解膀胱冲洗目的、方法、注意事项及配合要点。护理人员应衣帽整齐,修剪指甲,洗手,戴口罩。环境安静、整洁、光线、温湿度适宜,关闭门窗。

三、操作步骤

(1)准备物品和冲洗溶液(生理盐水、0.02%呋喃西林溶液、3%硼酸溶液、0.2%氯己定溶液、0.1%新霉素溶液、0.1%雷夫奴尔溶液、2.5%醋酸等),仔细检查冲洗液有无浑浊、沉淀或絮状物;备齐用物,携至患者床边。

(2)核对患者床号、姓名,向患者解释操作目的和过程。

(3)按医嘱取冲洗液,冬季冲洗液应加温至38~40 ℃,以防低温刺激膀胱,常规消毒瓶塞,打开膀胱冲洗装置,将冲洗导管针头插入瓶塞,严格执行无菌操作技术,将冲洗液瓶倒挂在输液架上,瓶内液面距床面60 cm,以便产生一定的压力使液体能够顺利滴入膀胱,排气后用弯血管钳夹导管。

(4)打开引流管夹子,排空膀胱,降低膀胱内压,便于冲洗液顺利滴入膀胱。

(5)夹毕引流管,开放冲洗管,使溶液滴入膀胱,调节滴速,滴速一般为60~80滴/分,以免患者尿意强烈,膀胱收缩,迫使冲洗液从导尿管侧溢出尿道外。

(6)待患者有尿意或滴入溶液200~300 mL后,夹毕冲洗管,放开引流管,将冲洗液全部引流出来后,再夹毕引流管。

(7)按需要量,如此反复冲洗,一般每天冲洗2次,每次500~1 000 mL,冲洗过程中,经常询问患者感受,观察患者反应及引流液性状。

(8)冲洗完毕,取下冲洗管,清洁外阴部,固定好导尿管。

(9)协助患者取舒适卧位,整理床单位,清理物品。

(10)洗手记录冲洗液名称、冲洗量、引流量、引流液性质、冲洗过程中患者的反应。

四、注意事项

(1)严格遵医嘱并根据病情准备冲洗液。

(2)根据膀胱冲洗"微温、低压、少量、多次"的原则进行冲洗。

(3)保持冲洗管及引流管的无菌,冲洗过程中注意无菌原则。

(4)冲洗过程若患者出现不适或有出血情况,应立即停止冲洗,并与医师联系。

(5)如滴入治疗用药,须在膀胱内保留30分钟后再引流出体外,有利于药液与膀胱内液充分接触,并保持有效浓度。

(6)冲洗时不宜按压膀胱。

(李玉彩)

第八节 灌 肠 术

一、目的

(1)刺激肠蠕动,软化和清除粪便,排出肠内积气,减轻腹胀。

(2)清洁肠道,为手术、检查和分娩做准备。

(3)稀释和清除肠道内有害物质,减轻中毒。

(4)为高热患者降温。

根据灌肠的目的不同分为保留灌肠和不保留灌肠。不保留灌肠按灌入液体量不同,分大量不保留灌肠和小量不保留灌肠(小量不保留灌肠适用于危重患者、年老体弱患者、患儿、孕妇等)。

二、准备

(一)物品准备

治疗盘内备:通便剂按医嘱备、一次性手套一双、剪刀(用开塞露时)1把、弯盘一个、卫生纸、纱布1块。

治疗盘外备:温开水(用肥皂栓时)适量、屏风、便盆、便盆布1个。

(二)患者、护理人员及环境准备

患者了解通便目的、方法、注意事项及配合要点。取侧卧屈膝位,调整情绪,指导或协助患者清洗肛周,备便盆。护理人员应衣帽整齐,修剪指甲,洗手,戴口罩。环境安静、整洁、光线、温湿度适宜,关闭门窗,备屏风或隔帘,保护患者隐私,消除紧张、恐惧心理,取得合作。

三、评估

(1)评估患者病情、治疗情况、意识、心理状态及合作度。

(2)评估患者的腹胀情况、肛周皮肤、黏膜的完整性。

四、操作步骤

(1)关闭门窗,用屏风遮挡患者,保护患者隐私。

(2)条件许可患者可帮助其取左侧卧位,双腿屈曲,背向操作者,暴露肛门,便于操作。

(3)患者臀部移至床沿,臀下铺一次性尿垫,保持床单位清洁,便器放置在床旁。

(4)将弯盘置于臀部旁,用血管钳关闭灌肠筒胶管倒灌肠液于筒内,悬挂灌肠筒于输液架上,灌肠筒内液面与肛门距离不超过30 cm。

(5)将玻璃接头一头连接肛管,另一头连接灌肠筒胶管。

(6)戴一次性手套,一手分开肛门,暴露肛门口,嘱患者张口呼吸,使患者放松便于插管,另一手将肛管轻轻旋转插入肛门,沿着直肠壁进入直肠7～10 cm。

(7)固定肛管,打开血管钳,缓缓注入灌肠液,速度不可过快过猛,以防刺激肠黏膜,出现排便。

(8)用血管钳关闭灌肠筒胶管,一手持卫生纸紧贴肛周下沿,防止灌肠液流出,另一手将肛管轻轻拔出,置弯盘内。

(9)擦净肛周,协助患者取舒适卧位,灌肠液在体内保留10～20分钟再排便。充分软化粪便,提高灌肠效果。

(10)清理用物。

(11)协助患者排便,整理床单位。洗手、记录。

五、注意事项

(1)灌肠液温度控制在38 ℃,温度过高损伤肠黏膜,温度过低可引起肠痉挛。

（2）灌肠如遇患者有便意、腹胀时，嘱患者做深呼吸，让灌肠液在体内尽量保留 10～20 分钟再排便。

（3）消化道出血、急腹症、妊娠、严重心血管疾病患者禁忌灌肠。

六、相关护理方法

（一）人工取便术

（1）条件许可患者可帮助其取左侧卧位，双腿屈曲，背向操作者，暴露肛门，便于操作。

（2）患者臀下铺一次性尿垫保持床单位清洁，便器放置在床旁。

（3）戴一次性手套，在右手示指端倒 1～2 mL 的 2％利多卡因，插入肛门停留 5 分钟，利多卡因对肛管和直肠起麻醉作用，能减少刺激，减轻疼痛。

（4）嘱患者张口呼吸，轻轻旋转插入肛门，沿着直肠壁进入直肠。

（5）手指轻轻摩擦，松弛粪块，取出粪块，放入便器，重复数次，直至取净，动作轻柔，避免损伤肠黏膜或引起肛周水肿。

（6）取便过程中注意观察患者的生命体征和反应，如发现面色苍白、出汗、疲惫等表现，应暂停，休息片刻，若患者心率明显改变，应立即停止操作。

（7）操作结束，清洗肛门和臀部并擦干，病情许可时可行热水坐浴，促进局部血液循环，减轻疼痛防止病原微生物传播。

（8）整理消毒用物，洗手并做记录。

（9）注意事项：有肛门黏膜溃疡、肛裂及肛门剧烈疼痛者禁用此法。

（二）便秘的护理

（1）正确引导，安排合理膳食结构。

（2）协助患者适当增加运动量。

（3）养成良好的排便习惯。

（4）腹部进行环形按摩，通过按摩腹部，刺激肠蠕动，促进排便。方法：用右手或双手叠压稍微按压腹部，自右下腹盲肠部开始，依结肠蠕动方向，经升结肠、横结肠、降结肠、乙状结肠做环形按摩，或在乙状结肠部，由近心端向远心端做环形按摩，每次 5～10 分钟，每天 2 次。可由护士操作或指导患者自己进行。

（5）遵医嘱给予口服缓泻药物，禁忌长期使用，产生依赖性而失去正常的排便功能。

（6）简便通便术包括通便剂通便术和人工取便术。通便剂通便术是指患者及家属经过护士指导，可自行完成的一种简单易行、经济有效的护理技术。常用通便剂有开塞露（由 50％的甘油或少量山梨醇制成，装于塑料胶壳内一种溶剂）、甘油栓（由甘油和硬脂酸制成，为无色透明或半透明栓剂，呈圆锥形，密封于塑料袋内一种溶剂，需冷藏储存）、肥皂栓（将普通肥皂削成底部直径 1 cm，长 3～4 cm 圆锥形栓剂）。具有吸收水分、软化粪便、润滑肠壁刺激肠蠕动的作用。人工取便术是指用手指插入直肠，破碎并取出嵌顿粪便的护理技术。常用于粪便嵌塞的患者采用灌肠等通便术无效时，以解除患者痛苦的方法。

（贾忠华）

第九节 静 脉 输 血

　　静脉输血是将全血或成分血如血浆、红细胞、白细胞或血小板等通过静脉输入体内的方法。静脉输血有直接输血法和间接输血法两种。直接输血法是将供血者的血液抽出后立即输给患者的方法,适用于无库存血而患者又急需输血及婴幼儿的少量输血时。间接输血法是将抽出的血液按静脉输液法输给患者的方法。

一、适应证

(1)各种原因引起的大出血。

(2)贫血或低蛋白血症。

(3)严重感染。

(4)凝血功能障碍。

二、禁忌证

(1)急性肺水肿、肺栓塞、恶性高血压。

(2)充血性心力衰竭、肾功能极度衰竭。

(3)真性红细胞增多症。

(4)对输血有变态反应者。

三、输血原则

(1)输血前必须做血型鉴定及交叉配血试验。

(2)无论是输全血还是输成分血,均应选用同型血液输注。

(3)如需再次输血者,必须重新做交叉配血试验,以排除机体已产生抗体的情况。

四、血液制品种类

(一)全血

全血主要包括新鲜血和库存血。

(二)成分血

成分血主要包括红细胞(浓缩红细胞、洗涤红细胞、红细胞悬液)、白细胞浓缩悬液、血小板浓缩悬液、血浆(新鲜血浆、保存血浆、冰冻血浆、干燥血浆)和其他血液制品(清蛋白液、纤维蛋白原、抗血友病球蛋白浓缩剂)。

五、操作方法

以间接输血法为例。

(一)操作前准备

(1)向患者及家属解释静脉输血的目的、方法、注意事项及配合要点。签署知情同意书。

（2）评估患者病情、治疗情况、血型、输血史及过敏史、心理状态及对输血相关知识的了解程度、穿刺部位皮肤、血管状况。

（3）用物准备血液制品（根据医嘱准备）、生理盐水、无菌手套、输血卡、一次性输血器,其他用物同成人静脉留置针输液法。

（二）操作步骤

（1）根据医嘱两人核对血液制品,严格执行三查八对制度。三查:血液的有效期、血液的质量及血液的包装是否完好。八对:核对患者床号、姓名、住院号、血袋（瓶）号（储血号）、血型、交叉配血试验的结果、血液的种类、血量。

（2）按静脉输液法建立静脉通道,输入少量生理盐水,冲洗输血器管道。

（3）将储血袋内的血液轻轻摇匀。避免血液的剧烈震荡,防止红细胞破坏。

（4）戴无菌手套,打开储血袋封口,常规消毒开口处塑料管,将输血器针头从生理盐水瓶上拔出,插入储血袋的输血接口,缓慢将储血袋倒挂于输液架上。

（5）调节滴速,开始时输入的速度宜慢,一般每分钟不超过 20 滴。观察15分钟左右,无不良反应后再根据病情及年龄调节滴速,成人一般每分钟40～60滴。

（6）操作后查对。

（7）撤去穿刺用物,整理床单位,协助患者取舒适体位;将呼叫器放于患者易取处,告知患者如有不适及时用呼叫器通知;整理用物;消毒双手,记录输血开始时间、滴速、患者全身及局部状况等。

（8）输血完毕后的处理:①换输少量生理盐水,待输血器内血液全部输入体内再拔针,以保证输血量准确;②用干棉签轻压穿刺点上方,快速拔针,局部按压1～2分钟（至无出血为止）,协助患者取舒适体位,整理床单位;③用剪刀将输血器针头剪下放入锐器收集盒中,将输血器放入医疗垃圾桶中,将储血袋送至输血科保留 24 小时;④消毒双手,记录输血时间、种类、血量、血型、血袋号（储血号）、有无输液反应等。

六、注意事项

（1）严格执行查对制度和无菌技术操作原则。输血前,由两名医务人员再次进行查对,避免差错事故的发生。

（2）输血前后和两袋血之间需要滴注少量生理盐水,以防发生不良反应。

（3）储血袋内不可加入其他药品,如钙剂、酸性及碱性药品、高渗或低渗液体,以防血液凝集或溶解。

（4）输血过程中加强巡视,观察有无输血反应,并询问患者有无任何不适。一旦出现输血反应,应立即停止输血,并进行处理。常见的输血反应包括发热反应、变态反应、溶血反应、循环负荷过重、有出血倾向、枸橼酸钠中毒反应等。

（5）严格掌握输血速度,对年老体弱、严重贫血、心力衰竭患者应谨慎,滴速宜慢。

（6）储血袋送至输血科保留 24 小时,以备患者在输血后发生输血反应时分析原因。

（范　丽）

第三章 神经内科疾病护理

第一节 癫痫

一、疾病概述

癫痫是由不同病因导致脑部神经元高度同步化异常放电所引起的,以短暂性中枢神经系统功能失常为特征的慢性脑部疾病。癫痫是发作性意识丧失的常见原因。因异常放电神经元的位置和异常放电波及的范围不同,患者可表现为感觉、运动、意识、精神、行为、自主神经功能障碍。每次发作或每种发作的过程称为痫性发作。

癫痫是一种常见病,流行病学调查显示其发病率为 5‰~7‰,全国有 650 万~910 万患者。癫痫可见于各个年龄组,青少年和老年是癫痫发病的两个高峰年龄段。

(一)相关病理生理

癫痫的病理改变呈现多样化,我们通常将癫痫病理改变分为两类,即引起癫痫发作的病理改变和癫痫发作引起的病理改变,这对于明确癫痫的致病机制及寻求外科手术治疗具有十分重要的意义。

海马硬化肉眼可见海马萎缩、坚硬,组织学表现为双侧海马硬化病变多呈现不对称性,往往发病一侧有明显的海马硬化表现,而另一侧海马仅有轻度的神经元脱失。镜下典型表现是神经元脱失和胶质细胞增生,且神经元的脱失在癫痫易损区更为明显。

(二)发病机制

神经系统具有复杂的调节兴奋和抑制的机制,通过反馈活动,使任何一组神经元的放电频率不会过高,也不会无限制的影响其他部位,以维持神经细胞膜电位的稳定。无论是何种原因引起的癫痫,其电生理改变是一致的,即发作时大脑神经元出现异常的、过度的同步性放电。其原因为兴奋过程的过盛、抑制过程的衰减和/或神经膜本身的变化。脑内最重要的兴奋性递质为谷氨酸和天门冬氨酸,其作用是使钠离子和钙离子进入神经元,发作前,病灶中这两种递质显著增加。不同类型癫痫的发作机制可能与异常放电的传播有关:异常放电被局限于某一脑区,表现为局灶性发作;异常放电波及双侧脑部,则出现全面性癫痫;异常放电在边缘系统扩散,引起复杂部分性发作,异常放电传至丘脑神经元被抑制,则出现失神发作。

(三)病因与诱因

癫痫病根据其发病原因的不同通常分原发性(也称特发性)癫痫、继发性(也称症状性)癫痫,以及隐源性癫痫。

原发性癫痫病指病因不清楚的癫痫,目前临床上倾向于由基因突变和某些先天因素所致,有明显遗传倾向。继发性癫痫病是由多种脑部器质性病变或代谢障碍所致,这种癫痫病比较常见。

影响癫痫诱因评估如下。

1.年龄

特发性癫痫与年龄密切相关。婴儿痉挛症在1岁内起病,6~7岁为儿童失神发作的发病高峰期,肌阵挛发作在青春期前后起病。

2.遗传因素

在特发性和症状性癫痫的近亲中,癫痫的患病率分别为1‰~6‰和1.5‰,高于普通人群。

3.睡眠

癫痫发作与睡眠-觉醒周期关系密切,全面强直-阵挛发作常发生于晨醒后,婴儿痉挛症多于醒后和睡前发作。

4.环境因素

睡眠不足、疲劳、饥饿、便秘、饮酒、情绪激动等均可诱发癫痫发作,内分泌失调、电解质紊乱和代谢异常均可影响神经元放电阈值而导致癫痫发作。

(四)临床表现

癫痫的临床发作有2个主要特征。

1.共性

所有癫痫发作都有的共同特征,包括发作性、短暂性、重复性、刻板性。

2.个性

不同类型癫痫所具有的特征,如全身强直-阵挛性发作的特征是意识丧失、全身强直性收缩后有阵挛的序列活动;失神发作的特征是突然发生、迅速终止的意识丧失;自动症的特征是伴有意识障碍的,看似有目的,实际无目的的行动,发作后遗忘是自动症的重要特征。

评估癫痫的临床表现时,需了解癫痫整个发作过程如发作方式、发病频率、发作持续时间,包括当时环境,发作时姿态,面色、声音、有无阵挛性抽搐和喷沫,有无自主神经症状、自动症或行为、精神失常及发作持续时间等。

(五)癫痫发作分类

1.部分性发作

部分性发作包括单纯部分性发作、复杂部分性发作、部分性继发全身性发作三类。

(1)单纯部分性发作:除具有癫痫的共性外,发作时意识始终存在,发作后能复述发作的生动细节是单纯部分性发作的主要特征。①运动性发作:身体某一局部发生不自主抽动,多见于一侧眼睑、口角、手指或足趾也可波及一侧面部肢体。②感觉性发作:一侧肢体麻木感和针刺感,多发生于口角、手指、足趾等部位,特殊感觉性发作可表现为视觉性(闪光、黑蒙)、听觉性、嗅觉性和味觉性发作。③自主神经性发作:全身潮红、多汗、呕吐、腹痛、面色苍白、瞳孔散大等。④精神性发作:各种类型的记忆障碍(似曾相识、强迫思维)、情感障碍(无名恐惧、忧郁、愤怒等)、错觉(视物变形、声音变强或变弱)、复杂幻觉等。

(2)复杂部分性发作:占成人癫痫发作的50%以上,有意识障碍,发作时对外界刺激无反应,以精神症状及自动症为特征,病灶多在颞叶,故又称颞叶癫痫。①自动症:指在癫痫发作过程中或发作后意识模糊状态下出现的具有一定协调性和适应性的无意识活动。自动症均在意识障碍的基础上发生,表现为反复咀嚼、舔唇、或反复搓手、不断穿衣、解衣扣,也可表现为游走、奔跑、乘车上船,还可以出现自言自语、唱歌、或机械重复原来的动作。②仅有意识障碍。③先有单纯部分性发作,继之出现意识障碍。④先有单纯部分性发作,后出现自动症。

(3)部分性继发全身性发作:先出现部分性发作,随之出现全身性发作。

2.全面性发作

最初的症状学和脑电图提示发作起源于双侧脑部者,这种类型的发作多在发作初期就有意识丧失。

(1)强直-阵挛发作:意识丧失和全身抽搐为特征,表现全身骨骼肌持续性收缩,四肢强烈伸直,眼球上翻,呼吸暂停,喉部痉挛,发出叫声,牙关紧闭,意识丧失。持续 10 秒后出现细微的震颤,继而出现连续、短促、猛烈的全身屈曲性痉挛,阵挛的频率达到高峰后逐渐减慢至停止,一般持续 30 秒左右。阵挛停止后有 5~8 秒的肌肉弛缓期,呼吸先恢复,心率、血压、瞳孔等恢复正常,可发现大小便失禁,5~10 分钟意识才完全恢复。

(2)强直性发作:表现为与强直-阵挛性发作中强直期的表现,常伴有明显的自主神经症状如面色苍白等。

(3)阵挛性发作:类似全身强直-阵挛性发作中阵挛期的表现。

(4)失神发作:儿童期起病,青春期前停止发作。发作时患者意识短暂丧失,停止正在进行的活动,呼之不应,两眼凝视不动,可伴咀嚼、吞咽等简单的不自主动作,或伴失张力如手中持物坠落等。发作过程持续 5~10 秒,清醒后无明显不适,继续原来的活动,对发作无记忆。每天发作数次至数百次。

(5)肌阵挛发作:头、颈、躯干和四肢突然短暂单次或反复肌肉抽动,累及一侧或两侧肢体的某一肌肉的一部分或整块肌肉,甚至肌群。发作常不伴有意识障碍,睡眠初醒或入睡过程易犯,还可呈成串发作。累及全身时常突然倒地或从椅子中弹出。

(6)失张力发作:部分或全身肌肉张力突然降低导致垂颈、张口、肢体下垂和跌倒。持续数秒至 1 分钟。

(六)辅助检查

脑电图、脑电地形图、动态脑电图监测:可见明确病理波、棘波、尖波、棘-慢波或尖-慢波。如为继发性癫痫应进一步行头颅 CT、头颅 MRI、MRA、DSA、PET 等检查评估,发现相应的病灶。

脑电生理检查是诊断癫痫的首选检查,脑电图检查(EEG)是将脑细胞微弱的电活动放大 10^6 倍而记录下来,癫痫波常为高波幅的尖波、棘波、尖慢波或棘慢综合波。

应用视频脑电图系统可进行较长时间的脑电图记录和患者的临床状态记录,使医师能直接观察到脑电图上棘波发放的情况及患者临床发作的情况,可记录到多次睡眠 EEG,尤其是在浅睡状态下发现异常波较清醒状态可提高 80%,为癫痫的诊断、致痫灶的定位及癫痫的分型提供可靠的依据。

影像学检查是癫痫定位诊断的最佳手段。CT 和 MRI 检查可以了解脑组织形态结构的变化,进而作出病变部位和性质的诊断。

(七)治疗原则

(1)药物治疗为主,达到控制发作或最大限度地减少发作次数;没有或只有轻微的不良反应;

尽可能不影响患者的生活质量。

（2）病因治疗：有明确病因者首先进行病因治疗，如手术切除颅内肿瘤、药物治疗寄生虫感染、纠正低血糖、低血钙等。

（3）发作时治疗：立即让患者就地平卧；保持呼吸道通畅，吸氧；防止外伤及其他并发症；应用地西泮或苯妥英钠预防再次发生。

（4）发作间歇期治疗：服用抗癫痫药物。

二、护理评估

(一)一般评估

1.生命体征

癫痫发作时心率增快，血压升高。由于患者意识障碍，牙关紧闭，呼吸道分泌物增多等因素影响，很可能导致呼吸减慢甚至暂停，引起缺氧。

2.患者主诉

（1）诱因：发病前有无疲劳、饥饿、便秘、经期、饮酒、感情冲动、一过性代谢紊乱和变态反应等因素影响；过去是否患者什么重要疾病，如颅脑外伤、脑炎、脑膜炎、心脏疾病；家族成员是否有癫痫患者或与之相关疾病者。

（2）发作症状：发作时有无意识障碍、时间和地点的定向障碍、记忆丧失，身体或局部的不自主抽动程度及持续时间。

（3）发病形式：发作的频率，持续时间及复发的时间，症状的部位、范围、性质、严重程度等。

（4）既往检查、治疗经过及效果，是否有遵医嘱治疗。目前情况包括使用药物的名称、剂量、用法和有无不良反应。

3.相关记录

患者年龄、性别、体重、体位、饮食、睡眠、皮肤、出入量、NIHSS 评分、GCS 评分、Norton 评分、吞咽功能障碍评定、癫痫发作评估表等记录结果。

(二)身体评估

1.头颈部

患者意识是否清楚，是否存在感觉异常和幻觉现象。眼睑是否抬起，眼球是否上窜或向一侧偏转，两侧瞳孔是否散大、瞳孔对光反射是否消失；角膜反射是否正常。面部表情是否淡漠、颜色是否发绀，有无面肌抽动。有无牙关紧闭，口舌咬伤，吞咽困难、饮水呛咳，有无声音嘶哑或其他语言障碍。咽反射是否存在或消失。

2.胸部

肺部听诊是否异常，防止舌后缀或口鼻分泌物阻塞呼吸道。

3.腹部

患者有无腹胀，有无大、小便失禁，并观察大小便的颜色、量和性质，听诊肠鸣音有无减弱。

4.四肢

四肢有无震颤、抽搐、肌阵挛等不自主运动或瘫痪，四肢有无外伤等。四肢肌力及肌张力，痛刺激有无反应。抽搐后肢体有无脱白。

(三)心理-社会评估

癫痫是一种慢性疾病，且顽固性癫痫长期反复发作，严重影响日常工作学习，降低生活质量，加之担心随时可能发作,患者不但忍受着躯体的痛苦,还受着家庭的歧视、社会的偏见,而这一切深深地影响患者的身心健康,患者有时会感到恐惧、焦虑、紧张、情绪不稳等,因此对癫痫患者进行社会心理评估,进行思想上的疏导,使其生活在一个良好的生活环境里,从而保持愉快的心情、良好的情绪以积极的态度面对疾病。

目前癫痫患者社会心理评估主要包括语言能力测试、记忆能力测试、智力水平测试,以及生活质量评估。

(四)用药评估

癫痫患者用药评估包含以下几个方面:用药依从性(包括漏服情况和按时用药情况)、对药品知识的知晓程度、患者用药的合理性(包括平均用药品种数和按等间隔用药情况)、癫痫症状的控制情况,以治疗前 3 个月内患者的各种发作类型发作频度记录为基线,与治疗后 6 个月的发作频度进行比较,以发作频度减少 50% 为有效标准、患者用药的安全性(包括出现药品不良反应和血药浓度监测)情况、患者的复诊率及对用药教育的满意度。

三、护理诊断

(一)有窒息的危险
有窒息的危险与癫痫发作时意识丧失、喉痉挛、口腔和气道分泌物增多有关。

(二)有受伤的危险
有受伤的危险与癫痫发作时意识突然丧失,判断力失常有关。

(三)知识缺乏
缺乏长期、正确服药的知识。

(四)气体交换受损
气体交换受损与癫痫持续状态、喉头痉挛所致呼吸困难或肺部感染有关。

(五)潜在并发症
脑水肿、酸中毒、水及电解质紊乱。

四、护理措施

(一)保持呼吸道通畅
置患者于头低侧卧位或平卧位头偏向一侧;松开领带和衣扣,解开腰带;取下活动性义齿,及时清除口腔和鼻腔分泌物;立即放置压舌板,必要时用舌钳将舌拖出,防止舌后坠阻塞呼吸道;癫痫持续状态者插胃管鼻饲,防止误吸,必要时备好床旁吸引器和气管切开包。

(二)病情观察
密切观察生命体征及意识、瞳孔变化,注意发作过程中有无心率增快、血压升高、呼吸减慢或暂停、瞳孔散大、牙关紧闭、大小便失禁等;观察并记录发作的类型、发作频率与发作持续时间;观察发作停止后患者意识完全恢复的时间,有无头痛、疲乏及行为异常。

(三)发作期安全护理
告知患者有前驱症状时立即平卧;活动状态时发作,陪伴者应立即将患者缓慢置于平卧位,防止外伤,切忌用力按压患者抽搐肢体,以防骨折和脱臼;将压舌板或筷子、纱布、手绢、小布卷等置于患者口腔一侧上下臼齿之间,防止舌、口唇和颊部咬伤;用棉垫或软垫对跌倒时易擦伤的关节加以保护;癫痫持续状态、极度躁动或发作停止后意识恢复过程中有短时躁动的患者,应由专人守护,加保护性床栏,必要时用约束带适当约束。遵医嘱立即缓慢静脉注射地西泮,快速静脉滴注甘露醇,注意观察用药效果和有无出现呼吸抑制,肾脏损害等不良反应。

(四)发作间期安全护理

给患者创造安全、安静的休息环境,保持室内光线柔和,无刺激;床两侧均安装带床栏套的床栏;床旁桌上不放置热水瓶,玻璃杯等危险物品。对于有癫痫发作病史并有外伤病史的患者,在病室内显著位置放置"谨防跌倒,小心舌咬伤"的警示牌,随时提醒患者、家属及医护人员做好防止发生意外的准备。

(五)心理护理

对癫痫患者心理问题疏导应从其原因入手,建立良好的沟通技巧,通过鼓励、疏导的方式解除其精神负担,进行情感交流,提高自尊和自信,以积极配合治疗。同时消除患者家属的偏见和歧视,使患者得到家庭的支持,以提高治疗效果。

(六)健康教育

1.服药指导

讲解按医嘱规范用药的重要意义,特别强调按期限、按时间、按用量服药对病情控制的重要性,擅自停、换药物和私自减量对机体的危害,强化患者或家属重视疾病及服药,积极配合治疗,如有漏服,一般在下一次服药时补上。定期检测血药浓度,并调整药物剂量。

2.生活指导

对患者和家属进行癫痫知识的宣教,如疾病的病因、发病机制、症状、治疗等,宣教中与患者建立良好的护患关系,进行全程健康教育、个体化教育。癫痫患者生活中要注意生活规律、注意休息、保持充足的睡眠、适当运动、增强机体抵抗力,避免剧烈运动,尽量避免疲劳和减少参加一些带电磁辐射的娱乐活动。不宜从事高空、水上作业、驾驶等带有危险性的工作。饮食宜清淡,不吃辛辣刺激性食物和兴奋性食品如可乐、浓茶等,戒烟酒,保持大便通畅。告知患者外出时随身携带写有姓名、年龄、所患疾病、住址、家人联系方式的信息卡。在病情未得到良好控制时,室外活动或外出就诊时应有家属陪伴,佩戴安全帽。特发性癫痫且有家族史的女患者,婚后不宜生育,双方均有癫痫,或一方有癫痫,另一方有家族史者不宜结婚。

3.就诊指标

患者出现意识障碍,精神障碍,某一局部如眼睑、口唇、面部甚至四肢肌肉不自主抽动,口吐白沫等症状时应立即就诊;服药期间应定期复诊,查血常规、肝功能和血药浓度,监控药物疗效及不良反应,调整用药。

五、护理效果评价

(1)患者呼吸道通畅,无窒息发生。

(2)患者无跌倒、无损伤发生。

(3)患者癫痫控制良好,且无药物不良反应发生。

(吕文文)

第二节　三叉神经痛

一、疾病概述

三叉神经痛是一种原因未明的三叉神经分布区内闪电样反复发作的剧痛,不伴三叉神经功能破坏的症状,又称为原发性三叉神经痛。

(一)相关病理生理

三叉神经感觉根切断术活检可见神经节细胞消失、炎症细胞浸润,神经鞘膜不规则增厚、髓鞘瓦解,轴索节段性蜕变、裸露、扭曲、变形等。

(二)病因与诱因

原发性三叉神经痛病因尚未完全明了,周围学说认为病变位于半月神经节到脑桥间部分,是由于多种原因引起的压迫所致;中枢学说认为三叉神经痛为一种感觉性癫痫样发作,异常放电部位可能在三叉神经脊束核或脑干。

发病机制迄今仍在探讨之中。较多学者认为是各种原因引起三叉神经局部脱髓鞘产生异位冲动,相邻轴索纤维伪突触形成或产生短路,轻微痛觉刺激通过短路传入中枢,中枢传出冲动亦通过短路传入,如此叠加造成三叉神经痛发作。

(三)临床表现

(1)70%～80%的病例发生在 40 岁以上,女性稍多于男性,多为一侧发病。

(2)以面部三叉神经分布区内突发的剧痛为特点,似触电、刀割、火烫样疼痛,以面颊部、上下颌或舌疼痛最明显;口角、鼻翼、颊部和舌等处最敏感,轻触、轻叩即可诱发,故有"触发点"或"扳机点"之称。严重者洗牙、刷牙、谈话、咀嚼都可以诱发,以致不敢做这些动作。发作时患者常常双手紧握拳或握物,或用力按压痛部,或用手擦痛部,以减轻疼痛。因此,患者多出现面部皮肤粗糙,色素沉着、眉毛脱落等现象。

(3)每次发作从数秒至 2 分钟。其发作来去突然,间歇期完全正常。

(4)疼痛可固定累及三叉神经的某一分支,尤其以第二、三支多见,也可以同时累及两支,同时三支受累者少见。

(5)病程可呈周期性,开始发作次数较少,间歇期长,随着病程进展使发作逐渐频繁,间歇期缩短,甚至整日疼痛不止。本病可以缓解,但极少自愈。

(6)原发性三叉神经痛者神经系统检查无阳性体征。继发性三叉神经疼痛,多伴有其他脑神经及脑干受损的症状及体征。

(四)辅助检查

1.螺旋 CT 检查

螺旋 CT 检查能更好地显示颅底三孔区正常和病理的颅脑组织结构和骨质结构。对于发现和鉴别继发性三叉神经痛的原因及病变范围尤为有效。

2.MRI 综合成像

快速梯度回波(FFE)加时间飞跃法即 TOF 法技术。它可以同时兼得三叉神经和其周围血管的影像,已作为 MRI 对于三叉神经痛诊断和鉴别诊断的首选检查。

(五)治疗原则

1.药物治疗

卡马西平首选,开始为 0.1 g,2 次/天,以后每天增加 0.1 g,最大剂量不超过 1.0 g/d。直到疼痛消失,然后再逐渐减量,最小有效维持剂量常为 0.6~0.8 g/d。如卡马西平无效可考虑苯妥英钠 0.1 g 口服 3 次/天。如两药无效时可试用氯硝西泮 6~8 mg/d 口服。40%~50% 病例可有效控制发作,25% 疼痛明显缓解。可同时服用大剂量维生素 B_{12},1 000~2 000 μg,肌内注射,2~3 次/周,4~8 周为 1 个疗程,部分患者可缓解疼痛。

2.经皮半月神经节射频电凝治疗法

采用射频电凝治疗对大多数患者有效,可缓解疼痛数月至数年。但可致面部感觉异常、角膜炎、复视、咀嚼无力等并发症。

3.封闭治疗

药物治疗无效者可行三叉神经纯乙醇或甘油封闭治疗。

4.手术治疗

以上治疗长达数年无效且又能耐受开颅手术者可考虑三叉神经终末支或半月神经节内感觉支切断术,或行微血管减压术。手术治疗虽然止痛疗效良好,但也有可能失败,或产生严重的并发症,术后复发,甚至有生命危险等。因此,只有经过上述几种治疗后仍无效且剧痛难忍者才考虑手术治疗。

二、护理评估

(一)一般评估

1.生命体征

一般无特殊。

2.患者的主诉

有无三叉神经痛的临床表现。

3.相关记录

患者神志、年龄、性别、体重、体位、饮食、睡眠、皮肤等记录结果。尤其疼痛的评估包括对疼痛程度、疼痛控制及疼痛不良作用的评估。主要包括以下 3 个方面。

(1)疼痛强度的单维测量。

(2)疼痛分成感觉强度和不愉快两个维度来测量。

(3)对疼痛经历的感觉、情感及认知评估方面的多维评估。

(二)身体评估

1.头颈部

(1)角膜反射:患者向一侧注视,用捻成细束的棉絮由外向内轻触角膜,反射动作为双侧直接和间接的闭眼活动。角膜反射可以受多种病变的影响。如一侧三叉神经受损造成角膜麻木时,刺激患侧角膜则双侧均无反应,而在做健侧角膜反射时,仍可引起双侧反应。

(2)腭反射:用探针或棉签轻刺软腭弓、咽腭弓边缘,正常时可引起腭帆上提,伴恶心或呕吐反应。当一侧反射消失,表明检查侧三叉神经、舌咽神经和迷走神经损害。

(3)眉间反射:用叩诊锤轻轻叩击两眉之间的部位,可出现两眼轮匝肌收缩和两眼睑闭合。

一侧三叉神经及面神经损害,均可使该侧眉间反射减弱或消失。

(4)运动功能的评估:检查时,首先应注意观察患者两侧颞部及颌部是否对称,有无肌萎缩,然后让患者用力反复咬住磨牙,检查时双手掌按触两侧咬肌和颞肌,如肌肉无收缩,或一侧有明显肌收缩减弱,即有判断价值。另外可嘱患者张大口,观察下颌骨是否有偏斜,如有偏斜证明三叉神经运动支受损。

(5)感觉功能的评估:检查时,可用探针轻划(测触感)与轻刺(测痛感)患侧的三叉神经各分布区的皮肤与黏膜,并与健侧相比较。如果痛觉丧失时,需再做温度觉检查,以试管盛冷热水试之。可用两支玻璃管分盛 $0\sim10$ ℃的冷水和 $40\sim50$ ℃温水交替地接触患者的皮肤,请其报出"冷"和"热"。

2.胸部

无特殊。

3.腹部

无特殊。

4.四肢

无特殊。

(三)心理-社会评估

1.疾病知识

患者对疾病的性质、过程、防治及预后知识的了解程度。

2.心理状况

了解疾病对其日常生活、学习和工作的影响,患者能否面对现实、适应角色转变,有无人格改变、反应迟钝、记忆力及计算力下降或丧失等精神症状。

3.社会支持系统

了解家庭的组成、经济状况、文化教育背景;家属对患者的关心、支持,以及对患者所患疾病的认识程度;了解患者的工作单位或医疗保险机构所能承担的帮助和支持情况;患者出院后的继续就医条件,居住地的社区保健资源或继续康复治疗的可能性。

(四)辅助检查结果的评估

1.常规检查

一般无特殊,注意监测肝、肾功能有无异常。

2.头颅 CT

颅底三孔区的颅脑组织结构和骨质结构有无异常。

3.MRI 综合成像

三叉神经和其周围血管的影像有无异常。

(五)常用药物治疗效果的评估

1.卡马西平

(1)用药剂量、时间、方法的评估与记录。

(2)不良反应的评估:头晕、嗜睡、口干、恶心、消化不良等,多可消失。出现皮疹、共济失调、昏迷、肝功能受损、心绞痛、精神症状时需立即停药。

(3)血液系统毒性反应的评估:本药最严重的不良反应,但较少见,可产生持续性白细胞计数减少、单纯血小板计数减少及再生障碍性贫血。

2.苯妥英钠

（1）服用药物的具体情况：是否餐后服用，主要剂型、剂量与持续用药时间。

（2）不良反应的评估：本品不良反应小，长期服药后常见眩晕、嗜睡、头晕、恶心、呕吐、厌食、失眠、便秘、皮疹等反应，亦可有变态反应。有时有牙龈增生（儿童多见，并用钙盐可减轻），偶有共济失调、白细胞减少、巨细胞贫血、神经性震颤；严重时有视力障碍及精神错乱、紫癜等。长期服用可引起骨质疏松，孕妇服用有可能致胎儿畸形。

3.氯硝西泮

（1）服用药物的具体情况：是否按时服用，主要剂型、剂量与持续用药时间。

（2）不良反应的评估：最常见的不良反应为嗜睡和步态不稳及行为紊乱，老年患者偶见短暂性精神错乱，停药后消失。偶有一过性头晕、全身瘙痒、复视等不良反应。对孕妇及闭角性青光眼患者禁用。对肝肾功能有一定的损害，故对肝肾功能不全者应慎用或禁用。

三、护理诊断

（一）疼痛

面颊、上下颌及舌疼痛与三叉神经受损（发作性放电）有关。

（二）焦虑

焦虑与疼痛反复、频繁发作有关。

四、护理措施

（一）避免发作诱因

由于本病为突然、反复发作的阵发性剧痛，患者非常痛苦，加之咀嚼、哈欠和讲话均可能诱发，患者常不敢洗脸、刷牙、进食和大声说话等，故表现为面色憔悴、精神抑郁和情绪低落，应指导患者保持心情愉快，生活有规律、合理休息、适度娱乐；选择清淡、无刺激的饮食，严重者可进食流质；帮助患者尽可能减少刺激因素，如保持周围环境安静、室内光线柔和，避免因周围环境刺激而产生焦虑情绪，以致诱发或加重疼痛。

（二）疼痛护理

观察患者疼痛的部位、性质，了解疼痛的原因与诱因；与患者讨论减轻疼痛的方法与技巧，鼓励患者运用指导式想象、听轻音乐、阅读报纸杂志等分散注意力，以达到精神放松、减轻疼痛。

（三）用药护理

指导患者遵医嘱正确服用止痛药，并告知药物可能出现的不良反应，如服用卡马西平应先行血常规检查以了解患者的基本情况，用药2个月内应2周检查血常规1次。如无异常情况，以后每3个月检查血常规1次。

（四）就诊指标

出现头晕、嗜睡、口干、恶心、步态不稳、肝功能损害、皮疹和白细胞减少及时就医；患者不要随意更换药物或自行停药。

五、护理效果评价

（1）患者疼痛程度得到有效控制，达到预定疼痛控制目标。

（2）患者能正确认识疼痛并主动参与疼痛治疗护理。

(3)患者不舒适被及时发现,并予以相应处理。

(4)患者掌握相关疾病知识,遵医行为好。

(5)患者对治疗效果满意。

（吕文文）

第三节 脑 梗 死

一、疾病概述

脑梗死又称缺血性脑卒中,是由于脑组织局部供血动脉血流的突然减少或停止,造成该血管供血区的脑组织缺血、缺氧导致脑组织坏死、软化,并伴有相应部位的临床症状和体征,如偏瘫、失语等神经功能缺失的症候。

脑梗死发病率、患病率和病死率随年龄增加,45 岁后均呈明显增加,65 岁以上人群增加最明显,75 岁以上者发病率是 45～54 岁组的 5～8 倍。男性发病率高于女性,男女比为(1.3～1.7)∶1。

(一)相关病理生理

动脉内膜损伤、破裂,随后胆固醇沉积于内膜下,形成粥样斑块,管壁变性增厚,使管腔狭窄,动脉变硬弯曲,最终动脉完全闭塞,导致供血区形成缺血性梗死。梗死区伴有脑水肿及毛细血管周围点状出血,后期病变组织萎缩,坏死组织被格子细胞清除,留下瘢痕组织及空腔,通常称为缺血性坏死。脑栓塞引起的梗死发生快,可产生红色充血性梗死或白色缺血性或混合性梗死。红色充血性梗死,常由较大栓子阻塞血管所引起,在梗死基础上导致梗死区血管破裂和脑内出血。大脑的神经细胞对缺血的耐受性最低,3～4 分钟的缺血即引起梗死。

(二)病因与诱因

脑血管病是神经科最常见的疾病,病因复杂,受多种因素的影响,一般根据常规把脑血管病按病因分类分为血管壁病变,血液成分改变和血流动力学改变。

流行病学研究证实,高血脂和高血压是动脉粥样硬化的两个主要危险因素,吸烟、饮酒、糖尿病、肥胖、高密度脂蛋白胆固醇降低、甘油三酯增高、血清脂蛋白增高均为脑血管病的危险因素,尤其是缺血性脑血管病的危险因素。

(三)临床表现

临床表现因梗死的部位和梗死面积而有所不同,常见的临床表现如下。

(1)起病突然,常于安静休息或睡眠时发病。起病在数小时或 1～2 天达到高峰。

(2)头痛、眩晕、耳鸣、半身不遂,可以是单个肢体或一侧肢体,也可以是上肢比下肢重或下肢比上肢重,并出现吞咽困难,说话不清,伴有恶心、呕吐等多种情况,严重者很快昏迷不醒。

(3)腔隙性脑梗死患者可以无症状或症状轻微,因其他病而行脑 CT 检查发现此病,有的已属于陈旧性病灶。这种情况以老年人多见,患者常伴有高血压病、动脉硬化、高脂血症、冠心病、糖尿病等慢性病。腔隙性脑梗死可以反复发作,有的患者最终发展为有症状的脑梗死,有的患者病情稳定,多年不变。故对老年人"无症状性脑卒中"应引起重视,在预防上持积极态度。

（四）治疗原则

1.急性期治疗

（1）溶栓治疗:发病后 6 小时之内,常用药物有尿激酶、链激酶、重组组织型纤溶酶原激活剂等。

（2）脱水剂:对较大面积的梗死应及时应用脱水治疗。

（3）抗血小板聚集药:右旋糖酐-40,有心、肾疾病者慎用。此外,可口服小剂量阿司匹林,有出血倾向或溃疡病患者禁用。

（4）钙通道阻滞剂:可选用桂利嗪、盐酸氟桂利嗪（西比灵）。

（5）血管扩张剂。

2.恢复期治疗

继续口服抗血小板聚集药、钙通道阻滞剂等,但主要应加强功能锻炼,进行康复治疗,经过3～6 个月即可生活自理。

3.手术治疗

大面积梗死引起急性颅内压增高,除用脱水药以外,必要时可进行外科手术减压,以缓解症状。

二、护理评估

（一）一般评估

1.生命体征

监测患者的血压、脉搏、呼吸、体温有无异常。脑梗死的患者一般会出现血压升高。

2.患者主诉

询问患者发病时间及发病前有无头晕、头痛、恶心、呕吐等症状出现。

3.相关记录

体重、身高、上臂围、皮肤、饮食、NIHSS 评分、GCS 评分、BI(Barthel Index)等记录结果。

（二）身体评估

1.头颈部

脑梗死的患者一般都会出现不同程度的意识障碍,要注意观察患者意识障碍的类型;注意有无眼球运动受限、结膜有无水肿及眼睑闭合不全;观察瞳孔的大小及对光反射情况;观察有无口角㖞斜及鼻唇沟有无变浅,评估患者吞咽功能(洼田饮水试验结果)。

2.胸部

评估患者肺部呼吸音情况(肺部感染是脑梗死患者一个重要并发症)。

3.腹部

上腹部有无疼痛、饱胀、肠鸣音是否正常。有无大、小便失禁,并观察大小便的颜色、量和性质。

4.四肢

评估患者四肢肌力,腱反射情况,以及有无出现病例反射(如巴宾斯基征)、脑膜刺激征(如颈强直、凯尔尼格征和布鲁津斯基征)。

（三）心理-社会评估

评估患者及其照顾者对疾病的认知程度,心理反应与需求,家庭及社会支持情况,正确引导患者及家属配合治疗与护理。

(四)辅助检查评估

(1)血液检查:血脂、血糖、血流动力学和凝血功能有无异常。

(2)头部 CT 及 MRI 有无异常。

(3)DSA、MRA 及 TCD 检查结果有无异常。

三、护理诊断

(一)脑血流灌注不足

脑血流灌注不足与脑血流不足、颅内压增高、组织缺血缺氧有关。

(二)躯体移动障碍

躯体移动障碍与意识障碍、肌力异常有关。

(三)言语沟通障碍

言语沟通障碍与意识障碍或相应言语功能区受损有关。

(四)焦虑

焦虑与担心疾病预后差有关。

(五)有发生压疮的可能

有发生压疮的可能与长期卧床有关。

(六)有误吸的危险

有误吸的危险与吞咽功能差有关。

(七)潜在并发症

肺部感染、泌尿系统感染。

四、护理措施

(一)一般护理

(1)严密观察病情,监测生命体征。备齐各种急救药品、仪器。

(2)保持呼吸道通畅,及时吸痰,防止窒息。

(3)多功能监护,氧气吸入。

(4)躁动的患者给予安全措施,必要时用约束带。

(5)保证呼吸机正常工作,观察血氧、血气结果,遵医嘱对症处理。

(6)保持各种管道通畅,并妥善固定,观察引流液的色、量、性状,做好记录。

(7)做好鼻饲喂养的护理。口腔护理 2 次/天。

(8)尿管护理 2 次/天。

(9)保持肢体功能位,按时翻身,叩背,预防压疮发生。

(10)准确测量 24 小时出入量并记录。

(11)护理记录客观、及时、准确、真实、完整。严格按计划实施护理措施。

(12)患者病情变化时,及时报告医师。

(13)脑血管造影术后,穿刺侧肢体制动,观察足背动脉、血压,有病情变化及时报告医师。

(14)做好晨晚间护理,做到"两短六洁"。

(二)健康教育

1.疾病知识指导

脑梗死患者康复时间比较长,患者出院后要教会患者及家属必要的护理方法。教会患者药物的名称、用法、疗效及不良反应。介绍脑梗死的症状及体征,并与患者及其家属共同制定包括饮食、锻炼在内的康复计划,告知其危险因素。

2.就诊指标

出现肢体麻木、无力、头痛、头晕、视物模糊等症状及时就诊,定期门诊复查,积极治疗高血压、高血脂、糖尿病等疾病。

五、护理效果评价

(1)患者脑血流得到改善。

(2)患者呼吸顺畅,无误吸发生。

(3)患者躯体活动得到显著提高。

(4)患者言语功能恢复或部分恢复。

(5)患者无压疮发生。

(6)患者生活基本能够自理。

(7)患者无肺部及尿路感染或发生感染后得到及时处理。

（吕文文）

第四节 脑 出 血

一、疾病概述

脑出血(intracerebral hemorrhage,ICH)又称出血性脑卒中,是指原发性非外伤性脑实质内出血,是发病率和病死率都很高的疾病。脑出血分为继发性和原发性脑出血。继发性脑出血是由于某种原发性血管病变如血液病、结缔组织病、脑肿瘤、脑血管畸形等引发的脑出血。原发性脑出血是指在动脉硬化的基础上,脑动脉破裂出血。

(一)相关病理生理

绝大多数高血压性脑出血发生在基底节区的壳核和内囊区,约占 ICH 的 70%。脑叶、脑干及小脑齿状核出血各占约 10%。壳核出血常侵入内囊,如出血量大也可破入侧脑室,使血液充满脑室系统和蛛网膜下腔;丘脑出血常破入第三脑室或侧脑室,向外也可损伤内囊;脑桥或小脑出血则可直接破入蛛网膜下腔或第四脑室。脑出血血肿较大时,可使脑组织和脑室变形移位,形成脑疝;幕上的半球出血,可出现小脑幕疝;小脑大量出血可发生枕大孔疝。

(二)病因与诱因

最常见的病因为高血压合并细小动脉硬化,其他病因包括脑动脉粥样硬化、颅内动脉瘤和动静脉畸形、脑动脉炎、血液病(再生障碍性贫血、白血病、特发性血小板减少性紫癜、血友病等)、梗死后出血、脑淀粉样血管病、脑底异常血管网病、抗凝及溶栓治疗等。

（三）临床表现

1.一般表现

脑出血好发年龄为50～70岁，男性稍多于女性，冬春季发病率较高，多有高血压病史。情绪激动或活动时突然发病，症状常于数分钟至数小时达到高峰。

2.不同部位出血的表现

（1）壳核出血：最常见，占脑出血的50%～60%，由豆纹动脉破裂所致，分为局限型（血肿局限于壳核内）和扩延型（血肿向内扩展波及内囊外侧）。患者常有病灶对侧偏瘫、偏身感觉缺失和同向性偏盲，还可出现眼球向病灶对侧同向凝视不能，优势半球受累可有失语。

（2）丘脑出血：约占脑出血的20%，由丘脑穿通动脉或丘脑膝状体动脉破裂所致，分为局限型（血肿局限于丘脑）和扩延型（出血侵及内囊内侧）。患者常有"三偏征"，通常感觉障碍重于运动障碍，深浅感觉均受累，但深感觉障碍更明显。可有特征性眼征，如上视不能或凝视鼻尖、眼球偏斜或分离性斜视等。优势侧出血可出现丘脑性失语（言语缓慢不清、重复语言、发音困难等）；也可出现丘脑性痴呆（记忆力减退、计算力下降、情感障碍和人格改变等）。

（3）脑干出血：约占脑出血的10%，绝大多数为脑桥出血，由基底动脉的脑桥分支破裂所致。偶见中脑出血，延髓出血罕见。脑桥出血患者常表现为突发头痛、呕吐、眩晕、复视、交叉性瘫痪或偏瘫、四肢瘫等。大量出血（血肿＞5 mL）者，患者立即昏迷、双侧瞳孔缩小如针尖样、呕吐咖啡色胃内容物、中枢性高热、呼吸衰竭和四肢瘫痪，多于48小时内死亡。出血量小可无意识障碍。中枢性高热由于下丘脑散热中枢受损所致，表现为体温迅速升高，达40 ℃以上，解热镇痛剂无效，物理降温有效。

（4）小脑出血：约占脑出血的10%，多由小脑上动脉破裂所致。小量出血主要表现为小脑症状，如眼球震颤、病变侧共济失调、站立和步态不稳等，无肢体瘫痪。出血量较大者，发病12～24小时颅内压迅速升高、昏迷、双侧瞳孔缩小如针尖样、呼吸节律不规则、枕骨大孔疝形成而死亡。

（5）脑室出血：占脑出血的3%～5%，分为原发性和继发性。原发性脑室出血由脉络丛血管或室管膜下动脉破裂所致，继发性脑室出血为脑实质内出血破入脑室。出血量较少时，仅表现为头痛、呕吐、脑膜刺激征阳性。出血量较大时，很快昏迷、双侧针尖样瞳孔、四肢肌张力增高。

（6）脑叶出血：占脑出血的5%～10%，常由淀粉样脑血管疾病、脑动脉畸形、高血压、血液病等所致。出血以顶叶最为常见，其次为颞叶、枕叶及额叶。临床表现为头痛、呕吐等，肢体瘫痪较轻，昏迷少见。额叶出血可有前额痛、呕吐、对侧偏瘫和精神障碍，优势半球出血可出现运动性失语。顶叶出血偏瘫较轻，而偏侧感觉障碍显著，优势半球出血可出现混合型失语。颞叶出血表现为对侧中枢性面舌瘫及以上肢为主的瘫痪，优势半球出血可出现感觉性或混合性失语。枕叶出血表现为对侧同向性偏盲，可有一过性黑蒙和视物变形，多无肢体瘫痪。

（四）辅助检查

1.头颅CT

头颅CT是确诊脑出血的首选检查方法，可清晰、准确的显示出血的部位、出血量、血肿形态、脑水肿情况及是否破入脑室等。发病后立即出现边界清楚的高密度影像。

2.头颅MRI

对检出脑干、小脑的出血灶和监测脑出血的演进过程优于CT。

3.脑脊液

脑出血患者需谨慎进行腰椎穿刺检查,以免诱发脑疝。

4.DSA

脑出血患者一般不需要进行 DSA 检查,除非疑有血管畸形、血管炎或烟雾病有需要外科手术或介入手术时才考虑进行。

5.其他检查

包括血常规、血液生化、凝血功能、心电图检查。

(五)治疗原则

治疗原则为脱水降颅压、调整血压、防止继续出血、减轻血肿所致继发性损害、促进神经功能恢复、加强护理防治并发症。

1.一般治疗

卧床休息,密切观察生命体征,保持呼吸道通畅,吸氧,保持肢体功能位,鼻饲,预防感染,维持水、电解质平衡等。

2.脱水降颅压

积极控制脑水肿、降低颅内压是脑出血急性期治疗的重要环节。可选用:20％甘露醇 125～250 mL,快速静脉滴注,1 次用时 6～8 小时;呋塞米(速尿)20～40 mg 静脉推注,2～4 次/天;甘油果糖 500 mL 静脉滴注,3～6 小时滴完,1～2 次/天。

3.调控血压

脑出血者血压过高时,可增加再出血的风险,应及时控制血压,常用的药物有苯磺酸氨氯地平、硝普钠等。血压过低时,应进行升压治疗以维持足够的脑灌注,常用的药物有多巴胺、去甲肾上腺素等。

4.止血和凝血治疗

仅用于并发消化道出血或有凝血障碍时,对高血压性脑出血无效。常用的药物有 6-氨基己酸、对羧基苄酸、氨甲环酸等。应激性溃疡导致消化道出血时,可应用西咪替丁、奥美拉唑等药物。

5.外科治疗

有开颅血肿清除、脑室穿刺引流、经皮钻孔血肿穿刺抽吸等手术治疗。

6.亚低温治疗

脑出血的新型辅助治疗方法,越早应用越好。

7.康复治疗

早期将患肢置于功能位,病情稳定时,尽早行肢体、语言、心理康复治疗。

二、护理评估

(一)一般评估

1.生命体征

脑出血患者可有发热,评估是否为中枢性高热;脉率可加快、减慢或有心律不齐;注意观察呼吸频率、深度和节律(潮式、间停、抽泣样呼吸等)的异常;血压过高易致再出血,诱发脑疝,血压过低常提示病情危重,也可能是失血性休克表现。

2.患者主诉

询问患者既往有无高血压、动脉粥样硬化、血液病和家族性脑卒中史;是否遵医嘱进行降压、抗凝等治疗和治疗效果及目前用药情况;了解患者的性格特点、生活习惯与饮食结构。了解患者是在活动还是安静状态下起病,起病前有无情绪激动、活动过度、疲劳、用力排便等诱因和头晕、头痛、肢体麻木等前驱症状;发病时间及病情进展速度。

3.相关记录

生命体征、体重、体位、饮食、皮肤、出入量、GCS 评分、NIHSS 评分等记录结果。

(二)身体评估

1.头颈部

患者意识是否清楚,睁眼运动是否正常。两侧瞳孔是否等大等圆、瞳孔对光反射是否灵敏,角膜反射是否正常。是否存在剧烈头痛、喷射性呕吐、视盘水肿等颅内压增高的表现。有无面色苍白、口唇发绀、皮肤湿冷、烦躁不安,是否存在吞咽困难和饮水呛咳,有无声音嘶哑或其他语言障碍。注意头颅有无局部肿块或压痛,咽反射是否存在或消失。有无头部活动受限、不自主活动及抬头无力。颈动脉听诊是否闻及血管杂音。

2.胸部

脊柱有无畸形,心脏及肺部听诊是否异常。

3.腹部

上腹部有无疼痛、饱胀,肠鸣音是否正常。有无大、小便失禁,并观察大小便的颜色、量和性质。

4.四肢

四肢肌肉有无萎缩,皮肤是否干燥。脑膜刺激征是否阳性,颈椎、脊柱、肌肉有无压痛。肢体有无瘫痪及其类型、性质和程度。肱二头肌反射、肱三头肌反射、桡反射、膝腱反射、跟腱反射是否阳性。

(三)心理-社会评估

了解患者是否存在因突发肢体残疾或瘫痪卧床,生活需要依赖他人而产生的焦虑、恐惧、绝望等心理反应;患者及家属对疾病的病因和诱因、治疗护理经过、防治知识及预后的了解程度;家庭成员组成、家庭环境及经济状况和家属对患者的关心和支持程度等。

(四)辅助检查结果评估

1.头颅 CT

有无高密度影响及其出现时间。

2.头颅 MRI 及 DSA

有无血管畸形、肿瘤及血管瘤等病变的相应表现。

3.脑脊液

颜色和压力变化。

4.血液检查

有无白细胞、血糖和血尿素氮增高及其程度等。

(五)常用药物治疗效果的评估

1.应用脱水药的评估

(1)用药剂量、方法、时间、疗程的评估与记录。

(2)观察患者瞳孔的变化,询问患者头痛、恶心等症状的变化。

（3）准确记录 24 小时出入量,用药期间监测水、电解质、酸碱平衡,注意补充氯化钠和氯化钾,以免造成低钠、低氯、低钾血症。

（4）观察局部皮肤情况,药物不能外渗入皮下,以免引起皮下组织坏死。

2.应用血管活性药物的评估

（1）脑出血患者密切监测血压变化,血压≥26.7/14.7 kPa(200/110 mmHg)时,应采取降压治疗,使血压维持在 24.0/14.0 kPa(180/105 mmHg)左右。收缩压在 24.0～26.7 kPa(180～200 mmHg)或舒张压在 13.3～14.7 kPa(100～110 mmHg)时暂不应用降压药物。

（2）脑出血患者血压降低速度和幅度不宜过快、过大,以免造成脑低灌注;血压过低时,应进行升压治疗以维持脑足够的脑灌注。急性期血压骤降提示病情危重,脑出血恢复期应将血压维持在正常范围。

3.应用止血和凝血药物的评估

（1）高血压性脑出血应用止血药物无效。

（2）并发上消化道出血时和凝血功能有障碍时,应用止血和抗凝药物。

三、护理诊断

（一）有受伤的危险
有受伤的危险与脑出血导致脑功能损害、意识障碍有关。

（二）自理缺陷
自理缺陷与脑出血所致偏瘫、共济失调或医源性限制(绝对卧床)有关。

（三）有失用综合征的危险
有失用综合征的危险与脑出血所致意识障碍、运动障碍或长期卧床有关。

（四）潜在并发症
脑疝、上消化道出血。

四、护理措施

（一）休息与运动
绝对卧床休息 2～4 周,抬高床头 15°～30°,减轻脑水肿。病室安静,减少探视,操作集中进行,减少刺激。躁动患者适当约束,必要时应用镇静剂,便秘患者应用缓泻剂。

（二）饮食护理
给予高蛋白、高维生素、清淡、易消化、营养丰富的流质或半流质饮食,补充足够的水分和热量。昏迷或有吞咽功能障碍的患者发病第 2～3 天遵医嘱予鼻饲饮食。食物应无刺激性,温度适宜,少量多餐,并加强口腔护理,保持口腔清洁。

（三）用药护理
脑出血患者抢救时,遵医嘱快速静脉滴注甘露醇或静脉注射呋塞米,甘露醇应在 15～30 分钟滴完,避免药物外渗。观察尿液的颜色、量和性质,定期复查电解质。上消化道出血患者用药,应观察药物疗效和不良反应,如奥美拉唑可致转氨酶升高、枸橼酸铋钾引起大便发黑等。

（四）心理护理
详细告诉患者本病的原因、常见症状、预防、治疗知识及自我护理方法。帮助患者了解本病的危害性,帮助患者寻找和去除自身的危险因素,积极治疗相关疾病。安慰患者,消除其紧张情绪,创造安静舒适的环境,保证患者休息。

(五)皮肤护理

加强皮肤护理和大小便护理,每天床上擦浴 1～2 次,每 2～3 小时应协助患者变换体位 1 次,变换体位时,尽量减少头部摆动幅度,以免加重脑出血。注意保持床单整洁和干燥,应用气垫床或自动减压床,预防压疮。将患者瘫痪侧肢体置于功能位,指导和协助患者进行肢体的被动运动,预防关节僵硬和肢体挛缩畸形。

(六)健康教育

1.疾病预防指导

指导高血压患者避免情绪激动,保持心态平和;建立健康的生活方式,保证充足的睡眠,适当的运动,避免体力或脑力过度劳累和突然用力;低盐、低脂、高蛋白、高维生素饮食;戒烟限酒,养成定时排便的习惯,保持大便通畅。

2.用药指导与病情监测

告知患者和家属疾病的基本病因、主要危险因素和防治原则,遵医嘱服用降压药等。教会患者测量血压、血糖,并会鉴别早期疾病表现,发现剧烈头痛、头晕、恶心、肢体麻木、乏力、语言障碍等症状时,应及时就医。

3.康复指导

教会患者和家属自我护理方法和康复训练技巧,并使其认识到坚持主动或被动康复训练的意义。

4.就诊指标

出现肢体麻木、无力、头痛、头晕、视物模糊等症状及时就诊,定期门诊复查,积极治疗高血压、高血脂、糖尿病等疾病。

五、护理效果评价

(1)患者意识障碍无加重或意识清楚。

(2)患者没有发生因意识障碍而并发的误吸、窒息、压疮和感染。

(3)患者未发生脑疝、上消化道出血或脑疝抢救成功、上消化道出血得到有效控制。

(4)患者能适应长期卧床的状态,生活需要得到满足。

(吕文文)

第五节 短暂性脑缺血发作

一、疾病概述

短暂性脑缺血发作(transient ischemic attack,TIA)是指因脑血管病变引起的短暂性、局限性脑功能缺失或视网膜功能障碍,临床症状一般持续 10～20 分钟,多在 1 小时内缓解,最长不超过 24 小时,不遗留神经功能缺损症状。凡临床症状持续超过 1 小时且神经影像学检查有明确病灶者不宜称为 TIA。

我国 TIA 的人群患病率为每年 180/10 万,男女比为 3：1。TIA 的发病率随年龄的增加而增加。

(一)相关病理生理

发生缺血部位的脑组织常无病理改变。主动脉弓发出的大动脉、颈动脉可见动脉粥样硬化改变、狭窄或闭塞。颅内动脉亦可有动脉硬化改变,或可见动脉炎性浸润。还可有颈动脉或椎动脉过长或扭曲。

(二)病因与诱因

1.血流动力学改变

各种原因如动脉炎和动脉硬化等所致的颈内动脉系统或椎-基底动脉系统的动脉严重狭窄,在此基础上血压的急剧波动导致原来靠侧支循环维持的脑区发生一过性缺血。

2.微栓子形成

微栓子主要来源于动脉粥样硬化的不稳定斑块或附壁血栓的破碎脱落、瓣膜性或非瓣膜性心源性栓子及胆固醇结晶等。

3.其他因素

如锁骨下动脉盗血综合征,某些血液系统疾病,如真性红细胞增多症、血小板增多、各种原因所致的严重贫血和高凝状态等,也可参与 TIA 的发病。

(三)临床表现

1.一般特点

TIA 好发于 50～70 岁中老年人,男性多于女性,患者多伴有高血压、动脉粥样硬化、糖尿病、高血脂和心脏病等脑血管疾病危险因素。突发局灶性脑或视网膜功能障碍,持续时间短暂,多在 1 小时内恢复,最长不超过 24 小时,恢复完全,不留后遗症状,可反复发作,且每次发作症状基本相似。

2.颈内动脉系统 TIA

大脑中动脉供血区的 TIA,病灶对侧肢体单瘫、偏瘫、面瘫和舌瘫,可伴有偏身感觉障碍和对侧同向偏盲,优势半球受累可有失语;大脑前动脉供血区的 TIA,病灶对侧下肢无力,可伴有人格和情感障碍;颈内动脉主干 TIA,病灶侧 Horner 征、单眼一过性黑蒙或失明、对侧偏瘫及感觉障碍。

3.椎-基底动脉系统 TIA

最常见的症状是眩晕、恶心、呕吐、平衡失调、眼球运动异常和复视。可能出现的症状是吞咽功能障碍、构音障碍、共济失调(小脑缺血)、交叉性瘫痪(脑干缺血)。

(四)辅助检查

1.影像学

CT 或 MRI 检查大多正常,部分病例(发作时间＞60 分钟者)于弥散加权 MRI 和正电子发射体层成像(PET)可见片状缺血灶。CT 血管成像(CTA)、磁共振血管造影(MRA)检查可见血管狭窄、动脉粥样硬化斑,数字减影血管造影(DSA)可明确颅内外动脉的狭窄程度。

2.彩色经颅多普勒(TCD)

可见颅内动脉狭窄、粥样硬化斑等,并可进行血流状况评估和微栓子监测。

3.其他

血常规、血流变、血脂、血糖和同型半胱氨酸等。

(五)治疗原则

消除病因、减少及预防复发、保护脑功能。

1.病因治疗

高血压患者应控制高血压,使血压<18.7/12.0 kPa(140/90 mmHg),有效地治疗糖尿病、高脂血症、血液系统疾病、心律失常等。

2.预防性药物治疗

(1)抗血小板聚集药物:常用的药物有阿司匹林、双嘧达莫、噻氯匹定、氯吡格雷和奥扎格雷等。

(2)抗凝药物:临床伴有心房颤动、频发 TIA 且无出血倾向、严重高血压、肝肾疾病和消化性溃疡患者,可行抗凝治疗。常用药物有肝素、低分子肝素和华法林。

(3)钙通道阻滞剂:防止血管痉挛,增加血流量,改善循环。常用的药物有尼莫地平和盐酸氟桂利嗪等。

3.手术和介入治疗

对有颈动脉或椎-基底动脉严重狭窄(>70%)的 TIA 患者,经药物治疗效果不佳或病情有恶化趋势者,可酌情选择动脉血管成形术(PTA)和颈动脉内膜切除术(CEA)。

二、护理评估

(一)一般评估

1.生命体征

体温升高常见于继发感染、下丘脑或脑干受损引起的中枢性高热。合并有心脏疾病时常有脉搏的改变。患者多伴有高血压,在脑动脉粥样硬化或管腔狭窄的基础上,当测得患者血压偏低或波动较大时,脑部一过性缺血极易诱发 TIA。

2.患者主诉

(1)诱因:发病前有无剧烈运动或情绪激动。

(2)发作症状:发作时有无意识障碍、时间和地点的定向障碍、记忆丧失,有无眩晕、恶心、呕吐、平衡失调,有无吞咽、语言、视觉、运动功能障碍。

(3)发病形式:是否急性发病,持续时间及复发的时间,症状的部位、范围、性质、严重程度等。

(4)既往检查、治疗经过及效果,是否有遵医嘱治疗。目前情况包括使用药物的名称、剂量、用法和有无不良反应。

3.相关记录

患者年龄、性别、体重、体位、饮食、睡眠、皮肤、出入量、NIHSS 评分、GCS 评分、Norton 评分、吞咽功能障碍评定等记录结果。

(二)身体评估

1.头颈部

患者意识是否清楚,睁眼运动是否正常。两侧瞳孔是否等大、等圆、瞳孔对光反射是否灵敏;角膜反射是否正常。头颅大小、形状,注意有无头颅畸形。面部表情是否淡漠、颜色是否正常,有无畸形、面肌抽动、眼睑水肿、眼球突出、眼球震颤、巩膜黄染、结膜充血,额纹及鼻唇沟是否对称或变浅,鼓腮、示齿动作能否完成,伸舌是否居中,舌肌有无萎缩。有无吞咽困难、饮水呛咳,有无声音嘶哑或其他语言障碍。注意头颅有无局部肿块或压痛。咽反射是否存在或消失。有无头部活动受限、不自主活动及抬头无力;颈动脉搏动是否对称。脑膜刺激征是否阳性,颈椎、脊柱、肌肉有无压痛。颈动脉听诊是否闻及血管杂音。

2.胸部

脊柱有无畸形,心脏及肺部听诊是否异常。

3.腹部

腹壁反射、提睾反射是否存在,病理反射是否阳性。

4.四肢

四肢有无震颤、抽搐、肌阵挛等不自主运动或瘫痪,患者站立和行走时步态是否正常。肱二头肌反射、肱三头肌反射、桡反射、膝腱反射、跟腱反射是否阳性。

(三)心理-社会评估

1.疾病知识

患者对疾病的性质、过程、防治及预后知识的了解程度。

2.心理状况

了解疾病对其日常生活、学习和工作的影响,患者能否面对现实、适应角色转变,有无焦虑、恐惧、抑郁、孤僻、自卑等心理反应及其程度;性格特点如何,人际关系和环境的适应能力如何。

3.社会支持系统

了解家庭的组成、经济状况、文化教育背景;家属对患者的关心、支持,以及对患者所患疾病的认识程度;了解患者的工作单位或医疗保险机构所能承担的帮助和支持情况;患者出院后的继续就医条件,居住地的社区保健资源或继续康复治疗的可能性。

(四)辅助检查结果评估

部分病例(发作时间>60分钟者)于弥散加权 MRI 可见片状缺血灶。CTA、MRA 及 DSA 检查可见血管狭窄、动脉粥样硬化斑。DSA 检查可明确颅内外动脉的狭窄程度,TCD 检查可发现颅内动脉狭窄,并可进行血流状况评估和微栓子监测。血常规和血生化等也是必要的,神经心理学检查可能发现轻微的脑功能损害。

(五)常用药物治疗效果的评估

1.应用抗血小板聚集剂评估

(1)用药剂量、时间、方法的评估与记录。

(2)胃肠道反应评估:观察并询问患者有无恶心、呕吐、上腹部不适或疼痛。

(3)出血评估:抗血小板药物可致胃肠溃疡和出血。患者服药期间,应定期检测血常规和异常出血的情况,对肾功能明显障碍者应定期检查肾功能。

2.应用抗凝药物评估

(1)详细询问患者的过敏史和疾病史,有无严重肝肾功能不全、急性胃十二指肠溃疡、脑出血、严重凝血系统疾病等。

(2)凝血功能监测:用药过程中,抽血检查患者血小板计数,凝血功能,观察局部皮肤有无出血及全身各系统有无出血倾向及其他不良反应,观察患者牙龈及大小便有无出血。皮下注射抗凝药物,应观察注射部位皮肤有无瘀斑、硬结及其大小,询问患者有无疼痛。

3.应用钙通道阻滞剂评估

观察患者有无低血压表现,严密监测患者血压变化。注意观察患者有无一过性黑蒙、头痛、面色潮红、呕吐等。

4.应用中药评估

(1)注意用药制剂、剂量、用药方法、疗程的评估和记录。

(2)观察中药对患者的不良反应。

三、护理诊断

(一)跌倒的危险

跌倒的危险与突发眩晕、平衡失调和一过性失明有关。

(二)知识缺乏

缺乏疾病的防治知识。

(三)潜在并发症

脑卒中。

四、护理措施

(一)休息与运动

指导患者卧床休息,枕头不宜太高(以 15°～20°为宜),以免影响头部供血。仰头或摇头幅度不要过大,注意观察有无频繁发作,记录每次发作的持续时间、间隔时间和伴随症状。避免重体力劳动,进行散步、慢跑等适当的体育锻炼,以改善心脏功能,增加脑部血流量,改善脑循环。

(二)合理饮食

指导患者进低盐、低脂、低糖、充足蛋白质和丰富维生素的饮食,多吃蔬菜水果,戒烟酒,忌辛辣油炸食物和暴饮暴食,避免过分饥饿。

(三)用药护理

指导患者正确服药,不可自行调整、更换或停用药物。注意观察药物不良反应,如抗凝治疗时密切观察有无出血倾向,使用抗血小板聚集剂治疗时,可出现可逆性白细胞和血小板减少,应定期查血常规。

(四)心理护理

详细告诉患者本病的病因、常见症状、预防、治疗知识及自我护理方法。帮助患者了解本病的危害性,帮助患者寻找和去除自身的危险因素,积极治疗相关疾病,改变不良生活方式,建立良好的生活习惯。

(五)皮肤护理

观察患者肢体无力或麻木等症状有无减轻或加重,有无头痛、头晕等表现,给予肢体按摩、被动运动,长时间卧床时,给予功能卧位,加强翻身拍背,避免压疮的发生。

(六)健康教育

1.疾病预防指导

向患者和家属说明肥胖、吸烟、酗酒及不合理饮食与疾病发生的关系。指导患者选择低盐、低脂、足量蛋白质和丰富维生素的饮食。多食入谷类和鱼类、新鲜蔬菜、水果、豆类、坚果等,限制钠盐摄入量每天不超过 6 g。少摄入糖类和甜食,忌辛辣、油炸食物和暴饮暴食;戒烟、限酒。告知患者心理因素与疾病的关系,使患者保持愉快心情,注意劳逸结合,培养自己的兴趣爱好,多参加有益于身心的社交活动。

2.疾病知识指导

告知患者和家属本病是脑卒中的一种先兆和警示,未经正确和及时治疗,约 1/3 患者数年内可发展为脑卒中。应评估患者和家属对疾病的认知程度。

3.就诊指标

出现肢体麻木、无力、眩晕、复视等症状及时就诊;定期门诊复查,积极治疗高血压、高血脂、糖尿病等疾病。

五、护理效果评价

(1)患者眩晕、恶心、呕吐、肢体单瘫、偏瘫和面瘫、单肢或偏身麻木等症状好转。

(2)患者一过性黑蒙或失明症状消失,视力恢复。

(3)患者记忆力恢复,对时间、地点定向力均无任何障碍。

(4)患者症状无反复发作。

(5)患者对疾病知识、自身病情有一定了解,无焦虑、抑郁等心理情绪。

(吕文文)

第六节　视神经脊髓炎

视神经脊髓炎(neuro myelitis optica,NMO)是免疫介导的主要累及视神经和脊髓的原发性中枢神经系统炎性脱髓鞘病。Devic(1849 年)首次描述了单相病程的 NMO,称为 Devic 病。视神经脊髓炎在中国、日本等亚洲人群的中枢神经系统脱髓鞘病中较多见,而在欧美西方人群中较少见。

一、病因及发病机制

NMO 的病因及发病机制尚不清楚。长期以来关于 NMO 是独立的疾病实体,还是 MS 的亚型一直存在争议。近年研究发现 CNS 水通道蛋白 4(aquaporin-4,AQP4)抗体,是 NMO 较为特异的免疫标志物,被称为 NMO-IgG。与 MS 不同,NMO 是以体液免疫为主,细胞免疫为辅的 CNS 炎性脱髓鞘病。由于 NMO 在免疫机制、病理改变、临床和影像改变、治疗和预后等方面均与 MS 有差异,故大部分学者认为 NMO 是不同于 MS 的疾病实体。

二、临床表现

(1)任何年龄均可发病,平均年龄 39 岁,女男比为(5～10):1。

(2)单侧或双侧视神经炎(optic neuritis,ON)以及急性脊髓炎是本病主要表现,其初期可为单纯的视神经炎或脊髓炎,亦可两者同时出现,但多数先后出现,间隔时间不定。

(3)视神经炎可单眼、双眼间隔或同时发病。多起病急,进展快,视力下降可至失明,伴眶内疼痛,眼球运动或按压时明显。眼底可见视盘水肿,晚期可见视神经萎缩,多遗留显著视力障碍。

(4)脊髓炎可为横贯性或播散性,症状常在几天内加重或达到高峰,表现为双下肢瘫痪、双侧感觉障碍和尿潴留,且程度较重。累及脑干时可出现眩晕、眼震、复视、顽固性呃逆和呕吐、饮水呛咳和吞咽困难。根性神经痛、痛性肌痉挛和内侧纵束综合征也较为常见。

（5）部分 NMO 患者可伴有其他自身免疫性疾病，如系统性红斑狼疮、干燥综合征、混合结缔组织病、重症肌无力、甲状腺功能亢进症、桥本甲状腺炎、结节性多动脉炎等，血清亦可检出抗核抗体、抗 SSA/SSB 抗体、抗心磷脂抗体等。

（6）经典 Devic 病为单时相病程，在西方多见。80%～90% 的 NMO 患者呈现反复发作病程，称为复发型 NMO，常见于亚洲人群。

三、辅助检查

（一）脑脊液

细胞数增多显著，约 1/3 的单相病程及复发型患者 MNC$>50×10^6$/L；复发型患者 CSF 蛋白含量增高明显，脑脊液蛋白电泳可检出寡克隆区带，但检出率较 MS 低。

（二）血清 NMO-IgG（AQP4 抗体）

NMO 血清 AQP4 抗体多为阳性，而 MS 多为阴性，为鉴别 NMO 与 MS 的依据之一。

（三）MRI 检查

NMO 患者脊髓 MRI 的特征性表现为脊髓长节段炎性脱髓鞘病灶，连续长度一般≥3 个椎体节段，轴位像上病灶多位于脊髓中央，累及大部分灰质和部分白质。病灶主要见于颈段、胸段，急性期病灶处脊髓肿胀，严重者可见空洞样改变，增强扫描后病灶可强化。

（四）视觉诱发电位

P100 潜伏期显著延长，有的波幅降低或引不出波形。在少数无视力障碍患者中也可见 P100 延长。

（五）血清其他自身免疫抗体

NMO 患者可出现血清 ANAs 阳性，包括 ANA、抗 dsDNA、抗着丝粒抗体（ACA）、抗 SSB 抗体等。

四、治疗原则

视神经脊髓炎的治疗包括急性发作期治疗、缓解期治疗和对症治疗。

（一）急性发作期治疗

首选大剂量甲泼尼龙琥珀酸钠（甲强龙）冲击疗法，能加速 NMO 病情缓解。从 1 g/d 开始，静脉滴注 3～4 小时，共 3 天，剂量阶梯依次减半，甲强龙停用后改为口服泼尼松 1 mg/(kg·d)，逐渐减量。对激素有依赖性患者，激素减量过程要慢，每周减 5 mg，至维持量 15～20 mg/d，小剂量激素维持时间应较 MS 长一些。对甲强龙冲击疗法反应差的患者，应用血浆置换疗法可能有一定效果。一般建议置换 3～5 次，每次用血浆 2～3 L，多数置换 1～2 次后见效。无血浆置换条件者，使用静脉滴注免疫球蛋白（IVIG）可能有效，用量为 0.4 g/(kg·d)，一般连续用 5 天为 1 个疗程。对合并其他自身免疫疾病的患者，可选择激素联合其他免疫抑制剂如环磷酰胺治疗。

（二）缓解期治疗

主要通过抑制免疫达到降低复发率、延缓残疾的目的，需长期治疗。一线药物方案包括硫唑嘌呤联用泼尼松或者利妥昔单抗。二线药物可选用环磷酰胺、米托蒽醌、吗替麦考酚酯等，定期使用 IVIG 或间断血浆交换也可用于 NMO 治疗。

(三)对症治疗

1.疲劳

药物治疗常用金刚烷胺或莫达非尼,用量均为 $100\sim200$ mg/d,早晨服用。职业治疗、物理治疗、心理干预及睡眠调节可能有一定作用。

2.行走困难

中枢性钾通道阻滞剂达方吡啶,是一种能阻断神经纤维表面的钾离子通道的缓释制剂,2010 年被美国 FDA 批准用来改善各种类型 MS 患者的行走能力。推荐剂量为 10 mg(一片)口服,2 次/天,间隔 12 小时服用,24 小时剂量不应超过 2 片。常见不良反应包括泌尿系统感染、失眠、头痛、恶心、灼热感、消化不良、鼻部及喉部刺痛等。

3.膀胱功能障碍

可使用抗胆碱药物解除尿道痉挛、改善储尿功能,如索利那新、托特罗定、非索罗定、奥昔布宁,此外,行为干预亦有一定效果。尿液排空功能障碍患者,可间断导尿,3~4 次/天。混合型膀胱功能障碍患者,除间断导尿外,可联合抗胆碱药物或抗痉挛药物治疗,如巴氯芬、多沙唑嗪、坦索罗辛等。

4.疼痛

对急性疼痛如内侧纵束综合征,卡马西平或苯妥英钠可能有效。度洛西汀和普瑞巴林治疗。加巴喷丁和阿米替林对感觉异常如烧灼感、紧束感、瘙痒感可能有效。配穿加压长裤或手套对缓解感觉异常可能也有一定效果。

5.认知障碍

目前仍缺乏疗效肯定的治疗方法。可应用胆碱酯酶抑制剂如多奈哌齐。

6.抑郁

可应用选择性 5-羟色胺再摄取抑制剂(SSRI)类药物。心理治疗也有一定效果。

7.其他症状

如男性患者勃起功能障碍可选用西地那非治疗。眩晕症状可选择美克洛嗪、昂丹司琼或东莨菪碱治疗。

五、护理评估

(一)健康史

有无感染史(消化道、呼吸道),有无其他自身免疫性疾病如系统性红斑狼疮、干燥综合征、混合结缔组织病、重症肌无力、甲状腺功能亢进症、桥本甲状腺炎、结节性多动脉炎等。

(二)症状

1.视神经损害

视力下降伴眼球胀痛,在眼部活动时明显。急性起病患者受累眼几小时或几天内部分或完全视力丧失。视野改变主要表现为中心暗点及视野向心性缩小,也可出现偏盲或象限盲;以视神经炎形式发病者,眼底早期有视盘水肿,晚期出现视神经萎缩。以球后视神经炎发病者早期眼底正常,晚期出现原发性视神经萎缩。

2.脊髓损害

为脊髓完全横贯性损害,症状常在几天内加重或达到高峰,表现为双下肢瘫痪、双侧感觉障碍和尿潴留,且程度较重。累及脑干时可出现眩晕、眼震、复视、顽固性呃逆和呕吐,饮水呛咳和吞咽困难。根性神经痛、痛性肌痉挛也较为常见。

(三)身体状况

1.生命体征

生命体征有无异常。

2.肢体活动障碍

受累部位肢体肌力、肌张力,有无感觉障碍。

3.吞咽困难

有无饮水呛咳,吞咽困难,洼田饮水试验分级。

4.二便障碍

有无尿失禁、尿潴留,便秘。

5.视力障碍

有无视力丧失、下降,视野缺损,偏盲,复视等。

(四)心理状况

(1)有无焦虑、恐惧、抑郁等情绪。

(2)疾病对生活、工作有无影响。

六、护理诊断/问题

(一)生活自理能力缺陷

生活自理能力缺陷与肢体无力有关。

(二)躯体移动障碍

躯体移动障碍与脊髓受损有关。

(三)有受伤的危险

有受伤的危险与视神经受损有关。

(四)有皮肤完整性受损的危险

有皮肤完整性受损的危险与瘫痪及大小便失禁有关。

(五)便秘

便秘与脊髓受累有关。

(六)潜在的并发症

感染与长期应用激素导致机体抵抗力下降有关。

(七)有泌尿系统感染的危险

有泌尿系统感染的危险与长期留置尿管及卧床有关。

(八)知识缺乏

知识缺乏与疾病相关知识缺乏有关。

(九)焦虑

焦虑与担心疾病预后及复发有关。

七、护理措施

(一)环境与休息

保持病室安静舒适,病房内空气清新,温湿度适宜。病情危重的患者应卧床休息。病情平稳时鼓励患者下床活动,注意预防跌倒、坠床等不良事件的发生。

(二)饮食护理

指导患者进高热量、高蛋白质、高维生素食物,少食多餐,多吃新鲜蔬菜和水果。出现吞咽困难等症状时,进食应抬高床头,速度宜慢,并观察进食情况,避免呛咳。必要时遵医嘱留置胃管,并进行吞咽康复锻炼。

(三)安全护理

(1)密切观察病情变化,视力、肌力如有下降,及时通知医师。视力下降、视野缺损的患者要注意用眼卫生,不用手揉眼,保持室内光线良好,环境简洁整齐。将呼叫器、水杯等必需品放在患者视力范围内,暖瓶等危险物品远离患者。复视患者活动时建议戴眼罩遮挡一侧眼部,以减轻头晕症状。

(2)感觉异常的患者,指导其选择宽松、棉质衣裤,以减轻束带感。洗漱时,以温水为宜,可以缓解疲劳。禁止给予患者使用热水袋,避免泡热水澡。避免因过热而导致症状波动。

(四)肠道护理

排泄异常的患者嘱其养成良好的排便习惯,定时排便。每天做腹部按摩,促进肠蠕动,排便困难时可使用开塞露等缓泻药物。平时多食含粗纤维食物,以保证大便通畅。留置尿管的患者,保持会阴部清洁、干燥。定时夹闭尿管,协助患者每天做膀胱、盆底肌肉训练,增强患者控制膀胱功能的能力。

(五)基础护理

保持床单清洁、干燥,保证患者"六洁四无"。定时翻身、拍背、吸痰,保持呼吸道通畅,保持皮肤完好。肢体处于功能位,每天进行肢体的被动活动及伸展运动训练。能行走的患者,鼓励其进行主动锻炼。锻炼要适度,并保证患者安全,避免外伤。

(六)用药护理

使用糖皮质激素应注意观察药物的不良反应及并发症,及时有效遵医嘱给予处理。注意观察生命体征、血糖变化。保护胃黏膜,避免进食坚硬、有刺激的食物。长期应用者,要注意避免感染。并向患者及家属进行药物宣教,以取得其配合。使用免疫抑制剂应向患者及家属做好药物知识宣教,使其了解药物的使用注意事项及不良反应,注意观察药物不良反应,预防感染,定期抽血,监测血常规及肝肾功能。

(七)心理护理

要做好患者心理护理,介绍有关疾病知识,鼓励患者配合医护人员的治疗,做好长期治疗的准备,树立战胜疾病的信心,减轻恐惧、焦虑、抑郁等不良情绪,以促进疾病康复。

八、健康指导

(1)合理安排工作、学习,生活有规律。

(2)保证充足睡眠,保持积极乐观的精神状态,增加自我照顾能力和应对疾病的信心。

(3)避免紧张和焦虑的情绪。

(4)进行康复锻炼,以保持活动能力,强度要适度。

(5)正确用药,合理饮食。

(吕文文)

第七节 急性脊髓炎

一、概念和特点

急性脊髓炎是非特异性炎症引起脊髓白质脱髓鞘病变或坏死所致的急性横贯性脊髓损害。也称为急性横贯性脊髓炎,以胸3～5节段受累最为常见,其次是颈段和腰段。主要表现为病变水平以下肢体瘫痪、各种感觉缺失和自主神经功能障碍。本病可发生于任何年龄,但以青壮年较常见。

二、病因与发病机制

过度疲劳和外伤、受寒可能为其发病诱因。发病前1～2周常有病毒感染(如EB病毒),疱疹、流感、风疹、流行性腮腺炎、水痘等常为其前驱症状,人类免疫缺陷病毒(HIV)感染也可伴脊髓炎。本病的可能发病机制为细胞介导的免疫反应、病毒直接侵犯脊髓及自身免疫性脉管炎。病理证实急性脊髓炎可累及脊髓的任何节段,以胸段最常见。

三、临床表现

(一)前驱症状

病前数天或1～2周常有上呼吸道感染、发热、腹泻等症状,或有疫苗接种史。伴或不伴有发热,少数患者可在数小时内发展为完全性横贯性脊髓损害。

(二)典型表现

起病急,多在数小时至3天内发展至高峰。首发症状多为双下肢麻木、无力,并可出现病变相应部位的背痛,病变节段有束带感,病损平面以下的运动障碍、感觉障碍和自主神经功能障碍。早期为双下肢弛缓性截瘫、肌张力降低、腱反射减弱或消失,感觉缺失,病理反射阴性,大、小便潴留。病变节段以下的皮肤干燥、不出汗,颈段脊髓受损可出现霍纳综合征。常见并发症有压疮、泌尿系统感染和坠积性肺炎。2周后随着脊髓休克期的恢复,瘫痪肢体出现腱反射、病理反射阳性,肌张力逐渐增高,肌力逐渐恢复,感觉恢复较慢。

(三)特殊类型

上升性脊髓炎是本病的一种特殊类型,是病变迅速上升并波及高位颈段脊髓甚至延髓的结果。起病急骤,感觉障碍平面常于1～2天甚至数小时内上升至延髓,瘫痪也由下肢迅速波及上肢甚至延髓支配的肌群,出现吞咽困难,构音不清,呼吸肌瘫痪,常可引起死亡。

四、辅助检查

急性期周围血中白细胞数增多;脑脊液中白细胞数增多,蛋白含量明显增高。脊髓造影或MRI检查有助于脊髓水肿和脊髓腔不完全梗阻的判断。早期行MRI检查是较为可靠手段之一,但其病变范围与临床不完全一致,可能是由于MRI检查对反应脊髓内水分改变非常敏感。

五、治疗

本病无特效治疗,主要减轻脊髓损害、防治并发症、加强功能训练及促进功能恢复。治疗要点主要有以下两点。①药物治疗:急性脊髓炎急性期药物治疗应以糖皮质激素为主,糖皮质激素具有抗炎、抗水肿及免疫抑制作用。选用抗生素控制感染。②功能训练:促进功能恢复,减少并发症。早期康复训练,被动运动及主动运动。

六、护理评估

(一)一般评估

1.生命体征

患者因感染可引起体温升高和心率加快。疾病波及高段颈髓和延髓时,易致呼吸肌瘫痪,注意观察呼吸的频率和节律。延髓心血管中枢受影响时,患者心率和血压波动较大。

2.患者主诉

发病前数天或1~2周有无发热、全身不适或上呼吸道感染症状、促发脊髓炎的主要原因及诱因等。询问其首发症状和典型表现,肌无力的部位,感觉障碍的部位和性质,大、小便失禁或潴留等。

(二)身体评估

1.头颈部

评估患者的意识状态和面容、营养状态。面部表情是否淡漠、颜色是否正常,有无畸形、面肌抽动、眼睑水肿、眼球突出、眼球震颤、巩膜黄染、结膜充血。有无张口呼吸或鼻翼翕动,有无咳嗽无力。头颅大小、形状,注意有无头颅畸形。注意头颈部有无局部肿块或压痛;颈动脉搏动是否对称。有无头部活动受限、不自主活动及抬头无力。角膜反射、咽反射是否存在或消失,有无构音障碍或吞咽困难。脑膜刺激征是否阳性。

2.胸部

患者胸廓、脊柱有无畸形,有无呼吸困难。肺部感染者,可触及语音震颤。心脏及肺部叩诊和听诊是否异常,注意两侧对比。皮肤干燥和多汗的部位。注意感觉障碍的部位、性质、范围、感觉变化的平面及双侧对称性等。

(1)浅感觉。①痛觉:用针尖轻刺皮肤,确定痛觉减退、消失或过敏区域。检查时应掌握刺激强度,可从无痛觉区向正常区检查,自上而下,两侧对比。②温度觉:以盛有冷水(5~10 ℃)和热水(40~45 ℃)的两试管,分别接触患者皮肤,询问其感觉。③触觉:以棉花、棉签轻触患者皮肤,询问其感觉。

(2)深感觉。①位置觉:嘱患者闭目,检查者用手指从两侧轻轻夹住患者的手指或足趾,进行伸屈动作,询问其被夹手指/足趾的名称和活动的方向。②震动觉:将音叉震动后,放在患者的骨突起部的皮肤上,询问其有无震动、震动持续时间及对称情况。③实体感觉:嘱患者闭目,用手触摸分辨物体的大小、方圆、硬度。④两点分辨觉:以圆规的两个尖端,触及身体不同部位,测定患者分辨两点距离的能力。

3.腹部

患者腹部和膀胱区外形和膀胱区是否正常,触诊有无局部压痛、反跳痛,双侧感觉是否存在、对称,记录感觉变化的部位。腹壁反射、提睾反射是否存在、对称。肠鸣音是否减弱或消失,大便是否失禁或秘结。小便是否失禁或潴留。留置尿管者,观察尿道口有无发红、脓性分泌物,尿液的性质。

4.四肢

患者四肢外形有无畸形,判断四肢的肌力和肌张力。感觉障碍的部位和性质。四肢腱反射的强弱,是否存在病理反射等。

根据肌力的情况,一般均将肌力分为以下 0~5 级,共 6 个级别。

0 级:完全瘫痪,测不到肌肉收缩。

1 级:仅测到肌肉收缩,但不能产生动作。

2 级:肢体能在床上平行移动,但不能抵抗自身重力,即不能抬离床面。

3 级:肢体可以克服地心吸收力,能抬离床面,但不能抵抗阻力。

4 级:肢体能做对抗外界阻力的运动,但不完全。

5 级:肌力正常。

(三)心理-社会评估

主要了解患者患病后的情绪反应,及其学习、工作与家庭生活等情况,家庭成员的支持程度,家庭经济能力和社会支持资源。

(四)辅助检查结果评估

(1)实验室检查:急性期血常规可见白细胞计数升高,脑脊液白细胞计数增多,蛋白含量明显增高。

(2)磁共振检查:MRI 检查可在早期明确脊髓病变的性质、范围、程度,是确诊急性脊髓炎最可靠的措施。早期,脊髓病变段呈弥漫肿胀、增粗。病变脊髓和正常脊髓无明显界限。MRI 增强检查多数病例无强化,少数可呈弥漫性、周边性或斑片状强化。后期,脊髓不再肿胀,少部分患者出现脊髓萎缩。

(五)常用药物治疗效果的评估

严格按医嘱用药,严禁骤然停药,否则会加重病情。急性期大剂量应用糖皮质激素,注意观察患者症状是否改善及其不良反应。长期大量应用糖皮质激素还可引起物质代谢和水盐代谢紊乱,出现类肾上腺皮质功能亢进综合征,如水肿、低血钾、高血压、糖尿病、皮肤变薄、满月脸、水牛背、向心性肥胖、多毛、痤疮、肌无力和肌萎缩等症状,一般不需特殊治疗,停药后可自行消退。但肌无力恢复慢且不完全。低盐、低糖、高蛋白饮食及加用氯化钾等措施可减轻这些症状。骨质疏松及椎骨压迫性骨折是各种年龄患者应用糖皮质激素治疗中严重的并发症。

七、主要护理诊断/问题

(1)躯体移动障碍与脊髓病变有关。

(2)低效性呼吸形态与呼吸肌麻痹有关。

(3)尿潴留与膀胱自主神经功能障碍有关。

(4)生活自理缺陷与肢体瘫痪有关。

(5)潜在并发症:压疮、坠积性肺炎、泌尿系统感染。

八、护理措施

(一)病情观察

监测生命体征,应严密观察有无呼吸困难、心率加快、血压升高、体温升高,有无发绀、吞咽及言语障碍等。定期监测血生化指标。判断瘫痪和感觉平面有无上升,疾病有无进展。上升性脊髓炎:应迅速吸氧,准备气管插管、气管切开,呼吸机等抢救物品。

(二)一般护理

1.休息与活动

急性期特别是并发心肌炎时应卧床休息。如有呼吸肌麻痹应取平卧位,头偏向一侧。恢复期可适当活动,但避免过度劳累。

2.吸氧

给予低流量吸氧。如出现呼吸无力、呼吸困难应及时通知医师,必要时给予气管插管或气管切开、呼吸机辅助呼吸。

3.合理饮食

保证机体足够的营养,进食高蛋白、高热量、高维生素、易消化、含钾丰富(如橘子、香蕉等)的食物。吞咽困难进食呛咳者,应给予鼻饲,切勿勉强进食,以免引起吸入性肺炎及窒息。口腔护理一天2次,根据患者的情况选择合适的漱口液,可以自理的患者尽量鼓励患者自己洗漱。

(三)皮肤护理

大小便失禁、腹泻、发热、出汗、自主神经功能紊乱等都会使皮肤处于潮湿环境中,易致失禁性皮炎的发生,同时也可增加发生压疮的风险,须加强皮肤护理。具体措施为:每次交接班时,检查全身皮肤,观察有无局部发红等情况,每天清洁皮肤,保持床单平整、清洁、干燥;对排便异常的患者及时清理排泄物,保持会阴、肛门周围皮肤清洁、干燥;每1~2小时翻身1次,对骨隆突或受压部位,如脚踝、足跟、骶尾部等部位常检查,并加强营养;使用一些护理用品和用具,如给予垫气垫床、涂抹润肤霜或用敷料、海绵垫保护等。但任何方法都不能替代定时翻身。输液以健侧、上肢为原则,输液前认真观察准备输液肢体一侧的皮肤情况,输液后随时观察输液肢体局部及皮肤情况,以免液体外渗造成皮肤红肿;给予洗漱、浸泡时水温勿过热以免造成烫伤,冰袋降温时间长可引起冻伤;自主神经功能障碍可致无外因肢体局部水肿,应注意对皮肤的观察及保护。

(四)康复训练

在脊髓受损初期,就应与康复师根据患者情况制订康复计划,康复的目的是保持各关节的正常功能位,每次翻身后将肢体位置摆放正确,做关节的被动或主动运动。给予日常生活活动训练,使患者能自行穿脱衣服、进食、盥洗、大小便、淋浴及开关门窗、电灯、水龙头等,增进患者的自我照顾能力。

(五)排泄异常的护理

1.尿失禁患者

护理人员要根据给患者输液或饮水的时间,给予排便用品,协助其排便,同时在患者小腹部加压,增加膀胱内压,锻炼恢复自主排尿功能。

2.尿潴留患者

应给予留置导尿管,根据入量(输液、饮水)时间,适时、规律地夹闭、开放尿管,以维持膀胱充盈、收缩功能;同时在排放尿液时可采用一些方法刺激诱导膀胱收缩,如轻敲患者下腹部、听流水声和热敷膀胱区。留置导尿管的患者应每天清洗、消毒尿道口,观察尿液的色、量是否正常,是否有沉淀,尿道口有无分泌物;患者病情允许的情况下,尽早拔除尿管。

3.大便秘结的患者

应保持适当的高纤维饮食与水分的摄取。餐后胃肠蠕动增强,当患者有便意感时,指导并协助患者增加腹压来引发排便。每天固定时间进行排便训练,养成排便规律。必要时肛门塞入开塞露,无效时可给予不保留灌肠。

4.大便失禁的患者

选择易消化、吸收的高营养、低排泄的要素饮食,同时指导患者练习腹肌加压与肛门括约肌收缩,掌握进食后的排便时间规律,协助放置排便用品(便盆、尿垫);随时清洁排便后肛门周围皮肤。

(六)心理护理

患者均为突然发病且伴有肢体瘫痪、排泄异常等,严重影响其正常生活,加之对疾病知识、治疗效果不了解容易产生恐惧感。本病病程较长,患者可出现不同程度的情绪低落,对治疗和康复缺乏信心,护理人员应及时向患者介绍疾病相关知识,动员和指导家人和朋友在各个方面关心、支持、帮助患者,减轻其思想负担,去除紧张情绪,鼓励患者表达自己的感受,倾听患者的诉说。帮助患者做肢体活动,给予精神上的鼓励及生活支持,树立战胜疾病的信心。

(七)健康教育

(1)瘫痪肢体应早期作被动运动、按摩,以改善血液循环,促进瘫痪肢体的恢复。保持肢体的功能位置,预防足下垂及畸形。同时可配合物理治疗、针灸治疗。

(2)训练患者正确的咳嗽、咳痰方法,变换体位方法。

(3)提出治疗与护理的配合及要求,包括休息与活动、饮食、类固醇皮质激素的应用及其注意事项。

(4)增加营养,增强体质,预防感冒。

(5)带尿管出院者,应指导留置尿管的护理及膀胱功能的训练。

(6)长期卧床者,应每2小时翻身、拍背1次,预防压疮及坠积性肺炎。

(7)就诊指标:出现生命体征改变、肢体感觉障碍、潜在并发症及时就诊。

九、护理效果评估

(1)自觉症状逐渐好转,生活基本自理。

(2)大、小便失禁逐渐控制。

(3)无泌尿系统感染发生。

(4)皮肤完好,无压疮。

(5)大便秘结、小便潴留逐渐解除,大、小便通畅。

(吕文文)

第八节　脊髓压迫症

一、概念和特点

脊髓压迫症是一组椎管内占位性病变引起的脊髓受压综合征,随着病变进展出现脊髓半切和横贯性损害及椎管梗阻,脊神经根和血管可不同程度受累。

二、病因

脊髓是含水分丰富的柔软组织,对外来机械压力及缺血缺氧的耐受能力差,脊髓压迫症与机械压迫、血供障碍及占位病变直接浸润破坏有关。急性压迫型:多由急性硬膜外血肿、外伤后椎管内血肿、椎管内出血等引起,病变发展快,在较短时间内(1~3 天)迅速压迫脊髓,使脊髓动脉血供减少,静脉回流受阻,受损区神经细胞、胶质细胞及神经轴突水肿、变性,若不能及时解除病因,可出现脊髓坏死。慢性压迫型:常由先天性脊柱畸形和椎管内良性肿瘤引起,病变发展速度较慢,可在一定的时间内不表现出相应的临床症状。发病后期出现失代偿症状,机械压迫表现为神经根脊髓半切或横贯性损害。

三、临床表现

(一)急性脊髓压迫症

发病及进展迅速,常于数小时至数天内脊髓功能完全丧失,多表现为脊髓横贯性损害,出现脊髓休克,病变以下呈弛缓性瘫,各种反射消失。

(二)慢性脊髓压迫症

病情缓慢进展,早期症状体征可不明显。可分为 3 期。

1.根痛期(神经根刺激期)

出现神经根痛及脊膜刺激症状。晚间症状加重,白天减轻;咳嗽、排便和用力等加腹压动作可使疼痛加剧,改变体位也使症状减轻或加重。

2.脊髓部分受压期

表现脊髓半切综合征,同侧损害节段以下上运动神经元性瘫痪,腱反射亢进、病理征阳性,同侧深感觉障碍及病变对侧损害节段以下痛温觉减退或丧失,而触觉良好,病变侧损害节段以下血管舒缩功能障碍。

3.脊髓完全受压期

出现脊髓完全横贯性损害,表现的运动、感觉与自主神经功能障碍和急性脊髓炎一致。

四、辅助检查

(1)脑脊液检查:常规、生化检查及动力学变化对确定脊髓压迫症和程度很有价值。

(2)影像学检查:脊柱 X 线检查、CT 及 MRI 检查、脊髓造影等也可以确定病变的节段、性质及压迫程度。

五、治疗

(1)早期诊断,及早手术,尽快祛除病因。恶性肿瘤或转移瘤可酌情手术、放疗或化疗。

(2)急性脊髓压迫症需在 6 小时内减压,如硬脊膜外脓肿应紧急手术并给予足量抗生素,脊柱结核在根治术同时抗结核治疗。

(3)瘫痪肢体应积极进行康复治疗及功能训练,预防并发症。

六、护理评估

(一)病因和机制分析

1.病因

(1)肿瘤最常见,约占 1/3,起源于脊髓组织及邻近结构者占绝大多数,其次为来自肺、乳房、肾脏和胃肠道等的转移瘤,多为恶性肿瘤、淋巴瘤和白血病等。

(2)炎症化脓性、结核和寄生虫血行播散,邻近组织蔓延及直接种植(医源性)引起椎管或脊柱急性脓肿、慢性肉芽肿、脊髓蛛网膜炎及蛛网膜囊肿等。

(3)脊柱外伤如骨折、脱位及椎管内血肿形成。

(4)脊柱退行性病变如椎间盘脱出症、后纵韧带钙化和黄韧带肥厚等。

(5)先天性疾病如颅底凹陷症、寰椎枕化、颈椎融合畸形等,脊髓血管畸形可造成硬膜外及硬膜下血肿。

2.发病机制

脊髓压迫症可由机械压迫、血供障碍及占位性病变直接浸润破坏所引起。机械压迫是指由于肿瘤或其他占位性结构或慢性压迫脊髓血管所致。急性病变如急性硬脊膜外血肿、外伤后椎管内血肿、椎管内出血等,在短时间内增加占位并直接压迫脊髓,使脊髓水肿,其代偿机制不能充分发挥,血供障碍,神经细胞严重缺氧、软化。慢性压迫如椎管内良性肿瘤和先天性脊椎畸形等,早期表现为神经根受压的症状,发展缓慢,脊髓可获代偿或建立侧支循环以及局部骨质吸收,脂肪组织消失使椎管扩大以减少压迫,增加血氧供应等,所以早期脊髓损害的症状轻、体征不明显,后期失代偿时出现脊髓半侧或横贯性损害的表现。脊髓受压后脊髓表面静脉怒张,血液中蛋白渗出,脑脊液蛋白含量增高。脊髓受压的病因和速度影响其代偿机制的发挥,急性压迫通常无充分代偿的时机,静脉受压淤血引起脊髓水肿。

(二)临床观察

1.神经根症状

表现为根痛或局限性运动障碍。病变刺激引起后根分布区自发性疼痛,常如电击、烧灼、刀割或撕裂样;用力咳嗽、排便等增加胸、腹腔压力的动作可触发或加剧疼痛,体位改变可使症状减轻或加重,有时可表现为相应节段的"束带感",神经根症状可随病情进展由一侧性、间歇性变为两侧性、持续性。检查可发现感觉过敏带,后期为节段性感觉障碍。脊髓腹侧病变使前根受压,早期出现运动神经根刺激症状,表现为其支配肌群肌束颤动,以后出现肌无力或肌萎缩。

2.感觉障碍

脊髓丘脑束受压,产生对侧较病变水平低 2~3 个节段以下躯体的痛、温度觉减退或缺失,由于脊髓各节段感觉传导纤维在髓内有一定的排列顺序,故髓内、外病变感觉障碍的水平及发生次序不同,髓内病变早期为病变节段支配区分离性感觉障碍,累及脊髓丘脑束时感觉障碍自病变节段向下发展,鞍区感觉保留至最后才受累,称为"鞍区回避";髓外病变感觉障碍常自下肢远端开始向上发展至受压节段,此特征有助于髓内、外病变的鉴别。后索受压可产生病变水平以下同侧深感觉缺失。晚期出现脊髓横贯性损害,病变水平以下各种感觉缺失。

3.运动障碍

一侧或双侧锥体束受压引起病变以下同侧或双侧肢体痉挛性瘫痪,表现为肌张力增高、腱反射亢进及病理征阳性。初期双下肢呈伸展性瘫痪,晚期多呈屈曲样瘫痪。脊髓前角及前根受压可引起病变节段支配的肌肉弛缓性瘫痪,伴有肌束颤动、肌萎缩。急性脊髓受压致横贯性损害,早期表现为脊髓休克,病变水平以下肢体呈弛缓性瘫痪,以后变为痉挛性瘫痪。

4.反射异常

受压节段因后根、前根或前角受累而出现病变节段腱反射减弱或消失,锥体束受损则损害水平以下同侧腱反射亢进,病理反射阳性,腹壁反射和提睾反射消失。脊髓休克时各种反射均不能引出。

5.自主神经症状

髓内病变较早出现括约肌功能障碍,病变在圆锥以上早期出现尿潴留和便秘,晚期出现反射性膀胱;马尾、圆锥病变出现尿、便失禁。病变水平以下因血管运动和泌汗功能障碍,可见少汗、无汗、皮肤干燥及脱屑。

6.脊膜刺激症状

多由硬膜外病变引起,表现为脊柱局部自发痛、叩击痛,活动受限如颈部抵抗和直腿抬高试验阳性等。

(三)辅助检查

脊髓蛛网膜下腔梗阻时,在阻塞水平以下压力减低甚至测不出,部分性阻塞者一般压力正常。椎管严重梗阻时,脑脊液中蛋白含量明显增高而细胞数正常(即蛋白-细胞分离);脊柱 X 线检查对于椎管内良性肿瘤可见椎弓根间距增宽、椎弓根变形、椎间孔扩大;恶性肿瘤可见椎弓根和椎体骨质破坏。脊髓造影可显示脊髓梗阻界面,当完全梗阻时,上行造影只显示压迫性病变的下界;下行造影只显示病变的上界。脊髓 MRI 或 CT 检查能清晰地显示脊髓压迫的影像,尤其是 MRI 检查能很好地提供脊髓病变部位、上下界线等信息。

七、主要护理诊断/问题

(1)躯体移动障碍:与脊髓病变有关。
(2)低效性呼吸形态:与呼吸肌麻痹有关。
(3)尿潴留:与膀胱自主神经功能障碍有关。
(4)生活自理缺陷:与肢体瘫痪有关。
(5)潜在并发症:压疮、坠积性肺炎、尿路感染。

八、护理措施

(一)保持呼吸道通畅

(1)观察呼吸的频率、深度,判断呼吸无效的原因如是否有呼吸困难、咳嗽是否有力、听诊气管、肺部有无痰鸣音、血氧饱和度指标等,及胸部 X 线检查示肺部感染情况。
(2)脊髓高位损伤或出现呼吸困难时,可给予低流量吸氧(鼻导管、吸氧面罩)。

(3)呼吸道痰鸣音明显时,应鼓励、指导患者有效咳痰。如咳痰无力,可予以吸痰管吸痰,清除痰液。每天按时给予雾化吸入以稀释痰液,减轻或消除肺部感染,利于排痰,同时雾化后及时有效吸痰,减少痰液坠积、结痂。

(4)对于舌后坠者,给予口咽通气道固定后予以吸痰管吸痰,同时注意口腔清洁。

(5)患者出现呼吸困难且呼吸无效时准备好气管插管、呼吸机,并及时通知医师。

(二)排泄异常的护理

根据异常情况及程度,可予以不同的护理、指导。

(1)尿失禁:护理者要根据给患者输液或饮水的时间,给予排便用品(尿盆、尿壶、尿不湿)协助排便,并及时撤换,同时在患者小腹部加压,增加膀胱内压,锻炼恢复自主排尿功能。

(2)尿潴留:给予留置导尿管,根据入量(输液、饮水)时间,适时、规律地夹闭、开放尿管,以维持膀胱充盈、收缩功能;同时在排放尿液时可采用一些方法刺激诱导膀胱收缩,如轻敲患者下腹部和听流水声。

(3)对留置导尿管的患者,应每天清洁尿道口、更换尿袋,观察尿液的色、量是否正常;当尿常规化验有感染时,可予 0.9%生理盐水 500 mL 膀胱冲洗或遵医嘱,再留取化验至正常,注意操作时保持无菌规范。

(4)对大便秘结的患者,应保证适当的高纤维饮食与水分的摄取,依照患者的排便习惯,选择一天中的一餐前给缓泻剂,饭后因有胃结肠反射,当患者有便意感时,指导并协助患者增加腹压来引发排便,必要时肛门入开塞露 1~2 支,无效时可予不保留灌肠,每天固定时间进行,养成排便规律。同样,开塞露、不保留灌肠适用于便秘者。

(5)大便失禁:选择易消化、吸收的高营养、低排泄的要素饮食,同时指导患者练习腹肌加压与肛门括约肌收缩,掌握进食后的排便时间规律,协助放置排便用品(便盆、尿垫);随时清洁排便后肛门周围皮肤。

(三)做好皮肤护理,预防压疮、烫伤、冻伤,避免输液肿胀

(1)每次换班时认真床头交接、检查皮肤,观察有无发红等情况;每天清洁皮肤,随时保持床单位平整、干净、干燥。

(2)对排便异常患者,及时清理排泄物,温水擦洗,维持会阴、肛门周围皮肤清洁、干燥,观察皮肤有无淹红、破溃。出现臀红、肛门周围皮肤浸渍者,可予赛肤润喷涂后轻轻按摩一分钟。

(3)每 1~2 小时翻身一次,对骨凸或受压部位,如脚踝、足跟、膝部、股关节处、肘部等最易受压的部位常检查,予以按摩,促进皮肤的血液循环。

(4)使用一些护理用具,如给予气垫床、通过电动气泵交替充气、改变全身受压点、减少压力集中于局部而造成的皮肤受损(注意气垫床并不能替代定时翻身);保护敷贴平敷于骨凸或受压发红部位或皮肤表浅破溃处,于 7~10 天更换一次,可防止局部摩擦、减少受压,保护外周皮肤;小垫圈置于骨隆突部位,使骨凸处半悬不受压(自制充气橡胶手套也可);大垫圈放置于臀部下方。

(5)了解患者是一侧痛、温度觉障碍,或病变节段以下感觉障碍或自主神经功能障碍。根据感觉障碍情况正确护理:输液以健侧、上肢原则,输液前认真观察准备输液肢体一侧的皮肤情况,输液后随时观察输液肢体局部及皮肤情况,以免输液外渗感觉减退造成损伤严重、自主神经功能障碍而皮肤红肿;给予洗漱、浸泡时,水温勿过热而造成烫伤(要比正常人感觉的温度低一些),冰袋降温时间长可引起冻伤。自主神经功能障碍可致无外因肢体局部水肿,应注意对皮肤的观察、保护。

(四)帮助瘫痪肢体的功能恢复

急性脊髓炎休克期过后,肌力恢复常自远端开始。屈曲性痉挛预后不佳,伸性痉挛性截瘫预后较好。在脊髓受损初期,就应与物理治疗师根据患者情况制订康复计划。

(1)每次翻身后将肢体位置摆放正确,做关节的被动或主动运动。

(2)物理治疗师施行物理治疗,以加强未麻痹肌肉的力量。指导训练仰卧时抬高臀部,以便在床上取放大、小便器。给予日常生活活动训练,使患者能自行穿脱衣服、进食、盥洗、大小便、淋浴及开关门窗、电灯、水龙头等,增进患者自我照顾的能力。

(3)当患者第一次坐起时,尤其是半身瘫痪者,应在起身之前穿着弹性袜,以增加静脉血回流,逐渐增加坐位的角度,以防产生低血压。

(4)鼓励患者持之以恒,循序渐进。

(五)用药护理

(1)类固醇皮质激素:急性期可采用大剂量甲泼尼龙短程冲击疗法,500～1 000 mg 静脉滴注,每天 1 次,连用 3～5 次,有可能控制病情发展,临床明显改善通常出现在 3 个月之后;也可用地塞米松 10～20 mg 静脉滴注,每天 1 次,10 天左右为 1 个疗程;使用上述两药之后可改用泼尼松口服,每天 40～60 mg,随病情好转可于 1 个月后逐步减量停用。

(2)免疫球蛋白:成人每次用量 15～20 g,静脉滴注,每天 1 次,连用 3～5 次为 1 个疗程。

(3)抗生素:可预防和治疗泌尿道或呼吸道感染。B 族维生素有助于神经功能恢复,血管扩张剂如烟酸、尼莫地平、丹参,神经营养药如三磷酸腺苷、细胞色素 C,可能对促进恢复有益。

(4)甲基酪氨酸(AMT)可对抗酪氨酸羟化酶,减少去甲肾上腺素(NE)的合成,预防出血性坏死的发生。

(5)了解患者使用激素治疗的时间,并观察应用激素治疗后原症状是否好转或加重,及时反馈给医师。用激素期间应注意补钾。

(6)将患者临床症状变化与脊髓损伤所致的症状进行比较、区分,激素大剂量、长时间治疗会出现相应的不良临床症状,如面色潮红、情绪激动、入睡困难甚至心率增快等,患者对此不能正确认识且不能耐受,对药物需要详细的指导以及通知医师给予必要的对症处理。向患者讲明原因是药物所致,而且随着药物减量症状也会减轻,停药后症状消失。药物必须按时使用,严禁骤然停药,否则会引发病情加重。

(六)健康教育

(1)告知患者和照顾者膀胱充盈及尿路感染的表现、感觉;鼓励患者多饮水,保持会阴部清洁。

(2)加强营养,适当进行体育锻炼,增强体质。

(3)加强肢体功能锻炼和日常生活动作训练,做力所能及的家务和工作。

(4)注意安全,防止受伤,避免受凉、疲劳等诱因。

急性脊髓炎如无重要并发症,3～4 周进入恢复期,通常在发病后 3～6 个月可基本恢复,少数病例留有不同程度的后遗症。非横贯性损害、症状较轻、肢体瘫痪不完全者恢复较快;上升性脊髓炎起病急骤,感觉障碍平面于 1～2 天甚至数小时上升至高颈髓,常于短期内死于呼吸、循环衰竭。

九、护理效果评估

(1)患者自觉症状(肌力增强、感觉障碍减退)逐渐好转,生活基本自理。

(2)患者大、小便失禁,逐渐控制。

(3)患者无尿路感染。

(4)患者皮肤完好,无压疮。

(5)患者大、小便潴留逐渐解除,大、小便通畅。

(吕文文)

第九节 吉兰-巴雷综合征

一、概述

吉兰-巴雷综合征(GBS)又称急性感染性脱髓鞘性多发性神经病,是可能与感染有关和免疫机制参与的急性特发性多发性神经病。临床上表现为四肢弛缓性瘫痪,末梢型感觉障碍和脑脊液蛋白细胞分离等。本病确切病因不清,可能与空肠弯曲菌感染有关;或是机体免疫发生紊乱,产生针对周围神经的免疫应答,引起周围神经脱髓鞘。本病年发病率为(0.6～1.9)/10 万,我国尚无系统的流行病学资料。

二、诊断步骤

(一)病史采集要点

1.起病情况

以儿童或青少年多见,急性或亚急性起病,数天或 2 周内达高峰。需要耐心分析,争取掌握比较确切的起病时间,了解病情进展情况。

2.主要临床表现

主要临床表现为运动、感觉和自主神经损害。肢体弛缓性瘫痪,从下肢远端向上发展,至上肢并累及脑神经(也可以首发症状为双侧周围性面瘫)。感觉异常如烧灼感、麻木、疼痛等,以远端为主。自主神经紊乱症状明显,如心律失常、皮肤营养障碍等,但尿便障碍绝大多数患者不出现,严重患者可有。

3.既往史

若发现可能致病的原因有较大意义。如起病前 1～4 周有无胃肠或呼吸道感染症状,有无疫苗接种史,或者外科手术史,有无明显诱因。

(二)体格检查要点

1.一般情况

精神疲乏,若感染严重者,可有不同程度的发热。窦性心动过速,血压不稳定,出汗多,皮肤红肿及营养障碍。

2.神经系统检查

神志清,高级神经活动正常。脑神经以双侧周围性面瘫、延髓性麻痹为主,四肢呈弛缓性瘫痪,末梢型感觉障碍,大、小便功能障碍多不明显。

(三)门诊资料分析

1.血常规

白细胞数量轻度升高或正常。

2.生化

血钾含量正常。

3.病史和检查

可见患者有运动、感觉和自主神经障碍,因此,定位在周围神经病变。起病前有感染等病史,考虑为感染性或自身免疫性疾病,应进一步检查感染和免疫相关指标以确诊。

(四)进一步检查项目

1.腰穿

脑脊液蛋白细胞分离是本病特征性表现,蛋白含量增高而细胞数正常,出现在起病后 2～3 周,但在第 1 周正常。

2.肌电图

发现运动和感觉神经传导速度明显减慢,有失神经或轴索变性的肌电改变。脱髓鞘病变呈节段性和斑点状特点,可能某一神经感觉传导速度正常,另一神经异常,因此,早期要检查多根神经。发病早期可能只有 F 波或 H 反射延迟或消失。

三、诊断对策

(一)诊断要点

根据起病前有感染史,急性或亚急性起病,四肢对称性下运动神经元瘫痪,末梢型感觉减退及脑神经损害,脑脊液蛋白细胞分离,结合肌电图可以确诊。Asbury 等的诊断标准:①多有病前感染或自身免疫反应。②急性或亚急性起病,进展不超过 4 周。③四肢瘫痪常自下肢开始,近端较明显。④可有呼吸肌麻痹。⑤可有脑神经受损。⑥可有末梢型感觉障碍或疼痛。⑦脑脊液蛋白细胞分离。⑧肌电图早期 F 波或 H 反射延迟,运动神经传导速度明显减慢。

(二)鉴别诊断要点

1.低血钾型周期性瘫痪

本病一般有甲状腺功能亢进症、低血钾病史。起病快(数小时～1 天),恢复也快(2～3 天)。四肢弛缓性瘫痪,无呼吸肌麻痹和脑神经受损,无感觉障碍。脑脊液没有蛋白细胞分离。血钾低,补钾有效。既往有发作史。

2.脊髓灰质炎

本病为脊髓前角病变,没有感觉障碍和脑神经受损。多在发热数天后,体温未恢复正常时出现瘫痪,通常只累及一个肢体。但本病起病后 3 周也可见脑脊液蛋白细胞分离。

3.重症肌无力

本病为神经肌肉接头病变,主要累及骨骼肌,因此,没有感觉障碍和自主神经症状。症状呈波动性,晨轻暮重。疲劳试验和肌电图有助于诊断。

（三）吉兰-巴雷综合征

变异型根据临床、病理及电生理表现可分为以下类型。

1.急性运动轴索型神经病

其为纯运动型,特点是病情中多有呼吸肌受累,24～48小时迅速出现四肢瘫痪,肌萎缩出现早,病残率高,预后差。

2.急性运动感觉轴索型神经病发病

此型与前者相似,但病情更重,预后差。

3.弗希尔综合征

其表现为眼外肌麻痹、共济失调和腱反射消失三联征。

4.不能分类的吉兰-巴雷综合征

这包括"全自主神经功能不全"和极少数复发型吉兰-巴雷综合征。

四、治疗对策

（一）治疗原则

(1)尽早明确诊断,及时治疗。

(2)根据病情的严重情况进行分型,制订合理的治疗方案。

(3)治疗过程中应密切观察病情,注重药物毒副作用。

(4)积极预防和控制感染及消化道出血等。

(5)早期康复训练对功能恢复有重要意义,同时可提高患者自信心,观察效果。

（二）治疗计划

1.基础治疗(对症支持治疗)

(1)辅助呼吸:患者气促,血氧饱和度降低,动脉血氧分压下降至9.3 kPa(70 mmHg)以下,可进行气管插管,呼吸机辅助呼吸,必要时气管切开。加强护理,保持呼吸道通畅,定时翻身、拍背,雾化吸入,吸痰等。

(2)重症患者持续心电监护,窦性心动过速通常无须处理。血压高时可予小剂量降压药,血压低时可予扩容等。

(3)穿长弹力袜预防深静脉血栓。

(4)保持床单平整,勤翻身,预防压疮。

(5)吞咽困难者可予鼻饲,以免食物误入气管窒息。

(6)尿潴留可加压按压腹部,无效时可留置尿管。便秘可用大黄苏打片、番泻叶等。出现肠梗阻时应禁食并请外科协助治疗。

(7)出现疼痛,可予非阿片类镇痛药或试用卡马西平。

(8)早期开始康复治疗,包括肢体被动和主动运动,防止挛缩,用夹板防止足下垂畸形,以及针灸、按压、理疗和步态训练等。

2.特异治疗(病因治疗)

(1)血浆置换:按每千克体重40 mL或1～1.5倍血浆容量计算每次交换血浆量,可用5%清蛋白复原血容量,减少使用血浆的并发症。轻、中、重患者每周应分别做2次、4次和6次。主要禁忌证是严重感染、心律失常、心功能不全及凝血系统疾病等。

(2)免疫球蛋白静脉滴注(IVIG):成人按0.4 g/(kg·d)剂量,连用5天,尽早使用或在呼吸肌麻痹之前使用。禁忌证是先天性 IgA 缺乏,因为免疫球蛋白制品含少量 IgA,此类患者使用后可导致 IgA 致敏,再次应用可发生变态反应。常见不良反应有发热、面红等,减慢输液速度即可减轻。引起肝功能损害者,停药 1 个月即可恢复。

(3)以上两种方法是治疗吉兰-巴雷综合征的首选方法,可消除外周血免疫活性细胞、细胞因子和抗体等,减轻神经损害。尽管两种治疗费用昂贵,但是严重病例或是进展快速病例,均应早期使用,可能减少辅助通气的费用和改变病程。

(4)激素通常认为对吉兰-巴雷综合征无效,并有不良反应。但是,在无经济能力或无血浆置换和 IVIG 医疗条件时,可试用甲泼尼龙 500 mg/d,静脉滴注,连用 5~7 天;或地塞米松 10 mg/d,静脉滴注,连用 7~10 天为 1 个疗程。

五、病程观察及处理

可以按照以下分型评估患者的临床状况。

(1)轻型:四肢肌力Ⅲ级以上,可独立行走。

(2)中型:四肢肌力Ⅲ级以下,不能独立行走。

(3)重型:四肢无力或瘫痪,伴Ⅸ、Ⅹ对脑神经和其他神经麻痹,不能吞咽,活动时有轻微呼吸困难,但不需要气管切开人工辅助呼吸。

(4)极重型:数小时或数天内发展为四肢瘫痪,吞咽不能,呼吸肌麻痹,需要气管切开人工辅助呼吸。

六、预后评估

本病为自限性,呈单相病程,多于发病后 4 周时症状和体征停止进展,经数周或数月恢复,恢复中可有短暂波动,极少复发。70%~75% 的患者完全恢复,25% 的患者遗留轻微神经功能缺损,5% 的患者死亡,通常死于呼吸衰竭。前期有空肠弯曲菌感染证据者预后较差,病理以轴索变性为主者病程较迁延且恢复不完全。高龄、起病急骤或辅助通气者预后不良。早期有效治疗及支持疗法可降低重症病例的病死率。

七、护理

(一)主要护理问题

1.呼吸困难

呼吸困难与病变侵犯呼吸肌,引起呼吸肌麻痹有关。

2.有误吸的危险

有误吸的危险与病变侵犯脑神经,使得吞咽肌群无力有关。

3.生活自理能力缺陷

生活自理能力缺陷与运动神经脱髓鞘改变引起的四肢瘫痪有关。

4.有失用综合征的危险

有失用综合征的危险与运动神经脱髓鞘改变引起的四肢瘫痪有关。

5.皮肤完整性受损

皮肤完整性受损与运动神经脱髓鞘改变引起的四肢瘫痪有关。

6.便秘

便秘与自主神经功能障碍及长期卧床有关。

7.恐惧

恐惧与运动障碍引起的快速进展性四肢瘫,或呼吸肌麻痹引起呼吸困难带来的濒死感有关。

(二)护理措施

1.严密观察病情变化

患者因四肢瘫痪,躯干、肋间肌和膈肌麻痹而致呼吸困难,甚至呼吸肌麻痹。因此,应重点观察患者呼吸情况。如果出现呼吸肌群无力,表现为呼吸困难、咳痰无力、烦躁不安及口唇发绀等缺氧症状,应及时给予吸氧。必要时进行气管切开,使用人工呼吸机辅助呼吸。

2.保持呼吸道通畅和防止并发症的发生

(1)能否保持患者呼吸道通畅是关系患者生命安危的关键问题。对已气管切开使用人工呼吸机的患者应采取保护性隔离。病室温度保持在22～24 ℃,避免空气干燥,定时通风,保持室内空气新鲜。

(2)吸痰时要严格执行无菌操作,使用一次性吸痰管,操作前后洗手,防止交叉感染。

(3)每2～3小时翻身、叩背1次,气管内滴药,如2%碳酸氢钠,促进痰液排出。预防发生肺不张。

(4)气管切开伤口每天换药,并观察伤口情况。

(5)减少探视。

3.防止压疮的发生

本病发病急骤,瘫痪肢体恢复缓慢,因此,久卧患者要每天擦洗1～2次,保持皮肤清洁干净。患者床褥整齐、干净、平整。每2～3小时翻身更换体位,以免局部受压过久。按压骨突处,促进局部血液循环。

4.加强对瘫痪肢体的护理

GBS患者瘫痪特点为四肢对称性瘫痪,患病早期应保持侧卧、仰卧时的良肢位,恢复期做好患者主动、被动训练,步态训练,以利于肢体功能恢复。

5.生活护理

患者四肢瘫痪,气管切开不能讲话。因此,护理人员必须深入细致地了解患者的各项要求,做好患者口腔、皮肤、会阴部的护理。

6.鼻饲护理

患者应进食营养丰富和易消化的食物。吞咽困难者可行鼻饲,以保证营养。鼻饲时应注意以下几点。

(1)鼻饲前将床头抬高30°。

(2)每次鼻饲前应回抽胃液,观察有无胃潴留、胃液颜色,并观察胃管有无脱出。

(3)每次鼻饲量不宜过多,在200～300 mL。

(4)鼻饲物的温度不宜过热,在38～40 ℃。

(5)速度不宜过快,15～20分钟,以防止呃逆。

(6)鼻饲之后,注入20 mL清水,清洗胃管。

7.肠道护理

患者长期卧床肠蠕动减慢,常有便秘,应多饮水、多吃粗纤维的食物。可做腹部按压,按顺时针方向,必要时服用缓泻药,使患者保持排便通畅。

8.心理护理

要做好患者心理护理,介绍有关疾病的知识,鼓励患者配合医护人员的治疗,树立战胜疾病的信心,早日康复。

9.健康指导

(1)指导患者养成良好的生活习惯,注意休息,保证充足的睡眠。

(2)指导患者坚持每天定时服药,不可随意更改药物剂量,定期复查。

(3)指导患者坚持活动和肢体功能锻炼,克服依赖心理,逐步做一些力所能及的事情。

（吕文文）

第四章　感染科疾病护理

第一节　支气管结核

　　支气管结核是发生在气管、支气管黏膜或黏膜下层的结核病,因此也称支气管内膜结核。

　　支气管结核在抗结核化疗前时代发病率很高。Auerbach 曾报道对 1 000 例肺结核尸体解剖,发现有 41.0％患者有支气管结核。黄家驷在 1943 年亦曾报道,肺结核患者中 42.7％有支气管结核。但是在抗结核化疗时代,支气管结核的发病率较前明显减少。1984 年有学者报道 1 000 例结核病患者尸检中发现支气管结核者仅 42 例,占 4.2％。值得指出的是,支气管结核的发病率与病例选择有明显关系。如果对结核患者无选择性地进行支气管镜检查,则支气管结核的发病率低,如选择有支气管结核症状的患者做检查,则发病率高。支气管结核的发病率又与肺结核病情有关,重症结核、有空洞者或痰结核菌阳性的肺结核患者,支气管结核的发病率较轻症、无空洞,痰菌阴性者高了 3 倍。另据国外统计,支气管结核发病率农村高于城郊,城郊高于城市,这可能与农村重症结核患者较多,且治疗不规则有关。

　　支气管结核女性多于男性,男女比例为 1∶4.2,各年龄组均可发生。多数支气管结核继发于肺结核,以 20～29 岁年龄组占多数,少数继发于支气管淋巴结结核,以儿童及青年为多。近年由于肺结核患病趋向老年化,老年患支气管结核有增加的趋势。

一、发病机制及病理

(一)发病机制

　　支气管结核均为继发性,多数继发于肺结核,少数继发于支气管淋巴结结核,经淋巴和血行播散引起支气管内膜结核者极少见。

　　1.结核菌接触感染

　　此为支气管结核最常见的感染途径。支气管是呼吸通道,结核患者含有大量结核菌的痰液通过气管,或空洞、病灶内的含结核菌的干酪样物质通过引流支气管时,直接侵及支气管黏膜,或经黏液腺管口侵及支气管壁。

2.邻近脏器结核病波及支气管

肺实质结核病进展播散时波及支气管,肺门及纵隔淋巴结发生结核性干酪样坏死时,可浸润穿破邻近支气管壁,形成支气管结核或支气管淋巴瘘,个别脊柱结核患者的椎旁脓肿可波及气管、支气管,形成脓肿支气管瘘。

3.淋巴血行感染

结核菌沿支气管周围的淋巴管、血管侵及支气管,病变首先发生在黏膜下层,然后累及黏膜层,但这种淋巴血行感染的发生机会较少。

(二)病理改变

支气管结核早期组织学改变为黏膜表面充血、水肿,分泌物增加,黏膜下形成结核结节和淋巴细胞浸润。此种改变与一般非特异性炎症不易区别。当病变继续发展,可产生支气管黏膜萎缩及纤维组织增生,当病变发生干酪样坏死时,可形成深浅不一、大小不等的结核性溃疡,底部充满肉芽组织,表面覆以黄白色干酪样物,肉芽组织向管腔内生长,可造成管腔狭窄或阻塞。

通过合理有效的抗结核治疗,随着炎症消退,溃疡愈合,少数狭窄或阻塞的支气管可获得缓解,但多数随着支气管壁弹性组织破坏和纤维组织增生,狭窄或阻塞情况反而加重,引起肺不张、肺气肿、张力性空洞及支气管扩张等并发症。

当气管支气管旁淋巴结干酪样坏死时,淋巴结可发生破溃穿透支气管壁,形成支气管—淋巴瘘,瘘孔多为单发,亦可数个同时或相继发生。干酪样物排空后,淋巴结可形成空洞,成为排菌源泉。

二、临床表现

支气管结核患者的临床症状视病变范围、程度及部位有所不同。

(一)咳嗽

几乎所有的支气管结核患者都有不同程度的咳嗽。典型的支气管结核的咳嗽是剧烈的阵发性干咳。镇咳药物不易制止。

(二)喘鸣

支气管结核时,黏膜可发生充血、水肿、肥厚等改变,常造成局部的管腔狭窄,气流通过狭窄部时,便会发生喘鸣。发生于小支气管狭窄所致的喘鸣,只有用听诊器才能听到,发生于较大支气管的喘鸣,患者自己就能听到。

(三)咯血

气管支气管黏膜有丰富的血管供血。支气管结核时,黏膜充血,毛细血管扩张,通透性增加。患者剧烈咳嗽时,常有痰中带血或少量咯血,溃疡型支气管结核或支气管淋巴瘘患者可因黏膜上的小血管破溃而发生少量或中等量咯血,个别患者发生大咯血。

(四)阵发性呼吸困难

呼吸困难程度因病情而异。有支气管狭窄的患者,如有黏稠痰液阻塞了狭窄的管腔,患者可发生一时性的呼吸困难。当痰液咯出后,支气管就又通畅,呼吸困难即可解除。淋巴结内干酪样物质突然大量破入气管内腔时,可导致严重呼吸困难,甚至可发生窒息。

三、各项检查

(一)纤维支气管镜检查

纤维支气管镜检查是诊断支气管结核的主要方法。支气管镜不但能直接窥视支气管黏膜的各种病理改变,而且通过活检、刷检、灌洗等检查手段,可获得病因学诊断的依据。但是支气管镜检查时支气管结核的发现率各学者的报道有很大的差别。造成这种情况的原因很多,其中一个很重要的原因是不同作者对纤维支气管镜下支气管结核诊断标准的认识和理解常有很大的不同。例如,同样的支气管黏膜充血、水肿、不同医师可能作出不同的诊断。因此每个进行支气管镜检查的医师应当认真考虑自己在支气管镜检查时所采用的诊断标准,其正确性到底如何?最好的鉴定办法是肺切除标本病理检查和/或支气管黏膜活体组织检查与支气管镜诊断作对照。北京市结核病研究所气管镜室曾对 208 例患者进行了肺切除标本病理检查与气管镜诊断的对照研究,结果显示,支气管镜诊断正确率为 62.9%,诊断不正确者 37.1%,其中结核误诊率为 4.3%,而结核漏诊率为 32.8%。分析漏诊的原因主要为:支气管结核的结核病变位于黏膜下,而黏膜完全正常,因此支气管镜无法发现病变(占有 28.9%);黏膜及黏膜下均有结核病变,但黏膜病变是微小结核结节,而主要病变位于黏膜下层(占 13.2%);仅黏膜有微小、局限的结核结节(占 57.9%)。国内外文献曾有学者称这种支气管镜难以发现的微小黏膜或黏膜下结核病变为"隐性支气管结核"。

支气管结核的纤支镜所见通常可分为以下五种类型。

1.浸润型

表现为局限性或弥漫性黏膜下浸润。急性期黏膜高度充血、水肿、易出血,慢性期黏膜苍白、粗糙呈颗粒状增厚,软骨环模糊不清,可产生不同程度的狭窄,黏膜下结核结节或斑块常呈黄白色乳头状隆起突入管腔,可破溃坏死,也可痊愈而遗留瘢痕。

2.溃疡型

可继发于浸润型支气管结核或由支气管淋巴结核溃破而引起,黏膜表面有散在或孤立的溃疡,溃疡底部有肉芽组织,有时溃疡被一层黄白色干酪样坏死物覆盖,如坏死物质阻塞管腔或溃疡底部肉芽组织增生,常可引起管腔阻塞。

3.增殖型

主要是增生的肉芽组织呈颗粒状或菜花状向管腔凸出,易出血,可发生支气管阻塞或愈合而形成瘢痕。

4.纤维狭窄型

纤维狭窄型为支气管结核病变的愈合阶段。支气管黏膜纤维性病变,常造成管腔狭窄,严重者管腔完全闭塞。

5.淋巴结支气管瘘

(1)穿孔前期:支气管镜下可见局部支气管因淋巴结管外压迫而管壁膨隆,管腔狭窄,局部黏膜充血、水肿或增厚。

(2)穿孔期:淋巴结溃破入支气管腔,形成瘘孔,支气管腔除有管外压迫外,局部黏膜可见小米粒大小的白色干酪样物质冒出,犹如挤牙膏状,用吸引器吸除干酪样物后,随着咳嗽又不断有干酪样物从此处冒出,瘘孔周围黏膜可有严重的充血水肿。

(3)穿孔后期:原瘘孔处已无干酪样物冒出,呈光滑的凹点,周围黏膜大致正常,有时瘘孔及周围黏膜有黑灰色炭疽样物沉着,呈现"炭疽样"瘘孔,此种陈旧性瘘孔可持续数年不变。

(二)X线检查

1.直接影像

胸部透视或X线平片不易显示气管、支气管结核。断层摄影可能显示支气管内有肉芽、息肉。管腔狭窄等改变。支气管造影术不但可以清晰显示上述改变,有时还可显示溃疡性病变及淋巴结支气管瘘。

2.间接影像

胸部X线检查发现张力性空洞、肺不张、局限性阻塞性肺气肿、不规则支气管播散病变,提示可能有支气管结核。

四、诊断

根据病史、症状、体征、X线胸片及痰结核菌检查,多数患者可以确诊支气管结核。对于尚不能确诊的病例,可作纤维支气管镜检查,必要时通过活检,刷检及支气管灌洗等检查进一步明确诊断。

凡是原因不明的咯血、咳嗽持续2周以上或胸部经常出现局限性或一侧性哮鸣音,或胸片上出现肺不张、肺门浸润、肺门肿块影、肺门附近张力性空洞或不规则支气管播散病灶者,应做痰涂片检查和进一步的选择性X线检查,除外支气管结核。

原因不明的下列患者应作纤维支气管镜检查以了解有无支气管结核存在:①剧烈干咳或伴有少量黏稠痰超过1个月,胸片上无活动性病灶,抗生素、平喘药治疗无效者;②反复咯血超过1个月,尤其是肺门有钙化灶者;③经常出现局限性或一侧性哮鸣音者;④反复在肺部同一部位发生炎症者;⑤肺不张者。

五、治疗

(一)全身抗结核治疗

无论是单纯的或并发于肺结核的气管、支气管结核均应进行有效的、合理的全身抗结核药物治疗。

(二)局部治疗

由于支气管黏膜有丰富的血运供应,因此全身治疗时,支气管黏膜多能达到有效的药物浓度,因此局部治疗并不是必须的。但如经一定时期的常规抗结核药物治疗而效果不够理想,病变仍较严重,或临床症状明显时,可并用下述局部治疗。

1.雾化吸入

可选用局部刺激性较小的药物,如异烟肼0.2 g和链霉素0.25～0.50 g溶于生理盐水3～5 mL进行雾化吸入,每天1～2次,疗程1～2个月。

2.支气管镜下治疗

深而广泛的溃疡型和肉芽肿型支气管结核,可在全身化疗的同时配合纤支镜下局部给药治疗,每周1次,纤支镜下用活检钳或刮匙,分次清除局部干酪样坏死物和部分肉芽组织,局部病灶黏膜下注入利福霉素每次125 mg,8～12次为1个疗程。

3.其他

近年来,对于瘢痕狭窄型支气管内膜结核,国内外开展安置镍钛合金气管支架的治疗方法,对于缓解阻塞性炎症及肺不张,改善肺功能有一定疗效。

六、护理

(1)支气管内膜结核患者治疗时间长,应多与患者沟通,讲解支气管内膜结核的治疗护理过程,使患者对疾病有初步的认识,积极配合治疗和护理。

(2)同种患者入住一室,出入戴口罩,室内每天用含氯消毒液消毒一次,紫外线照射30分钟。严格探视制度,以免传染。

(3)活动期卧床休息,病室环境保持安静清洁,阳光充足,空气流通。恢复期患者可参加户外活动和适当体育锻炼。

(4)进食高蛋白、高热量、高维生素、富含钙质的食物。如牛奶、鸡蛋、豆腐、鱼、肉、新鲜蔬菜、水果等。

(5)提醒和督促患者按时服药,在解释药物不良反应时强调药物的治疗效果,让患者了解不良反应发生的可能性小,一旦发生只要及时处理,大部分不良反应可以完全消失。

(6)当患者建立起按时服药习惯后应予以鼓励,反复强调为争取痊愈必须坚持规则、全程化疗。

(7)雾化吸入治疗的患者,说明治疗的目的及注意事项,使患者乐意接受治疗。

(8)手术治疗的患者,按外科手术护理常规执行。

七、健康教育

(1)嘱患者咳嗽或打喷嚏时用二层餐巾纸遮住口鼻,然后将餐巾纸放入袋中直接焚毁。或将痰吐入带盖的痰缸内加入含氯消毒液浸泡。接触痰液后用流动水清洗双手。

(2)嘱患者每天开窗通风,早晚刷牙,饭后漱口,勤更衣,勤洗澡。衣物、被褥、书籍等污染物可采取在烈日下曝晒2～3小时等方法进行杀菌处理。

(3)督导患者坚持规则、全程化疗,注意药物不良反应。一旦出现反应及时随诊,听从医师的处理。

(4)雾化吸入治疗的患者用药时间长,应教会患者雾化吸入器的正确使用方法、注意事项、故障的处理等。

(5)定期随诊,接受有关检查,追踪时间至少1年。

(王晓艳)

第二节 肺 结 核

一、病原学

结核菌在分类学上属于放线菌目、分枝杆菌科、分枝杆菌属,分人型、牛型、非洲型和鼠型四型。对人类致病的主要为人型结核菌,牛型菌很少,非洲分枝杆菌见于赤道非洲,是一种过度类型,西非国家分离菌株倾向于牛型分枝杆菌,而东非国家分离株更类似于人型分枝杆菌。田鼠分枝杆菌对人无致病力。结核菌细长而稍弯,约 $0.4\ \mu m \times 4.0\ \mu m$,两端微钝,不能运动,无荚膜、鞭毛或芽孢;严格需氧;不易染色,但经品红加热染色后不能被酸性乙醇脱色,故称抗酸杆菌。结核菌对不利环境和某些理化因子有抵抗力。在阴湿处能生存 5 个月以上,干燥痰标本内可存活6～8 个月,$-8\sim-6\ ℃$ 下能存活 4～5 个月。结核菌不耐热,对紫外线亦甚敏感,故常采用加热或紫外线进行消毒,而高压蒸汽($120\ ℃$)持续 30 分钟是最佳的灭菌方法。结核菌培养的营养要求较高、生长缓慢,人型菌的增殖周期 15～20 小时,需要 2～4 周才有可见菌落。菌落多呈粗糙型,光滑型菌落大多表示毒力减低。结核菌细胞壁富含脂质,约占细胞壁的 60%,是抗酸着色反应的主要物质基础,具有介导肉芽肿形成和促进细菌在吞噬细胞内存活的作用。细胞壁中尚含脂多糖,其中脂阿拉伯甘露聚糖(LAM)具有广泛的免疫原性,生长中的结核菌能大量产生,是血清学诊断中应用较多的一类抗原物质。结核菌的菌体主要是蛋白质,占菌体干重的 50%。依据蛋白抗原定位结核蛋白可区分为分泌蛋白、胞壁蛋白和热休克蛋白。结核蛋白被认为是变态反应的反应原,已鉴定出数十个蛋白抗原,部分已用于免疫血清学诊断,但迄今尚缺少特异性很高的蛋白抗原。目前结核菌标准菌株 $H_{37}RV$ 全染色体测序已经完成,全基因组约由 4 411 532 个碱基对组成,鸟嘌呤/胞嘧啶(G+C)高达 65.6%,约含 4 000 个基因,但病原性的分子基础即病原性基因及其编码的致病因子(蛋白质表型)尚不清楚。

二、流行病学

(一)流行环节

1.传染源

传染性肺结核患者排菌是结核传播的主要来源。带菌牛乳曾是重要传染源,现已很少见。但我国牧区仍需重视牛乳的卫生消毒和管理。

2.传播途径

主要为患者与健康人之间经飞沫传播。排菌量越多,接触时间越长,危害越大;直径 1～5 μm 大小的飞沫最易在肺泡沉积,情绪激昂的讲话、用力咳嗽,特别是打喷嚏所产生的飞沫直径小、影响大。患者随地吐痰,痰液干燥后结核菌随尘埃飞扬,亦可造成吸入感染。经消化道、胎盘、皮肤伤口感染均属罕见。

3.易感人群

生活贫困、居住拥挤、营养不良等是经济不发达社会中人群结核病高发的原因。婴幼儿、青春后期和成人早期尤其是该年龄期的女性以及老年人结核病发病率较高,可能与免疫功能不全或改变有关。某些疾病如糖尿病、胃大部分切除后、麻疹、百日咳等常易诱发结核病;免疫抑制者,尤其好发结核病。

(二)流行现状和控制目标

目前估计全球有 20 亿结核菌感染者,现患结核病例 2 000 万人,年新发病例 800 万～900 万人,其中半数以上为传染性肺结核,每年约有 300 万人死于结核病,占各种原因死亡数的 7%、各类传染病死亡数的 19%。虽然我国结核病控制取得很大成绩,但仍然是世界结核病的高负担国家。目前我国正面临 HIV/AIDS 流行,与结核病形成双重夹击的严重威胁,加之在管理方面还存在不足,形势非常严峻。我国政府正履行承诺,运用现代控制技术,并实施治疗费用的减免政策,推进全国防治工作。

三、发病机制

(一)结核菌感染的宿主反应及其生物学过程

结核菌入侵宿主体内,从感染、发病到转归均与多数细菌性疾病有显著不同,宿主反应具有特殊意义。结核菌感染引起的宿主反应分为四期。①起始期:入侵呼吸道的结核菌被肺泡巨噬细胞吞噬,因菌量、毒力和巨噬细胞非特异性杀菌能力的不同,被吞噬结核菌的命运各异,若在出现有意义的细菌增殖和宿主细胞反应之前结核菌即被非特异性防御机制清除或杀灭,则不留任何痕迹或感染证据,如果细菌在肺泡巨噬细胞内存活和复制,便扩散至邻近非活化的肺泡巨噬细胞,形成早期感染灶。②T细胞反应期:由T细胞介导的细胞免疫(cell mediated immunity, CMI)和迟发型变态反应(delay type hypersensitivity, DTH)在此期形成,从而对结核病发病、演变及转归产生决定性影响。③共生期:生活在流行区的多数感染者发展至T细胞反应期,仅少数发生原发性结核病,大部分感染者结核菌可以持续存活,细菌与宿主处于共生状态,纤维包裹的坏死灶干酪样中央部位被认为是结核杆菌持续存在的主要场所,低氧、低pH和抑制性脂肪酸的存在使细菌不能增殖。宿主的免疫机制亦是抑制细菌增殖的重要因素,倘若免疫受到损害便可引起受抑制结核菌的重新活动和增殖。④细胞外增殖和传播期:固体干酪灶中包含具有生长能力但不繁殖的结核菌,干酪灶一旦液化便给细菌增殖提供了理想环境,即使免疫功能健全的宿主,从液化干酪灶释放的大量结核杆菌亦足以突破局部免疫防御机制,引起播散。

(二)CMI和DTH

CMI是宿主获得性抗结核保护作用的最主要机制。结核杆菌经C3调理作用而被巨噬细胞吞噬,在细胞内酸性环境下其抗原大部分被降解,一部分则与胞体内的Ⅰa分子耦联成复合物而被溶酶体酶消化,并被转移至细胞膜和递呈给Th细胞,作为第一信号。在这一过程中伴随产生的淋巴细胞激活因子(LAF)即IL-1成为第二信号,两者共同启动T细胞应答反应。CMI以$CD4^+$细胞最重要,它产生和释放多种细胞因子放大免疫反应。$CD8^+$参与Th_1/Th_2调节。与CMI相伴的DTH是结核病免疫反应另一种形式,长期以来认为两者密不可分,只是表现形式不同。近年来大量的研究表明,DTH和CMI虽然有些过程和现象相似,但两者本质不同:①刺激两种反应的抗原不同,结核菌核糖体RNA能激发CMI,但无DTH;结核蛋白及脂质D仅引起DTH,而不产生CMI;②介导两种反应的T细胞亚群不同,DTH是由TDTH细胞介导的,而介导CMI的主要是Th细胞,Tc在两种反应都可以参与作用;③菌量或抗原负荷差异和Th_1/Th_2偏移,感染结核菌后机体同时产生Th_1+Th_2介导的免疫反应,在菌量少、毒力低或感染早期Th_1型反应起主导作用,表现为CMI为主;而菌量大、毒力强或感染后期,则向Th_2型反应方向偏移,出现以DTH为主的反应;④起调节作用的细胞因子(cytokines, CKs)不同,调节CMI效应的CKs很多,而DTH引起组织坏死的主要是TNF;⑤对结核菌的作用方式不同,CMI通过激活巨噬细胞来杀灭细胞内吞噬的结核菌,而DTH则通过杀死含菌而未被激活的巨噬细胞及其邻近的细胞组织,以消除十分有利于细菌生长的细胞内环境。关于DTH是否对抗结核保护反应负责或参与作用,在很大程度上取决于DTH反应的程度。轻度DTH可以动员和活化免疫活性细胞,并能直接杀伤靶细胞,使感染有结核菌的宿主细胞死亡而达到杀菌功效。比较剧烈的DTH则造成组织溃烂、坏死液化和空洞形成,已被吞噬的结核菌释放至细胞外,取得养料,从而进行复制和增殖,并引起播散。总体上DTH的免疫损伤超过免疫保护作用。

四、病理

(一)渗出型病变

表现为组织充血、水肿,随之有中性粒细胞、淋巴细胞、单核细胞浸润和纤维蛋白渗出,可有少量类上皮细胞和多核巨细胞,抗酸染色可见到结核菌。其发展演变取决于 DTH 和 CMI,剧烈DTH 可导致病变坏死,进而液化,若 CMI 强或经有效治疗,病变可完全吸收,不留痕迹或残留纤维化,或演变为增生型病变。

(二)增生型病变

典型表现为结核结节,其中央为巨噬细胞衍生而来的朗罕巨细胞,周围由巨噬细胞转化来的类上皮细胞成层排列包绕。在类上皮细胞外围还有淋巴细胞和浆细胞散在分布与覆盖。增生型病变另一种表现是结核性肉芽肿,多见于空洞壁、窦道及其周围以及干酪坏死灶周围,由类上皮细胞和新生毛细血管构成,其中散布有朗罕巨细胞、淋巴细胞及少量中性粒细胞。

(三)干酪样坏死

干酪样坏死为病变恶化的表现。干酪样坏死灶可以多年不变,坏死病变中结核菌很少。倘若局部组织变态反应剧烈,干酪样坏死组织发生液化,经支气管排出即形成空洞,其内壁含有大量代谢活跃、生长旺盛的细胞外结核菌,成为支气管播散的来源。在有效化疗作用下,空洞内结核菌的消灭和病灶的吸收使空洞壁变薄并逐渐缩小,最后空洞完全闭合。有些空洞不能完全关闭,但结核的特异性病变均告消失,支气管上皮细胞向洞壁内伸展,成为净化空洞,亦是空洞愈合的良好形式。有时空洞引流支气管阻塞,其中坏死物浓缩,空气被吸收,周围逐渐为纤维组织所包绕,形成结核球,病灶较前缩小并可以保持稳定,但一旦支气管再通,空洞出现,病灶重新活动。

由于机体反应性、免疫状态、局部组织抵抗力的不同,入侵菌量、毒力、类型和感染方式的差别,以及治疗措施的影响,上述 3 种基本病理改变可以互相转化、交错存在,很少单一病变独立存在,而以某一种改变为主。

五、临床表现

(一)发病过程和临床类型

1.原发型肺结核

原发型肺结核指初次感染即发病的肺结核,又称初染结核。典型病变包括肺部原发灶、引流淋巴管和肺门或纵隔淋巴结的结核性炎症,三者联合称为原发复合征。有时 X 线上仅显示肺门或纵隔淋巴结肿大,也称支气管淋巴结结核。多见于儿童,偶尔见于未受感染的成年人。原发性病灶多好发于胸膜下通气良好的肺区如上叶下部和下叶上部。其时机体尚未形成特异性免疫力,病菌沿所属淋巴管到肺门淋巴结,进而可出现早期菌血症。4～6 周免疫力形成,原发灶和肺门淋巴结炎消退,90%以上不治自愈。倘若原发感染机体不能建立足够免疫力或变态反应强烈,则发展为临床原发性肺结核。少数严重者肺内原发灶可成为干酪性肺炎;淋巴结干酪样坏死破入支气管引起支气管结核和沿支气管的播散;肿大淋巴结压迫或大量坏死物破入和阻塞支气管可出现肺不张;早期菌血症或干酪性病变蚀及血管可演进为血行播散性结核病。

2.血行播散型肺结核

大多伴随于原发性肺结核,儿童较多见。在成人,原发感染后隐潜性病灶中的结核菌破溃进入血行,偶尔由于肺或其他脏器继发性活动性结核病灶侵蚀邻近淋巴血道而引起。本型肺结核发生于免疫力极度低下者。急性血行播散型肺结核常伴有结核性脑膜炎和其他脏器结核。

3.继发型肺结核

由于初染后体内潜伏病灶中的结核菌重新活动和释放而发病,少数可以为外源性再感染,特别是 HIV/AIDS 时。本型是成人肺结核的最常见类型。常呈慢性起病和经过,但也有呈急性发病和急性临床过程者。由于免疫和变态反应的相互关系及治疗措施等因素影响,继发型肺结核在病理和 X 线形态上又有渗出浸润型肺结核、增生型肺结核、纤维干酪型肺结核、干酪型肺炎、空洞型肺结核、结核球(瘤)、慢性纤维空洞型肺结核等区分。继发型肺结核好发于两肺上叶尖后段或下叶尖段,肺门淋巴结很少肿大,病灶趋于局限,但易有干酪坏死和空洞形成,排菌较多,在流行病学上更具重要性。

(二)症状和体征

1.全身症状

发热为肺结核最常见的全身性毒性症状,多数为长期低热,每于午后或傍晚开始,次晨降至正常,可伴有倦怠、乏力、夜间盗汗。当病灶急剧进展扩散时则出现高热,呈稽留热或弛张热热型,可以有畏寒,但很少寒战。其他全身症状有食欲减退、体重减轻、妇女月经不调、易激惹、心悸、面颊潮红等轻度毒性和自主神经功能紊乱症状。

2.呼吸系统症状

(1)咳嗽、咳痰:浸润性病灶咳嗽轻微,干咳或仅有少量黏液痰。有空洞形成时痰量增加,若伴继发感染,痰呈脓性。合并支气管结核时则咳嗽加剧,可出现刺激性呛咳,伴局限性哮鸣或喘鸣。

(2)咯血:1/3~1/2 患者在不同病期有咯血。结核性炎症使毛细血管通透性增高,常表现血痰;病变损伤小血管则血量增加;若空洞壁的动脉瘤破裂则引起大咯血,出血可以源自肺动脉,亦可来自支气管动脉。凡合并慢性气道疾病、心肺功能损害、年迈、咳嗽反射抑制、全身衰竭等,使气道清除能力减弱,咯血容易导致窒息。咯血易引起结核播散,特别是中大量咯血时,咯血后的持续高热常是有力提示。

(3)胸痛:部位不定的隐痛为神经反射引起。固定性针刺样痛随呼吸和咳嗽加重,而患侧卧位症状减轻,常是胸膜受累的缘故。

(4)气急:重度毒血症状和高热可引起呼吸频率增加。真正气急仅见于广泛肺组织破坏、胸膜增厚和肺气肿,特别是并发肺心病和心肺功能不全时。

3.体征

取决于病变性质、部位、范围或程度。病灶以渗出型病变为主的肺实变且范围较广或干酪性肺炎时,叩诊浊音,听诊闻及支气管呼吸音和细湿音。继发型肺结核好发于上叶尖后段,于肩胛间区闻及细湿啰音,极大提示有诊断价值。空洞性病变位置浅表而引流支气管通畅时,有支气管呼吸音或伴湿啰音;巨大空洞可出现带金属调的空瓮音,现已很少见。慢性纤维空洞性肺结核的体征有患侧胸廓塌陷、气管和纵隔间向患侧移位、叩诊音浊、听诊呼吸音降低或闻及湿啰音,以及肺气肿征象。支气管结核有局限性哮鸣音,特别是于呼气或咳嗽末。

4.特殊表现

(1)变态反应:多见于青少年女性。临床表现类似风湿热,故有人称其为结核性风湿症。多发性关节痛或关节炎,以四肢大关节较常受累。皮肤损害表现为结节性红斑及环形红斑,前者多见,好发于四肢尤其是四肢伸侧面及踝关节附近,此起彼伏,间歇性地出现。常伴有长期低热。

水杨酸制剂治疗无效。其他变态反应表现有类白塞病、滤泡性结膜角膜炎等。

（2）无反应性结核：是一种严重的单核-吞噬细胞系统结核病，亦称结核性败血症。肝、脾、淋巴结或骨髓以及肺、肾等呈严重干酪样坏死，其中有大量成簇结核菌，而缺乏类上皮细胞和巨细胞反应，渗出性反应亦极轻微，见于极度免疫抑制的患者。临床表现为持续高热、骨髓抑制或见类白血病反应。呼吸道症状和胸部 X 线表现往往很不明显或者缺如。无反应性结核病易误诊为败血症、白血病、伤寒、结缔组织病等。

六、实验室和辅助检查

(一)病原学检查

1.痰涂片显微镜检查

痰标本涂片萋-尼染色找抗酸杆菌具有快速、简便等优点。厚涂片可提高检测阳性率。荧光染色检查不需油镜，视野范围广、敏感性高，但容易有假阳性。抗酸染色直接镜检不能区分结核和非结核分枝杆菌（nontuberculous mycobacteria，NTM），但在我国非结核分枝杆菌病相对较少，涂片找到抗酸杆菌绝大多数为结核杆菌，可以提示诊断。

2.结核菌培养

敏感性和特异性高。培养后可进行药敏测试，随着耐多药结核菌增多，药敏愈显重要。结核菌培养传统方法至少 1 个月，近来应用 BactecTB 系统进行培养和早期鉴定，可以缩短至两周左右，药敏通常在培养阳性后的 4～6 天即可完成。

3.分子生物学检测

聚合酶链反应（PCR）技术可以将标本中微量的结核菌 DNA 加以扩增。一般镜检仅能检测每毫升 10^4～10^5 条菌，而 PCR 可检出 1～100 fg 结核菌 DNA（相当于每毫升 1～20 条菌）。但 DNA 提取过程遭遇污染等技术原因可以出现假阳性，而且 PCR 无法区别活菌和死菌，故不能用于结核病的治疗效果评估、流行病学调查等。目前 PCR 检测仅推荐在非结核分枝杆菌病高发地区涂片抗酸杆菌阳性病例，用来快速区分结核与非结核分枝杆菌。

4.结核菌抗原和抗体检测

采用 ELISA 方法检测痰标本中结核菌抗原的结果差异甚大，可能与痰标本中结核菌抗原分布不甚均匀有关。采用不同的抗原（如 A60、LAM 等）检测肺结核患者血标本中结核菌 IgG 的诊断价值尚不肯定。

5.干扰素 γ 释放试验

干扰素 γ 释放试验（interferon-gamma release assays，IGRA）采用结核杆菌比较特异性抗原（卡介苗和绝大多数非结核分枝杆菌所不具有），包括早期分泌性抗原靶 6（ESAT-6）和培养滤过蛋白-10（CFP-10），在体外刺激血液单核细胞释放干扰素 γ，对后者加以测定。操作过程很少受干扰，报告结果快（24 小时）。IGRA 敏感性 70％左右，虽然尚欠理想，但特异性大多在 95％以上。

(二)影像学检查

后前位普通 X 线胸片是诊断肺结核十分有用的辅助方法。它对了解病变部位、范围、性质及其演变有帮助，典型 X 线改变有重要诊断参考价值。X 线胸片诊断肺结核缺乏特异性，尤其病变在非好发部位及形态不典型时更是如此。胸部 CT 检查有助于微小或隐蔽性肺结核病灶的发现和结节性病灶的鉴别诊断。耐多药肺结核病考虑外科手术治疗时，需要比较精确地了解病变累及范围,可考虑胸部 CT 检查。

（三）结核菌素（简称结素）皮肤试验

结素是结核菌的代谢产物,从长出结核菌的液体培养基提炼而成,主要成分为结核蛋白,目前国内均采用国产结素纯蛋白衍生物（purified protein derivative,PPD）。我国推广的试验方法是国际通用的皮内注射法（Mantoux 法）。将 PPD 5 IU(0.1 mL)注入左前臂内侧上中 1/3 交界处皮内,使局部形成皮丘。48～96 小时(一般为 72 小时)观察局部硬结大小。判断标准为:硬结直径<5 mm 为阴性反应,5～9 mm 为一般阳性反应,10～19 mm 为中度阳性反应,≥20 mm 或不足 20 mm 但有水疱或坏死为强阳性反应。美国则根据不同年龄、免疫状态、本土居民还是移民（来自何地）等对结核菌素皮肤试验（tuberculin skin test,TST）判断有不同标准。结素试验的主要用途有:①社区结核菌感染的流行病学调查或接触者的随访;②监测阳转者,适用于儿童和易感高危对象;③协助诊断。目前所用结素(抗原)并非高度特异。许多因素可以影响反应结果,如急性病毒感染或疫苗注射、免疫抑制性疾病或药物、营养不良、结节病、肿瘤、其他难治性感染、老年人迟发变态反应衰退者,可以出现假阴性。尚有少数患者已证明活动性结核病,并无前述因素影响,但结素反应阴性,即"无反应性"。尽管结素试验在理论和解释上尚存在困惑,但在流行病学和临床上仍是有用的。阳性反应表示感染,在 3 岁以下婴幼儿按活动性结核病论;成人强阳性反应提示活动性结核病可能,应进一步检查;阴性反应特别是较高浓度试验仍阴性则可排除结核病;菌阴肺结核诊断除典型 X 线征象外,必须辅以结素试验阳性以佐证。

（四）纤维支气管镜检查

经纤支镜对支气管或肺内病灶钳取活组织作病理学检查,同时采取刷检、冲洗或吸引标本用于结核菌涂片和培养,有利于提高肺结核的诊断敏感性和特异性,尤其适用于痰涂阴性等诊断困难患者。纤支镜对于支气管结核的诊断和鉴别诊断尤其具有价值。

七、诊断与鉴别诊断

（一）病史和临床表现

轻症肺结核病例可以无症状而仅在 X 线检查时发现,即使出现症状亦大多缺少特异性,但病史和临床表现仍是诊断的基础,凡遇下列情况者应高度警惕结核的可能性:①反复发作或迁延不愈的咳嗽咳痰,或呼吸道感染经抗生素治疗 3～4 周仍无改善;②痰中带血或咯血;③长期低热或所谓"发热待查";④体检肩胛间区有湿啰音或局限性哮鸣音;⑤有结核诱因或好发因素,尤其是糖尿病、免疫抑制性疾病和接受激素或免疫抑制剂治疗者;⑥有关节疼痛和皮肤结节性红斑、滤泡性结膜角膜炎等变态反应性表现;⑦有渗出性胸膜炎、肛瘘、长期淋巴结肿大既往史以及婴幼儿和儿童有家庭开放性肺结核密切接触史者。

（二）诊断依据

1.菌阳肺结核

痰涂片和/或培养阳性,并具有相应临床和 X 线表现,确诊肺结核。

2.菌阴肺结核

符合以下 4 项中至少 3 项临床诊断成立:①典型肺结核临床症状和肺部 X 线表现;②临床可排除其他非结核性肺部疾病;③PPD(5 IU)阳性或血清抗结核抗体阳性;④诊断性抗结核治疗有效。必要时应作纤维支气管镜采集微生物标本和活检标本通过微生物学和/或组织病理学确诊。

(三)活动性判定

确定肺结核有无活动性对治疗和管理十分重要,是诊断的一个重要内容。活动性判断应综合临床、X线表现和痰菌决定,而主要依据是痰菌和X线。痰菌阳性肯定属活动性。X线胸片上凡渗出型和渗出增生型病灶、干酪型肺炎、干酪灶和空洞(除净化空洞外)都是活动性的征象;增生型病灶、纤维包裹紧密的干酪硬结灶和纤维钙化灶属非活动性病变。由于肺结核病变多为混合性,在未达到完全性增生或纤维钙化时仍属活动性。在X线上非活动性应使病变达到最大限度吸收,这就需要有旧片对比或经随访观察才能确定。初次胸片不能肯定活动性的病例可作为"活动性未定",给予动态观察。

(四)分类和记录程序

为适应我国目前结核病控制和临床工作的实际,中华医学会结核病学分会《结核病新分类法》将结核病分为原发型肺结核、血行播散型肺结核、继发型肺结核、结核性胸膜炎和其他肺外结核五型。在诊断时应按分类书写诊断,并注明范围(左侧、右侧、双侧)、痰菌和初治、复治情况。

(五)鉴别诊断

肺结核临床和X线表现可以酷似许多疾病,必须详细搜集临床及实验室和辅助检查资料,综合分析,并根据需要选择侵袭性诊断措施如纤维支气管镜采集微生物标本和活组织检查。不同类型和X线表现的肺结核需要鉴别的疾病不同。

1.肺癌

中央型肺癌常有痰中带血,肺门附近有阴影,与肺门淋巴结结核相似。周围型肺癌可呈球状、分叶状块影,需与结核球鉴别。肺癌多见于40岁以上嗜烟男性,常无明显毒性症状,多有刺激性咳嗽、胸痛及进行性消瘦。在X线胸片上结核球周围可有卫星灶、钙化,而肺癌病灶边缘常有切迹、毛刺。胸部CT扫描对鉴别诊断常有帮助。结合痰结核菌、脱落细胞检查及通过纤支镜检查与活检等,常能及时鉴别。肺癌与肺结核可以并存,亦需注意发现。

2.肺炎

原发复合征的肺门淋巴结结核不明显或原发灶周围存在大片渗出,病变波及整个肺叶并将肺门掩盖时,以及继发型肺结核主要表现为渗出性病变或干酪性肺炎时,需与肺炎特别是肺炎链球菌肺炎鉴别。细菌性肺炎起病急骤、高热、寒战、胸痛伴气急,X线上病变常局限于一个肺叶或肺段,血白细胞总数及中性粒细胞增多,抗生素治疗有效,可资鉴别;肺结核尚需注意与其他病原体肺炎进行鉴别,关键是病原学检测有阳性证据。

3.肺脓肿

肺脓肿空洞多见于肺下叶,脓肿周围的炎症浸润较严重,空洞内常有液平面。肺结核空洞则多发生在肺上叶,空洞壁较薄,洞内很少有液平面或仅见浅液平面。此外,肺脓肿起病较急、高热、大量脓痰,痰中无结核菌,但有多种其他细菌,血白细胞总数及中性粒细胞增多,抗生素治疗有效。慢性纤维空洞合并感染时易与慢性肺脓肿混淆,后者痰结核菌阴性。

4.支气管扩张

有慢性咳嗽、咳脓痰及反复咯血史,需与继发型肺结核鉴别。X线胸片多无异常发现或仅见局部肺纹理增粗或卷发状阴影,CT有助确诊。应当警惕的是化脓性支气管扩张症可以并发结核感染,在细菌学检测时应予顾及。

5.慢性支气管炎

症状酷似继发型肺结核。近年来老年人肺结核的发病率增高,与慢性支气管炎的高发年龄趋近,需认真鉴别,及时 X 线检查和痰检有助确诊。

6.非结核分枝杆菌肺病

非结核分枝杆菌(nontuberculous mycobacteria,NTM)指结核和麻风分枝杆菌以外的所有分枝杆菌,可引起各组织器官病变,其中 NTM 肺病临床和 X 线表现类似肺结核。鉴别诊断依据菌种鉴定。

7.其他发热性疾病

伤寒、败血症、白血病、纵隔淋巴瘤等与结核病有诸多相似之处。伤寒有高热、血白细胞计数减少及肝脾大等临床表现,易与急性血行播散型肺结核混淆。但伤寒热型常呈稽留热,有相对缓脉、皮肤玫瑰疹,血清肥达试验阳性,血、粪便培养伤寒杆菌生长。败血症起病急,有寒战及弛张热型、白细胞及中性粒细胞增多,常有近期皮肤感染,疖疮挤压史或尿路、胆道等感染史,皮肤常见瘀点,病程中出现迁徙病灶或感染性休克,血或骨髓培养可发现致病菌。结核病偶见血常规呈类白血病反应或单核细胞异常增多,需与白血病鉴别。后者多有明显出血倾向,骨髓涂片及动态X 线胸片随访有助确立诊断。支气管淋巴结结核表现为发热及肺门淋巴结肿大,应与结节病、纵隔淋巴瘤等鉴别。结节病患者结素试验阴性,肺门淋巴结肿大常呈对称性,状如"土豆";而淋巴瘤发展迅速,常有肝脾及浅表淋巴结肿大,确诊需组织活检。

八、治疗

(一)抗结核化疗

1.化疗药物

(1)异烟肼(isoniazid,INH):具有强杀菌作用、价格低廉、不良反应少、可口服等特点,是治疗肺结核病的基本药物之一。INH 抑制结核菌叶酸合成,包括 3 个环节:①INH 被结核菌摄取;②INH 被结核菌内触酶-过氧化酶活化;③活化的 INH 阻止结核菌叶酸合成。它对于胞内和胞外代谢活跃、持续繁殖或近乎静止的结核菌均有杀菌作用。INH 可渗入全身各组织中,容易通过血-脑屏障,胸腔积液、干酪样病灶中药物浓度很高。成人剂量每天 300 mg(或每天 4～8 mg/kg),一次口服;儿童每天 5～10 mg/kg(每天不超过 300 mg)。急性血行播散型肺结核和结核性脑膜炎,剂量可以加倍。主要不良反应有周围神经炎、中枢神经系统中毒,采用维生素 B_6 能缓解或消除中毒症状。但维生素 B_6 可影响 INH 疗效;常规剂量时神经系统不良反应很少,故无需服用维生素 B_6。肝脏损害(血清 ALT 升高等)与药物的代谢毒性有关,如果 ALT 高于正常值上限 3 倍则需停药。通常每月随访一次肝功能,对于肝功能已有异常者应增加随访次数,且需与病毒性肝炎相鉴别。

(2)利福平(rifampin,RFP):对胞内和胞外代谢旺盛、偶尔繁殖的结核菌均有杀菌作用。它属于利福霉素的半合成衍生物,通过抑制 RNA 聚合酶,阻止 RNA 合成发挥杀菌活性。RFP 主要在肝脏代谢,胆汁排泄。仅有 30% 通过肾脏排泄,肾功能损害一般不需减量。RFP 能穿透干酪样病灶和进入巨噬细胞内。在正常情况下不通过血-脑屏障,而脑膜炎症可增加其渗透能力。RFP 在组织中浓度高,在尿、泪、汗和其他体液中均可检测到。成人剂量空腹 450～600 mg,每天 1 次。主要不良反应有胃肠道不适、肝功能损害(ALT 升高、黄疸等)、皮疹和发热等。间歇疗法应用高剂量(600～1 200 mg/d)易产生免疫介导的流感样反应、溶血性贫血、进行肾衰竭和血小板减少症,一旦发生,应予以停药。

(3)吡嗪酰胺(pyrazinamide,PZA):类似于 INH 的烟酸衍生物,但与 INH 之间无交叉耐药性。PZA 能杀灭巨噬细胞内尤其酸性环境中的结核菌,已成为结核病短程化疗中不可缺少的主要药物。胃肠道吸收好,全身各部位均可到达,包括中枢神经系统。PZA 由肾脏排泄。最常见的不良反应为肝毒性反应(ALT 升高和黄疸等)、高尿酸血症,皮疹和胃肠道症状少见。

(4)链霉素(streptomycin,SM)和其他氨基糖苷类:通过抑制蛋白质合成来杀灭结核菌。对于空洞内胞外结核菌作用强,pH 中性时起效。尽管链霉素具有很强的组织穿透力,而对于血-脑屏障仅在脑膜炎时才能透入。主要不良反应为不可逆的第Ⅷ对脑神经损害,包括共济失调、眩晕、耳鸣、耳聋等。与其他氨基糖苷类相似,可引起肾脏毒性反应。变态反应少见。成人每天 15～20 mg/kg,或每天 0.75～1.00 g(50 岁以上或肾功能减退者可用 0.50～0.75 g),分 1～2 次肌内注射。目前已经少用,仅用于怀疑 INH 初始耐药者。其他氨基糖苷类如阿米卡星(AMK)、卡那霉素(KM)也有一定抗结核作用,但不用作一线药物。

(5)乙胺丁醇(ethambutol,EMB):通过抑制结核菌 RNA 合成发挥抗菌作用,与其他抗结核药物无交叉耐药性,且产生耐药性较为缓慢。成人与儿童剂量均为每天 15～25 mg/kg,开始时可以每天 25 mg/kg,2 个月后减至每天 15 mg/kg。可与 INH、RFP 同时一次顿服。常见不良反应有球后视神经炎、变态反应、药物性皮疹、皮肤黏膜损伤等。球后视神经炎可用大剂量维生素 B_1 和血管扩张药物治疗,必要时可采用烟酰胺球后注射治疗,大多能在 6 个月内恢复。

(6)对氨基水杨酸(para-aminosalicylic acid,PAS):对结核菌抑菌作用较弱,仅作为辅助抗结核治疗药物。可能通过与对氨苯甲酸竞争影响叶酸合成,或干扰结核菌生长素合成,使之丧失摄取铁的作用而达到抑菌作用。成人 8～12 g/d,分 2～3 次口服。静脉给药一般用 8～12 g,溶于 5% 葡萄糖液 500 mL 中滴注。本药需新鲜配制和避光静脉滴注。肾功能不全患者慎用。主要不良反应有胃肠道刺激、肝功能损害、溶血性贫血及变态反应(皮疹、剥脱性皮炎)等。

(7)其他:氨硫脲(thiosemicarbazone,TB_1)、卷曲霉素(capreomycin,CPM)、环丝霉素(cycloserinum,CS)、乙硫异烟胺(ethionamade,1314Th)和丙硫异烟胺(prothionamide,1321Th)为第二线抗结核药物,作用相对较弱,不良反应多,故目前仅用于 MDR-TB。氟喹诺酮类抗菌药物(FQs)对结核杆菌有良好的抑制作用。这些药物仅用于 MDR-TB 的治疗。

2.化疗的理论基础和基本原则

现代化疗的目标不仅是杀菌和防止耐药性产生,而且在于最终灭菌,防止和杜绝复发。结核菌的代谢状态及其同药物的相互作用是影响化疗的重要因素。结核病灶中存在 4 种不同代谢状态菌群。A 群(快速繁殖菌)细菌处于生长繁殖、代谢旺盛期,主要见于 pH 中性的结核空洞壁和空洞内。INH 对快速生长的细菌作用最强,RFP 其次。B 群为酸性环境中半休眠状态的菌群,PZA 能作用于此类菌群,有利于最终消灭细胞内静止菌。由于急性炎症伴缺氧以及二氧化碳、乳酸蓄积,pH 可降至 5.0～5.5,PZA 对这种环境下的细胞外菌亦有作用。C 群是半休眠状态但偶有突发性或短期内旺盛生长的细菌,RFP 对此最为有效。D 群则为完全休眠菌,药物不起作用,须靠机体免疫机制加以消除。联合用药不仅防止耐药,而且有希望达到灭菌和彻底治愈。结核区别于其他病原菌的重要生物学特性,是它可以长期处于代谢低落的静止或者半休眠状态(B、C 组菌群),一定条件下又重新生长繁殖。因此,药物治疗除联合外仍必须长时间维持相对稳定的血药浓度,使未被杀灭的静止菌在重新转为生长繁殖菌时即暴露在有效药物的控制下,这就需要规则用药并完成全疗程。用药不规则或未完成疗程是化疗失败的最重要原因。从结核病的病理组织学特点来看,以渗出为主的早期病变,血运丰富,药物易于渗入病灶内。而这类病灶中细菌大多处于代谢活跃状态,药物最易发挥作用。相反在纤维干酪样病灶特别是厚壁空洞,药物作用明显削弱。结核病组织学改变的可逆性,或者一定程度上也就是对抗结核药物的治疗反应依渗出、早期干酪灶、包裹性干酪灶和纤维空洞的顺序而递减。虽然现代化疗是一种严格的抗感染治疗,而不以组织复原为主要目标,但不同组织学改变对化疗的反应依然是影响化疗疗效的重要因素,早期治疗无疑事半而功倍。因此,结核病的化疗显著区别于通常细菌性感染的化疗,必须根据其特有规律,掌握正确原则。这些原则概括为早期、联合、规则、适量、全程,其中以联合和规则用药最为重要。为保证这些原则的有效贯彻,在管理上必须实行督导下化疗。

3.标准化治疗方案

(1)初治:肺结核(包括肺外结核)必须采用标准化治疗方案。对于新病例其方案分两个阶段,即 2 个月强化(初始)期和 4～6 个月的巩固期。强化期通常联合用 3～4 个杀菌药,约在 2 周之内传染性患者经治疗转为非传染性,症状得以改善。巩固期药物减少,但仍需灭菌药,以清除残余菌并防止复发。

WHO 推荐的初治标准化疗方案:2HRZ/4HR(异烟肼、利福平、吡嗪酰胺 2 个月强化期/异烟肼、利福平 4 个月巩固期)。

衍生方案全程督导化疗:①2HRZ/4H$_3$R$_3$(下角阿拉伯数字表示每周服药次数,后同);②2HRZ/4H$_2$R$_2$;③2E$_3$H$_3$R$_3$Z$_3$/4H$_3$R$_3$;④2S$_3$H$_3$R$_3$Z$_3$/4H$_3$R$_3$。

用于高初始耐药地区方案:①2EHRZ/4HR;②2SHRZ/4HR。

我国卫生健康委员会推荐的化疗方案,初治菌阳肺结核(含初治菌阴空洞肺结核或粟粒型肺结核):①2HRZE(S)/4HR;②2HRZE(S)/4H$_3$R$_3$;③2H$_3$R$_3$Z$_3$(S$_3$)/4H$_3$R$_3$。如果第二个月末痰菌仍阳性,则延长 1 个月强化期,相应缩短 1 个月巩固期。

初治菌阴肺结核(除外有空洞、粟粒型肺结核):①2HRZ/4HR;②2HRZ/4H$_3$R$_3$;③2H$_3$R$_3$Z$_3$/4H$_3$R$_3$。

(2)复治:①初治失败的患者;②规则用药满疗程后痰菌又转阳的患者;③不规则化疗超过 1 个月的患者;④慢性排菌患者。获得性耐药是复治中的难题,推荐强化期 5 药和巩固期 3 药的联合方案。强化期能够至少有 2 个仍然有效的药物,疗程亦需适当延长。

(3)MDR-TB 的治疗:MDR-TB 是 WHO 认定的全球结核病疫情回升的第三个主要原因。治疗有赖于通过药敏测定筛选敏感药物。疑有多耐药而无药敏试验条件时可以分析用药史进行估计。强化期选用 4～5 种药物,其中至少包括 3 种从未使用过的药物或仍然敏感的药物如 PZA、KM、CPM、1321Th、PAS(静脉)、FQs,推荐的药物尚有 CS、氯苯酚嗪等。强化期治疗至少 3 个月。巩固期减至 2～3 种药物,应用 18～21 个月。

(二)症状治疗

1.发热

随着有效抗结核治疗,肺结核患者的发热大多在 1 周内消退,少数发热不退者可应用小剂量 7777 类退热剂。急性血行播散型肺结核和浆膜渗出性结核伴有高热等严重毒性症状或高热持续时,激素可能有助于改善症状,亦可促进渗液吸收、减少粘连,但必须在充分有效抗结核药物保护下早期应用,疗程 1 个月左右即应逐步撤停。

2.大咯血

大咯血是肺结核患者的重要威胁,应特别警惕和尽早发现窒息先兆征象,如咯血过程突然中断,出现呼吸急促、发绀、烦躁不安、精神极度紧张、有濒死感或口中有血块等。抢救窒息的主要措施是畅通气道(体位引流、支气管镜吸引气管插管)。止血药物治疗可以应用神经垂体素。对于药物难以控制而肺结核病变本身具备手术指征且心肺功能可胜任者,手术治疗可以显著降低大咯血病死率。对于不能耐受手术和病变不适宜手术的大咯血,支气管动脉栓塞止血有良效。

九、主要护理诊断及医护合作性问题

(一)活动无耐力
活动无耐力与疲劳、营养不良和慢性低热有关。

(二)营养失调
低于机体需要量与机体消耗增加、食欲减退有关。

(三)知识缺乏
缺乏配合结核病药物治疗的知识。

(四)潜在并发症
大咯血、窒息。

十、护理目标

患者疲乏感减轻,营养得到改善,对结核防病知识有了更多的了解,没有出现窒息。

十一、护理措施

(一)适当休息和活动,增加机体耐力

1.与患者一起讨论

与患者一起讨论预防和减轻疲劳的方法,如指导患者使用全身放松术,解除精神负担和心理压力;协助患者日常活动,减少机体消耗和减轻疲乏感。

2.了解患者的活动能力、方式和活动量,制订合理的休息与活动计划

(1)急性期应取半坐卧位卧床休息,使膈肌下降,胸腔容量扩大,肺活量增加,以改善呼吸困难,还可减轻体力和氧的消耗,避免活动后加重呼吸困难和疲劳感;肺结核进展期或咯血时,以卧床休息为主,适当离床活动;大咯血应绝对卧床休息,保证患侧卧位,以免病灶扩散。

(2)稳定期可适当增加户外活动,如散步、打太极拳、做保健操等,加强体质锻炼,提高机体耐力和抗病能力。呼吸功能的锻炼可减少肺功能受损。

(3)轻症患者在化疗的同时,可进行正常工作,但应避免劳累和重体力劳动。

(二)加强营养,补充机体需要

(1)制订较全面的饮食营养摄入计划。补充蛋白质、维生素等营养物质,如鱼、肉、蛋、牛奶、豆制品等动植物蛋白,成人每天蛋白质总量为90~120 g,以增加机体的抗病能力及修复能力;每天摄入一定量的新鲜蔬菜和水果,满足机体对维生素 C、维生素 B_1 等的需要;注意食物合理搭配、色、香、味俱全,以增加食欲及促进消化液的分泌,保证摄入足够的营养。

(2)患者如无心、肾功能障碍,应补充足够的水分。由于机体代谢增加,盗汗使体内水分的消耗量增加,应鼓励患者多饮水,每天 1 500~2 000 mL,既保证机体代谢的需要,又有利于体内毒素的排泄。

(3)每周测体重 1 次并记录,观察患者营养状况的改善情况。

(三)用药护理

(1)掌握早期、联用、适量、规律和全程的抗结核化疗的原则,督促患者按化疗方案用药,不遗

漏或中断。加强访视宣传,取得患者合作,才能保证治疗计划的顺利完成。

(2)用药剂量要适当。药量不足,组织内药物达不到有效浓度,影响疗效,还易使细菌产生继发性耐药;滥用药物或药量过大,非但造成浪费,且使毒副作用增加。

(3)向患者说明用药过程中可能出现的不良反应,并注意观察有无巩膜黄染、肝区疼痛及胃肠道反应等,发现异常随时报告医师并协助处理(表 4-1)。

表 4-1 常用抗结核药的用法、不良反应和注意事项

药名	成人每天用量(g)	间歇疗法一天量(g)	主要不良反应	注意事项
异烟肼	0.3～0.4 空腹顿服	0.6～0.8 2～3 次/周	偶有眩晕,周围神经炎,精神异常,发热,皮疹等	避免与抗酸药同时服用 注意消化道反应,肢体远端感觉及精神状态 定期查肝功能
利福平	0.45～0.6 空腹顿服(或分 3 次饭前一小时服)	0.6～0.9 2～3 次/周	偶有肝功能损害,胃肠道不适,腹泻,血白细胞及血小板减少,流感样综合征	体液及分泌物呈桔黄色,使隐形眼镜永久变色 监测肝脏毒性及变态反应 会加速口服避孕药、口服降糖药、茶碱、抗凝血等药物的排泄,使药效低或失效
链霉素	0.75～1.0 一次肌内注射	0.75～1.0 2 次/周	听神经损害,眩晕,听力减退,口面麻木,过敏性皮疹、肾功能损害	进行听力检查,注意听力变化及有无平衡失调(用药前、用药后 1～2 个月复查一次) 了解尿常规及肾功能的变化
吡嗪酰胺	1.5～2.0 顿服(或分 3 次)	2～3 次 2～3 次/周	可引起发热、黄疸、肝功能损害及痛风	警惕肝脏毒性 注意关节疼痛、皮疹等反应定期监测 ALT 及血清尿酸避免日光过度照射
乙胺丁醇	0.75～1.00 顿服(或分 3 次)	1.5～2.0 2～3 次/周	视神经损害,视力减退,皮疹	检查视觉灵敏度和颜色的鉴别力 (用药前、用药后 1～2 个月复查一次)
对氨水杨酸钠	8～12 分 3 次饭后服用	10～12 3 次/周	胃肠道不适,变态反应,有恶心、呕吐、食欲减退、腹痛、腹泻、皮疹、黄疸及肝功能损害	监测不良反应的症状、体征定期查肝功能

(四)健康指导

1.指导用药、配合治疗

(1)根据患者及家属对结核病知识认识程度及接受知识的能力,进行卫生宣教,使之了解结核病是一种慢性呼吸道感染病,抗结核用药时间至少半年,有时长达一年半之久,患者往往难以坚持,而只有坚持合理、全程化疗,才可完全康复。告知患者,不规则服药或过早停药是治疗失败的主要原因。

(2)帮助住院患者尽快适应环境,消除焦虑、紧张心理,充分调动人体内在的自身康复能力,增进机体免疫功能,树立信心,使患者处于接受治疗的最佳心理状态,积极配合治疗。

2.重视营养

宣传饮食营养与人体健康及疾病痊愈的关系,在坚持药物治疗的同时,辅以营养疗法的意

义。使患者了解结核病是一种慢性消耗性疾病,由于体内分解代谢加速和抗结核药物的毒性反应,使胃肠功能障碍、食欲缺乏,导致营养代谢的失衡和机体抵抗力下降,促使疾病恶化,必须高度重视饮食营养疗法。

3.户外活动和锻炼

(1)指导患者进行有利于身心健康和疾病恢复的有益活动,如保健体操、行走、打太极拳等,以促进疾病早日康复。

(2)宣传休息、营养、阳光、空气对结核病康复的重要性。有条件的患者可选择在空气新鲜、阳光充足、气候温和、花草茂盛、风景宜人的海滨湖畔疗养。

4.消毒、隔离

宣传结核病的传播途径及消毒、隔离的重要性,指导患者采取有效的消毒、隔离措施,并能自觉遵照执行。

(1)患者单居一室,实行呼吸道隔离,室内保持良好通风,每天用紫外线照射消毒,或用1‰过氧乙酸1～2 mL加入空气清洁剂内作空气喷雾消毒。

(2)注意个人卫生,严禁随地吐痰,痰液须经灭菌处理,如将痰吐在纸上直接焚烧是最简易的灭菌方法;打喷嚏或咳嗽时避免面对他人,并用双层纸巾遮住口鼻,纸巾用后焚烧,以控制感染源;为避免结核菌的传播,外出时应戴口罩。

(3)实行分餐制,同桌共餐时使用公筷;餐具、痰杯煮沸消毒或用消毒液浸泡消毒,以预防结核菌经消化道进入。

(4)不饮未消毒的牛奶,以免肠道结核菌感染。

(5)患者使用的被褥、书籍应在烈日下曝晒,时间不少于6小时。

5.出院指导

指导出院患者定期随诊,接受肝功能和X线胸片检查,以了解病情变化,有利治疗方案的调整,继续巩固治疗至疾病痊愈。

6.预防接种

做好结核病的预防工作和结核患者的登记管理工作。对未受过结核菌感染的新生儿、儿童及青少年及时接种卡介苗,使人体对结核菌产生获得性免疫力。

十二、护理评价

(1)患者身心得到休息,能够维持日常生活和社交活动,乏力等不适症状减轻。

(2)遵循饮食计划,保证营养物质的摄入,维持足够的营养和液体,体重增加。

(3)患者获得有关结核病知识,治疗期间按时服药。

(4)呼吸道通畅,无窒息发生。

(王晓艳)

第三节 肠 结 核

肠结核是结核分枝杆菌引起的肠道慢性特异性感染。过去在我国比较常见,近几十年来,随

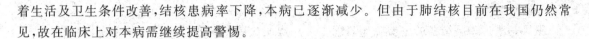

着生活及卫生条件改善,结核患病率下降,本病已逐渐减少。但由于肺结核目前在我国仍然常见,故在临床上对本病需继续提高警惕。

一、护理评估

(一)病因和发病机制

肠结核主要由人型结核分枝杆菌引起。少数地区有因饮用未经消毒的带菌牛奶或乳制品而发生牛型结核分枝杆菌肠结核。结核分枝杆菌侵犯肠道主要是经口感染。患者多有开放性肺结核或喉结核,因经常吞下含结核分枝杆菌的痰液而引起本病。经常和开放性肺结核患者密切接触,也可被感染。结核分枝杆菌进入肠道后,多在回盲部引起结核病变,可能和下列因素有关:①含结核分枝杆菌的肠内容物在回盲部停留较久,增加了局部肠黏膜的感染机会。②结核分枝杆菌易侵犯淋巴组织,而回盲部有丰富的淋巴组织,因此成为肠结核的好发部位。但胃肠道其他部位有时亦可受累。肠结核也可由血行播散引起,见于粟粒性结核;或由腹腔内结核病灶如女性生殖器结核直接蔓延引起。结核病的发病是人体和结核分枝杆菌相互作用的结果。经上述途径而获得感染仅是致病的条件,只有当侵入的结核分枝杆菌数量较多、毒力较大,并有人体免疫功能低下、肠功能紊乱引起局部抵抗力削弱时,才会发病。

(二)病理

肠结核主要位于回盲部即回盲瓣及其相邻的回肠和结肠,其他部位依次为升结肠、空肠、横结肠、降结肠、阑尾、十二指肠和乙状结肠等处,少数见于直肠。偶见胃结核、食管结核。结核菌数量和毒力与人体对结核菌的免疫反应程度影响本病的病理性质。按大体病理,肠结核可分为以下三型。

1.溃疡型肠结核

肠壁的淋巴组织呈充血、水肿及炎症渗出性病变,进一步发展为干酪样坏死,随后形成溃疡。溃疡边缘不规则,深浅不一,可深达肌层或浆膜层,并累及周围腹膜或邻近肠系膜淋巴结。因溃疡基底多有闭塞性动脉内膜炎,故较少发生肠出血。因在慢性发展过程中,病变肠段常与周围组织紧密粘连,所以溃疡一般不发生急性穿孔,因慢性穿孔而形成腹腔脓肿或肠瘘亦远较克罗恩病少见。在病变修复过程中,大量纤维组织增生和瘢痕形成可导致肠管变形和狭窄。

2.增生型肠结核

病变多局限在回盲部,可有大量结核肉芽肿和纤维组织增生,使局部肠壁增厚、僵硬,亦可见瘤样肿块突入肠腔,上述病变均可使肠腔变窄,引起梗阻。

3.混合型肠结核

兼有这两种病变者并不少见,称为混合型或溃疡增生型肠结核。

(三)健康史

多见于青壮年,女性稍多于男性。

(四)身体状况

1.腹痛

多位于右下腹或脐周,间歇性发作,常为痉挛性阵痛伴肠鸣音亢进,于进餐后加重,排便或肛门排气后缓解。腹痛的发生可能与进餐引起胃肠反射或肠内容物通过炎症、狭窄肠段,引起局部肠痉挛有关。体检常有腹部压痛,部位多在右下腹。腹痛亦可由部分或完全性肠梗阻引起,此时伴有其他肠梗阻症状。

2.腹泻与便秘

腹泻是溃疡型肠结核的主要临床表现之一。排便次数因病变严重程度和范围不同而异,一般每天2～4次,重者每天达十余次。粪便呈糊样,一般不含脓血,不伴有里急后重。有时患者会出现腹泻与便秘交替,这与病变引起的胃肠功能紊乱有关。增生型肠结核可以便秘为主要表现。

3.腹部肿块

腹部肿块常位于右下腹,一般比较固定,中等质地,伴有轻度或中度压痛。腹部肿块主要见于增生型肠结核,也可见于溃疡型肠结核,病变肠段和周围组织粘连,或同时有肠系膜淋巴结结核。

4.全身症状和肠外结核表现

结核毒血症状多见于溃疡型肠结核,表现为不同热型的长期发热,伴有盗汗。患者倦怠、消瘦、贫血,随病程发展而出现维生素缺乏等营养不良的表现。可同时有肠外结核特别是活动性肺结核的临床表现。增生型肠结核病程较长,全身情况一般较好,无发热或有时低热。并发症见于晚期患者,以肠梗阻多见,瘘管和腹腔脓肿远较克罗恩病少见,肠出血较少见,少有急性肠穿孔。可因合并结核性腹膜炎而出现相关临床表现。

(五)实验室及其他检查

1.实验室检查

溃疡型肠结核可有轻至中度贫血,无并发症时白细胞计数一般正常。血沉多明显增快,可作为估计结核病活动程度的指标之一。溃疡型肠结核的粪便多为糊样,一般无肉眼黏液和脓血,但显微镜下可见少量脓细胞与红细胞,隐血试验阳性。结核菌素试验呈强阳性有助本病诊断。

2.X线检查

X线小肠钡剂造影对肠结核的诊断具有重要价值。在溃疡型肠结核,钡剂于病变肠段呈现激惹征象,排空很快,充盈不佳,而在病变的上、下肠段则钡剂充盈良好,称为X线钡影跳跃征象。病变肠段如能充盈,则显示黏膜皱襞粗乱、肠壁边缘不规则,有时呈锯齿状,可见溃疡。也可见肠腔变窄、肠段缩短变形、回肠盲肠正常角度消失。

3.结肠镜检查

结肠镜可以对全结肠和回肠末段进行直接观察,因病变主要在回盲部,故常可发现病变,对本病诊断有重要价值。内镜下见病变肠黏膜充血、水肿,溃疡形成(常呈横形、边缘呈鼠咬状),大小及形态各异的炎症息肉,肠腔变窄等。镜下取活体组织送病理检查具有确诊价值。

(六)心理、社会评估

病程长、治疗时间长,患者容易产生焦虑、不安情绪。

二、主要护理诊断及医护合作性问题

(一)疼痛

腹痛与肠结核、腹膜炎症及伴有盆腔结核或肠梗阻有关。

(二)营养失调

低于机体需要量与结核杆菌毒性作用、消化吸收功能障碍有关。

(三)腹泻与便秘

腹泻与便秘与溃疡性肠结核、腹膜炎所致肠功能紊乱有关。

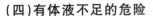

（四）有体液不足的危险

有体液不足的危险与腹泻有关。

（五）知识缺乏

缺乏结核的预防及治疗知识。

（六）焦虑

焦虑与病程长、治疗疗程长等有关。

三、护理目标

疼痛、腹泻与便秘逐渐减轻或消失。体重增加、营养改善。

四、护理措施

（一）一般护理

1.休息与活动

活动性肠结核患者需卧床休息，以减少机体消耗，减轻腹痛。病情稳定时，可逐步增加活动量，以增强机体抵抗力。

2.合理饮食

护理人员首先应向患者及家属解释说明营养的重要性，让其了解由于肠结核是一种慢性消耗性疾病，因此应多摄入高热量、高蛋白、高维生素而又易于消化的食物。有脂肪泻患者应少食乳制品及富含脂肪的食物；腹泻患者应少食易发酵的食物如豆制品及牛奶等。

3.生活护理

肠结核患者有盗汗的表现，注意皮肤护理。患者用过的餐具与用品应进行消毒处理，对有开放性肺结核患者应采取隔离措施。

（二）监测病情

注重视察患者的生命体征，腹痛的程度、性质及部位等，以及早发现肠梗阻并发症的发生。应每周测量患者体重，了解其营养状况。

（三）药物护理

遵医嘱给予抗结核药物，让患者及家属了解有关结核药物的用法、作用及主要不良反应。

（四）心理护理

向患者讲解低热、盗汗、腹痛、腹泻等症状出现的原因及有关结核病的知识使患者认识到此病经过，坚持治疗是可治愈的。帮助患者消除顾虑，树立起战胜疾病的信心。

（五）健康指导

1.健康宣教

患者要注意休息，避免劳累，保证营养丰富、充足。向患者及家属宣传教育坚持规则治疗与全程治疗结核病的重要性，避免间断用药或停药，定期门诊复查，以便医师根据病情变化及时调整治疗方案。

2.肠结核及其复发的预防

教育群众注意饮食卫生，如牛奶应消毒后饮用，提倡用公筷进餐及分餐制。对开放性肺结核患者进行隔离。并教育不要吞服痰液，以免引起肠结核。对肺结核应早期诊断与积极治疗，使痰菌尽快转阴。

五、护理评价

患者能熟知休息营养服药的重要性及注意事项;腹痛好转或消失;大便正常。营养良好。

(王晓艳)

第四节　结核性脑膜炎

结核性脑膜炎(tuberculous meningitis,TBM)是结核杆菌侵犯脑膜和脊髓膜所致的非化脓性炎症,约占全身性结核病的 6%。常继发于粟粒性结核以及肺、淋巴、肠、骨、肾等器官的结核病灶,多见于儿童,是儿童脑膜炎中最常见的一种。近年来,成人发病率有所增加。

一、诊断要点

(一)结核病史

有肺、骨或泌尿生殖系结核感染史,或有结核患者密切接触史,尤其是幼儿。诱发因素有麻疹、百日咳、中耳炎、头部外伤、结核病灶手术、全身麻醉、日晒等。

(二)临床表现特点

多起病隐袭,慢性病程,也可急性或亚急性起病。症状轻重不一,主要表现如下。

1.结核中毒症状

发热、盗汗、倦怠无力、食欲缺乏、消瘦、萎靡不振、睡眠不安、易激惹及精神改变等。

2.脑膜刺激症状和颅内压增高

早期表现为发热、头痛、恶心、呕吐及脑膜刺激征(颈抵抗、Kernig 征及 Brudzinski 征阳性)。颅内压增高在早期由于脑膜、脉络丛和室管膜炎性反应,CSF 生成增多,蛛网膜颗粒吸收下降,形成交通性脑积水所致。颅内压多为轻、中度增高,通常持续 1~2 周。晚期蛛网膜、脉络丛粘连,呈完全或不完全性梗阻性脑积水,颅内压多明显增高,表现头痛、呕吐和眼底视盘水肿。婴幼儿可有头围增大和前囟饱满隆起。严重时出现去脑强直发作或去皮质状态。

3.脑实质损害症状

如早期未能及时治疗,发病 4~8 周时常出现脑实质损害症状,如精神萎靡、淡漠、谵妄或妄想、意识障碍、癫痫发作等;肢体瘫痪如因结核性动脉炎所致,可呈卒中样发病,出现偏瘫、交叉瘫等;如由结核瘤或脑脊髓蛛网膜炎引起,表现为类似肿瘤的慢性瘫痪。

4.脑神经损害症状

颅底炎性渗出物的刺激、粘连、压迫,可致脑神经损害(常见的是面神经、动眼神经和展神经受损害),表现为视力减退、复视和面神经麻痹等。

5.老年人结核性脑膜炎的特点

头痛、呕吐较轻,颅内压增高症状不明显,约半数患者 CSF 改变不典型,但在动脉硬化基础上发生结核性动脉内膜炎而引起脑梗死的较多。

(三)辅助检查

1.脑脊液(CSF)检查

CSF 压力升高,外观清或呈毛玻璃状,但少数可稍现浑浊。白细胞增多,通常不超过 $500×$ $10^6/L$,早期以中性为主,以后则以淋巴细胞为主。蛋白质轻至中度增加,$1～2 g/L$,亦有高达 $5.0 g/L$ 以上者(颅底有梗阻时)。糖早期可正常,但以后逐渐减少,常在 $1.68 mmol/L$($30 mg/dL$)以下。氯化物减少,常在 $102 mmol/L$($600 mg/dL$)以下。CSF 糖和氯化物减低,蛋白质增高是本病的典型改变。CSF 静置 $12～24$ 小时有蜘蛛网状薄膜形成。CSF 沉渣或薄膜涂片检出抗酸杆菌或采用培养方法分离出结核分枝杆菌是诊断 TBM 的金标准,但两者检出的阳性率均很低。

2.颅脑 CT 或 MRI 检查

有助于 TBM 颅脑并发症的诊断。

(四)诊断注意事项与诊断标准

根据结核病病史或接触史,出现头痛、呕吐等症状,脑膜刺激征,CSF 淋巴细胞增多及糖含量降低等特征性改变,CSF 沉渣或薄膜涂片检出抗酸杆菌或采用培养方法分离出结核分枝杆菌等可作出诊断。

鉴别诊断方面,与隐球菌脑膜炎鉴别,两者的临床过程和 CSF 改变极为相似,应尽量寻找两者感染的实验室证据。还需要与脑膜肿瘤相鉴别,后者系有身体其他脏器的恶性肿瘤转移到脑膜所致,通过全面检查可发现颅外的癌性病灶。极少数患者合并结核瘤,需与脑脓肿及脑肿瘤相鉴别。

国际上推荐的 TBM 诊断标准如下。

(1)临床:发热和头痛 >14 天(必备条件);呕吐、感觉改变或部分丧失(非必备条件)。

(2)脑脊液:淋巴细胞数 $>20×10^6/L$,淋巴细胞占优势 >0.6,蛋白 $>1 g/L$,糖 $<$ 血糖的 60%,隐球菌与恶性细胞检查阴性。

(3)脑影像学:颅脑 CT 检查符合以下两条或更多:①脑基底部或大脑外侧裂渗出;②脑积水;③脑梗死;④脑回增强。

(4)神经系统以外的结核:有放射学或细菌学检查的依据,或组织病理学检查有干酪样坏死存在的活动性肺结核、胃肠道结核、泌尿生殖系结核、淋巴结核、骨关节结核或皮肤结核。

判断标准如下:①确诊 TBM:具备临床表现(1)者;CSF 中分离到结核杆菌或组织学确诊。②高度可能 TBM:具备临床表现(1)者;具备(2)、(3)、(4)的 3 条标准。③可能 TBM:具备临床表现(1)者;具备(2)、(3)、(4)的任何 2 条。④或许 TBM:(1)具备临床表现(1)者;具备(2)、(3)、(4)的任何 1 条。

二、治疗要点

治疗原则是早期给药、合理选药、联合用药和系统治疗。只要患者临床症状、体征及实验室检查高度提示本病,即使 CSF 抗酸涂片阴性亦应立即开始抗结核治疗,以免耽误了有利时机。

(一)抗结核药物联合治疗

异烟肼(INH)和吡嗪酰胺(PZA)是抗结核首选药物,因能迅速进入 CSF 并达到治疗浓度,利福平(RFP)、链霉素(SM)、乙胺丁醇(EMB)在脑膜炎症时也可进入脑脊液中。它们是治疗 TBM 最有效的联合用药方案,但儿童因 EMB 的视神经毒性作用、孕妇因 SM 对听神经的影响而尽量不选用。WHO 建议应至少选择三种药联合治疗:常用 INH、RFP 和 PZA,轻症患者治疗

3个月后可停用PZA,继续用INH和RFP 7个月。耐药菌株可加用第四种药如SM或EMB。RFP不耐药菌株,总疗程9个月;RFP耐药菌株需连续治疗18~24个月。

1.异烟肼

异烟肼是治疗TBM的首选药物。每天剂量:成人0.6~0.9 g,儿童为10~20 mg/kg,通常清晨一次顿服,如有不良反应时可分次服用。疗程至少1年。病情危重者,可用300~600 mg加入5%葡萄糖或生理盐水20~40 mL缓慢静脉注射,或加入5%~10%葡萄糖注射液250~500 mL中静脉滴注,每天1次,连用14~30天。主要不良反应有末梢神经炎、肝损害等。同时服用维生素B$_6$可预防INH导致的末梢神经炎。

2.利福平

成人每天剂量为450~600 mg,儿童10~20 mg/kg,于晨空腹顿服。疗程6~12个月。主要不良反应是肝脏损害,多发生于用药1/2~1个月,一旦发生肝损害,应停用及换药。妊娠3个月禁用。

3.链霉素

成人剂量为每天0.75 g,小儿20~30 mg/kg,肌内注射,连续2个月,以后改为隔天1次或每周2次。成人链霉素总剂量为90 g,达到总剂量即停药;若因不良反应而无法达到总量者,可提前停药。主要不良反应为第Ⅷ对脑神经损害,引起持久性耳聋及平衡失调;其次为肾损害,表现为蛋白尿、管型尿,严重者可发生氮质血症。应密切观察,一旦出现SM的毒性反应,应及时停药。

4.吡嗪酰胺

主要与第一线药物联合(INH、RFP等)。成人剂量为每天1.5 g,小儿20~30 mg/kg,分3~4次服用。疗程2~3个月。但本药毒性较大,主要为肝损害,应特别注意。

5.乙胺丁醇

成人每天剂量为0.75 g,儿童15~20 mg/kg,顿服。疗程2~3个月。主要不良反应有视神经损害、末梢神经炎、变态反应等。

(二)肾上腺皮质激素

激素能迅速减轻中毒症状、脑实质及脑膜的炎症反应与脑膜刺激症状,减轻脑水肿,降低颅内压,防止脑室诸孔道以及颅底部纤维性粘连,从而防止脑积水的发生。因此,在强力、有效的抗结核治疗同时,及早应用。一般成人剂量:泼尼松30~60 mg/d,口服;不能口服者可用地塞米松5~10 mg/d或氢化可的松100~300 mg/d静脉滴注。待症状及脑脊液检查开始好转后,逐渐减量以至停药。总疗程为8~12周,一般不超过3个月。

(三)药物鞘内注射

CSF蛋白定量明显增高、有早期椎管阻塞、肝功能异常致使部分抗结核药物停用、慢性、复发或耐药的情况下,在全身药物治疗的同时可辅以鞘内注射,用法为:异烟肼100 mg(儿童25~50 mg)、地塞米松5~10 mg、α-糜蛋白酶4 000 U、透明质酸酶1 500 U,注药宜缓慢,每隔2~3天1次,症状消失后每周2次,体征消失后1~2周1次,直至CSF检查正常。CSF压力较高的患者慎用此法。

(四)降颅内压

除使用肾上腺皮质激素、脱水剂如甘露醇等外,尚可用乙酰唑胺,每天10~30 mg/kg,分2~3次口服。疗程数周至数月,可按病情持续或间歇用药。

(五)对症与支持疗法

卧床休息,精心护理以防止发生压疮及吸入性肺炎等并发症。给予营养丰富而又易于消化的食物,维持水电解质的平衡。

三、护理常规

结核性脑膜炎简称结脑,是中枢神经系统结核病最常见的类型。这是结核分枝杆菌经血液循环或直接途径侵入蛛网膜下间隙,引起软脑膜、蛛网膜进而累及脑神经、脑实质、脑血管和脊髓的疾病。早期患者多有发热、乏力、食欲缺乏、恶心、头痛等,可有畏光、易激动、便秘、尿潴留;中期出现脑膜刺激征,表现头痛、呕吐、颈项强直等,当颅内压增高时可出现剧烈头痛、喷射性呕吐、意识障碍、昏迷等;脑实质受损时可出现偏瘫、四肢徐动、震颤;脊髓受损时可出现双下肢肌力下降,尿潴留、尿失禁,便秘结、便失禁等;晚期严重颅内压升高可致脑疝。治疗上采用以有效抗结核药物为主,糖皮质激素应用,降颅内压控制脑水肿,促进脑细胞代谢、改善脑功能的综合性治疗措施。

(一)一般护理

(1)执行内科一般护理常规。

(2)保持病室清洁、安静,光线柔和,减少周围环境的不良刺激。

(3)保持患者情绪稳定,勿过于激动;减少探视,治疗、护理操作尽量集中进行。

(4)体位的护理,安静卧床休息,避免多次翻动患者颈部及突然改变其体位,颅内压增高的患者床头宜抬高 $15°\sim30°$,以加速静脉回流,减轻脑水肿。昏迷患者平卧位,头偏向一侧。卧床时间根据病情而定,一般在脑膜刺激症状消失、高颅内压缓解、脑脊液改变明显好转后可逐渐起床活动。

(5)重症患者做好皮肤、口腔、会阴护理,落实预防压疮、口腔感染、泌尿系统感染等的护理措施。

(二)饮食护理

保证每天的入量和营养需求,给予高热量、清淡、易消化的食物,不能自行进食者给予肠内、肠外营养;保持排便通畅,必要时给缓泻剂或小量灌肠;颅内压高者忌用大量溶液灌肠。

(三)用药护理

(1)抗结核药物是治疗结核性脑膜炎的关键,结核性脑膜炎化疗应遵循三个原则:一是早期、联合、适量、规律、全程的结核病化疗原则;二是尽量选用具有杀菌作用和通过血-脑屏障良好的药物;三是注意观察药物不良反应,及时作出调整及相应处理。由于结核性脑膜炎所在部位及病理变化的特殊性,结核性脑膜炎化疗药品剂量一般比肺结核剂量偏大,个别药品宜静脉给药,疗程更长,不适合采用间歇给药方式。在制订化疗方案时,必须考虑药品对血-脑屏障通透性的因素。异烟肼(H,INH)、吡嗪酰胺(Z,PZA)、环丝氨酸(Cs)可通过正常血-脑屏障达到有效药品浓度;利福平(R,RFP)不能或不易通过正常的血-脑屏障,但可透过炎症血-脑屏障达到有效治疗浓度;链霉素(S,SM)、乙胺丁醇(E,EMB)和对氨基水杨酸钠(PAS)难以透过血-脑屏障,即使对炎症血-脑屏障的通透性也有争议。因 HRZ 疗效确切,为必选药品,总疗程不少于1年。治疗期间向患者讲解服药的方法及注意事项、不良反应等,鼓励并督导患者遵医嘱按时按量规律服药,完成疗程。并注意观察疗效和不良反应。

(2)应用脱水剂治疗,可提高血浆渗透压,造成血液与脑组织、脑脊液间的压力差,使脑组织、脑脊液的水分向血液转移,再经肾脏排出达到脱水的目的,从而使脑水肿减轻,脑体积缩小,颅内压降低。常用20%甘露醇静脉滴注,注意血管的选择和滴速,一般250 mL在15～30分钟滴完,用药后2～3小时达高峰,可维持4～6小时,需要时6小时可重复使用。用药过程中注意观察患者心、肾功能,同时注意防止药液外渗。

(3)糖皮质激素的应用,结核性脑膜炎在强力、有效抗结核治疗基础上合并应用激素治疗已被广泛采纳,对降低病死率、减少后遗症、消除中毒症状、恢复已受损的血-脑屏障等方面有明显疗效。激素用于结核性脑膜炎治疗,可减少脑膜的炎症渗出,促进脑和脑膜的炎症消散和吸收,防止纤维组织增生;减轻继发的动脉内膜炎和脑软化及神经根炎;减轻炎症反应,抑制结缔组织增生,减轻粘连和瘢痕形成;减轻脑水肿,抑制脑脊液分泌,减少脑室系统脑脊液的容量,使高颅内压得到控制。对于急性期患者多用大剂量短程地塞米松疗法,在给药方式上因患者多有呕吐、食欲缺乏等症状,服药后不能保证吸收,故以静脉输注为宜。成人起始剂量一般为20～30 mg/d,根据临床症状、脑压、脑脊液生化变化情况酌情减量,并由静脉转为口服,总疗程1～2个月。应用糖皮质激素要严格遵医嘱给药,并督导患者服用,不可随意增药、减药,以免发生反跳现象。

(4)鞘内注药,适用于较重病例,有意识障碍者;脑脊液蛋白定量明显增高者,高颅内压(颅内压>2.45 kPa)等。在全身用药的基础上选用鞘内注药,常用药物地塞米松5 mg,异烟肼100 mg,每周2～3次。护理人员应配合医师做好注药前的准备和注药的配合,操作过程要严格按无菌要求,注药前可缓慢回抽脑脊液稀释后,再缓慢注入。同时密切观察患者的面色、意识、生命体征变化。

(四)并发症护理

(1)意识障碍:结核性脑膜炎并高颅内压时,由于颅内压增高,脑灌注降低,导致大脑皮质、脑干网状结构缺血、缺氧,从而引起不同程度的意识障碍,严重时可致昏迷。一旦发生昏迷,需采取积极有效的抢救及治疗护理措施,密切观察。

(2)脑疝:是颅内压增高的严重后果,是结核性脑膜炎死亡的主要原因之一。需密切观察患者病情变化,防止并及时发现颅内压增高所致脑疝。治疗护理中要避免屏气、剧烈咳嗽、便秘、尿潴留等导致颅内压增加的诱因,如患者出现剧烈头痛、喷射性呕吐,嗜睡、谵妄、昏迷等意识障碍是颅内压增高的表现,需遵医嘱及时给予降颅内压处理,防止发生脑疝。

(3)注意患者肢体活动情况,有无偏瘫、四肢手足徐动、震颤、抽搐等脑实质损害的表现,要落实患者安全防护措施,防止损伤,遵医嘱给予脑代谢活化剂治疗。

(4)发热患者高热时注意保护头部,必要时给冰帽或冰袋。

(5)患者由于意识障碍、进食减少、呕吐、中枢性高热等原因,在脱水治疗时,可并发水、电解质紊乱,最常见的是低钾血症、低钠血症,需注意观察其临床表现,记录出入量,动态监测电解质,遵医嘱给予口服或静脉补钾及钠盐。

(五)病情观察

(1)密切观察患者生命体征的变化,头痛的性质、程度、部位、持续时间及频次,两侧瞳孔的大小及变化,意识与表情,呕吐的性质及内容物,肢体活动情况,肌力的变化等。

(2)观察患者有无抽搐,抽搐的次数、部位、性质、持续时间。

(3)观察患者颅内压的变化,有无脑膜刺激征及颅内压增高表现,如剧烈头痛、喷射性呕吐、颈肌强直、克氏征、布氏征阳性、皮肤感觉过敏,对听觉和视觉刺激过敏等。

(4)行腰椎穿刺的患者,注意观察脑脊液流出的速度、脑压,穿刺中患者的面色、意识、呼吸、脉搏的变化。

(5)观察患者应用抗结核药物的不良反应。

(六)行脑室或腰大池引流患者的护理

(1)做好引流前的护理评估和用物准备及穿刺中的配合。

(2)做好管路护理,预防管路脱出,保持引流装置的无菌并妥善固定。一般脑室引流瓶(袋)入口处应高于外耳道10～15 cm;当患者改变体位时,遵医嘱相应调整引流管口高度,使颅内压维持在正常水平。

(3)保持引流管通畅,防止引流装置扭曲、受压、打折等,搬运患者时将引流管夹闭;控制引流速度和引流量,防止引流过多、过快导致低颅内压性头痛、呕吐,观察引流液的量、颜色、性状并准确记录。

(4)保持置管部位的贴膜清洁干燥,定时更换。观察置管部位皮肤有无发红、肿胀或穿刺点渗漏等异常现象,发现异常及时通知医师给予处理。

(5)引流期间注意观察患者颅内高压症状的改善情况,有无脑出血、感染等并发症发生。

(七)健康指导

(1)宣教疾病知识,使者及家属认识本病及严重程度,积极配合治疗与护理,提高依从性。

(2)合理安排休息与活动,保证睡眠;注意营养,增强机体抗病能力,避免情绪波动及呼吸道感染。

(3)在应用抗结核药物过程中如出现皮疹、胃肠不适、巩膜黄染、耳鸣、视物模糊、关节疼痛等不良反应时及时就诊。

(4)坚持规律、全程应用抗结核药物的重要性,不可自行减药、停药,取得患者及家属的主动配合完成疗程,防止病情反复。

(5)指导患者及家属肢体运动功能锻炼方法。

(6)遵医嘱定期复查,以便了解病情变化,及时调整治疗方案。

(王晓艳)

第五节 结核性腹膜炎

结核性腹膜炎是由结核分枝杆菌引起的慢性弥漫性腹膜感染。在我国,本病患病率虽比解放初期有明显减少,但仍不少见。本病可见于任何年龄,以中青年多见,女性较多见,男女之比约为1:2。

一、护理评估

(一)病因和发病机制

本病由结核分枝杆菌感染腹膜引起,多继发于肺结核或体内其他部位结核病。结核分枝杆菌感染腹膜的途径以腹腔内的结核病灶直接蔓延为主,肠系膜淋巴结结核、输卵管结核、肠结核等为常见的原发病灶。少数病例由血行播散引起,常可发现活动性肺结核(原发感染或粟粒性肺结核)、关节、骨、睾丸结核,并可伴结核性多浆膜炎、结核性脑膜炎等。

(二)病理

根据本病的病理解剖特点,可分为渗出、粘连、干酪三型,以前两型为多见。在本病发展的过程中,上述两种或三种类型的病变可并存,称为混合型。

1.渗出型

腹膜充血、水肿,表面覆有纤维蛋白渗出物,有许多黄白色或灰白色细小结节,可融合成较大的结节或斑块。腹腔内有浆液纤维蛋白渗出物积聚,腹水少量至中等量,呈草黄色,有时可为淡血性,偶见乳糜性腹水。

2.粘连型

有大量纤维组织增生,腹膜、肠系膜明显增厚。肠袢相互粘连,并和其他脏器紧密缠结在一起,肠管常因受到压迫与束缚而发生肠梗阻。大网膜也增厚变硬,蜷缩成团块。本型常由渗出型在腹水吸收后逐渐形成,但也可因起病隐袭,病变发展缓慢,病理变化始终以粘连为主。

3.干酪型

以干酪样坏死病变为主,肠管、大网膜、肠系膜或腹腔内其他脏器之间相互粘连,分隔成许多小房,小房腔内有浑浊积液,干酪样坏死的肠系膜淋巴结参与其中,形成结核性脓肿。小房可向肠管、腹腔或阴道穿破而形成窦道或瘘管。本型多由渗出型或粘连型演变而来,是本病的重型,并发症常见。

(三)健康史

年龄以中青年多见,女性较多见,男女之比约为1:2,多有结核病史。

(四)身体状况

结核性腹膜炎的临床表现因病理类型及机体反应性的不同而异。一般起病缓慢,早期症状较轻;少数起病急骤,以急性腹痛或骤起高热为主要表现;有时起病隐袭,无明显症状,仅因和本病无关的腹部疾病在手术进入腹腔时,才被意外发现。

1.全身症状

结核毒血症常见,主要是发热与盗汗。热型以低热与中等热为最多,约1/3患者有弛张热,少数可呈稽留热。高热伴有明显毒血症者,主要见于渗出型、干酪型,或见于伴有粟粒型肺结核、干酪样肺炎等严重结核病的患者。后期有营养不良,表现为消瘦、水肿、贫血、舌炎、口角炎等。

2.腹痛

早期腹痛不明显,以后可出现持续性隐痛或钝痛,也可始终没有腹痛。疼痛多位于脐周、下腹,有时在全腹。当并发不完全性肠梗阻时,有阵发性绞痛。偶可表现为急腹症,系因肠系膜淋巴结结核或腹腔内其他结核的干酪样坏死病灶溃破引起,也可由肠结核急性穿孔所致。

3.腹部触诊

腹壁柔韧感系腹膜遭受轻度刺激或有慢性炎症的一种表现,是结核性腹膜炎的常见体征。腹部压痛一般轻微;少数压痛严重,且有反跳痛,常见于干酪型结核性腹膜炎。

4.腹水

腹水以少量至中量多见,少量腹水在临床检查中不易查出,因此必须认真检查。患者常有腹胀感,可由结核毒血症或腹膜炎伴有肠功能紊乱引起,不一定有腹水。

5.腹部肿块

多见于粘连型或干酪型,常位于脐周,也可见于其他部位。肿块多由增厚的大网膜、肿大的肠系膜淋巴结、粘连成团的肠曲或干酪样坏死脓性物积聚而成,其大小不一,边缘不整,表面不

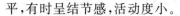

平,有时呈结节感,活动度小。

6.其他

腹泻常见,一般每天为3～4次,粪便多呈糊样。腹泻主要由腹膜炎所致的肠功能紊乱引起,偶可由伴有的溃疡型肠结核或干酪样坏死病变引起的肠管内瘘等引起。有时腹泻与便秘交替出现。同时存在结核原发病灶者,有结核原发病灶相应症状、体征及相关检查表现。并发症以肠梗阻为常见,多发生在粘连型。肠瘘一般多见于干酪型,往往同时有腹腔脓肿形成。

（五）实验室及其他检查

1.血常规、红细胞沉降率与结核菌素（PPD）试验

病程较长而有活动性病变的患者有轻度至中度贫血。白细胞计数多正常,有腹腔结核病灶急性扩散或在干酪型患者,白细胞计数可增高。病变活动时血沉增快,病变趋于静止时逐渐正常。PPD试验呈强阳性有助本病诊断。

2.腹水检查

对鉴别腹水性质有重要价值。本病腹水为草黄色渗出液,静置后有自然凝固块,少数为淡血色,偶见乳糜性,比重一般超过1.018,蛋白质含量在$30~g/L$以上,白细胞计数超过$500\times10^6/L$,以淋巴细胞为主。但有时因蛋白血症,腹水蛋白含量减少,检测血清-腹水清蛋白梯度有助诊断。结核性腹膜炎的腹水腺苷脱氨酶活性常增高,有一定特异性。本病的腹水普通细菌培养应为阴性,结核分枝杆菌培养的阳性率很低。腹水细胞学检查目的是排除癌性腹水,宜作为常规检查。

3.腹部B型超声检查

少量腹水需靠B型超声检查发现,并可提示穿刺抽腹水的准确位置。对腹部包块性质鉴别有一定帮助。

4.X线检查

腹部X线平片检查有时可见到钙化影,提示钙化的肠系膜淋巴结结核。胃肠X线钡餐检查可发现肠粘连、肠结核、肠瘘、肠腔外肿块等征象,对本病诊断有辅助价值。

5.腹腔镜检查

对诊断有困难者有确诊价值。一般适用于有游离腹水的患者,可窥见腹膜、网膜、内脏表面有散在或集聚的灰白色结节,浆膜失去正常光泽,呈浑浊粗糙。活组织检查有确诊价值。腹腔镜检查在腹膜有广泛粘连者属禁忌。

（六）心理、社会评估

病情重有并发症者,可有焦虑抑郁等心理障碍。经济负担也较重。

二、主要护理诊断及医护合作性问题

（一）疼痛

腹痛与结核侵犯肠壁,结肠痉挛、肠蠕动增加,或腹膜炎症及伴有活动性肠结核、肠梗阻或盆腔结核有关。

（二）腹泻

腹泻与结核杆菌感染致肠功能紊乱有关。

（三）潜在并发症

肠梗阻、肠穿孔、肠瘘等。

三、护理目标

疼痛、腹泻减轻或消失,情绪稳定,营养状况改善。

四、护理措施

(一)一般护理

1.休息与活动

嘱患者尽量卧床休息,减少活动,以降低代谢率。

2.合理饮食

患者多摄入高蛋白、高热量、高维生素、易消化的饮食,如新鲜蔬菜、水果、鲜奶及蛋黄等。

3.生活护理

患者若有发热、盗汗等表现,护理人员应做好皮肤护理。

(二)病情监测

定时监测体温、脉搏,密切注意腹痛、腹胀等情况。对突发急性腹痛要考虑腹腔内其他结核病灶破溃或穿孔所致的并发症,及时报告医师处理。

(三)慢性腹痛及腹水的护理

腹痛可用热敷、艾灸足三里等方法缓解。腹水量多时可配合医师做腹腔穿刺以缓解症状。操作前应向患者解释腹穿的意义及过程,以取得患者合作。操作中嘱患者采取半卧位,并协助医师做好腹腔穿刺的放液治疗,穿刺后应用无菌敷料遮蔽穿刺孔,以预防感染。

(四)药物治疗

向患者及家属讲解有关抗结核药物的知识,使他们了解药物的作用和不良反应,并嘱发现不良反应,及时报告医护人员。对应用糖皮质激素治疗的患者,需定期检查血压、血糖及大便潜血。

(五)心理护理

耐心解答患者所担心的问题,向患者解释治疗过程及疾病的预后,使患者树立对疾病治疗的信心,消除焦虑等心理障碍,主动积极配合治疗。

(六)健康指导

告知患者及家属有关抗结核药物治疗的知识,嘱其规律服药,全程治疗直至疾病彻底治愈。发现药物的不良反应要及时就医。保证休息与营养,尤其在结核病活动期,应以阳光充足、空气新鲜的环境为宜。根据患者原发结核灶的不同,对患者及家属进行有关消毒、隔离、生活安排等方面的知识教育,嘱患者要定期复查。

五、护理评价

无发热与盗汗,及时发现并处理并发症,疼痛、腹泻减轻或消失。情绪稳定。

（王晓艳）

第五章 骨科疾病护理

第一节 脊 髓 损 伤

一、疾病概述

(一)概念

脊髓损伤是脊柱骨折最严重的并发症,由于椎体的移位或碎骨片突出于椎管内,是脊髓或马尾神经产生不同程度的损伤,多发生于颈椎下部和胸腰段。

(二)相关病理生理

按脊髓损伤和马尾损伤的程度可有不同的病理生理变化。

1.脊髓震荡

脊髓震荡属最轻微的脊髓损伤,损伤后脊髓有暂时性功能抑制,呈弛缓性瘫痪,损伤平面以下的感觉、运动、反射及括约肌功能全部丧失,常在数分钟或数小时内逐渐恢复,最后可完全恢复。无组织形态学病理变化。

2.脊髓挫伤和出血

脊髓挫伤为脊髓的实质性破坏,脊髓外观完整,但内部可有出血、水肿、神经细胞破坏和神经传导纤维束的中断。脊髓挫伤的程度很大,轻者少量点状出血、水肿,重者有成片脊髓挫伤和出血,导致脊髓软化及瘢痕形成,预后差。

3.脊髓断裂

脊髓的连续性中断可为完全性或不完全性。不完全性常伴挫伤,又称挫裂伤,脊髓断裂者预后极差。

4.脊髓受压

骨折移位或破碎的椎间盘和碎骨片挤入椎管可直接压迫脊髓,而后方皱褶的黄韧带与血肿便可压迫脊髓,产生一系列病理变化,若能及时解除脊髓压迫,脊髓功能可望得到部分或完全恢复;若压迫时间过久可发生脊髓软化、萎缩或瘢痕形成,瘫痪难以恢复。

5.马尾神经损伤

马尾神经起自 L_2 的骶脊髓,一般终止于 S_1 下缘。L_2 以下的骨折脱位可引起马尾神经损伤,受伤平面以下出现弛缓性瘫痪。

除上述各种病理生理变化外,在各种较重的脊髓损伤后均可立即发生损伤平面以下的弛缓性瘫痪,属失去高级中枢控制的一种病理生理现象,称为脊髓休克。2 周后,随脊髓实质性损伤程度不同而发生损伤平面以下不同程度的痉挛性瘫痪。

(三)病因与诱因

脊髓损伤常见于各种外伤(如交通事故、高空坠落等)所致的椎体移位或碎骨片突出于椎管内,使脊髓或马尾神经产生不同程度的损伤。

(四)临床表现

脊髓损伤可因损伤部位和程度不同而有不同表现。

1.脊髓损伤

主要表现为受伤平面以下单侧或双侧感觉、运动、反射的全部或部分丧失,可出现随意运动功能丧失。因膀胱平滑肌麻痹和排尿反射消失,可有尿潴留或充盈性尿失禁。C_8 以上水平损伤者可出现四肢瘫,C_8 以下水平损伤可出现截瘫。弛缓性瘫痪患者为肌张力降低和反射减弱;痉挛性瘫痪患者为肌张力增强和反射亢进,瘫痪的早期呈弛缓性瘫痪,胸髓及颈髓损伤患者常在伤后 3~6 周逐渐转变为痉挛性瘫痪。

2.脊髓半横切损伤

损伤平面以下同侧肢体的运动和深感觉消失,对侧肢体的痛觉和温觉消失,称脊髓半切征。

3.脊髓圆锥损伤

L_1 骨折可造成脊髓圆锥损伤。表现为会阴部皮肤鞍状感觉缺失,括约肌功能丧失,大小便不能控制,性功能障碍。两下肢的感觉、运动正常。

4.马尾神经损伤

L_2 以下骨折脱位可马尾神经损伤,表现为受伤平面以下弛缓性瘫痪,感觉和运动障碍,括约肌功能丧失,腱反射消失。

(五)辅助检查

1.影像学检查

(1)X 线检查:有助于明确骨折的部位、类型和移位情况。

(2)CT 检查:用于检查椎体的骨折情况,椎管内有无出血及碎骨片。

(3)MRI 检查:有助于观察及确定脊髓损伤的程度和范围。

2.肌电图

测量肌的电传导情况,鉴别脊髓完整性的水平。

3.实验室检查

除常规检查外,血气分析检查可判断有通气不足危险患者的呼吸状况。

(六)治疗原则

1.非手术治疗

(1)固定和制动:一般先采用枕颌带牵引或持续颅骨牵引,以防因损伤部位移位而产生脊髓再损伤。

(2)减轻脊髓水肿和继发性损害:①激素治疗,地塞米松 10~20 mg 静脉滴注,连续 5~7 天后,改为口服,0.75 mg/次,3 次/天,维持 2 周左右。②脱水,20％甘露醇 250 mL 静脉滴注,2 次/天,连续 5～7 天。③甲泼尼龙冲击治疗,只适用于受伤 8 小时内者。每公斤体重 30 mg 剂量 1 次给药,15 分钟内静脉注射完毕,休息 45 分钟,在以后 23 小时内以 5.4 mg/(kg·h)剂量持续静脉滴注。④高压氧治疗,一般在伤后 4～6 小时应用。

2.手术治疗

目前在于尽早解除对脊髓的压迫和稳定脊柱,手术方式和途径需视骨折的类型和受压部位而定。手术指征包括:①脊柱骨折-脱位有关节交锁者。②脊柱骨折复位后不满意或仍有不稳定因素存在者。③影像学显示有碎骨片突至椎管内压迫脊髓者。④截瘫平面不断上升,提示椎管内有活动性出血者。

二、护理评估

(一)一般评估

1.健康史

(1)一般情况:了解患者的年龄、职业特点、运动爱好、日常饮食结构、有无酗酒等。

(2)受伤情况:了解患者受伤的原因、部位和时间,受伤时的体位、症状和体征、搬运方式、现场及急诊室急救情况,有无昏迷史和其他部位复合伤等。

(3)既往史与服药史:有无脊柱受伤或手术史,近期是否因其他疾病而服用激素类药物,以及应用的剂量、时间和疗程。

2.生命体征与意识

评估患者的呼吸、血压、脉搏、体温及意识情况。包括呼吸型态、节律、频率、深浅,呼吸道是否通畅,患者能否有效咳嗽和排除分泌物;有无心动过缓和低血压;有无出汗,患者皮肤的颜色、温度;有无体温调节障碍。对伴有颅脑损伤的患者,可用格拉斯昏迷量表评估患者的意识情况。排尿和排便情况,患者有无尿潴留或充盈性尿失禁;尿液颜色、量和比重;有无便秘或大便失禁。

3.患者主诉

受伤的时间、原因和部位,受伤时的体位、症状和体征、搬运方式、现场及急诊室急救的情况,有无昏迷史和其他部位的合并伤。

4.相关记录

疼痛评分、全身皮肤及其他外伤情况。

(二)身体评估

1.视诊

受伤部位有无皮肤组织破损,局部肤色和温度,有无活动性出血及其他复合性损伤的迹象。

2.触诊

评估感觉和运动情况:患者的痛、温、触及位置觉的丧失平面及程度。

3.叩诊

患肢神经反射是否正常。

4.动诊

肢体感觉,活动和肌力的变化,双侧有无差异,有无腹胀和麻痹性肠梗阻征象。

5.神经系统检查

(1)躯体痛觉、温度觉、触觉及位置觉的丧失平面及程度,肢体运动、反射和括约肌功能损伤情况。

(2)脊髓功能丧失程度评估：可以用截瘫指数来表示。"0"代表功能完全或接近正常；"1"代表功能部分丧失；"2"代表完全或者接近完全瘫痪。一般记录肢体的自主运动，感觉及两便的三项功能情况，相加即为该患者的截瘫指数，范围在0～6。

(三)心理-社会评估

评估患者有无恐惧、紧张心理；评估患者和亲属对疾病的心理承受能力和对相关康复知识的认知程度，家庭及社会支持情况。

(四)辅助检查阳性结果评估

评估患者的影像学检查和实验室检查结果有无异常，以帮助判断病情和预后。

(五)治疗效果的评估

(1)患者躯体感觉、运动和各项生理功能康复情况。

(2)患者有无呼吸系统或泌尿系统功能障碍、压疮等并发症发生。

(3)患者是否按计划进行功能锻炼，有无活动障碍引起的并发症。

三、主要护理诊断

(一)低效性呼吸型态

低效性呼吸型态与脊髓损伤、呼吸肌无力、呼吸道分泌物存留有关。

(二)体温过高或体温过低

体温过高或体温过低与脊髓损伤、自主神经系统功能紊乱有关。

(三)尿潴留

尿潴留与脊髓损伤、逼尿肌无力有关。

(四)便秘

便秘与脊髓神经损伤、液体摄入不足、饮食和活动受限有关。

(五)有皮肤完整性受损的危险

皮肤完整性受损与肢体感觉及活动障碍有关。

(六)体象紊乱

体象紊乱与受伤后躯体运动障碍或肢体萎缩变形有关。

四、护理措施

(一)甲泼尼龙冲击治疗的护理

1.适应证

甲泼尼龙冲击治疗只适用于受伤8小时内者。

2.用法及用量

每公斤体重30 mg剂量，1次给药，15分钟内静脉注射完毕，休息45分钟，在以后23小时内以5.4 mg/(kg·h)剂量持续静脉滴注。

3.注意事项

严格遵医嘱按要求输液，同时必须使用心电监护仪和输液泵，密切观察患者的生命体征变化，同时观察患者有无消化道出血、心律失常等并发症。

(二)术后护理

1.体位

瘫痪肢体保持关节于功能位,防止关节屈曲、过伸或过展。用矫正鞋或支足板固定足部,以防足下垂。

2.观察感觉与运动功能

脊髓受手术刺激易出现水肿反应,术后严密观察躯体及肢体感觉、运动情况,当出现瘫痪平面上升、肢体麻木、肌力减弱或不能活动时,应立即通知医师,及时处理。

3.引流管护理

观察引流量与引流液颜色,保持引流通畅,以防积血压迫脊髓。

4.活动

对于瘫痪肢体每天被动的全范围关节活动和肌肉按摩,以防止肌萎缩和关节僵硬,减少截瘫后并发症。对于未瘫痪部位,可以通过举哑铃和拉拉力器等方法增强上肢力量,通过挺胸和俯卧撑等增加背部力量,为今后的自理活动准备,增强患者的信心和对生活的热爱。

(三)并发症的预防与护理

1.呼吸衰竭与呼吸道感染

(1)病情观察:观察患者的呼吸功能,如呼吸频率、节律、深浅,有无异常呼吸音、呼吸困难等。若患者呼吸>22次/分、鼻翼翕动、摇头挣扎等,则立即吸氧,寻找和解除原因,必要时协助医师气管插管、气管切开或呼吸机辅助呼吸等。

(2)给氧:给予氧气吸入,根据血气分析结果调整给氧浓度、流量和持续时间,改善机体的缺氧状态。及时处理肠胀气、便秘,不用棉被盖压胸腹,以免影响患者呼吸。

(3)减轻脊髓水肿:遵医嘱给予地塞米松、甘露醇、甲泼尼龙等治疗,以避免因进一步脊髓损伤而抑制呼吸功能。

(4)保持呼吸道通畅:预防因气道分泌物阻塞而并发坠积性肺炎和肺不张。指导患者深呼吸和咳嗽咳痰,每2小时协助翻身叩背1次,遵医嘱雾化吸入,经常做深呼吸和上肢外展运动,以促进肺膨胀和有效排痰。对不能自行咳嗽咳痰或有肺不张者及时吸痰。对气管插管或气管切开者做好相应护理。

(5)控制感染:已经发生肺部感染者应遵医嘱选用合适的抗生素,注意保暖。

2.高热和低温

颈脊髓损伤后,自主神经系统功能紊乱,受伤平面以下毛细血管网舒张而无法收缩,皮肤不能出汗,对气温的变化丧失了调解和适应能力。室温>32 ℃时,闭汗使患者容易出现高热(>40 ℃);若未有效保暖,大量散热也可使患者出现低温(<35 ℃),这些都是病情危险的征兆。

患者体温升高时,以物理降温为主,如冰敷、乙醇或温水擦浴、冰盐水灌肠等,必要时予输液和冬眠药物。夏季将患者安置在阴凉或设有空调的房间。对低温患者以物理复温为主,如使用电热毯、热水袋或电烤架等逐渐复温,但要防止烫伤,同时注意保暖。

3.泌尿系统感染和结石

(1)留置导尿管或间歇导尿:在脊髓休克期间应留置导尿管,持续引流尿液并记录尿量,以防膀胱过度膨胀。2周后改为每4~6小时开放1次导尿管,或白天每4小时导尿1次,晚间6小时导尿1次,以防膀胱萎缩。

(2)排尿训练:根据脊髓损伤部位和程度不同,3周后部分患者排尿功能可逐渐恢复,但是脊髓完全损伤者则需要进行排尿功能训练。当膀胱胀满时,鼓励患者增加腹压,用右手由外向内按摩下腹部,待膀胱缩成球状,紧按膀胱底向前下方挤压,在膀胱排尿后用左手按在右手背上加压,待尿不再排出时,可松手再加压1次,待尿排尽,训练自主性膀胱排尿,争取早日拔去导尿管,这种方法对马尾神经损伤者特别有效。同时,根据患者病情训练膀胱的反射排尿功能。

(3)预防感染:鼓励患者每天饮水量最好达3 000 mL以上,以稀释尿液;尽量排尽尿液,减少残余尿;每天清洁会阴部;根据需要更换尿袋及导尿管;必要时做膀胱冲洗,以冲出膀胱中积存的沉渣;定期检查残余尿量、尿常规和中段尿培养,及时发现泌尿系统感染征象。一旦发生感染,抬高床头,增加饮水或输液量,持续开放导尿管,遵医嘱使用广谱抗生素。需长期留置导尿管而又无法控制泌尿系统感染者,教会患者遵循无菌操作方法进行间歇导尿,也可做永久性耻骨上膀胱造瘘术。

4.便秘

指导患者多食富含膳食纤维的食物、新鲜水果和蔬菜,多饮水。在餐后30分钟做腹部按摩,从左到右,沿大肠行走的方向,以刺激肠蠕动。对顽固性便秘者可遵医嘱给予灌肠或缓泻剂。部分患者通过持续的训练可逐渐建立起反射性排便,方法为用手指按压肛门周围或者扩张肛门,刺激括约肌,反射性引起肠蠕动。当反射建立后用手指按压肛门时即可有大便排出。

5.压疮预防

(1)定时翻身:间歇性解除压迫是有效预防压疮的关键,故在卧床期间应每2~3小时翻身一次。翻身时采用轴线翻身法。

(2)合适的床铺:床单清洁干燥和舒适,有条件的可使用特制翻身床、明胶床垫、充气床垫、波纹气垫等。注意保护骨突出部位,使用气垫或棉圈等使骨突部位悬空,定时对受压的骨突部位进行按摩。保持个人清洁卫生和床单清洁干燥。

(3)增加营养:保证足够的营养素摄入,提高机体抵抗力。

(四)心理护理

帮助患者掌握正确的应对技巧,提高其自我护理能力,发挥其最大潜能。家庭成员和医护人员相信并认真倾听患者的诉说。可让患者和家属参与制定护理计划,帮助患者建立有效的社会支持系统,包括家庭成员、亲属、朋友、医护人员和同事等。

(五)健康教育

(1)指导患者出院后继续康复锻炼,并预防并发症的发生。

(2)指导患者练习床上坐起,使用轮椅、拐杖或助行器等移动工具,练习上下床和行走方法。

(3)指导患者和家属应用清洁导尿术进行间歇导尿,预防长期留置导尿管而引起泌尿系统感染。

(4)告知患者需定期返院检查,进行理疗有助于刺激肌肉收缩和功能恢复。

五、护理效果评估

(1)患者能否保持呼吸道通畅,维持正常呼吸功能。

(2)患者的体温能否维持在正常范围。

(3)患者是否能有效排尿或建立膀胱的反射性排尿功能。

(4)患者是否能有效排便。

(5)患者的皮肤是否清洁、完整,未发生压疮。

(6)患者是否能接受身体及生活改变的现实。

(孙艳艳)

第二节 脊柱骨折

一、疾病概述

(一)概念

脊柱骨折又称脊椎骨折,占全身各类骨折的 $5\%\sim6\%$。脊柱骨折可以并发脊髓或马尾神经损伤,特别是颈椎骨折-脱位合并有脊髓损伤时能严重致残甚至丧失生命。

(二)相关病理生理

脊柱分为前中后三柱。中柱和后柱包裹了脊髓和马尾神经,该区的损伤可以累及神经系统,特别是中柱损伤,碎骨片和髓核组织可以突入椎管的前半部而损伤脊髓。胸腰段脊柱($T_{10}\sim L_2$)处于两个生理弧度的交汇处,是应力集中之处,也是常见骨折之处。

(三)病因与诱因

主要原因是暴力,多数由间接暴力引起,少数因直接暴力所致。当从高处坠落时,头、肩、臀部或足部着地,地面对身体的阻挡,使身体猛烈屈曲,所产生的垂直分力可导致椎体压缩性骨折,水平分力较大时则可同时发生脊椎脱位。直接暴力所致的脊椎骨折,多见于战伤、爆炸伤、直接撞伤等。

1.病理和分类

暴力的方向可以通过 X、Y、Z 轴,牵拉和旋转;在 X 轴上有屈、伸和侧方移动;在 Z 轴上则有侧屈和前后方向移动。因此,胸腰椎骨折和颈椎骨折分别可以有六种类型损伤。

2.胸、腰椎骨折的分类

(1)单纯性楔形压缩性骨折:脊柱前柱损伤,椎体成楔形,脊柱仍保持稳定。

(2)稳定性爆破型:前柱、中柱损伤。通常是高处坠落时,脊柱保持正直,胸腰段脊柱的椎体因受力、挤压而破碎;后柱不损伤,脊柱稳定。但破碎的椎体与椎间盘可突出于椎管前方,损伤脊髓而产生神经症状。

(3)不稳定性爆破型:前柱、中柱、后柱同时损伤。由于脊柱不稳定,可出现创作后脊柱后突和进行性神经症状。

(4)Chance 骨折:椎体水平状撕裂性损伤。如从高空仰面落下,背部被物体阻挡,脊柱过伸,椎体横形裂开;脊柱不稳定。

(5)屈曲-牵拉型:前柱部分因受压缩力而损伤,而中柱、后柱同时因牵拉的引力而损伤,造成后纵韧带断裂,脊椎关节囊破裂,关节突脱位,半脱位或骨折;是潜在性不稳定型骨折。

(6)脊柱骨折-脱位:又名移动性损伤。脊柱沿横面移位,脱位程度重于骨折。此类损伤较严重,伴脊髓损伤,预后差。

3.颈椎骨折的分类

(1)屈曲型损伤:前柱因受压缩力而损伤,而后柱因牵拉的张力而损伤。前方半脱位(过屈型扭伤),后柱韧带完全或不完全性破裂。完全性者可有棘突上韧带、棘间韧带、脊椎关节囊破裂和横韧带撕裂。不完全性者仅有棘上韧带和部分棘间韧带撕裂。双侧脊椎间关节脱位,因过度屈曲,中后柱韧带断裂,脱位的关节突超越至下一个节段小关节的前方与上方。大多数患者伴有脊髓损伤。单纯椎体楔形(压缩性)骨折,较常见,除椎体压缩性骨折外,还不同程度的后方韧带结构破裂。

(2)垂直压缩损伤:多数发生在高空坠落或高台跳水者。第一颈椎双侧前、后弓骨折,也称Jefferson 骨折。爆破型骨折,颈椎椎体粉碎骨折,多见于 $C_{5,6}$ 椎体。破碎的骨折片可凸向椎管内,瘫痪发生率高达 80%。

(3)过伸损伤:过伸性脱位,前纵韧带破裂,椎体横行裂开,椎体向后脱位。损伤性枢椎椎弓骨折,暴力来自颏部,使颈椎过度仰伸,枢椎椎弓垂直状骨折。

(4)齿状突骨折:机制不清,暴力可能来自水平方向,从前向后经颅骨至齿状突。

(四)临床表现

有严重的外伤史,如高空坠落、重物撞击腰背部、塌方事件被泥土、矿石掩埋等。胸腰椎损伤后,主要症状为局部疼痛,站立及翻身困难。腹膜后血肿刺激了腹腔神经节,合并肠蠕动减慢,常出现腹痛、腹胀甚至肠麻痹症状。

检查时要详细询问病史、受伤方式、受伤时姿势、伤后有无感觉及运动障碍。注意多发伤,多发伤患者往往合并有颅脑、胸、腹脏器的损伤。要先处理紧急情况,抢救生命。检查脊柱时暴露面应足够,必须用手指从上至下逐个按压棘突,如发现位于中线部位局部肿胀和明显的局部压痛,提示后柱已有损伤;胸腰段脊柱骨折常可摸到后凸畸形。

(五)辅助检查

1.影像学检查

(1)X 线检查:有助于明确脊椎骨折的部位、类型和移位情况。

(2)CT 检查:用于检查椎体的骨折情况,椎管内有无出血及碎骨片。

(3)MRI 检查:有助于观察及确定脊髓损伤的程度和范围。

2.肌电图

测量肌的电传导情况,鉴别脊髓完整性的水平。

3.实验室检查

除常规检查外,血气分析检查可判断有通气不足危险患者的呼吸状况。

(六)治疗原则

1.抢救生命

脊柱损伤患者伴有颅脑、胸、腹脏器损伤或并发休克时,首先处理紧急问题,抢救生命。

2.卧硬板床

胸腰椎骨折和脱位,单纯压缩骨折椎体压缩不超过 1/3 者,可仰卧于木板床,在骨折部加枕垫,使脊柱过伸。

3.复位固定

较轻的颈椎骨折和脱位者用枕颌带做卧位牵引复位;明显压缩移位者做持续颅骨牵引复位。牵引重量 3～5 kg,复位后用头颈胸支具固定 3 个月。胸腰椎复位后用腰围支具固定。也可用两桌法或双踝悬吊法复位,复位后不稳定或关节交锁者,可手术治疗,做植骨和内固定。

4.腰背肌锻炼

胸腰椎单纯压缩骨折,椎体压缩不超过 1/3 者,在受伤后 1～2 天开始进行,利用背伸肌的肌力及背伸姿势,使脊柱过伸,借椎体前方的前纵韧带和椎间盘纤维环的张力,使压缩的椎体自行复位,恢复原形状。严重的胸、腰椎骨折和骨折脱位,可通过腰背肌功能锻炼,使骨折获一定程度的复位。

二、护理评估

(一)一般评估

1.健康史

(1)一般情况:了解患者的年龄、职业特点、运动爱好、日常饮食结构、有无酗酒等。

(2)受伤情况:了解患者受伤的原因、部位和时间,受伤时的体位、症状和体征,搬运方式、现场及急诊室急救情况,有无昏迷史和其他部位复合伤等。

(3)既往史与服药史:有无脊柱受伤或手术史。

2.生命体征与意识

评估患者的呼吸、血压、脉搏、体温及意识情况,包括呼吸型态、节律、频率、深浅、呼吸道是否通畅、患者能否有效咳嗽和排除分泌物;有无心动过缓和低血压;有无出汗,患者皮肤的颜色、温度;有无体温调节障碍。对伴有颅脑损伤的患者,可用格拉斯昏迷量表评估患者的意识情况。排尿和排便情况,患者有无尿潴留或充盈性尿失禁;尿液颜色、量和比重;有无便秘或大便失禁。

3.患者主诉

受伤的时间、原因和部位,受伤时的体位、症状和体征,搬运方式,现场及急诊室急救的情况,有无昏迷史和其他部位的合并伤。患者既往健康情况,有无脊柱受伤或手术史,近期有无因其他疾病而服用药物,应用剂量、时间和疗程。

4.相关记录

疼痛评分、全身皮肤及其他外伤情况。

(二)身体评估

1.视诊

受伤部位有无皮肤组织破损,局部肤色和温度,有无活动性出血及其他复合性损伤的迹象。

2.触诊

评估感觉和运动情况,患者的痛、温、触及位置觉的丧失平面及程度。

3.叩诊

叩诊患肢神经反射是否正常。

4.动诊

肢体感觉,活动和肌力的变化,双侧有无差异,有无腹胀和麻痹性肠梗阻征象。

(三)心理-社会评估

评估患者有无恐惧、紧张心理;评估患者和亲属对疾病的心理承受能力和对相关康复知识的认知程度,家庭及社会支持情况。

(四)辅助检查阳性结果评估

评估患者的影像学检查和实验室检查结果有无异常,以帮助判断病情和预后。

(五)治疗效果的评估

1.术前评估要点

(1)术前实验室检查结果评估:血常规及血生化、腰椎片、心电图等。

(2)术前术区皮肤、饮食、肠道、用药准备情况。

(3)患者准备:评估患者对手术过程的了解程度,有无过度焦虑或者担忧;对预后的期望值等。

2.术后评估要点

(1)生命体征的评估:术后24小时内,密切观察生命体征的变化,进行床边心电监护,每30分钟至1小时记录一次,观察有无因术中出血、麻醉等引起血压下降。

(2)体位评估:是否采取正确的体位,以保持脊柱功能位及舒适为标准。

(3)术后感觉,运动和各项功能恢复情况。

(4)功能锻炼情况,如患者是否按计划进行功能锻炼及有无活动障碍引起的并发症出现。

三、主要护理诊断

(一)有皮肤完整性受损的危险

皮肤受损与活动障碍和长期卧床有关。

(二)潜在并发症

潜在并发症,如脊髓损伤。

(三)有失用综合征的危险

失用综合征与脊柱骨折长期卧床有关。

四、护理措施

(一)病情观察与并发症预防

1.脊髓损伤的观察和预防

观察患者肢体感觉、运动、反射和括约肌功能是否随着病情发展而变化,及时发现脊髓损伤征象,报告医师并协助处理。尽量减少搬动患者,搬运时保持患者的脊柱中立位,以免造成或加重脊髓损伤。对已发生脊髓损伤者做好相应护理。

2.疼痛护理

及时评估患者疼痛程度,遵医嘱给予止痛药物。

3.预防压疮

(1)定时翻身:间歇性解除压迫是有效预防压疮的关键,故在卧床期间应每2~3小时翻身一次。翻身时采用轴线翻身法,胸腰段骨折者双臂交叉放于胸前,两护士分别托扶患者肩背部和腰腿部翻至侧卧位;颈段骨折者还需1人托扶头部,使其与肩同时翻动。患者自行翻身时,应先挺直腰背部再翻身,以利用绷紧的躯干肌肉形成天然内固定夹板。侧卧时,患者背后从肩到臀用枕头抵住以免腰胸部脊柱扭转,上腿屈髋屈膝而下腿伸直。两腿间垫枕以防髋内收。颈椎骨折患者不可随意低头、抬头或转动颈部,遵医嘱决定是否垫枕及枕头放置位置。避免在床上拖拽患者,以减少局部皮肤剪切力。

(2)合适的床铺:床单清洁干燥和舒适,有条件的可使用特制翻身床、明胶床垫、充气床垫、波纹气垫等。注意保护骨突出部位,使用垫枕将各肢体保持良肢位并使骨突部位悬空,定时对受压的骨突部位进行按摩。保持个人清洁卫生和床单清洁干燥。

(3)增加营养:保证足够的营养素摄入,提高机体抵抗力。

4.牵引护理

(1)颅骨牵引时,每班检查牵引,并拧紧螺母,防止牵引弓脱落。

(2)牵引重锤保持悬空,不可随意增减或移去牵引重量,定期测量下肢的长度和力线,以免造成过度牵引和骨端旋转。

(3)注意牵引针是否有移位,若有移位应消毒后调整。

(4)保持对抗牵引力:颅骨牵引时,应抬高床头,若身体移位,抵住了床头,及时调整,以免失去反牵引作用。

(5)告知患者和家属牵引期间牵引方向与肢体方向应成直线,以达到有效牵引。

(二)饮食

给予患者高热量、高蛋白、高纤维素、高钙、富含维生素及果胶成分饮食。如牛奶、鸡蛋、海米、虾皮、鱼汤、骨头汤、新鲜蔬菜和水果等。

(三)用药护理

了解药物变态反应,对症处理用药时观察其用药后效果。根据疼痛程度使用止痛药,并评估变态反应。

(四)心理护理

向患者和家属解释骨折的愈合是一个循序渐进的过程,充分固定能为骨折断端连接提供良好的条件。正确的功能锻炼可以促进断端生长愈合和患肢功能恢复。鼓励患者表达自己的思想,减轻患者及其家属的心理负担。

(五)健康教育

1.指导功能锻炼

脊柱损伤后长期卧床可导致失用综合征,故应根据骨折部位、程度和康复治疗计划,指导和鼓励患者早期活动和功能锻炼。单纯压缩骨折患者卧床 3 天后开始腰背部肌肉锻炼,开始臀部左右活动,然后要求做背伸动作,使臀部离开床面,随着腰背肌力量的增加,臀部离开床面的高度也逐渐增高。2 个月后骨折基本愈合,第 3 个月可以下地少量活动,但仍以卧床休息为主。3 个月后逐渐增加下地活动时间。除了腰背肌锻炼,还应定时进行全身各个关节的全范围被动或主动活动,每天数次,以促进血液循环,预防关节僵硬和肌萎缩。鼓励患者适当进行日常活动能力的训练,以满足其生活需要。

2.复查

告知患者及家属局部疼痛明显加重,或不能活动,应立即到医院复查并评估功能恢复情况。

3.安全指导

指导患者及家属评估家庭环境的安全性,妥善放置可能影响患者活动的障碍物。

五、护理效果评估

(1)患者是否主诉骨折部位疼痛减轻或消失,感觉舒适。

(2)患者皮肤是否保持完整,能否避免压疮发生。

(3)能否避免脊髓损伤等并发症的发生,一旦发生,能否及时发现和处理。

(4)患者在指导下能否按计划进行有效的功能锻炼,能否避免失用综合征的发生。

(孙艳艳)

第三节 锁骨骨折

一、基础知识

(一)解剖生理

锁骨又名"锁子骨""缺盆骨",位于胸廓前上部两侧,全骨浅居皮下,桥架于胸骨与肩峰之间,是联系肩胛带与躯干的唯一支架。其骨干较细,内侧 2/3 呈三棱棒形,凸向前,有胸锁乳突肌和胸大肌附着,中外 1/3 交界处是骨折的好发部位。锁骨的功能是支持肩胛骨,使上肢骨与胸廓之间保持一定的距离,从而保证上肢的灵活运动。骨折后,近折端受胸锁乳突肌的牵拉而向上向后移位,远折端因上肢本身重量牵拉而向下移位,又因胸大肌、斜方肌、背阔肌的牵拉而向前向内移位,造成断端重叠(图 5-1)。锁骨骨折可发生于各种年龄,但多见于儿童及青壮年,约有 2/3 为儿童患者,又以幼儿多见。

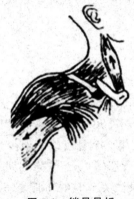

图 5-1　锁骨骨折

(二)病因

直接暴力和间接暴力均可造成锁骨骨折,但多为间接暴力所致。

(三)分类

1.横断骨折

跌倒时肩部外侧或手掌先着地,向上传导的外力经肩锁关节传至锁骨而发生骨折,以斜形或横断骨折为多。除有重叠移位,内侧段因胸锁乳突肌的牵拉向后上方移位,外侧段则由于上肢的重力和胸大肌、斜方肌、三角肌的牵拉而向前下方移位。

2.青枝骨折

幼儿骨质柔嫩而富有韧性,多发生青枝骨折。

3.粉碎骨折

直接暴力所致者,多因棒打、撞击等外力直接作用于锁骨而造成横断或粉碎骨折。粉碎骨折若严重移位,骨折片向下、向内移位时刺破胸膜或肺尖,可造成气胸、血胸。

(四)临床表现

骨折后局部疼痛、肿胀明显,锁骨上、下窝变浅或消失,骨折处异常隆起,出现功能障碍,患肩

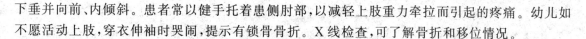

下垂并向前、内倾斜。患者常以健手托着患侧肘部,以减轻上肢重力牵拉而引起的疼痛。幼儿如不愿活动上肢,穿衣伸袖时哭闹,提示有锁骨骨折。X线检查,可了解骨折和移位情况。

二、治疗原则

(1)幼儿青枝骨折用三角巾悬吊即可,有移位骨折用"8"字绷带固定1~2周。

(2)少年或成年人有移位骨折,手法复位"8"字石膏固定。手法复位可在局麻下进行。患者坐在木凳上,双手叉腰,肩部外旋后伸挺胸,医师站于背后,一脚踏在凳上,顶在患者肩胛间区,双手握住两肩向后、向外、向上牵拉纠正移位。复位后用纱布棉垫保护腋窝,用绷带缠绕两肩在背后交叉呈"8"字形,然用石膏绷带同样固定,使两肩固定在高度后伸、外旋和轻度外展位置。固定后即可练习握拳、伸屈肘关节及双手叉腰后伸,卧木板床休息,肩胛区可稍垫高,保持肩部后伸。3周后拆除。锁骨骨折复位并不难,但不易保持位置,愈合后上肢功能无影响,所以临床不强求解剖复位。

(3)锁骨骨折合并神经、血管压迫症状,畸形愈合影响功能,不愈合或少数要求解剖复位者,可切开复位内固定。

三、护理

(一)护理要点

(1)手法复位固定患者,要经常检查固定情况,既保持有效固定,又不能压迫腋窝。若发现患肢有麻木、发凉、运动障碍时,说明固定过紧,压迫血管神经,应及时调整固定。

(2)对粉碎性骨折,不必强行按压碎片使之复位,以防其刺伤肺尖及臂丛神经。对此种类型患者要严密观察呼吸及患肢运动情况,以便及时发现有无气、血胸及神经症状。

(3)术后患者要严密观察伤口渗血及末梢血循、感觉、运动情况,发现问题及时记录并处理。

(4)保持正常固定姿势。复位后,站立时保持挺胸提肩,卧位时应去枕仰卧于硬板床上。两肩胛间垫一窄枕,以使两肩后伸、外展,维持良好的复位位置。局部未加固定的患者,不可随便更换卧位。

(二)护理问题

有肩关节强直的可能。

(三)护理措施

(1)向患者解释功能锻炼的目的是促进气血运行,防止患肢肿胀,避免肩关节僵直,以取得患者配合。

(2)正确适时指导患者功能锻炼。

(四)出院指导

(1)锁骨骨折复位固定后,极少发生骨折不愈合,即使复位稍差,骨折畸形愈合,也不影响上肢功能,应先向患者及家属说明情况。

(2)复位固定后即出院的患者,应告诉其保持正确姿势,早期禁止做肩前屈动作,防止骨折移位;解除外固定出院的患者,应告诉其全面练习肩关节活动的要求:首先分别练习肩关节每个方向的动作,重点练习薄弱方面如肩前屈,活动范围由小到大,次数由少到多,然后进行各方面动作的综合练习,如肩关节环转活动,两臂做"箭步云手"等。不可过于急躁,活动幅度不可过大,力量不可过猛,以免造成软组织损伤。

（3）按时用药，患者出院时将药的名称、剂量、时间、用法、注意事项，向患者介绍清楚。

（4）饮食调养，骨折早期宜进清淡可口、易消化的半流食或软食；骨折中后期，饮食宜富有营养，增加钙质、胶质和滋补肝肾食品。

（5）注意休息，保持心情愉快，勿急躁。

（孙艳艳）

第四节　肱骨干骨折

一、基础知识

（一）解剖生理

肱骨干是指肱骨外科颈下 1 cm 至肱骨髁上 2 cm 之间的部分，肱骨干中下 1/3 交界处后外侧有桡神经沟，此处骨折易损伤桡神经；肱骨中段有营养动脉穿入下行，中段以下骨折易损伤营养血管而影响骨折愈合。此外，肱骨干骨折有时也伤及由上臂经过的肱动脉、肱静脉、正中神经和尺神经。

（二）病因

直接暴力和间接暴力均可造成肱骨干骨折，肱骨干的上 1/3、中 1/3 骨质较为坚硬。该段骨折多由直接暴力引起，如棍棒打击、重物挤压和机器缠绞等，折线多为横断或粉碎。肱骨干周围有许多肌肉附着，由于肩部和上臂周围肌肉牵拉，在不同平面的骨折可造成不同方向的移位。

（三）分类

1.肱骨干上 1/3 骨折

骨折线若在胸大肌附着点以下，三角肌止点以上，则近折端受三角肌、喙肱肌、肱二头肌和肱三头肌的牵拉而向上向外移位。

2.肱骨干中 1/3 骨折

骨折线若在三角肌止点以下，近折端受三角肌牵拉向前、向外移位，远折端受肱二头肌、肱三头肌牵拉而向上移位。如患者将患肢屈肘悬于胸前，远折端将向内旋转移位。

3.肱骨干下 1/3 骨折

肱骨干下 1/3 骨折多为间接暴力引起，折线多为斜形或螺旋形，暴力方向、前臂和肘关节的位置不同可引起不同移位，大多都有成角移位（图 5-2）。

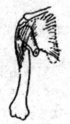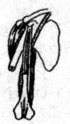

图 5-2　肱骨干骨折

(四)临床表现

伤后患臂疼痛、肿胀明显、活动障碍,患肢不能抬举,局部有明显环形压痛和纵向叩击痛。检查时必须注意腕及手指的功能,以便确定是否合并有神经损伤。肱骨中下 1/3 骨折常易合并桡神经损伤,桡神经损伤后,可出现腕下垂、掌指关节不能伸直,拇指不能伸展,手背第 1、2 掌骨间(虎口区)皮肤感觉障碍。

二、治疗原则

(一)手法复位小夹板固定

肱骨干各型骨折均可在局麻下或臂丛麻醉下行手法整复,根据 X 片移位情况,分析受伤机制,采取复位手法。麻醉后,纵向牵引纠正重叠,推按骨折两断端复位,小夹板固定。长管型石膏也可固定,但限制肩、肘关节活动。若石膏过重造成骨端分离,影响骨折愈合。

(二)骨折合并桡神经损伤

骨折无移位,神经多为挫伤,用小夹板或石膏固定,观察 1~3 个月,神经无恢复可手术探查。骨折移位明显,桡神经有嵌入骨折断端可能。手法复位可造成神经断裂,应特别小心。手术探查神经时,同时做骨折复位内固定。晚期神经损伤多为压迫或粘连,应考虑手术治疗。

(三)开放骨折

伤势轻、无神经受损,可彻底清创,关闭伤口,闭合复位外固定,变开放伤为闭合伤。伤情重、错位多可彻底清创,探查神经、血管,同时复位固定骨折。

(四)陈旧性肱骨干骨折不愈合

肱骨干骨折无论用石膏或小夹板固定,都因肢体重量悬吊的作用很少发生重叠、旋转及成角畸形,而因牵拉过度造成延迟愈合或不愈合者则多见,用石膏固定尤为常见。治疗肱骨干骨折时,要注意骨折断端分离,早期发现及时处理。已经不愈合者,应手术内固定并植骨促进愈合。

三、护理

(一)非手术治疗及术前护理

(1)减轻或预防不良情绪。

(2)给予高蛋白、高热量、高维生素、含钙丰富的饮食。

(3)U 形石膏托固定时可平卧。患肢以枕垫起,悬垂固定,2 周内只能取坐位或半坐位。

(4)合并桡神经损伤者应注意预防皮肤溃疡。

(5)外固定期间注意观察伤肢血液循环;合并桡神经损伤者观察感觉和运动功能恢复情况;注意肱动脉、肱静脉损伤情况。如发生可出现肢端皮肤苍白、皮温低、肿胀、发绀、湿冷等。

(6)功能锻炼。①早、中期:骨折固定后立即进行伤臂肌肉的收缩活动。握拳、腕伸屈及主动耸肩等动作,每天 3 次。②晚期:去除固定后逐渐进行摆肩、肩屈伸、内收、外展、内外旋等练习。

(二)术后护理

(1)内固定术后或使用外展架固定者,宜半卧位,平卧位时患肢下垫软枕。

(2)疼痛的护理:①找出引起疼痛的原因。②手术切口疼痛可用镇痛药;缺血性疼痛及时解除压迫;感染时及时处理伤口,应用抗生素。③移动时保护患处。

(3)预防血管痉挛:进行神经修复和血管重建术后,可能出现血管痉挛,应做到以下几点:①避免一切不良刺激。②一周内应用扩血管、抗凝药物。③密切观察患肢血液循环变化。④功能锻炼。

四、健康指导

(1)注意保持功能体位。

(2)合并桡神经损伤者遵医嘱服用神经营养药物。

(3)继续进行功能锻炼:复位固定后即可进行手指主动伸屈运动。外固定或手术内固定者,2周后进行腕、肘关节的主动运动和肩关节的内收、外展运动;4周后进行肩关节的旋转活动。

(4)复诊:U形石膏固定者,肿胀消退后复诊;悬吊石膏固定2周后更换长臂石膏托,维持6周左右;伴桡神经损伤者,定期复查肌电图。

(孙艳艳)

第五节　肱骨髁上骨折

肱骨髁上骨折指在肱骨干与肱骨髁交界处发生的骨折。多发生于10岁以下儿童。易损伤神经和血管,导致前臂缺血性肌挛缩,引起爪形手畸形。

一、病因与发病机制

(一)伸直型骨折

肘关节处于过伸位跌倒时,手掌着地,暴力经前臂向上,加上身体前倾,向下产生剪式应力,尺骨鹰嘴向前的杠杆力,使肱骨干与肱骨髁交界处发生骨折。骨折远端向后上移位,近折端向前下移位,尺神经、桡神经可因肱骨髁上骨折的侧方移位受伤。

(二)屈曲型骨折

此型较少见,由间接暴力引起。跌倒时,肘关节屈曲,肘后方着地,暴力向上传导至肱骨下端,导致髁上屈曲型骨折。较少合并血管和神经损伤。

二、临床表现

肘部明显疼痛、肿胀、皮下瘀斑和功能障碍,伸直型骨折肘部向后突出,近折端向前移,并处于半屈位。局部明显压痛,有骨摩擦音及假关节活动,与肘关节脱位相比较肘后三角关系正常。如果合并有正中神经、尺神经、桡神经、肱动脉损伤,则出现前臂和手相应的神经支配区的感觉减弱或消失,及相应的功能障碍。如复位不当可致肘内翻畸形。

三、实验室及其他检查

肘部正、侧位X线片可以明确骨折部位、类型、移位方向,为选择治疗方法提供依据。

四、诊断要点

根据X线片和受伤病史可以明确诊断。

五、治疗

(一)手法复位外固定

若受伤时间短,血液循环良好,局部肿胀不明显者,可行手法复位后外固定。给予局部麻醉或臂丛神经阻滞麻醉。在持续牵引下,行手法复位,使患肢肘关节屈曲 60°～90°给予后侧石膏托固定 4～5 周,X 线片证实骨折愈合良好,即可拆除石膏。

(二)持续牵引

对于手法复位不成功,受伤时间较长,肢体肿胀明显者,可行尺骨鹰嘴牵引,牵引重量 1～2 kg,牵引时间控制在 4～6 周。

(三)手术复位

对于骨折移位严重,手法复位失败,有神经、血管损伤者,采取手术复位。复位方法有经皮穿针内固定、切开复位内固定。

六、护理

(一)保持有效的固定

观察固定的屈曲角度,离床活动时要用三角巾悬吊患肢于胸前。发现固定体位改变时,要及时给予纠正。

(二)严密观察

重点观察患肢的血液循环、感觉、活动情况,以利于及时发现外伤后肱动脉、正中神经、尺桡神经的损伤。

(三)康复锻炼

复位固定后当天可做握拳、屈伸手指练习,1 周后可做肩部主动活动,并逐渐加大运动幅度。3 周后去除外固定,可做腕、肘、肩部的屈伸练习。伸直型骨折注意恢复屈曲活动,屈曲型骨折注意恢复增加伸展活动。

(孙艳艳)

第六节　尺桡骨干双骨折

尺桡骨干双骨折可由直接暴力、间接暴力、扭转暴力引起,青少年多见,占各类骨折的 6%。

一、病因与发病机制

(一)直接暴力

由重物打击、机器或车轮的直接碾压,导致同一平面的横形或粉碎性骨折。

(二)间接暴力

跌倒时手掌着地,暴力通过腕关节向上传导,暴力作用首先使桡骨骨折。若暴力较强,则通过骨间膜向内下方传导,可引起低位尺骨斜形骨折。

（三）扭转暴力

跌倒时前臂旋转、手掌着地，或手遭受机器扭转暴力，导致不同平面的尺桡骨螺旋形骨折或斜形骨折。可并发软组织撕裂、神经血管损伤，或合并他处骨折。

二、临床表现

伤侧前臂出现疼痛、肿胀、成角畸形及功能障碍，主要不能进行旋转活动。局部明显压痛，严重者出现剧痛、患肢肿胀、手指屈曲。可扪及骨折端、骨摩擦感及假关节活动。听诊骨传导音减弱或消失。严重者可发生骨筋膜室综合征。

三、实验室及其他检查

正位及侧位 X 线片可见骨折的部位、类型及移位方向，及是否合并有桡骨头脱位或尺骨小头脱位。

四、诊断

可依据临床检查、X 线正侧位片确诊。

五、治疗

（一）手法复位外固定

可在局部麻醉或臂丛神经阻滞麻醉下进行，重点是矫正旋转移位，恢复骨膜紧张度，紧张的骨间膜牵动骨折端复位。复位成功后，用小夹板或石膏托固定。

（二）切开复位内固定

不稳定骨折或手法复位失败者倾向于切开复位，螺钉钢板或髓内针内固定术治疗。

六、护理

（一）保持有效的固定

注意观察石膏或夹板是否有松动和移位。

（二）维持患肢良好血液循环

术后抬高患肢，观察患肢皮肤的颜色、温度、有无肿胀及桡动脉搏动情况。如出现剧痛，手部皮肤苍白、发凉、麻木，被动伸指疼痛，桡动脉搏动减弱或消失等表现时，提示骨筋膜室综合征的发生。如有缺血表现，立即通知医师处理。

（三）康复锻炼

术后 2 周开始练习手指屈伸活动和腕关节活动。4 周后开始练习肘、肩关节活动。8 周后 X 线片证实骨折愈合后，可进行前臂旋转活动。

（孙艳艳）

第七节　桡骨远端骨折

桡骨远端骨折（Colles 骨折）指距桡骨远端关节面 3 cm 内的骨折，占全身骨折的 6.7％～

11%，多见于有骨质疏松的中老年人。

一、病因与发病机制

多由间接暴力引起，通常跌倒时腕关节处于背伸位、手掌着地、前臂旋前，应力由手掌传导到桡骨下端发生骨折。骨折远端向背侧及桡侧移位。

二、临床表现

骨折部疼痛、肿胀，可出现典型畸形，由于骨折远端向背侧移位，侧面看呈"银叉"畸形，骨折远端向桡侧移位，并有缩短桡骨茎突上移畸形，正面看呈"枪刺刀样"畸形（见图 5-3）。检查局部压痛明显，腕关节活动障碍，皮下出现瘀斑。

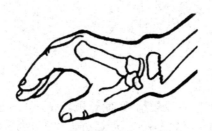

图 5-3　骨折后典型移位

三、实验室及其他检查

X线片可见骨折端移位表现有桡骨远骨折端向背侧移位、远端向桡侧移位、骨折端向掌侧成角。可同时有下尺桡关节脱位及尺骨茎突撕脱骨折。

四、诊断要点

根据X线检查结果和受伤史可明确诊断。

五、治疗

（一）手法复位外固定

局部麻醉下手法复位后，用超过腕关节的小夹板固定或石膏夹板在屈腕、尺偏位固定2周，消肿后，腕关节中立位继续用小夹板或改用前臂管型石膏固定。

（二）切开复位内固定

严重粉碎性骨折有明显移位者，桡骨下端关节面破坏；手法复位失败，或复位后不能维持固定者，应切开复位，用松质骨螺钉或钢针固定。

六、护理

（一）保持有效的固定

骨折复位固定后不可随意移动位置，注意维持骨折远端旋前、掌曲、尺偏位。避免腕关节旋后或旋前。肿胀消除后要及时调整石膏或夹板的松紧度。

（二）密切观察患肢血液循环情况

如有无腕部肿胀、疼痛、颜色异常、皮温降低等。

（三）康复锻炼

复位当天或手术后次日可做肩部的前后摆动练习，2天后可做肩肘部的主动活动。2周后可进行手和腕部的抗阻力练习。后期做腕部的主动屈伸练习和前臂的旋前、旋后牵引练习。

（孙艳艳）

第八节　股骨颈骨折

一、基础知识

（一）解剖生理

1.内倾角

股骨颈指股骨头下至粗隆间的一段较细部，股骨颈与股骨干相交处形成夹角称颈干角，又名内倾角。正常成人颈干角为 125°～135°，平均 127°，幼儿可达 150°，若＜125°为髋内翻，＞135°为髋外翻。内翻时股骨颈变短，大粗隆位置升高，沿大粗隆顶端向内的水平线高于股骨头凹，内、外翻均可引起功能障碍，影响正常步态。但临床多发生髋内翻畸形，股骨颈骨折治疗时应注意恢复正常的颈干角。

2.前倾角

下肢中立位时，股骨头与股骨干还在同一冠状面上，股骨头居前，因而股骨颈向前倾斜与股骨干之冠状面形成一个夹角，称前倾角。新生儿为 20°～40°，随年龄增长而逐渐减小，成人为12°～15°。股骨上端大部分为松质骨，股骨颈近乎中空。股骨头表层有 0.5～1.0 cm 的致密区，股骨颈内侧骨皮质最为坚厚，称股骨距。因此当股骨颈骨折进行内固定时，理想的位置是靠近内侧皮质深达股骨头表层的致密区，固定最为牢固。

3.血液供应

股骨头、颈供血较差，其主要供血来源有三种途径。

(1)关节囊支为股骨头、颈的主要供血来源，来自由股动脉发出的旋股内动脉，分成上、下干骺端动脉，分别由上、下方距股骨头软骨缘下 0.5 cm 处，经关节囊进入股骨头，彼此交通形成血管网。

(2)网韧带支来自闭孔动脉的髋臼支，沿圆韧带进入股骨头，供血范围较小，仅供股骨头内下方不到1/3 的范围，但为儿童生长期的重要血供来源。

(3)骨干营养支在儿童期不穿过骺板，在成年一般也只达股骨颈，仅小部分与关节囊支有吻合，故当股骨颈骨折或股骨头脱位时，均可损伤关节囊支和圆韧带支而影响血液供应，导致骨折愈合迟缓或不愈合，甚或发生股骨头缺血性坏死。

（二）病因

股骨颈骨折多发于老人，平均年龄在 60 岁以上。由于老人肾气衰弱，股骨颈骨质疏松、脆弱，不需太大外力即可造成骨折。骨折多为间接外力引起，如平地滑倒，大粗隆部着地；或下肢于固定情况下,躯体猛烈扭转;或自高坠下足跟着地时沿股骨纵轴的冲击应力,均可引起股骨颈骨折。而青壮年的股骨颈骨折,多由严重损伤引起,如工、农业和交通事故,或由高处跌坠等引起,偶有因过量负重、行走过久而引起的疲劳性骨折。

(三)分型

股骨颈骨折,从不同方面有多种分型方法,而正确的分型对指导治疗和预后都有很重要的意义。

(1)按外力作用方向和损伤机制,可分为内收型和外展型:①内收型骨折移位大时将严重损伤关节囊血管,使骨折愈合迟缓,股骨头缺血坏死率增高。②外展型骨折比较稳定,血液循环破坏少,愈合率高,预后较好。

(2)按骨折移位程度,分为有移位型骨折和无移位型骨折。

(3)按骨折部位,可分为头下型、颈型和基底型三种,以颈型最多,头下型次之,基底型多见于儿童。前两型骨折部位均在关节囊内,故又称囊内骨折;后一型的骨折部位在关节囊外,故又称囊外骨折。

(4)按骨折线倾斜度可分为稳定型和不稳定型。

(5)按骨折时间可分为新鲜型和陈旧型,一般以骨折在三周以内者为新鲜性骨折,若骨折后由于某种原因失治或误治,超过三周者为陈旧性骨折。

除以上各型外,还有因负重过度、长久行走而引起的股骨颈疲劳性骨折。

(四)临床表现

1.肢体功能障碍

虽因不同类型而有很大差异,但都有程度不等的功能受限。无移位的线形或嵌插型骨折,伤后尚可站立或勉强行走,特别是疲劳性骨折,能坚持较长时间的劳动。

2.肿胀

在不同类型的股骨颈骨折中,差异很大。关节囊内骨折多无明显肿胀和瘀斑,有些可在腹股沟中点出现小片瘀斑。外展嵌插型骨折也无明显肿胀,股骨颈基底部骨折多有明显肿胀,甚或可沿内收肌向下出现大片瘀斑。

3.畸形

在不同类型的股骨颈骨折中,差异很大。无移位骨折,外展嵌插型骨折和疲劳性骨折的早期,均无明显畸形。而有移位的内收型骨折和股骨颈基底部骨折,多有明显畸形。

4.疼痛

腹股沟中点部的压痛,大粗隆部的叩击痛,沿肢体纵轴的推、顶、叩击、扭旋等的疼痛和大腿滚动试验阳性,为股骨颈骨折所共有。

二、治疗原则

(一)新鲜股骨颈骨折的治疗

1.无移位或外展嵌插型骨折

无须整复,卧床休息和限制活动即可。患肢外展 30°,膝下垫枕使髋、膝关节屈曲 30°～40°位,大粗隆部外贴止痛膏,挤砖法固定维持体位。也可于上述体位下采用皮肤牵引,以对抗肌肉收缩,预防骨折移位。一般牵引 6～8 周,骨折愈合后,可扶拐下床进行不负重活动。

2.内收型股骨颈骨折

临床上最多见的一种,治疗比较困难,不愈合率和股骨头坏死率也较高。为提高治愈率,减少并发症,在全身情况允许的情况下,应尽早整复固定,常用的固定方法为经皮进行三根鳞纹钉内固定。术后置患肢于外展30°中立位,膝关节微屈,膝下垫软枕或其他软物,固定3周,可下床扶拐不负重行走。

(二)陈旧性股骨颈骨折的治疗

可根据不同情况,采取下述方法处理。

(1)骨折时间在1个月左右,可先用胫骨结节或皮肤牵引,1周后拍X线片复查。若仍未完成复位者,可实行"牵拉推挤内旋外展"手法复位。复位后进行鳞纹针经皮内固定,3周后可扶拐下床不负重活动。

(2)骨折时间在2～3个月者,可进行股骨髁上牵引,1～2周拍X线片复查。若复位仍不满意者,可辅以手法矫正残余错位,然后进行鳞纹针固定术,3周后扶拐下床不负重活动。

(3)若骨折日久,折端上移,吸收均较严重,骨折不易愈合并有股骨头坏死的可能者,或陈旧性股骨颈骨折不愈合者,可以采用鳞纹针固定加股骨颈植骨手术。植骨方法多采用带肌蒂骨瓣或带血管蒂骨瓣,如股方肌骨瓣移植或带旋髂深血管的髂骨瓣移植较为常用,以改善局部血供,有利于骨折愈合和股骨头复活。

三、护理

(一)护理要点

(1)股骨颈骨折多见于老年人,感觉及反应都比较迟钝,生活能力低下,并且有不少老年人合并有其他疾病,如心脏病、高血压、糖尿病、脑血栓、偏瘫、失语、大小便失禁、气管炎、哮喘病等。因此,护理人员首先应细致地观察、了解病情,给予及时适当的治疗和护理,同时要加强基础护理,预防肺炎、泌尿系统感染、压疮等并发症的发生。

(2)鳞纹钉内固定术后,应严密观察患者体位摆放是否正确,正确的体位应保持患肢外展中立位,严禁侧卧、患肢内收、外旋、盘腿坐,以防鳞纹钉移位。

(3)陈旧性股骨颈骨折进行"带血管骨瓣移植术"后,4周内禁止患者坐起,以防骨瓣、血管蒂脱落。伤口置负压引流管的患者,应注意观察引流液的量、颜色、性质,以及时发现出血的速度及量,为治疗提供依据。

(二)护理问题

(1)疼痛。

(2)肿胀。

(3)应激的心理反应。

(4)有发生意外的可能。

(5)营养不良。

(6)生活自理能力下降。

(7)失眠。

(8)伤口感染。

(9)有发生并发症的可能。

(10)食欲缺乏。

(11)不能保持正确体位。

(12)功能锻炼主动性差。

(13)移植的骨瓣和血管有脱落的可能。

(14)股骨头置换有脱位的可能。

(三)护理措施

(1)一般护理措施。①创伤骨折、外固定过紧、压迫、伤口感染等均可引起疼痛,针对引起疼痛的不同原因对症处理,对疼痛严重而诊断已明确者,在局部对症处理前可应用吗啡、哌替啶、布桂嗪等镇痛药物,减轻患者的痛苦。②适当抬高患肢,如无禁忌应尽早恢复肌肉、关节的功能锻炼,促进损伤局部血液循环,以利于静脉血液及淋巴液回流,防止、减轻或及早消除肢体肿胀。③突然的创伤刺激的较重的伤势,可能会遗留较严重的肢体功能障碍或丧失,患者会有焦虑、恐惧、忧郁、消沉、悲观失望等应激的心理反应,要有针对性地进行医疗卫生知识宣教,及时了解患者的思想情绪波动,通过谈心、聊天,有的放矢地进行心理护理。④有些骨折及老年患者合并有潜在的心脏病、高血压、糖尿病等疾病,受到疼痛刺激后,可能诱发脑血管意外、心肌梗死、心脏骤停等意外的发生,应予以密切观察,以防发生意外。⑤加强营养,提高机体的抗病能力,对严重营养缺乏的患者可从静脉补充脂肪乳剂、氨基酸、人血清蛋白等。⑥股骨颈骨折因牵引、手术或保持有效固定的被迫体位,长期不能下床,导致生活自理能力下降。应从生活上关心体贴患者,以理解宽容的态度主动与患者交往,了解生活所需,尽量满足患者的要求,并引导患者做一些力所能及的事,以助于锻炼和增强信心。同时告诫患者力所不及的事不要勉强去做,以免影响体位引起骨折错位。⑦因疼痛、恐惧、焦虑、对环境不熟悉、生活节奏被打乱等常导致患者失眠,应同情、关心、体贴患者,消除影响患者情绪的不良因素,使患者尽快适应医院环境。避免一切影响患者睡眠的不良刺激,如噪声、强光等,为患者创造一个安静舒适的优良环境,鼓励患者适当娱乐,分散患者对疾病的注意力。⑧注意观察伤口情况,伤口疼痛的性质是否改变,有无红肿、波动感。对于伤口污染或感染严重的,应根据情况拆除缝线、敞开伤口、中药外洗、抗生素湿敷等。同时定期细菌培养,合理有效使用抗生素,积极控制感染。⑨保持病室空气新鲜,温湿度适宜,定期紫外线消毒,预防感染。鼓励患者做扩胸运动、深呼吸、拍背咳痰、吹气球等,以改善肺功能,预防发生坠积性肺炎。保持床铺平整、松软、清洁、干燥、无皱褶、无渣屑。经常为患者温水擦浴,保持皮肤清洁。每天定时按摩骶尾部、膝关节、足跟等受压部位,预防压疮发生。督促患者多饮水,便后清洗会阴部,预防泌尿系统感染。多食新鲜蔬菜和水果,以防发生胃肠道感染和大便秘结。鼓励患者及早进行正确的活动锻炼,如肌肉的等长收缩、关节活动,辅以肌肉按摩,指导髌骨以及关节的被动活动,以促进血液循环、维持肌力和关节的正常活动度,以防止发生肌肉萎缩、关节僵硬、骨质疏松等并发症。

(2)老年患者胃肠功能差,常发生紊乱:损伤早期,因情绪不佳,肝失条达,横逆反胃,往往导致消化功能减弱。①指导患者食素淡可口、易消化吸收的软食物,如米粥、面条、藕粉、青菜、水果等,忌食油腻或不易消化的食物,同时要注意色、香、味俱全,以提高患者食欲。②深入病房与之亲切交谈,进行思想、情感上的沟通,使患者心情舒畅、精神愉快。③做好口腔护理、保持口腔清洁。④加强功能锻炼,在床上进行一些力所能及的活动,促进消化功能恢复。⑤必要时,少食多餐,口服助消化的药物,以利消化。

(3)骨折整复后,要求患者被动体位,且时间较长,老年患者因耐受力差等因素,往往不能保持正确体位。①可向患者讲解股骨颈的生理解剖位置,说明保持正确体位的重要性和非正确体位会出现的不良后果,以取得患者积极合作。②患者应保持患肢外展中立位(内收型骨折外展20°～30°,外展型骨折外展15°左右即可),忌侧卧、盘腿、内收、外旋,以防鳞纹钉移位,造成不良后果。③老年患者因皮下脂肪较薄,长时间以同一姿势卧床难免不适,因此应保持床铺清洁平整、干燥,硬板床上褥子应厚些,并经常按摩受压部位,同时可协助患者适当半坐位,避免时间过长,以减轻不适。④抬高患肢,以利消肿止痛。⑤必要时穿丁字鞋,两腿之间放一枕头,以防患肢外旋、内收。

(4)由于对功能锻炼的目的不甚了解,甚至误认为功能锻炼会影响骨折愈合和对位,老年患者体质差,懒于活动等因素可导致功能锻炼主动性差。①向患者说明功能锻炼的目的及意义,打消思想顾虑,使其主动进行功能锻炼,配合治疗和护理。②督促和指导患者功能锻炼,使其掌握正确的功能锻炼方法,如股四头肌的等长收缩,踝、趾关节的自主运动。同时应给患者经常推拿、按摩髌骨,以防肌肉萎缩,髌骨粘连,膝、踝关节强直等。功能锻炼应循序渐进,量力而行,以不感到疲劳为度。③患者下床活动时,应指导患者正确使用双拐,患肢保持外展、不负重行走,2～3个月拍X线片复查后,再酌情负重行走。

(5)移植的骨瓣和血管束在未愈合的情况下,如果髋关节活动度过大或患肢体位摆放不正确,均有造成脱落的可能。①术后4周内患者保持平卧位,禁止坐起和下床活动。患肢需维持在外展20°～30°中立位,禁止外旋、内收。②术后4周后,移植的骨瓣和血管束已部分愈合,方可鼓励和帮助患者坐起并扶拐下床做不负重活动。待3个月后拍X线片复查,再酌情由轻到重进行负重行走。

(6)护理搬动方法不当、早期功能锻炼方法不正确、患者个体差异等因素均可造成所置换股骨头脱位的可能。①了解患者的手术途径、关节类型,以便做好术后护理,避免关节脱位。②术后应保持患肢外展中立位,必要时穿防外旋鞋,以防外旋引起脱位。③搬动患者时需将髋关节及患肢整个托起,指导患者将患肢保持水平位,防止内收及屈髋,避免造成髋脱位。④鼓励患者尽早进行床上功能锻炼,并使其掌握正确的功能锻炼方法,即在术后疼痛消失后,在床上锻炼股四头肌、臀肌、足跖屈、背伸等,以增强髋周围的肌肉力量,固定股骨头,避免过早进行直腿抬高活动。⑤如发生髋关节脱位,应绝对卧床休息,制动,以防发生血管、神经损伤,然后酌情处理。

(孙艳艳)

第九节　股骨粗隆间骨折

一、基础知识

(一)解剖生理

股骨粗隆间骨折也叫转子间骨折,是指发生在大小粗隆之间的骨折。股骨大粗隆呈长方形,罩于股骨颈后上部,它的后上面无任何结构附着,由直接暴力引起骨折机会较大。小粗隆在股骨干之后上内侧,在大粗隆平面之下,髂腰肌附着其上。股骨粗隆部的结构主要是骨松质,老年时变得脆而疏松,易发生骨折,其平均年龄较股骨颈骨折还要高。骨折多沿粗隆间线由外上斜向小粗隆,移位多不大。由于该部周围有丰富的肌肉层,血运丰富,且骨折的接触面大,所以容易愈合,极少发生不愈合或股骨头缺血性坏死。但复位不良或负重过早常会造成畸形愈合,较常见的为髋内翻,并由于承重线的改变,可能在后期引起患侧创伤性关节炎。

(二)病因

股骨粗隆间骨折,多为间接外力损伤,好发于65岁以上老人,由于年老肝肾衰弱,骨质疏松变脆,关节活动不灵,应变能力较差,突遭外力身体失去平衡,仰面或侧身跌倒,患肢因过度外旋或内旋,或内翻而引起;下肢于固定情况下,上身突然扭旋,以及跌倒时大粗隆与地面碰撞等扭旋、内翻和过伸综合伤所致。

(三)分型

股骨粗隆间骨折,根据损伤机制、骨折线的走行方向和骨折的局部情况,可分为顺粗隆间型、反粗隆间型和粉碎型骨折三种,其中以顺粗隆间型骨折最为多见。根据骨折后的移位情况,可分为无移位型和移位型两种,而无移位型骨折较为少见。根据受伤时间长短,可分为新鲜性和陈旧性骨折两种。

(四)临床表现

肿胀、疼痛、功能受限,有些可沿内收大肌和阔筋膜张肌向下、后出现大片瘀斑,患肢可有程度不等的短缩,多有明显外旋畸形。X线检查可明确骨折的类型和移位程度。

二、治疗原则

(一)无移位骨折

无须整复,只需在大粗隆部外贴接骨止痛的消定膏,患肢固定于30°～40°外展位,或配合皮牵引。6周左右骨折愈合后,可扶拐下床活动。

(二)顺粗隆间型骨折

手法整复,保持对位,以5 kg重量皮肤或胫骨结节牵引,维持患肢于45°外展位,6周后酌情去除牵引,扶拐下床活动。此型骨折也可用外固定器固定,固定后根据患者全身情况,1周后下床扶拐活动,2～3个月X线检查骨折愈合后,去除固定。

(三)粉碎性粗隆间骨折

手法复位后以胫骨结节或皮肤牵引,维持肢体于外展45°位8～10周,骨折愈合后去除牵引,扶拐下床活动。

(四)反粗隆间型骨折

手法复位后采用股骨髁上或胫骨结节牵引,以5～8 kg重量,维持肢体于外展45°位,固定10周左右,骨折愈合后去除牵引,扶拐下床活动。

(五)陈旧性粗隆间骨折

骨折时间1个月左右,全身情况允许,可在麻醉下进行手法复位,用胫骨结节或股骨髁上牵引,重量6～8 kg,维持患肢外展45°位,6～8周骨折愈合后,去除牵引,扶拐下床活动。

三、护理

(一)护理要点

1.股骨粗隆间骨折

股骨粗隆间骨折多见于老年人,感觉及反应都比较迟钝,生活能力低下,并且有不少老年人合并有其他疾病,如心脏病、高血压、糖尿病、脑血栓、偏瘫、失语、大小便失禁、气管炎、哮喘病等。

因此,护理人员首先应细致地观察、了解病情,给予及时适当的治疗和护理,同时要加强基础护理,预防肺炎、泌尿系统感染、压疮等并发症的发生。

2.牵引固定

应严密观察患者体位摆放是否正确,应保持患肢外展中立位,切忌内收,保持有效牵引。

(二)护理问题

有发生髋内翻的可能。

(三)护理措施

1.一般护理措施

(1)创伤骨折、外固定过紧、压迫、伤口感染等均可引起疼痛,针对引起疼痛的不同原因对症处理,对疼痛严重而诊断已明确者,在局部对症处理前可应用吗啡、哌替啶、布桂嗪、曲马多等镇痛药物,减轻患者的痛苦。

(2)适当抬高患肢,如无禁忌应及早恢复肌肉、关节的功能锻炼,促进损伤局部血液循环,以利于静脉血液及淋巴液回流,防止、减轻或及早消除肢体肿胀。

(3)突然的创伤刺激及较重的伤势,可能会遗留较严重的肢体功能障碍或丧失,患者会有焦虑、恐惧、忧郁、消沉、悲观失望等应激的心理反应,要有针对性地进行医疗卫生知识宣教,及时了解患者的思想情绪波动,通过谈心、聊天,有的放矢地进行心理护理。

(4)有些骨折的老年患者合并有潜在的心脏病、高血压、糖尿病等疾病,受到疼痛刺激后,可能诱发脑血管意外、心肌梗死、心脏骤停等意外的发生,应予以密切观察,以防发生意外。

(5)加强营养,提高机体的抗病能力,对严重营养缺乏的患者可从静脉补充脂肪乳剂、氨基酸、人血清蛋白等。

(6)股骨粗隆间骨折因牵引、手术或保持有效固定的被迫体位,长期不能下床,导致生活自理能力下降。应从生活上关心体贴患者,以理解宽容的态度主动与患者交往,了解生活所需,尽量满足患者的要求,并引导患者做一些力所能及的事,以助于锻炼和增强信心,并告诫患者力所不及的事不要勉强去做,以免影响体位,引起骨折错位。

(7)因疼痛、恐惧、焦虑、对环境不熟悉、生活节奏被打乱等常导致患者失眠,应同情、关心、体贴患者,消除影响患者情绪的不良因素,使患者尽快适应医院环境。避免一切影响患者睡眠的不良刺激,如噪声、强光等,为患者创造一个安静舒适的优良环境,鼓励患者适当娱乐,分散患者对疾病的注意力。

(8)注意观察伤口情况,伤口疼痛的性质是否改变,有无红肿、波动感。对于伤口污染或感染严重的,应根据情况拆除缝线敞开伤口、中药外洗、抗生素湿敷等。定期细菌培养,合理有效使用抗生素,积极控制感染。

(9)保持病室空气新鲜,温湿度适宜,定期紫外线消毒,预防感染。鼓励患者做扩胸运动、深呼吸、拍背咳痰、吹气球等,以改善肺功能,预防发生坠积性肺炎。保持床铺平整、松软、清洁、干燥、无皱褶、无渣屑。经常为患者温水擦浴,保持皮肤清洁。每天定时按摩骶尾部、膝关节、足跟等受压部位,预防压疮发生。督促患者多饮水,便后清洗会阴部,预防泌尿系统感染。多食新鲜蔬菜和水果,以防发生胃肠道感染和大便秘结。鼓励患者及早进行正确的活动锻炼,如肌肉的等长收缩、关节活动,辅以肌肉按摩,指导髌骨以及关节的被动活动,以促进血液循环、维持肌力和关节的正常活动度,以防止发生肌肉萎缩、关节僵硬、骨质疏松等并发症。

2.股骨粗隆间骨折的特殊护理

(1)早期满意的整复和有效固定是防止发生髋内翻畸形的关键。因此,在整复对位后应向患者说明保持正确体位的重要性和必要性,以取得他们的配合。

(2)保持患肢外展、中立位,切忌内收,保持有效牵引,预防内收肌牵拉引起髋内翻畸形。

(3)为了防止患肢内收,应将骨盆放正,必要时进行两下肢同时外展中立位牵引,预防髋内翻畸形。

(4)牵引或外固定解除后,仍应保持患肢外展位,避免过早离拐。应在X线片检查骨折已坚固愈合后,方可弃拐负重行走。

(孙艳艳)

第十节 手部骨折

一、概述

(一)解剖学

(1)手骨:包括腕骨、掌骨和指骨。

(2)腕骨:8块,排成近、远两列。近侧列由桡侧向尺侧为手舟骨、月骨、三角骨和豌豆骨;远侧列为大多角骨、小多角骨、头状骨和钩骨。8块腕骨连接形成一掌面凹陷的腕骨沟。各骨相邻的关节面形成腕骨间关节。

(3)掌骨:5块。由桡侧向尺侧,依次为1~5掌骨。掌骨近端为底,借腕骨;远端为头,借指骨,中间部为体。

(4)指骨:属长骨,共14块。拇指有2节,分别为近节和远节指骨,其余各指为3节,分别为近节指骨、中节指骨和远节指骨。

(二)病因

现实生活中,手是最常见的容易发生骨折的部位,给人们生活和工作带来了诸多不便。跌倒常是手外伤直接暴力的结果,开放性骨折比例较高,且常伴有肌腱和神经血管等的合并损伤,临床治疗方案需视具体情况而定,即使经过内固定手术,也常需石膏外固定辅助,外固定范围一般需超过腕部。

(三)分类

常见的手部骨折如下。

1.手舟骨骨折

手舟骨骨折多为间接暴力所致。手舟骨骨折容易漏诊,为明确诊断,应及时行X线片。手舟骨骨折可分为3种类型。

(1)手舟骨结节骨折:手舟骨结节骨折属手舟骨远端骨折,一般愈合良好。

(2)手舟骨腰部骨折:因局部血运不良,一般愈合缓慢。

(3)手舟骨近端骨折:近端骨折块受血运影响,易发生不愈合及缺血性坏死。

2.掌骨骨折

触摸骨折局部有明显压痛,纵压或叩击掌骨头时疼痛加剧。若有重叠移位,则该骨缩短,骨折的症状可见掌骨头凹陷,握掌时尤为明显。掌骨颈、掌骨干骨折的症状可常有骨擦音。

3.指骨骨折

骨折有横断、斜行、螺旋、粉碎或波及关节面等。

二、治疗

(一)不同类型骨折治疗

1.手舟骨骨折

骨折症状表现为腕背侧疼痛、肿胀,尤以隐窝处明显,腕关节活动功能障碍。屈曲拇指和食指而叩击其掌侧关节时可引起腕部疼痛加剧。

2.掌骨骨折

骨折后局部肿胀、疼痛和掌指关节屈伸功能障碍。

3.指骨骨折

骨折后局部疼痛、肿胀,手指伸屈功能受限。有明显移位时,近节、中节指骨骨折可有成角畸形,末节指骨基底部背侧撕脱骨折有锤状指畸形,手指不能主动伸直,同时可扪及骨擦音,有异常活动,这些都是常见的手部骨折的症状。

手部骨折的治疗方法很多,主要有石膏固定、复位、内固定、骨块移植等治疗方法。骨科医师大多会借助X线片来判断是否有骨折,并决定如何治疗。而依据患者的职业、惯用手或非惯用手、年纪、骨折的位置及类型,医师会选择一个最适当的治疗方式。

(二)治疗方式

(1)简单及未移位的骨折,通常只需石膏固定就可。

(2)移位骨折经过复位后,利用钢针固定即可,无须开刀,此种方法称为闭锁性复位及固定。

(3)有些骨折,则需手术开刀以重建骨骼。这些骨块经过开刀复位后,也可用钢针、钢板或螺丝钉来固定骨块。

(4)若有些骨碎片太过粉碎或受创时遗失而造成骨缺损情形,此时需要骨块移植术才可重建骨折骨骼,而骨移植的骨块往往由身体其他部位取得。

(5)有时因骨折过于粉碎及复杂,医师会使用外固定来治疗骨折,此时可在皮肤外骨折上下处建立裸露的金属杆,坚持外固定直到骨折愈合后,才给予移除。

(三)固定方式

1.克氏针固定

克氏针固定几乎用于所有手部骨折。克氏针固定操作简单、易掌握;体积小;异物反应小;损伤小;复位不需广泛剥离;经济实惠。但是克氏针也有局限性:它不能防止旋转、分离,稳定性较差,常需加外固定,不能早起功能锻炼;穿刺时过关节面,破坏关节面光滑,影响功能;针尾刺激、穿戴不便,不敢洗手等,均影响手部功能锻炼;长时间固定针易松脱、感染。

2.钢板螺钉固定

钢板螺钉固定适用于撕脱骨折、指骨髁骨折及螺旋骨干骨折。钢板适用于短斜行和横行骨干骨折。它们在表面固定的稳定性强;固定牢固,可不加外固定,可早起功能锻炼;缩短骨折的愈合时间。但是钢板螺钉固定操作复杂;术野暴露范围过大、周围组织损伤大,不适合小骨折块固定;价格较昂贵;需要术后取出钢板;容易出现钢板外露、钢板和螺钉松动、断裂等并发症。

三、康复

手部骨折可分为腕骨骨折、掌指关节骨折、指指骨骨折,而指骨骨折又分为近节指骨骨折、中节指骨骨折、远节指骨骨折。

(一)康复评定

1.一般检查

(1)望诊:望皮肤的营养情况、色泽,有无伤口、瘢痕,皮肤有无红肿、窦道,手的姿势有无畸形等。

(2)触诊:可以感觉皮肤的温度、弹性、软组织质地,以及检查皮肤毛细血管反应,判断手指的血液循环情况。

(3)动诊:对关节活动度的检查,分为主动活动度和被动活动度。

(4)量诊:关节活动度、患肢周径的测定。

2.手指肌力评定

(1)徒手肌力检查法。0级:无手指运动;1级~2级:有轻微的手指运动或扪及肌腱活动;3级:无阻力时能做手指运动;4级~5级:手指可做抗阻力运动,手部做抗阻力运动时固定近端关节,阻力加在远端关节,如拇指内收时,阻力加在拇指尺侧,阻力方向向桡侧。

(2)握力计:检查手部屈肌的力量,测定2~3次,取最大值,一般为体重的50%。

(3)捏力计:拇指分别与示、中、无名、小指的捏力;拇指与示、中指同时的捏力;拇指与示指桡侧的侧捏力。

3.手指肌腱功能评定

评定肌腱损伤时,一定要评定关节主、被动活动受限情况。若主动活动受限可能是关节僵硬、肌力减弱或瘢痕粘连;若被动活动大于主动活动。应考虑肌腱与瘢痕组织粘连。Eaton(1975)首先提出测量关节总活动度ATM作为一种肌腱评定的方法。ATM260°评定标准为优,活动范围正常;良,ATM>健侧75%;尚可,ATM>健侧50%;差,ATM<健侧50%。

4.关节活动度

(1)腕关节:掌屈60°,背伸30°,桡侧偏25%,尺侧偏35°。

(2)拇指:桡侧外展0°~60°,尺侧内收0°,掌侧外展0°~90°,掌侧内收0°。

(3)指:屈曲(掌指关节)0°~90°,伸展(指间关节)0°~45°。

5.手感觉功能评定

骨折处疼痛(为运动后疼痛还是静止状态时疼痛),伴有神经损伤时会造成肩关节及肩以下部位感觉减退或消失(包括浅感觉、深感觉、复合感觉等),评定移动触觉,恒定触觉、振动觉、两点分辨觉、触觉识别等。

6.手的灵巧性和协调性评定

包括:①Jebsen手功能评定。②明尼苏达操作等级测试。③purdue钉板测试。

7.局部肌肉是否有萎缩

受伤早期肌肉萎缩不明显,后期可能会出现失用性肌萎缩,关节周围软组织挛缩等。

8.骨质疏松

老年人常伴有骨质疏松,X 线片或骨密度检测可确诊。

9.是否伴有心理障碍

评判患者是否伴有孤独、抑郁等心理障碍。

(二)康复计划

(1)预防和减轻肿胀。

(2)促进骨折愈合,减轻疼痛感。

(3)预防肌肉的误用、失用和过度使用。

(4)避免关节损害或损伤。

(5)使高敏感区域脱敏,再发展运动与感觉功能。

(6)改善局部血液循环,促进血肿吸收和炎性渗出物吸收。

(7)若伴有神经损伤,给予神经康复治疗(如肌皮电神经刺激、中频治疗等)。

(8)促进骨折愈合,防止骨质疏松。

(三)康复治疗

手部骨折的患者可能出现肿胀、疼痛、骨折愈合缓慢或者不愈合、血液循环障碍等症状,在恢复期间,可全程应用物理因子疗法辅助患手康复。

1.第一阶段(伤后或术后 1 周内)

手部骨折早期康复的重点是制动促进早期愈合、控制肿胀、减轻疼痛。对于固定良好的骨折,一般肿胀和疼痛减轻(一般伤后 5～7 天)就可开始主动活动,以减轻肿胀和失用性肌肉萎缩。

(1)运用手夹板:主要是维持腕部和手的功能位,促进骨折愈合,防止出现畸形,缓解疼痛。

(2)消除肿胀的常用方法:抬高患肢、固定伤肢、主动活动、加压包扎(弹力套适用于单个手指肿胀)、局部按摩、冰疗等。

(3)减轻疼痛的方法:剧烈的疼痛主要依靠药物的缓解,但是物理因子疗法和支具在缓解疼痛方面也起到非常好的效果。冷热交替浴,通常热水温在 43.7 ℃,冷水温在 18.3 ℃。超声波、蜡疗等热疗能够减轻疼痛,促进按摩前的放松。许多情况下热疗会加重肿胀,需要谨慎。主动运动前或进行中,经皮神经电刺激治疗能够缓解疼痛,这对感觉过敏或失交感神经支配导致的疼痛有非常明显的效果。

2.第二阶段(伤后或术后 2 周～3 周)

此期的康复重点是消除残余的肿胀,软化松解瘢痕组织,增加关节活动度,恢复正常的肌力和耐力,恢复手功能灵活性和协调性。

(1)待肿胀基本消除后,对于掌指关节开始以被动活动为主,进行指间关节的屈伸活动。待局部疼痛消失后以主动活动为主,每次活动的时间以局部无疲劳感为宜,同时给予局部按摩,对患手组织进行揉搓挤捏,每次以局部有明显热感为宜;对于指骨骨折,重点是指间关节屈伸练习,若骨折愈合不良,活动时将手指固定,保护好骨折部位,然后进行指间关节的被动活动,待指间关节的挛缩粘连松动后,以主动活动为主,助动活动为辅,直至各个关节活动范围恢复到最大范围,由于远端指间关节指端常合并过敏,需要脱敏治疗,可用不同质地的物质进行摩擦、敲打、按摩指尖。

(2)肌力和耐力训练:在开始肌力训练时,患者患手必须有接近全范围和相对无痛的关节活动。在肌力训练时可以用健手提供助力,即进行等张练习、等长练习、等速练习。训练可使用手辅助器、手练习器、各种弹簧和负重物。治疗用滑轮等有助于帮助进行渐进性抗阻训练,逐渐增加重量练习能帮助恢复耐力,同时提高肌力。

(3)作业疗法:弹力带锻炼、娱乐治疗等。

3.第三阶段(伤后或术后4周)

增加抗阻练习,骨折愈合后进行系统的练习。

(四)康复评价

优:骨折正常愈合,达到或接近解剖复位,无局部畸形,X线片示对位良好,手部各关节活动功能正常。

良:骨折正常愈合,术后骨折略有移位,对线良好,手部各关节活动功能正常。

差:骨折明显畸形愈合或有骨不连和再次骨折,手部各关节活动功能受限。

四、护理

(一)护理评估

1.一般情况评估

评估患者血压、体温、心率、血糖等情况。

2.风险因素评估

患者的日常生活活动能力评估,Braden评估,患者跌倒、坠床风险评估。

3.评估患者对疾病的心理反应

骨折患者的应激性心理反应包括疼痛、焦虑或恐惧、陌生感、自我形象紊乱、疾病预后的担忧和失落感。

4.评估患者受伤史

青壮年和儿童是否有撞伤、跌倒时手部着地史,新生儿是否有难产、上肢和肩部过度牵拉史,从而估计伤情。

5.评估锁骨、上肢及手部情况

(1)手及相关部位。望诊:手部骨折区是否明显肿胀或有无皮下瘀斑,手部是否有隆起畸形,患侧手部是否有关节活动受限及手活动功能障碍,是否有上肢重量牵拉所引起的疼痛。触诊:在患处是否可摸到移位的骨折端,患肢的外展和上举是否受限。

(2)手部血液循环:观察甲床的颜色、毛细血管回流时间是否迟缓以判断是否有手部血管受压、损伤等并发症。

(3)上肢感觉:是否正常,以判断是否伴有锁骨下的臂丛神经损伤。

6.评估X线片及CT检查结果

检查明确骨折的部位、类型和移动情况。

7.评估患者既往健康状况

评估患者是否存在影响活动和康复的慢性疾病。

8.评估患者生活能力和心理状况

评估患者生活自理能力和心理社会状况。

(二)护理诊断

1.自理能力缺陷

自理能力缺陷与骨折肢体固定后活动或功能受限有关。

2.疼痛

疼痛与创伤有关。

3.知识缺乏

缺乏骨折后预防并发症和康复锻炼的相关知识。

4.焦虑

焦虑与疼痛、疾病预后因素有关。

5.肢体肿胀

肢体肿胀与肿胀骨折有关。

6.潜在并发症

有周围血管神经功能障碍的危险。

7.潜在并发症

有感染的危险。

(三)护理措施

1.术前护理及非手术治疗

(1)心理护理:骨折后患者多有焦虑、烦躁状态,因此患者入院后一定要做好心理疏导,让其放松心情。

(2)饮食护理:给予高蛋白饮食,提高机体抵抗力。

(3)休息与体位:抬高患肢,以利于血液回流,防止压迫伤口。

(4)功能锻炼:早起制动,防止移动过程中造成再损伤,手术后可尽早进行功能锻炼。

2.术后护理

(1)休息与体位:平卧,患肢抬高于心脏水平,术后 24 小时～48 小时可卧床休息。3 天后可下床活动,下床时上肢用三角巾悬吊可减轻肿胀,有利于静脉回流。

(2)症状护理。①疼痛:抬高患肢,减轻肿胀,减轻疼痛;②伤口:观察有无渗出或渗血及感染的情况。

(3)一般护理:协助洗漱、进食,并指导患者做些力所能及的自理活动。

(4)功能锻炼:手术后尽早进行手指的活动(手指的屈伸及握拳动作);提肩练习;指导患者做固定外、上、下关节的活动,每小时 1 次,拆除石膏夹板,练习肘关节的伸屈、旋前、旋后动作;健侧肢体每天做关节全范围运动。

3.出院指导

(1)心理指导:讲述疾病相关知识及介绍成功病例,帮助患者树立战胜病魔的信心。

(2)休息与体位:尽早进行关节活动,适当休息。

(3)用药出院带药时,应将药物的名称、剂量、用法、注意事项告诉患者,按时用药。

(4)饮食:鼓励患者多食高蛋白、高热量、高维生素、含钙丰富、刺激性小的易消化食物,多食蔬菜、水果预防便秘,避免辛辣刺激食物,促进骨折愈合。

(5)固定:保持患侧肩部及上肢有效固定位,并维持 3 周。有效维持手的功能位和解剖位。

(6)功能锻炼:出院后指导患者患肢保持功能位,不宜过早提携重物,防止骨间隙增大,引起骨不连。注意休息,以免过度运动,造成再次损伤。

(7)复查时间及指征:定期到医院复查,术后 1 个月、3 个月、6 个月需行 X 线片复查,了解骨折愈合情况。手法复位外固定者如出现骨折处疼痛加剧患肢麻木、手指颜色改变,温度低于或高于正常等情况需随时复查。

(四)护理评价

(1)疼痛能耐受。

(2)心理状态良好,配合治疗。

(3)肢体肿胀减轻。

(4)切口无感染。

(5)无周围神经损伤,无并发症发生。

(6)X线片显示骨折端对位、对线佳。

(7)患者及家属掌握功能锻炼知识,并按计划进行,肘、腕、指关节无僵直。

(孙艳艳)

第十一节 关 节 脱 位

一、概述

关节稳态结构受到损伤,使关节面失去正常的对合关系,称为关节脱位。除了骨端对合失常外,其病理表现还有相应的骨端骨折、关节周围软组织损伤、关节腔的血肿及后期关节粘连异位骨化,丧失功能,可并发神经、血管损伤。创伤性脱位最多见,上肢脱位较下肢脱位常见。发生脱位的部位以肩关节、肘关节、髋关节多见。

(一)护理评估

1.健康史

(1)一般情况:如年龄、出生时的情况、对运动的喜好等。

(2)外伤史:评估患者有无突发外伤史,受伤后的症状和疼痛的特点、受伤后的处理方法。

(3)既往史:患者以前有无类似外伤病史、有无关节脱位的习惯、既往脱位后的治疗和回复情况等。

2.身体状况

(1)局部情况:患肢疼痛程度。有无血管和神经受压的表现、皮肤有无受损。

(2)全身情况:生命体征、躯体活动能力、生活自理能力等。

(3)辅助检查:X线检查有无阳性结果发现。

3.心理-社会状况

患者的心理状态,对本次治疗有无信心。患者所具有的疾病知识和对治疗、护理的期望。

(二)常见护理诊断/问题

(1)疼痛:与关节脱位引起局部组织损伤及神经受压有关。

(2)躯体功能障碍:与关节脱位、疼痛、制动有关。

(3)有皮肤完整受损的危险:与外固定压迫局部皮肤有关。

(4)潜在并发症:血管、神经受损。

（三）护理目标

（1）患者疼痛逐渐减轻直至消失，感觉舒适。

（2）患者关节活动能力和舒适度得到改善。

（3）患者皮肤完整，未出现压疮。

（4）患者未出现血管、神经损伤，若发生能被及时发现和处理。

（四）护理措施

1.体位

抬高患肢并保持患肢处于关节的功能位，以利于回流，减轻肿胀。

2.缓解疼痛

（1）局部冷热敷：受伤 24 小时内局部冷敷，达到消肿止痛目的；受伤 24 小时后，局部热敷以减轻肌肉痉挛引起的疼痛。

（2）镇痛：应用心理暗示、转移注意力或放松治疗法等非药物镇痛方法缓解疼痛，必要时遵医嘱给予镇痛剂。

3.病情观察

定时观察患肢远端血运、皮肤颜色、温度、感觉和活动情况等，若发现患肢苍白、发冷、疼痛加剧、感觉麻木等，及时通知医师。

4.保持皮肤完整性

使用石膏固定或牵引的患者，避免因固定物压迫而损伤皮肤。对皮肤感觉功能障碍的肢体，防止烫伤和冻伤。

5.心理护理

关节脱位多由意外事故造成，患者常焦虑、恐惧。在生活上给予帮助，加强沟通，使之心情舒畅，从而愉快地接受并配合治疗。

（五）护理评价

（1）疼痛得到有效控制。

（2）关节功能得以恢复，满足日常活动需要。

（3）皮肤完整，无压疮或感染发生。

（4）发生血管、神经损伤，若发生能被及时发现和处理。

二、肩关节脱位

肩关节脱位最为常见，占全身关节脱位的 1/2。肩胛盂关节面小而浅，关节囊和韧带松大薄弱，有利于肩关节活动，但缺乏稳定性，容易脱位。

（一）病因与发病机制

肩关节脱位分为前脱位、后脱位、下脱位、盂上脱位，前脱位又分为喙突下脱位、盂下脱位、锁骨下脱位（图 5-4），由于肩关节前下方组织薄弱，以前脱位最为多见。

导致肩关节脱位最常见的暴力形式为间接外力。摔倒时肘或手撑地，肩关节处于外展、外旋和后伸位，肱骨头滑出肩胛盂窝，位于喙突的下方，发生最常见的喙突下脱位。当肩关节极度外展、外旋和后伸，以肩峰作为支点通过上肢的杠杆作用发生盂下脱位。前脱位除了前关节囊损伤外,可有前缘的盂缘软骨撕脱,称 Bankart 损伤。也可造成肩胛下肌近止点处肌腱损伤,造成关节不稳定,成为脱位复发的潜在因素。肱骨头后上骨软骨塌陷骨折称 Hill-Saehs 损伤,肩关节脱位还常合并肱骨大结节撕脱骨折和肩袖损伤。

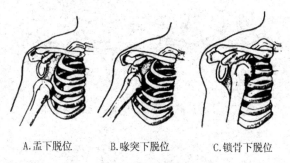

A.盂下脱位　　　B.喙突下脱位　　　C.锁骨下脱位

图 5-4　脱位类型

(二)临床表现

1.一般表现

外伤性肩关节前脱位主要表现为肩关节疼痛、周围软组织肿胀、关节活动受限。健侧手常用以扶持患肢前臂,头倾向患肩,以减少活动及肌牵拉,减轻疼痛。

2.局部特异体征

(1)弹性固定:上臂保持固定在轻度外展前屈位,任何方向上的活动都导致疼痛。

(2)Dugas 征阳性:患肢肘部贴近胸壁,患手不能触及对侧肩部,反之,患手放到对侧肩,患肘不能贴近胸壁。

(3)畸形:从前方观察患者,患肩失去正常饱满圆钝的外形,呈"方肩"畸形,患肢较健侧长,是肱骨头脱出于喙突下所致。

(4)关节窝空虚:除方肩畸形外,触诊肩峰下有空虚感,可在肩关节盂外触到脱位肱骨头。

(三)诊断

结合外伤病史,如跌倒时手掌撑地,肩部出现外展外旋,或肩关节后方直接受到剧烈撞击,就诊时患者特有的体态和临床表现,及 X 线检查可以确诊。

(四)实验室及其他检查

影像学检查 X 线检查可以了解脱位的类型,还能明确是否合并骨折。必要时行 MRI 检查,可进一步了解关节囊、韧带及肩袖损伤。

(五)治疗

治疗包括急性期的复位、固定和恢复期的功能锻炼。

1.复位

(1)手法复位:新鲜脱位应尽早进行复位,以便早期解除病痛。切忌暴力强行手法复位,以免损伤神经、血管、肌肉,甚至造成骨折。经典方法有:①Hippocrates 法,医师站于患者的患侧,沿患肢畸形方向缓慢持续牵引的同时以足蹬于患侧腋窝,逐渐增加牵引力量,轻柔旋转上臂,借用足作为支点,内收上臂,完成复位(图5-5)。②Stimson 法,患者俯卧于床,患肢垂于床旁,用布带将 2.3～4.5 kg 重物悬系患肢手腕自然牵拉10～15分钟,肱骨头可在持续牵引中自动复位。该法安全、有效(图5-6)。

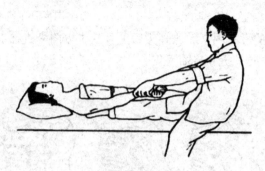

图 5-5 肩关节前脱位 Hippocrates 法复位

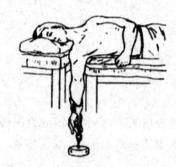

图 5-6 肩关节脱位 Stimson 法复位

（2）切开复位：如手法正确仍不能完成复位者，可采用切开复位。切开复位指征：软组织阻挡、肩胛盂骨折移位、合并大结节骨折、肱骨头移位明显，影响复位和稳定者。

2.固定

复位成功后，损伤的关节囊、韧带、肌腱、骨与软骨必须通过制动来修复。应使患肢内旋肘关节屈曲 90°于胸前，腋窝垫棉垫，以三角巾悬吊或将上肢以绷带与胸壁固定。关节囊破损明显或仍有肩关节半脱位者，将患侧手置于对侧肩上，上肢贴胸壁，腋窝垫棉垫，用绷带固定于胸壁前。40 岁以下患者宜制动 3～4 周；40 岁以上患者，制动时间可相应缩短，因为年长者复发性肩关节脱位发生率相对较低，而肩关节僵硬却常有发生。

3.功能锻炼

肩关节的活动锻炼应开始于制动解除以后，而且应循序渐进，切忌操之过急。固定期间，活动腕部和手指，症状缓解后指导患者用健手被动外展和内收患肢。3 周后指导患者锻炼患肢。方法：弯腰 90°，患肢自然下垂，以肩为顶点做圆锥环转，范围逐渐增大。4 周后，指导患者手指爬墙外展、举手摸头顶、借力臂上举等，使肩关节功能恢复。

（六）护理要点

1.心理护理

给予患者生活上的照顾，及时解决困难，精神安慰，缓解紧张心理。

2.病情观察

移位的骨端可压迫邻近的血管和神经，引起患肢缺血、感觉、运动障碍。对皮肤感觉功能障碍的肢体要防止烫伤。定时检查患肢末端的血液循环状况，若发现患肢苍白、发冷、大动脉搏动消失，提示有大动脉损伤的可能，应及时处理。动态观察患肢的感觉和运动，以了解患肢神经损伤的程度和恢复情况。

3.复位

做好复位前的身体与心理准备。复位前给予适当的麻醉,以减轻疼痛,同时使用肌肉松弛剂,利于复位。复位成功后被动活动。

4.固定

向患者及家属讲解复位后固定的目的、方法、意义、注意事项。使之充分了解关节脱位后复位固定的重要性。固定期间,要保持固定有效,经常观察患者肢体位置是否正确;固定时间不宜过长,固定时间过长易发生关节僵硬;固定时间过短,损伤得不到充分修复,易发生再脱位。一般固定3周左右,若合并骨折、陈旧性脱位、习惯性脱位,应适当延长固定的时间。由于肩关节脱位患肢固定于胸壁,注意腋窝下要垫棉垫以保护腋窝胸壁皮肤。40岁以上患者可适当缩短制动时间,注意肩关节僵硬的发生。

5.缓解疼痛

早期正确复位固定可使疼痛缓解或消失。移动患者时,帮患者托扶固定患肢,动作轻柔,避免因活动患肢加重疼痛。指导患者和家属应用心理暗示、松弛疗法等转移注意力而缓解疼痛。遵医嘱应用镇痛剂,促进患者舒适与睡眠。

6.健康指导

向患者及家属讲解关节脱位治疗和康复知识,讲述功能锻炼的重要性和必要性,指导并使患者能自觉地按计划进行正确的功能锻炼,减少盲目性。

三、肘关节脱位

全身大关节中,肘关节脱位的发生率相对低,约占总发病数的1/5。脱位后如不及时复位,容易导致前臂缺血性痉挛。

(一)病因与脱位机制

肘关节脱位可有后脱位、外侧方脱位、内侧方脱位和前脱位,其中后脱位最常见(图5-7),多为间接暴力所致。摔倒时前臂旋后位手掌撑地,由于肱骨滑车横轴线向外倾斜,使所传达的暴力达到肘部时转成肘外翻及前臂旋后过伸的应力,尺骨鹰嘴突在鹰嘴窝内呈杠杆作用,导致尺桡骨近端同时被推向后外侧,产生后脱位。肘前关节囊及肱前肌撕裂,后关节囊及内侧副韧带损伤,可合并肱骨内上髁骨折、正中神经和尺神经损伤。晚期可发生骨化性肌炎。

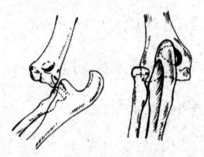

图 5-7 肘关节后脱位

(二)临床表现

1.一般表现

伤后局部疼痛、肿胀、功能和活动受限。

2.特异体征

(1)畸形:肘后突,前臂短缩,肘后三角相互关系改变,鹰嘴突出内外髁,肘前皮下可触及肱骨下端。

(2)弹性固定:肘处于半屈近于伸直位,屈伸活动有阻力。

(3)关节窝空虚:肘后侧可触及鹰嘴的半月切迹。

3.并发症

脱位后,由于肿胀而压迫周围神经、血管。后脱位时可伤及正中神经、尺神经、肱动脉。

(1)正中神经损伤:成"猿手"畸形,拇指、示指、中指感觉迟钝或消失,不能屈曲,拇指不能外展和对掌。

(2)尺神经损伤:成"爪状手"畸形,表现为手部尺侧皮肤感觉消失,小鱼际及骨间肌萎缩,掌指关节过伸,拇指不能内收其他四指不能外展及内收。

(3)动脉受压:患肢血液循环障碍,表现为患肢苍白、发冷、大动脉搏动减弱或消失。

(三)实验室及其他检查

X线检查用以证实脱位及发现合并的骨折。

(四)诊断

有外伤史,以跌倒手掌撑地最常见,根据临床表现和X线检查可明确诊断。

(五)治疗

1.复位

一般均能通过闭合方法完成复位。助手沿畸形关节方向对前臂和上臂做牵引和反牵引,术者从肘后用双手握住肘关节,以指推压尺骨鹰嘴向前下,同时矫正侧方移位,助手在复位过程中配合维持牵引并逐渐屈肘,出现弹跳感则表示复位成功。

2.固定

用长臂石膏或超关节夹板固定肘关节于功能位,3周后去除固定。

3.功能锻炼

要求主动渐进活动关节,避免超限和被动牵拉关节。固定期间,可主动伸掌、握拳、屈伸手指等,去除固定后练习肘关节屈伸旋转以利功能恢复。

(六)护理

1.固定

注意观察固定的正确有效,固定期间保持肘关节的功能位,不可随意放松。

2.保持清洁、平整

肘关节周围皮肤保持清洁,石膏夹板内衬物保持平整。

3.指导活动

指导患者活动患侧掌指,按摩患肢,防止肌肉萎缩。

四、桡骨头半脱位

桡骨头半脱位是小儿多见的日常损伤,俗称牵拉肘。多发生在5岁以内,以2~3岁最常见。

(一)损伤机制与病理

患儿肘关节处于伸直位,前臂旋前时突然受到牵拉致伤。前臂旋前时,桡骨头容易从环状韧带的撕裂处脱出,使环状韧带嵌于肱桡关节间隙内。一般环状韧带滑脱不到桡骨头周径的一半,所以屈肘和前臂旋后容易复位。5岁以后,环状韧带增厚,附着力渐强,不易发生半脱位。

(二)临床表现

患儿被牵拉受伤后,因疼痛哭闹,不让触动患部,不肯使用患肢,特别是举起前臂。检查发现前臂多呈旋前位,半屈;桡骨头处可有压痛,但无肿胀和畸形;肘关节活动受限。

(三)辅助检查与诊断

X线检查无阳性发现。诊断主要依靠牵拉病史、症状和体征。

(四)治疗

1.复位

闭合复位多能成功。方法是一手握住患儿的前臂和腕部,另一手握住肘关节,拇指压住桡骨头,使前臂旋后多能获得复位。

2.固定

复位后无须特殊固定,用三角巾或布带悬吊患肢于功能位1周即可。

(五)护理

嘱患儿家属勿强力牵拉患儿手臂,复位后症状不能立即消除者,要密切观察一段时间来明确复位是否成功。

五、髋关节脱位

髋关节是身体最大的杵臼关节,结构稳固,周围有强大韧带和肌肉附着,只有高能暴力才能导致脱位,如车祸中高速暴力撞击。按股骨头的移位方向,髋关节脱位分为前脱位、后脱位和中心脱位,其中后脱位最多见,占85%～90%。以髋关节后脱位为例详细阐述。

(一)病因、病理与分类

1.脱位机制

髋关节后脱位一般发生于交通事故时,患者处于髋关节屈曲内收和屈膝体位,强力使大腿急剧内收、内旋时,迫使股骨颈前缘抵于髋臼前缘形成支点,因杠杆作用股骨头冲破后关节囊,滑向髋臼后方形成后脱位。如暴力自前方作用于屈曲的膝,沿股骨纵轴传达到髋,也可使股骨头向后方脱位。

2.分类

临床上按有无合并骨折分型。①Ⅰ型:无骨折伴发,复位后无临床不稳定。②Ⅱ型:闭合手法不可复位,无股骨头或髋臼骨折。③Ⅲ型:不稳定,合并关节面、软骨或骨碎片骨折。④Ⅳ型:脱位合并髋臼骨折,须重建,恢复稳定和外形。⑤Ⅴ型:合并股骨头或股骨颈骨折。

(二)临床表现

脱位后出现髋部疼痛,髋关节活动受限。患肢呈屈曲、内收、内旋及短缩畸形,臀部可触及向后上突出移位的股骨头。可合并坐骨神经损伤,表现为大腿后侧、小腿后侧及外侧和足部全部感觉消失,膝关节屈曲,小腿和足部全部肌瘫痪,足部出现神经营养性瘫痪。

(三)实验室及其他检查

X线检查 X线正位、侧位和斜位像可明确诊断。应注意是否合并骨折,特别是容易漏诊的股骨干骨折。CT可清楚显示髋臼后缘及关节内骨折情况。

(四)诊断

根据明显暴力外伤史,临床表现有疼痛、髋关节不能活动等确定诊断。

(五)治疗

对于Ⅰ型损伤可采取24小时内闭合复位治疗。对于Ⅱ～Ⅴ型损伤,多主张早期切开复位和对并发的骨折进行内固定。

1.闭合复位方法

应充分麻醉,使肌肉松弛。

(1)Allis法(图5-8):患者仰卧于地面垫上,助手双手向下按压两侧髂前上棘以固定骨盆。术者一手握住患肢踝部,另一前臂置于小腿上端近腘窝处,使髋、膝关节屈曲90°,再向上用力提拉持续牵引。待肌松弛后,再缓慢内旋、外旋,当听到或感到弹响,表示股骨头滑入髋臼,然后伸直患肢。若局部畸形消失、关节活动恢复,表示复位成功。

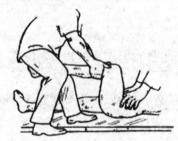

图5-8 Allis法复位

(2)Stimson法:患者俯卧于检查床上,患侧下肢悬空,髋及膝各屈曲90°。助手固定骨盆,术者一手握住患者的踝部,另一手置于小腿近侧,靠近腘窝部,沿股骨纵轴向下牵拉,即可复位(图5-9)。

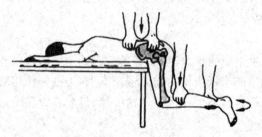

图5-9 Stimson法复位

2.切开复位术

当有梨状肌阻挡、关节囊嵌闭或骨软骨碎片卷入关节时,手法复位多失败。合并髋臼骨折片较大,影响关节稳定时,应手术切开复位,同时将骨折复位内固定。

3.固定

复位后患肢皮牵引3周。4周后可持腋杖下地活动,3个月后可负重活动。

4.功能锻炼

固定期间进行股四头肌收缩训练、未固定关节的活动。3周后,活动关节。4周后,皮牵引去除,指导患者拄双拐下地活动。3个月内患肢不负重,以防股骨头缺血坏死及受压变形。3个月后,经X线证实股骨头血供良好者,尝试去拐步行。

(六)护理

1.指导活动

髋关节脱位后常需皮牵引,牵引期间指导患者行股四头肌收缩训练,防止肌肉萎缩。

2.预防压疮

需长期卧床者注意做好皮肤护理预防压疮。

3.饮食护理

注意合理膳食,保持排便规律,预防便秘。

(孙艳艳)

第六章 妇科疾病护理

第一节 外阴与阴道创伤

外阴、阴道部位置虽较隐蔽,但创伤并不少见。此处组织薄弱、神经敏感、血管丰富,受伤后损害重,较疼痛。解剖上前为尿道口,后为肛门,易继发感染,使病情复杂化。

一、护理评估

(一)健康史
1.病因评估

(1)分娩:分娩是导致外阴、阴道创伤的主要原因。

(2)外伤:如骑跨在自行车架上或自高处跌落骑跨于硬物上,外阴骤然触于锐器上,创伤有时可伤及阴道,甚至穿过阴道损伤尿道、膀胱或直肠。

(3)幼女受到强暴所致软组织受损。

(4)初次性交可使处女膜破裂:绝大多数可自行愈合,偶可见裂口延至小阴唇、阴道或伤及穹隆,引起大量阴道流血。

2.身心状况

(1)症状:疼痛为主要症状,程度可轻可重,患者常坐卧不安,行走困难,随着局部肿块的逐渐增大,疼痛也越来越严重,甚至出现疼痛性休克;水肿或血肿导致局部肿胀,也是常见症状;少量或大量血液自阴道或外阴创伤处流出。

(2)体征:患者出血多,可出现脉搏快、血压低等出血性休克或贫血的体征。妇科检查外阴肿胀出血,形成外阴血肿时,可见外阴部有紫蓝色肿块突起,有明显压痛。

(3)心理-社会状况:由于是意外事件,且创伤又涉及女性最隐蔽部位,患者及家属常表现出明显的忧虑和担心。

二、辅助检查

出血多者红细胞计数及血红蛋白值下降,合并感染者,可见白细胞计数增高。

三、护理诊断及合作性问题

(一)疼痛

疼痛与外阴、阴道的创伤有关。

(二)恐惧

恐惧与突发创伤事件,担心预后对自身的影响有关。

(三)感染

感染与伤口受到污染,未得到及时治疗有关。

四、护理目标

(1)患者疼痛缓解,舒适感增加。

(2)患者无感染发生或感染被及时发现和控制,体温、血常规正常。

五、护理措施

(一)一般护理

患者平卧、给氧。做好血常规检查,建立静脉通道,配血,必要时输血。

(二)心理护理

对患者及家属表示理解,护士应使用亲切温和的语言给予安慰,鼓励他们面对现实,积极配合治疗。

(三)病情监测

密切观察患者生命体征及尿量变化,并准确记录;严密观察患者血肿的大小及其变化,有无活动性出血;术后观察患者阴道及外阴伤口有无出血,有无进行性疼痛加剧或阴道、肛门坠胀等再次血肿的症状。

(四)治疗护理

1.治疗原则

根据不同情况,给予相应处理,原则是止痛、止血、抗休克和抗感染。

2.治疗配合

(1)预防和纠正休克:立即建立静脉通道,做好输血、输液准备,遵医嘱及时给予患者止血药、镇静药、镇痛药;做好手术准备。

(2)配合护理:对损伤程度轻,血肿小于 5 cm 的患者,采取正确的体位,避免血肿受压;及时给予患者止血、止痛药;24 小时内可冷敷,降低局部神经敏感性和血流速度,有利于减轻患者的疼痛和不适;还可以用丁字带、棉垫加压包扎,预防血肿扩散。24 小时后热敷或外阴部烤灯,促进血肿或水肿的吸收。保持外阴清洁,每天外阴冲洗 3 次,大小便后立即擦洗。血肿较大者,需手术切开血肿行血管结扎术后消炎抗感染。

(3)术前准备:需要急诊手术的应进行皮肤、肠道的准备。

(4)术后护理:术后常需外阴加压包扎或阴道填塞纱条,患者疼痛较重,应积极止痛。外阴包扎松解或阴道纱条取出后,注意观察患者阴道及外阴伤口有无再次血肿的症状。保持外阴清洁,遵医嘱给予抗生素预防感染。

(五)健康指导

减少会阴部剧烈活动,避免疼痛;合理膳食;保持心情平静。保持局部清洁、干燥;遵医嘱用药;发现异常,及时就诊。

(六)护理评价

评价护理目标是否达到,护理措施的实施情况,健康指导是否落实到位,有无新的护理问题出现。

(丁阿丽)

第二节 外 阴 炎

一、非特异性外阴炎

非特异性外阴炎是由物理、化学因素而非病原体所致的外阴皮肤或黏膜的炎症。

(一)临床表现

1.症状

外阴皮肤瘙痒、疼痛、烧灼感,于活动、性交、排尿、排便时加重。

2.体征

妇科检查见局部充血、肿胀、糜烂,常有抓痕,严重者形成溃疡或湿疹。慢性炎症可使皮肤增厚、粗糙、皲裂,甚至苔藓样变。

(二)辅助检查

血糖或尿糖检查:炎症反复发作及年龄较大者应行血糖或尿糖检查,有增高表现。

(三)评估与观察要点

1.健康史

询问患者就诊的原因,评估有无诱发因素,如白带增多、大小便刺激皮肤、经期使用透气性差的卫生巾、穿紧身化纤内裤等;评估患者是否同时罹患其他疾病,如尿瘘、粪瘘、糖尿病等;了解患者有无可能导致尿瘘、粪瘘的外科手术史等。

2.观察要点

观察局部外阴皮肤有无红肿、抓痕、溃疡、粗糙,询问患者有无外阴瘙痒、疼痛或烧灼感。

3.心理-社会状况

了解患者对症状的反应,有无烦躁不安、焦虑等心理。

(四)护理措施

1.心理护理

患者常因外阴瘙痒、疼痛或烧灼感而影响其工作、生活、睡眠,从而常常出现明显的焦虑和烦躁不安,应对患者进行心理疏导,安慰患者,向其解释疾病相关知识及治疗护理方法,鼓励其积极配合治疗并参与护理,增强其战胜疾病的信心。

2.一般护理

(1)积极寻找病因并去除:糖尿病患者应及时治疗糖尿病,有效控制血糖水平;尿瘘和粪瘘患者应及时行修补术,去除局部刺激;保持会阴清洁、干燥,避免性生活,尽量避免搔抓,以防皮肤溃破导致继发感染。

(2)坐浴和止痒:教会患者坐浴的方法和相关知识,包括液体的配制(用 0.1% 聚维酮碘液或 1 : 5 000 高锰酸钾液)、温度(41~43 ℃)、坐浴时间(每天两次,每次 15~30 分钟)及注意事项(月经期和产后或流产后 7~10 天内禁止坐浴,坐浴时要使会阴部全部浸没于坐浴液中)。坐浴后局部可涂抹止痒药膏止痒。

(3)饮食护理:减少辛辣食物摄入。

(五)健康指导

1.疾病知识指导

外阴溃破者要预防继发感染,使用柔软无菌会阴垫,减少摩擦和混合感染的机会。及时去除诱因,及时治疗阴道炎和糖尿病等。

2.生活指导

指导患者注意性生活卫生和个人卫生,勤换内裤,宜穿纯棉透气内裤,不宜穿化纤内裤和紧身衣。保持外阴清洁、干燥,勿用刺激性药物或擦洗外阴,勿搔抓局部皮肤。做好经期、孕期、分娩期、产褥期卫生,每天清洗外阴,更换内裤。建立健康的饮食习惯,少进辛辣食物,勿饮酒。

3.延续性护理

建立患者健康档案,使患者明确随访的时间、目的及联系方式。

二、前庭大腺炎(前庭大腺脓肿)

前庭大腺炎是指病原体侵入前庭大腺引起的炎症。

(一)临床表现

炎症多发生于一侧。初起时局部肿胀、疼痛、灼热感,行走不便,有时会致大小便困难。检查见局部皮肤红肿、发热、压痛明显,患侧前庭大腺开口处有时可见白色小点。当脓肿形成时,可触及波动感,脓肿直径可达 3~6 cm,患者出现发热等全身症状,腹股沟淋巴结增大。当脓肿内压力增大时,表面皮肤变薄,脓肿自行破溃,若破孔大,可自行引流,炎症较快消退而痊愈,若破孔小,引流不畅,则炎症持续不消退,并可反复急性发作。

(二)辅助检查

1.病原体检查

取前庭大腺开口处分泌物行涂片检查,或行细菌培养和药敏试验。

2.血常规和 C 反应蛋白

白细胞和 C 反应蛋白有无升高。

(三)评估与观察要点

1.健康史

询问有无诱因,有无白带增多、大便刺激皮肤等;询问性伴侣的健康情况。

2.观察要点

观察局部包块大小、是否有波动感、局部有无红肿、溃破,有无腹股沟淋巴结肿大,体温有无升高,观察患者行走步态,有无行走受限,评估局部疼痛情况等。

3.心理-社会状况

了解患者对症状的反应,有无烦躁不安、焦虑等心理。

(四)护理措施

1.心理护理

患者常因外阴局部剧烈疼痛影响其工作、生活、睡眠而常常出现明显的焦虑,应对其进行心理疏导,安慰患者,解释疾病的原因、治疗护理方法及预防措施,鼓励其积极配合治疗并参与护理,增强其战胜疾病的信心。理解患者急切的求医心理,耐心解答患者的疑问。

2.一般护理

(1)急性期应卧床休息,保持局部清洁、干燥,禁止搔抓、热水烫洗及涂刺激性药物。

(2)遵医嘱给予抗生素及止痛药,并观察疗效和有无不良反应。

3.手术护理

(1)术前护理:①告知手术的目的、意义及注意事项。②认真评估患者的心理状态,给予相应的心理护理。③坐浴,清洗外阴,做好手术区皮肤准备。

(2)术后护理:①卧床休息。②密切观察术后伤口有无出血、红肿等,动态评估患者疼痛情况和体温变化。③脓肿切开术后局部放置引流条引流,每天需更换引流条;用碘伏擦洗外阴,每天两次;伤口愈合后,使用 1∶8 000 呋喃西林液行坐浴,每天两次。

(五)健康指导

1.疾病知识指导

脓肿溃破者要使用柔软无菌会阴垫,减少摩擦和混合感染的机会。

2.生活指导

指导患者注意性生活卫生和个人卫生,经期和产褥期禁止性交,月经期使用消毒、透气好的卫生巾并勤更换。保持外阴清洁、干燥,做好经期、孕期、分娩期、产褥期卫生,每天清洗外阴,更换内裤,不宜穿化纤内裤和紧身衣。

3.延续性护理

建立患者健康档案,使患者明确随访的时间、目的及联系方式。

(丁阿丽)

第三节 阴 道 炎

一、滴虫阴道炎

滴虫阴道炎是由阴道毛滴虫引起的常见阴道炎症,也是常见的性传播疾病。

(一)临床表现

1.症状

阴道分泌物增多及外阴瘙痒,潜伏期为 4～28 天。滴虫阴道炎的主要症状是阴道分泌物增多,典型特点:稀薄脓性、黄绿色、泡沫状、有臭味及外阴瘙痒,间或有灼热、疼痛、性交痛等。若有其他细菌混合感染则分泌物呈脓性,可有臭味。瘙痒部位主要为阴道口及外阴,若尿道口有感染,可有尿频、尿痛,有时可见血尿。阴道毛滴虫能吞噬精子,并能阻碍乳酸生成,影响精子在阴道内存活,可致不孕。

2.体征

妇科检查时见阴道黏膜充血,严重者有散在出血斑点,甚至宫颈有出血斑点,形成"草莓宫颈"。后穹隆有大量白带,呈灰黄色、黄白色稀薄液体或黄绿色脓性分泌物。带虫者阴道黏膜常无异常改变。

(二)辅助检查

1.白带悬滴检查

最简便的方法是悬滴法,敏感性为60%～70%,具体方法如下:加温生理盐水一小滴于玻片上,于阴道侧壁取少许典型分泌物混于生理盐水中,立即在低倍光镜下寻找滴虫。若有滴虫,可见其呈波状运动而移动位置及增多的白细胞被推移。

2.培养法

对可疑患者,若多次悬滴法未能发现滴虫时,可送培养,准确性可达98%左右。

(三)评估与观察要点

1.健康史

询问既往阴道炎病史,发作与月经周期的关系,治疗经过,了解个人卫生习惯,分析感染途径,以及性伴侣的健康情况。

2.观察要点

评估患者有无外阴瘙痒、疼痛、灼热感及程度,观察阴道分泌物的量、色和性状,有无尿频、尿急、尿痛等泌尿系统感染的症状,对于病程长者评估有无不孕。

3.心理-社会状况

评估患者是否有治疗效果不佳致反复发作造成烦躁情绪及接受盆腔检查的顾虑,性伴侣是否愿意同时治疗。

(四)护理措施

1.心理护理

患者常因治疗效果不佳致反复发作造成的烦躁情绪及接受盆腔检查的顾虑,担心性伴侣不愿意同时治疗,应对其进行心理护理,安慰患者,解释疾病的原因、治疗护理方法及预防措施,鼓励其和性伴侣积极配合治疗并参与护理,增强其战胜疾病的信心。

2.一般护理

指导患者注意个人卫生,保持外阴清洁、干燥,勿搔抓局部皮肤。治疗期间禁止性交,勤换内裤。内裤和坐浴用物应煮沸5～10分钟消毒,以避免交叉感染和反复感染。指导患者配合检查,取分泌物前24～48小时避免性交、阴道灌洗或局部用药,取分泌物前不做双合诊,窥阴器不涂润滑剂。分泌物取出后应及时送检并注意保暖,否则滴虫活动力减弱,造成辨认困难。

3.病情观察

观察白带异常及外阴瘙痒有无好转。

4.用药护理

(1)全身用药:告知患者全身用药的方法(甲硝唑或替硝唑2 g单次口服或甲硝唑0.4 g,每天两次,连服7天)和各种剂型的阴道用药方法,酸性药液(可用1:5 000高锰酸钾液或1%乳酸或0.5%醋酸液)冲洗阴道或坐浴后再阴道上药(甲硝唑栓0.2 g放入阴道,每晚一次,10次为1个疗程)的原则。

(2)用药注意事项:甲硝唑停药24小时内或替硝唑停药72小时内禁止饮酒(因为甲硝唑和

替硝唑抑制乙醇在体内氧化而产生有毒的中间代谢物),局部用药前后注意清洁双手,孕20周前或哺乳期女性禁止用药(因为甲硝唑和替硝唑可透过胎盘到达胎儿体内,可从乳汁中排泄),月经期暂停坐浴、阴道冲洗和阴道给药。

(3)观察用药不良反应:口服甲硝唑偶见胃肠道反应(如恶心、呕吐、食欲减退)、头痛、皮疹、白细胞减少等,一旦发生应报告医师并及时处理。

(4)性伴侣治疗:性伴侣应同时治疗,治疗期间禁止性交。

(5)治愈标准和停药指征:治疗后,于月经干净后查白带,连续3次未发现滴虫者为治愈。白带转阴后,再巩固2个疗程后可停药。

5.饮食指导

忌辛辣等刺激性食物,限烟、戒酒。

(五)健康指导

1.做好卫生宣传

积极开展普查普治,消灭传染源,禁止滴虫患者和带虫者进入游泳池,医院做好消毒隔离,以免交叉感染。

2.指导个人卫生

选择棉质且通透性好的内裤,勤换内裤,保持外阴清洁、干燥;勿自行阴道冲洗,便后擦拭应遵循从前到后的顺序,防止粪便污染外阴。提倡淋浴,少用盆浴,清洗个人的内裤用单独的盆具,患者的内裤和毛巾应煮沸消毒。

3.配偶同治

患者性伴侣应排除有无滴虫感染,阳性者应同时积极治疗,治疗期间禁止性交。

4.延续性护理

建立患者健康档案,使患者明确随访的时间、目的及联系方式,强调治愈标准和随访重要性。

二、外阴阴道假丝酵母菌病

外阴阴道假丝酵母菌病(VVC)曾称外阴阴道念珠菌阴道炎,是由假丝酵母菌引起的常见外阴阴道炎症。主要为内源性感染,假丝酵母菌为条件致病菌,除寄生在阴道外,还可寄生于口腔、肠道等部位,这3个部位的假丝酵母菌可相互传染,条件适宜即可引发感染,少数患者可通过性交、衣物等直接或间接传染,国外资料显示,约75%的女性一生中至少患过一次假丝酵母菌外阴阴道炎。

(一)临床表现

1.症状

阴道分泌物增多,典型特征:白色稠厚豆渣样或凝乳状,伴外阴瘙痒、灼痛、性交痛、尿痛。尿痛特点是排尿时尿液刺激水肿的外阴及前庭而导致疼痛。

2.体征

妇科检查可见外阴水肿,有地图样红斑,常伴有抓痕,严重者可见皮肤皲裂,表皮脱落。阴道黏膜充血、水肿,小阴唇内侧及阴道黏膜上富有白色块状物,擦除后黏膜红肿,部分患者可见糜烂或表浅溃疡。

（二）辅助检查

1.湿片检查

取少许凝乳状阴道分泌物放在盛有 10％ KOH 或生理盐水的玻片上，混匀后在显微镜下找到芽孢和假菌丝，生理盐水的阳性检出率为 30％～50％，10％ KOH 的阳性检出率为 70％～80％。

2.假丝酵母菌培养

取分泌物前 24～48 小时避免阴道灌洗、局部用药或性交，取分泌物时窥阴器不涂润滑剂，分泌物取出后立即送检并注意保暖。

3.pH 测定

具有重要的鉴别意义，若 pH<4.5，可能为单纯假丝酵母菌感染；若 pH>4.5，且涂片中有大量白细胞，可能存在混合感染，尤其是细菌性阴道病的混合感染。

（三）评估与观察要点

1.健康史

询问患者末次月经，了解是否妊娠；询问发病的具体经过，过去有无类似情况，发病与月经周期的关系，治疗经过；有无诱发因素如肥胖、穿紧身化纤内裤、妊娠、糖尿病、大量应用免疫抑制剂或长期应用抗生素等。

2.观察要点

评估患者有无外阴瘙痒、灼痛、性交痛、尿痛及程度，观察阴道分泌物的量、色和性状，有无口腔及肠道真菌感染的相关表现，如口腔溃疡、腹泻、腹痛等，对于病程长、反复发作者评估有无不孕。

3.心理-社会状况

患者常因治疗效果不佳致反复发作造成烦躁情绪及接受盆腔检查的顾虑；患病对患者日常生活、工作、家庭的影响，是否存在焦虑等心理问题；患者的文化水平和接受能力，对疾病和治疗方案的了解及接受程度。

（四）护理措施

1.心理护理

鼓励患者积极配合并坚持治疗，做好解释工作，增强其战胜疾病的信心。

2.一般护理

指导患者自我护理，保持外阴清洁、干燥，勿搔抓局部皮肤。勤换内裤，内裤和坐浴用物应煮沸 5～10 分钟消毒，注意性卫生，以避免交叉感染和反复感染。消除诱因，如治疗糖尿病，停用广谱抗生素及免疫抑制剂等。与患者共同探讨促进睡眠的方法，改善患者的睡眠质量。

3.病情观察

观察治疗后患者的症状有无好转，睡眠有无改善。

4.用药护理

（1）坐浴或阴道冲洗：用 2％～4％碳酸氢钠溶液坐浴或阴道冲洗，改善阴道内环境，抑制假丝酵母菌生长，操作时应注意温度、浓度，以防灼伤阴道皮肤。

（2）局部用药：局部用药可选用栓剂，如咪康唑栓剂（每晚 200 mg，连用 7 天，或每晚 400 mg，连用 3 天，或 1 200 mg，单次）、克霉唑栓剂（每晚 150 mg，连用 7 天，或每天早、晚各 150 mg，连用 3 天，或 500 mg，单次）、制霉菌素栓剂（每晚 1×10^5 U，连用 10～14 天）等，指导患者正确的阴道给药方式,坐浴或阴道冲洗后放置于阴道深处效果更佳。

(3)全身用药:不能耐受局部用药、未婚女性、不愿采用局部治疗者,可选用口服药,指导患者正确用药。常用药物:氟康唑 150 mg,顿服;或伊曲康唑 200 mg 每天一次,共 3～5 天。密切观察有无药物不良反应。

(4)单纯性假丝酵母菌病治疗:可局部用药,也可全身用药。

(5)复杂性假丝酵母菌病治疗:无论局部用药或是全身用药,均应延长治疗时间。

(6)复发性假丝酵母菌病治疗:一年内发作 4 次以上称为复发性假丝酵母菌病,对此类患者应及时去除诱因,并检查是否合并滴虫阴道炎、细菌阴道病、艾滋病等其他感染性疾病。抗真菌治疗分为初始治疗和维持治疗,初始治疗达到真菌学阴性后开始维持治疗。在维持治疗前应做真菌培养确诊,治疗期间定期复查,检测疗效及药物不良反应,出现不良反应后应及时停药。

(7)妊娠期合并感染者:以局部用药为主,可选用克霉唑栓剂、制霉菌素栓剂等阴道给药,禁止口服唑类药物。

(五)健康指导

1.加强健康教育

积极治疗糖尿病,正确合理使用抗生素、雌激素,避免诱发外阴阴道假丝酵母菌病。

2.指导个人卫生

每天清洗外阴、勤换内裤,清洗个人的内裤用单独的盆具,患者的内裤和毛巾应煮沸消毒。

3.性伴侣治疗

无需对性伴侣进行常规治疗,但是患者性伴侣应排除有无假丝酵母菌感染,阳性者应同时积极治疗。性交时应使用避孕套,以防传染。

4.延续性护理

建立患者健康档案,使患者明确随访的时间、目的及联系方式,强调治愈标准和随访重要性。

三、细菌性阴道病

细菌性阴道病(BV)是阴道内正常菌群失调所致的一种混合性感染,但临床及病理特征无炎症改变,多发生在性活跃期的女性。

(一)临床表现

1.症状

10%～40%的患者无临床症状,有症状者主要表现为阴道分泌物增多,有鱼腥臭味,性交后加重,可伴有轻度外阴瘙痒或烧灼感。

2.体征

妇科检查见阴道分泌物呈灰白色,均匀一致,稀薄,常黏附于阴道壁,黏度低,易将分泌物从阴道壁拭去,阴道黏膜无充血等炎症表现。

(二)辅助检查

(1)线索细胞阳性:线索细胞即阴道脱落的表层细胞,取少许阴道分泌物放于玻片上,加一滴生理盐水混合,高倍显微镜下寻找线索细胞,细菌性阴道病患者的线索细胞可达 20%以上。

(2)胺臭味试验阳性:胺遇碱会释放腥臭味的氨气,故取少许阴道分泌物放于玻片上,加入 1～2 滴 10% KOH,会产生烂鱼肉样腥臭味。

(3)阴道分泌物 pH＞4.5。

(三)评估与观察要点

1.健康史

询问患者有无诱因,有无白带增多及烂鱼肉样腥臭味等,了解病程及治疗情况。

2.观察要点

评估患者有无外阴瘙痒、烧灼感及程度,观察阴道分泌物的量、色和性状。

3.心理-社会状况

评估患者对疾病的心理反应,患病对其日常生活、工作、家庭的影响,是否存在焦虑等心理问题;患者的文化水平和接受能力,对疾病和治疗方案的了解及接受程度。

(四)护理措施

1.心理护理

做好解释工作,鼓励患者积极配合治疗。

2.一般护理

指导患者自我护理,勤换内裤,保持外阴清洁、干燥,勿搔抓局部皮肤,注意性卫生,治疗期间性交宜使用避孕套,停用碱性女性护理液。

3.病情观察

观察治疗后患者的症状有无好转。

4.用药护理

一般可选择全身用药和局部用药,主要用抗厌氧菌药物。

(1)坐浴或阴道冲洗:用 1：5 000 高锰酸钾溶液或 1%乳酸或 0.5%醋酸等酸性溶液坐浴或阴道冲洗,改善阴道内环境,抑制致病菌生长,操作时应注意温度、浓度,以防损伤。

(2)局部用药:局部用药可选用栓剂,如甲硝唑栓剂(每晚一次,连用 7 天)、克林霉素软膏(每次 5 g,连用 7 天)等,指导患者正确的阴道给药方式,坐浴或阴道冲洗后阴道用药效果更佳。

(3)全身用药:不能耐受局部用药、未婚女性、不愿采用局部治疗者,可选用口服药,指导患者正确用药。常用药物:甲硝唑 400 mg,每天两次,共 7 天;或克林霉素 300 mg,每天两次,共 7 天。密切观察有无药物不良反应。

(4)无须对性伴侣进行常规治疗。

(5)妊娠期合并感染者:细菌性阴道病可导致胎膜早破、早产等不良妊娠结局,故有症状的孕妇及无症状的有早产高危的孕妇均需进行细菌性阴道病的筛查及治疗,由于本病在妊娠期有合并上生殖道感染的可能,治疗方案以口服用药为主。

(五)健康指导

1.指导个人卫生

每天清洗外阴、勤换内裤,保持外阴清洁、干燥,不穿化纤内裤和紧身衣,忌用肥皂擦洗外阴,不宜经常使用药液清洗阴道。

2.性伴侣治疗

无须对性伴侣进行常规治疗。

3.注意性卫生

避免不洁的性行为。

4.延续性护理

建立患者健康档案,告知患者治疗后无症状者不需常规随访,但症状持续或症状重复出现时应及时复诊,接受治疗,使患者明确随访的时间、目的及联系方式,强调随访重要性。

(丁阿丽)

第四节　子宫颈炎

子宫颈炎是妇科最常见的疾病之一,包括宫颈阴道部炎症及宫颈管黏膜炎症,有急性和慢性两种。急性子宫颈炎常与急性子宫内膜炎或急性阴道炎同时发生。临床以慢性子宫颈炎多见,本节仅叙述慢性子宫颈炎。

一、病因

多见于分娩、流产或手术损伤宫颈后,病原体侵入引起感染。卫生不良或雌激素缺乏,局部抗感染能力差,也易引起慢性宫颈炎。病原体主要为葡萄球菌、链球菌、大肠埃希菌及厌氧菌。其次为性传播疾病的病原体,如淋病奈瑟菌、沙眼衣原体。宫颈黏膜皱襞多,病原体侵入在黏膜处隐藏,感染不易彻底清除。

二、临床表现

主要症状是分泌物增多,呈黏液脓性或血性。阴道分泌物刺激可引起外阴瘙痒及灼热感。此外,可出现经间期出血、性交后出血等症状。若合并尿路感染,可出现尿频、尿急、尿痛。当炎症沿宫骶韧带扩散到盆腔时,可有腰骶部疼痛、盆腔部下坠痛等。宫颈黏稠性分泌物不利于精子穿过,可造成不孕。妇科检查可见宫颈有不同程度糜烂、肥大、充血、水肿,有时质地较硬,有时可见息肉、裂伤、外翻及宫颈腺囊肿等。

三、治疗要点

宫颈炎症的治疗原则是排除早期宫颈癌后针对病原体及时采用足量抗生素治疗。治疗前取宫颈管分泌物做培养及药敏试验,同时查找淋病奈瑟菌及沙眼衣原体,根据检测结果采用相应的抗感染药物。对于合并细菌性阴道病者,同时治疗细菌性阴道病,否则将导致宫颈炎症持续存在。

四、护理措施

(一)一般护理

保持外阴清洁干燥,减少局部摩擦;按医嘱及时、足量、规范应用抗生素。

(二)预防措施

指导女性定期做妇科检查。发现宫颈炎症予以积极治疗。治疗前应常规做宫颈刮片行细胞学检查,以除外癌变可能。避免分娩时或器械损伤宫颈;产后发现宫颈裂伤应及时缝合。

(丁阿丽)

第五节 盆腔炎性疾病

盆腔炎性疾病(PID)是指女性上生殖道及其周围组织的炎症,主要有子宫内膜炎、输卵管炎、输卵管卵巢脓肿、盆腔腹膜炎。最常见的是输卵管炎。引起盆腔炎的病原体有两个来源,来自外界的病原体如淋病奈瑟菌、沙眼衣原体、结核分枝杆菌、铜绿假单胞菌和原寄居于阴道内的菌群包括厌氧菌及需氧菌。初潮前、绝经后或未婚者很少发生盆腔炎。盆腔炎大多发生在性活跃期,有月经的女性。炎症可局限于一个部位,也可以同时累及几个部位,单纯的子宫内膜炎或卵巢炎较少见。盆腔炎有急性和慢性两类。

一、病因

(一)急性盆腔炎

1.宫腔内手术操作后感染

如子宫颈检查、子宫输卵管造影术、刮宫术、输卵管通液术等,由于手术消毒不严格引起的感染或术前适应证选择不当引起炎症发作或扩散。长期放置宫内节育器后也有继发感染形成慢性炎症的可能,以及慢性盆腔炎急性发作。

2.产后或流产后感染

分娩后或流产后产道损伤、组织残留于宫腔内,或手术无菌操作不严格,均可发生急性盆腔炎。

3.其他原因

经期卫生不良,使用不洁的卫生垫、经期性交、不洁性生活史、早年性交、多个性伴侣、性交过频者可导致性传播疾病的病原体入侵,邻近器官炎症蔓延均可导致炎症。

(二)慢性盆腔炎

常为急性盆腔炎未能彻底治疗,或患者体质较差病程迁延所致,但亦可无急性盆腔炎病史。慢性盆腔炎病情较顽固,当机体抵抗力较差时,可有急性发作,严重影响女性健康、生活、工作。

二、病理

(一)子宫内膜炎及子宫肌炎

子宫内膜充血、水肿、有炎性渗出物,严重者内膜坏死、脱落形成溃疡。可发生于产后、流产后或剖宫产后,因胎盘、胎膜残留或子宫复旧不良,极易感染,严重者宫颈管粘连形成宫腔积脓。也见于绝经后雌激素低下的老年女性,由于内膜菲薄,易受细菌感染。

(二)输卵管炎与输卵管积水

输卵管炎多为双侧性,输卵管呈轻度或中度肿大,伞端可部分或完全闭锁,并与周围组织粘连。输卵管炎症较轻时,伞端及峡部粘连闭锁,浆液性渗出物积聚形成输卵管积水。有时输卵管积脓变为慢性,脓液逐渐被吸收,浆液性液体继续自管壁渗出充满管腔,亦可形成输卵管积水。积水输卵管表面光滑,管壁甚薄,形成腊肠或呈曲颈的蒸馏瓶状,可游离或与周围组织有膜样粘连。

（三）输卵管卵巢炎及输卵管卵巢囊肿

输卵管发炎时波及卵巢，输卵管与卵巢相互粘连形成炎性肿块，或输卵管伞端与卵巢粘连并贯通，液体渗出形成输卵管卵巢囊肿，也可由输卵管卵巢脓肿的脓液被吸收后由渗出物替代而形成。

（四）盆腔结缔组织炎

内生殖器急性炎症或阴道、宫颈有创伤时，病原体经淋巴管进入盆腔结缔组织而引起组织充血、水肿及中性粒细胞浸润。开始局部增厚，质地较软，边界不清，以后向两侧盆壁呈扇形浸润，若组织化脓则形成盆腔腹膜外脓肿，可自发破入直肠或阴道。若由宫颈炎症蔓延至宫骶韧带处，会使纤维组织增生、变硬，若蔓延范围广泛，可使子宫固定，宫颈旁组织也增厚，形成"冰冻骨盆"。

（五）盆腔腹膜炎

盆腔内器官发生严重感染时往往蔓延到盆腔腹膜。发炎的腹膜充血、水肿，并有少量含纤维素的渗出液，形成盆腔脏器粘连。当有大量的脓性渗出液积聚于粘连的间隙内，可形成散在小脓肿；积聚于直肠子宫陷凹处则形成盆腔脓肿，较多见。脓肿可破入直肠而使症状突然减轻，也可破入腹腔引起弥漫性腹膜炎。

（六）败血症及脓毒血症

当病原体毒性强、数量多、患者抵抗力降低时常发生败血症。多见于严重的产褥感染、感染性流产及播散性淋病。发生 PID 后若身体其他部位发现多处炎症病灶或脓肿者，应考虑有脓毒血症存在，需经血培养证实。

（七）肝周围炎

肝周围炎（Fitz-hugh-Curtis 综合征）是指肝包膜炎症而无肝实质损害的肝周围炎。淋病奈瑟菌及衣原体感染均可引起。由于肝包膜水肿，吸气时右上腹疼痛。肝包膜上有脓性或纤维渗出物，早期在肝包膜与前腹壁腹膜之间形成松软粘连，晚期形成琴弦样粘连。5%～10%输卵管炎可出现此综合征，临床表现为继下腹痛后出现右上腹痛，或下腹疼痛与右上腹疼痛同时出现。

三、临床表现

（一）急性盆腔炎

1.症状

轻者无症状或症状轻微，常见症状为下腹痛、发热、阴道分泌物增多，重者可有寒战、高热、头痛、食欲缺乏。若有脓肿形成可有下腹部包块及局部压迫刺激症状。

2.体征

患者呈急性面容，体温升高，心率加快，腹胀，小腹伴有压痛、反跳痛及肌紧张，肠鸣音减弱或消失。妇科检查阴道可充血，大量脓性分泌物从宫颈外流；宫颈充血、水肿、举痛明显；宫体增大，有压痛，活动受限；子宫两侧压痛明显，若有脓肿形成则可触及包块且压痛明显。急性盆腔炎发展可引起弥漫性腹膜炎、败血症、感染性休克，严重者可危及生命。

（二）慢性盆腔炎

1.症状

全身症状多不明显，有时出现低热、乏力。由于病程较长，部分患者可有神经衰弱症状。当患者抵抗力下降时，易急性发作。慢性炎症形成的瘢痕粘连以及盆腔充血，常引起腰骶部酸痛、下腹部坠胀、隐痛。常在月经前后、劳累、性交后加重。慢性炎症导致盆腔淤血，患者出现经量增

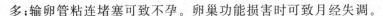

多;输卵管粘连堵塞可致不孕。卵巢功能损害时可致月经失调。

2.体征

子宫后倾、后屈,活动受限或粘连固定。输卵管积水或输卵管卵巢囊肿,盆腔一侧或两侧可触及囊性肿物,活动受限。盆腔结缔组织炎时,子宫一侧或两侧有片状增厚、压痛,宫骶韧带常增粗、变硬,有触痛。输卵管炎症时,子宫一侧或两侧触及呈索条状的增粗输卵管,伴有轻度压痛。

四、治疗要点

盆腔炎性疾病的治疗原则是及时给予足量的抗生素,必要时手术治疗。对慢性盆腔炎可采用支持疗法、物理治疗、药物治疗和手术治疗等措施控制炎症、消除病灶。

五、护理措施

(一)手术护理

为需手术治疗的患者做好术前准备、术中配合和术后护理。患者出现高热时宜采取物理降温;若有腹胀应行胃肠减压;遵医嘱输液并给予足量有效抗生素。注意纠正电解质紊乱和酸碱失衡状况;观察输液反应等。

(二)减轻不适

必要时,按照医嘱给予镇静镇痛药物缓解患者的不适。

(三)指导随访

对于接受抗生素治疗的患者应在 72 小时内随诊以确定疗效。若此期间症状无改善,则需进一步检查,重新进行评估,必要时行腹腔镜或手术探查。对沙眼衣原体及淋病奈瑟菌感染者,可在治疗后 4~6 周复查病原体。

(丁阿丽)

第六节　子宫内膜异位症

子宫内膜异位症是指具有生长功能的子宫内膜生长在子宫腔内壁以外引起的症状和体征。异位的子宫内膜绝大多数局限在盆腔内的生殖器官和邻近器官的腹膜面,故临床上称为盆腔子宫内膜异位症。当子宫内膜生长在子宫肌层内称子宫腺肌病,部分患者两者可合并存在。

子宫内膜异位症的发病率近年来明显增高,是目前常见的妇科病之一。多见于 30~40 岁的女性。本病为良性病变,但有远距离转移和种植能力。初潮前无发病者,绝经后异位的子宫内膜组织可逐渐萎缩吸收,妊娠或使用性激素抑制卵巢功能可暂时阻止本病的发展,因此,子宫内膜的发病与卵巢的周期性变化有关。也发生周期性出血,引起周围组织纤维化、粘连,病变局部形成紫蓝色硬结或包块。卵巢的子宫内膜异位症最为常见,卵巢内的异位内膜因反复出血而形成多个囊肿,但以单个多见,故又称为卵巢子宫内膜异位囊肿。囊肿内含暗褐色黏稠的陈旧血,状似巧克力液体,故又称为卵巢巧克力囊肿。

一、护理评估

(一)病史

1.月经史

初潮年龄,月经周期、经期、经量是否正常,有无痛经或其他伴随症状。痛经的性质,是否为进行性加重。

2.婚育史

结婚年龄,婚次,夫妻性生活情况,有无经期性交,生育情况,足月产、早产、流产次数,现有子女数等。

3.既往病史

有无先天性生殖道畸形、子宫手术或经期盆腔检查等情况。

(二)身心状态

1.身体状态

(1)痛经:痛经是子宫内膜异位症的典型症状,其特点为继发性和进行性加重。疼痛多位于下腹部和腰骶部,可放射至阴道、会阴、肛门或大腿,常于月经来潮前 1~2 天开始,经期第一天最为剧烈,以后逐渐减轻,至月经干净时消失。

(2)月经失调:部分患者有经量增多和经期延长,少数出现经前期点滴出血。月经失调可能与卵巢无排卵、黄体功能不足等有关。

(3)性交痛:由于异位的内膜出现在子宫直肠陷凹或病变导致子宫后倾固定,性交时子宫颈受到碰撞及子宫收缩和向上提升,可引起疼痛。

(4)不孕:占 40% 左右,其不孕的原因可能与盆腔内器官和组织广泛粘连和输卵管的蠕动减弱,影响卵子的排出、摄取和受精卵的运行有关。

2.心理状态

由于疼痛、不孕造成患者顾虑重重,心理压力大,需要手术的患者会有紧张、恐惧等心理问题。

(三)诊断性检查

1.妇科检查

典型者子宫后倾固定,盆腔检查可扪及盆腔内有触痛性结节或子宫旁有不活动的囊性包块。

2.辅助检查

(1)B 超检查:可确定卵巢子宫内膜异位囊肿的位置、大小和形状。

(2)腹腔镜检查:可发现盆腔内器官或子宫直肠陷凹、子宫骶骨韧带等处有紫蓝色结节。

二、护理诊断

(一)焦虑

其与不孕和需要手术有关。

(二)知识缺乏

其与缺乏自我照顾及与手术相关的知识有关。

(三)舒适改变

其与痛经及手术后伤口有关。

三、护理目标

(1)患者能正确认识疾病的性质及发生原因,解除紧张、恐惧的心理,坚定治疗信心。

(2)患者自觉疼痛症状缓解。

四、护理措施

(1)心理护理:许多年轻患者因顽固的痛经、不孕等情况而焦虑。护理人员应多关心和理解患者,说明该病只要坚持用药或采取必要的手术便可改善症状,鼓励患者树立信心,积极配合治疗,对尚未生育的患者应给予指导和帮助,促使其尽早受孕。

(2)做好卫生宣传教育工作,防止经血逆流,如有先天性生殖道畸形或后天性炎性阴道狭窄、宫颈粘连等应及时手术。凡进入宫腔内的经腹手术,应保护腹壁切口和子宫切口,防止子宫内膜种植到腹壁切口或子宫切口。经期应避免盆腔检查和性交。

(3)使用激素治疗患者,应介绍服药的注意事项及用后可能出现的反应(恶心、食欲缺乏、闭经、乏力或体重增加等),使其解除思想顾虑,提高治疗效果。

(4)用药期间注意有无卵巢子宫内膜异位囊肿破裂的征象,如出现急性腹痛应及时通知医师,并做好剖腹探查的各项准备。

(5)对需要手术者应按腹部手术做好术前准备和术后护理。

(6)出院健康教育,加强患者对病程及治疗的认识,指导伤口处理和康复教育,术后6周避免盆浴和性生活,6周后来院复查。

五、评价

(1)患者无焦虑的表现并对治疗充满信心。

(2)患者能按时服药并了解药物的反应。

(3)自觉症状缓解和消失。

(丁阿丽)

第七节 子宫腺肌病

子宫腺肌病是指当子宫内膜腺体和间质侵入子宫肌层时,形成弥漫或局限性的病变,是妇科常见病。多发生于30~50岁经产妇;约15%患者同时合并子宫内膜异位症;约50%患者合并子宫肌瘤;临床病理切片检查,发现10%~47%子宫肌层中有子宫内膜组织,但35%无临床症状。

多次妊娠及分娩、人工流产、慢性子宫内膜炎等造成子宫内膜基底层损伤,子宫内膜自基底层侵入子宫肌层内生长,可能是主要原因。此外,由于内膜基底层缺乏黏膜下层的保护,在解剖机构上子宫内膜易于侵入肌层。腺肌病常合并子宫肌瘤和子宫内膜增生,提示高水平雌孕激素刺激,也可能是促进内膜向肌层生长的原因之一。

应视患者症状、年龄、生育要求而定。药物治疗,适用于症状较轻,有生育要求和接近绝经期的患者;年轻或希望生育的子宫腺肌瘤患者,可试行病灶挖除术;症状严重、无生育要求或药物治疗无效者,应行全子宫切除术。

一、护理评估

(一)健康史

了解患者年龄、婚姻、月经史、婚育史、生育史、出现典型症状的情况及对患者身心的影响,了解患者既往患病史。子宫腺肌病多发生于生育年龄的经产妇,常合并内异症和子宫肌瘤,有多次妊娠及分娩或过度刮宫史。生殖道阻塞,如单角子宫、宫颈阴道不通畅患者等常同时合并腺肌病。

(二)生理状况

1.症状

询问患者是否有经量过多、经期延长和逐渐加重的进行性痛经。

2.体征

妇科检查时子宫均匀性增大或局限性隆起、质硬且有压痛。

3.辅助检查

阴道B超提示子宫增大,肌层中不规则回声增强;盆腔MRI可协助诊断;宫腔镜下取子宫肌肉活检,可确诊。

(三)高危因素

1.年龄

40岁以上的经产妇。

2.子宫损伤

多次妊娠、人工流产、慢性子宫内膜炎等造成子宫内膜基底层损伤。

3.先天不足

生殖道阻塞,如单角子宫、宫颈阴道不通、有子宫无阴道的先天畸形等。

4.卵巢功能失调

高水平雌孕激素刺激者,如子宫肌瘤、子宫内膜增生患者。

(四)心理-社会因素

了解患者对疾病的认知,是否存在焦虑、恐惧等表现;了解患者家庭关系,是否因不孕或继发不孕影响夫妻、家庭关系;了解患者的经济水平等。

二、护理诊断

(一)焦虑

其与月经改变和痛经有关。

(二)知识缺乏

其与缺乏自我照顾及与手术相关的知识有关。

(三)舒适改变

其与痛经有关。

三、护理目标

(1)患者能正确认识疾病的性质及发生原因,解除紧张、恐惧的心理,坚定治疗信心。

(2)患者自觉疼痛症状缓解。

四、护理措施

(一)症状护理

1.月经改变

经量增多者,指导患者使用透气棉质卫生巾,保留卫生巾称重,以评估月经量;经期延长者,早晚用温开水清洗外阴各 1 次,以防逆行感染。若合并贫血,需指导患者遵医嘱服用药物,观察贫血的改善情况。

2.痛经

询问患者疼痛部位、性质、疼痛开始时间及持续时间。疼痛轻者,指导患者腹部热敷、卧床休息;疼痛重者,遵医嘱给予前列腺素合成酶抑制剂。

(二)用药护理

1.口服避孕药

其适用于轻度内异症患者,常用低剂量高效孕激素和炔雌醇复合制剂,用法为每天 1 片,连续用 6～9 个月,护士需观察药物疗效,观察有无恶心、呕吐等不良反应。

2.促性腺激素释放激素激动剂

常用药物:亮丙瑞林 3.75 mg,月经第 1 天皮下注射后,每隔28 天注射 1 次,共 3～6 次。需观察有无潮热、阴道干燥、性欲减退和骨质丢失等不良反应,停药后可消失。连续用药 3 个月以上者,需添加小剂量雌激素和孕激素,以防止骨质丢失。

3.左炔诺孕酮宫内节育器(LNG-ZUS)

治疗初期部分患者会出现淋漓出血、下移甚至脱落等,需加强随访。

(三)手术护理

1.保守手术

如小病灶挖除术或子宫肌壁楔形切除术,可明显减轻症状并增加妊娠概率。指导其术后6 个月受孕。

2.子宫切除术

年轻或未绝经的患者可保留卵巢;绝经后或合并严重子宫内膜异位症者,可行双卵巢切除术。

(四)心理护理

(1)痛经、月经改变及贫血者影响生活质量,患者焦虑烦躁,向患者说明月经时轻度疼痛不适是生理反应,给予舒缓的音乐、舒适的环境,保证足够的休息和睡眠,患者及家属、护士共同制订规律而适度的锻炼计划,家属督促患者适度锻炼,可缓解患者的心理压力。

(2)手术患者担心预后和性生活,说明子宫切除术后症状可基本消失,生活质量会得到改善。此外,子宫是月经来潮和孕育胎儿的器官,切除子宫不会男性化,增加对治疗的信心。

(五)健康指导

(1)指导患者随访:手术患者出院后 3 个月到门诊复查,了解术后康复情况。

(2)保守手术和子宫切除患者,术后休息 1～3 个月,3 个月之内避免性生活及阴道冲洗,避免提举重物,防止正在愈合的腹部肌肉用力,并应逐渐加强腹部肌肉的力量。未经医护人员许可避免从事可增加盆腔充血的活动,如跳舞、久站等。

(3)有生殖道阻塞疾病时,嘱患者积极治疗,实施整形手术。

(4)对实施保守手术治疗的患者,指导其术后 6 个月受孕。

(5)注意高危因素与妇科疾病的相关性,定期做好妇科病普查。

五、评估

(1)医务人员避免过度刮宫,减少内膜碎片进入肌层的机会。

(2)药物治疗过程中如出现严重的绝经期症状,可酌情反向添加治疗提高雌激素水平,降低相关血管症状和骨质疏松的发生,也可提高患者的顺应性。

(丁阿丽)

第八节　子宫脱垂

子宫脱垂是指子宫从正常位置沿阴道下降,子宫颈外口达到坐骨棘水平以下,甚至子宫部分或全部脱出阴道口外,常伴有阴道前后壁膨出。

一、护理评估

(一)健康史

1.病因与发病机制

(1)分娩损伤:分娩损伤是最主要的原因。在分娩过程中,产妇过早屏气,第二产程延长或经阴道手术助产,盆底肌肉、筋膜以及子宫韧带过度伸展,甚至撕裂,分娩后未及时修补或修补不佳。产褥期产妇过早体力劳动,过高的腹压会压迫子宫向下移位发生脱垂。

(2)长期腹压增加:如长期慢性咳嗽、习惯性便秘、久站、久蹲等使腹内压增高,迫使子宫向下移位,导致脱出,产褥期腹压增加更容易导致子宫脱垂。

(3)盆底组织发育不良或退行性变:子宫脱垂偶见于未产女性,主要为先天性盆底组织发育不良所致。老年女性盆底组织萎缩退化或支持组织削弱,也可发生子宫脱垂。

2.病史评估

了解患者分娩史,评估其有无第二产程延长、阴道助产等难产史,产后恢复情况;了解患者有无慢性病病史,如长期慢性咳嗽等;是否存在先天性盆底组织发育不良。

(二)身心状况

1.症状

子宫脱垂轻度时(Ⅰ度)可无自觉症状,加重后(Ⅱ、Ⅲ度)出现以下症状。

(1)下坠感及腰背酸痛:常在久站、走路与重体力劳动时加重,卧床休息后症状减轻。

(2)肿物自阴道脱出:走路、蹲或排便等腹压增加时,阴道口有一肿物脱出。轻者平卧休息后可自行恢复,重者不能自行恢复,需用手还纳,甚至用手也难以还纳,行走不便。

(3)阴道分泌物增多:脱出的子宫及阴道壁由于反复摩擦而发生感染,有脓血性分泌物渗出。

(4)大小便异常:由于膀胱、尿道膨出,患者常伴有尿频、尿急甚至尿潴留或压力性尿失禁。直肠膨出的患者可伴有便秘和排便困难等。

2.体征

患者取膀胱截石位,根据患者向下用力屏气时子宫下降的程度,将子宫脱垂分为三度。

(1)Ⅰ度:轻型为子宫颈外口距处女膜处小于 4 cm,但未达处女膜缘;重型为宫颈外口已达处女膜缘,检查时在阴道口可见子宫颈。

(2)Ⅱ度:轻型为宫颈已脱出阴道口,但宫体仍在阴道内;重型为宫颈或部分宫体脱出阴道口外。

(3)Ⅲ度:子宫颈及宫体全部脱出至阴道口外。脱出的子宫及阴道壁由于长期暴露摩擦,导致宫颈及阴道壁可见溃疡,有少量阴道出血或脓性分泌物。

3.心理-社会状况

由于长期的子宫脱垂使患者行动不便,不能从事体力劳动,使工作和生活受到影响,患者感到烦恼、痛苦;严重会影响性生活,患者常出现烦躁、焦虑、情绪低落等。

二、辅助检查

注意检查血常规,注意张力性尿失禁及妇科检查情况。

三、护理诊断及合作性问题

(1)焦虑:与长期的子宫脱出影响日常生活和工作有关。

(2)舒适的改变:与子宫脱出影响行动有关。

(3)组织完整性受损:与外露子宫、阴道前后壁长期摩擦有关。

四、护理目标

(1)患者情绪稳定,能配合治疗、护理活动。

(2)患者病情缓解,舒适感增加。

(3)患者组织完整,无受损。

五、护理措施

(一)一般护理

(1)指导患者保持外阴干燥、清洁,每天用流水冲洗外阴,禁止使用刺激性强的药液。有溃疡者每天用 0.02% 高锰酸钾液坐浴 1~2 次,每次 20~30 分钟,勤换内衣裤。

(2)有肿块脱出者及早就医,及时回纳脱出物并教会患者正确的回纳手法,病情重不能回纳者,应卧床休息,减少下地活动次数和时间。

(3)教给患者做盆底肌肉锻炼,如做提肛运动;指导患者避免增加腹压的因素,如咳嗽、久站及久蹲等;保持大便通畅,每天进食蔬菜应保持 500 g。

(4)每天为患者提供酸性果汁,可保持尿液呈酸性,不利于细菌生长;指导患者练习卧床排尿;若有肿块脱出影响排尿,指导患者排尿前先将脱出物还纳;尿潴留留置尿管者,应间歇放尿以训练膀胱功能。排尿功能恢复正常后,鼓励患者每天饮水 2 000 mL 以上。

(5)嘱患者加强营养,进食高蛋白、高维生素食物,增强体质。

(二)心理护理

帮助患者树立战胜疾病的信心,耐心讲解子宫脱垂的知识和预后,鼓励病友间交流沟通,促进积极因素。

（三）病情监护

观察患者有无外阴异物感,子宫脱垂的程度;注意阴道分泌物的颜色、气味、性状。

（四）治疗护理

1.治疗原则

治疗以安全、简单、有效为原则。

(1)非手术治疗:用于Ⅰ度轻型子宫脱垂,年老不能耐受手术或需要生育者。①支持疗法:注意休息,增加营养,保持大便通畅,避免重体力劳动,治疗增加腹压的疾病,加强盆底肌的锻炼。②子宫托:子宫托是一种支持子宫和阴道壁使其维持在阴道内不脱出的工具,适用于各度子宫脱垂及阴道前后壁膨出的患者。重度子宫脱垂伴盆底肌明显萎缩以及宫颈或阴道壁有炎症或有溃疡者均不宜使用,经期和妊娠期停用。

(2)手术治疗:适用于非手术治疗无效或Ⅱ度、Ⅲ度子宫脱垂者。手术方式主要包括:阴道前后壁修补术;阴道前后壁修补加主韧带缩短及宫颈部分切除术,也叫曼彻斯特手术;经阴道子宫全切除及阴道前后壁修补术;阴道纵隔成形术等。

2.治疗配合及特殊专科护理

(1)支持治疗的护理:教会患者做盆底肌肉锻炼增强盆底肌肉张力。做缩肛运动,用力收缩3～10秒,放松5～10秒,每次连续5～10分钟,每天3～4次,持续3个月。

(2)教会患者使用子宫托(图6-1)。①放托:患者排空直肠、膀胱,洗净双手,取半卧位或蹲位,双腿分开,一手持子宫托盘呈倾斜位进入阴道内,将托柄向内、向上旋转,直至托盘达子宫颈,向下屏气,使托盘吸附于宫颈,托柄弯曲度朝前,对正耻骨弓后面。②取托:手指捏住托柄轻轻摇晃,待负压消失后向后外方牵拉取出。③注意事项:放置子宫托之前阴道应有一定水平的雌激素作用,绝经后的女性可用阴道雌激素霜剂,4周后再使用子宫托;经期和妊娠期停用;选择大小合适的子宫托,以放置后不脱出又无不适为宜;每晚取出洗净,次晨放入,切忌久置不取,以免过久压迫导致生殖道糜烂、溃疡甚至瘘;放托后,分别于第1、3、6个月时到医院检查1次,以后每3～6个月到医院复查。

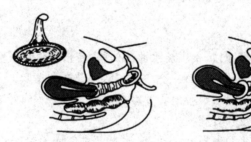

图6-1 喇叭形子宫托及放置

(3)做好术前、术后护理。术前护理同外阴、阴道手术护理。术后除按外阴、阴道手术患者的护理外,应卧床休息7～10天,留尿管10～14天。避免增加腹压,坚持肛提肌锻炼。

六、健康指导

休息3个月,3个月内禁止性生活、盆浴,半年内避免重体力劳动;术后2个月、3个月分别门诊复查;宣传产后护理保健知识,进行产后体操锻炼和盆底肌锻炼,增强体质;积极治疗便秘、慢性咳嗽等长期性疾病;实行计划生育。

七、护理评价

评价护理目标是否达到,护理措施的实施情况,健康指导是否落实到位,有无新的护理问题出现。

(丁阿丽)

第九节 葡 萄 胎

葡萄胎是因妊娠后胎盘滋养细胞增生,间质高度水肿,出现大小不一的水泡,水泡间借蒂相连成串,形如葡萄而得名,也称水泡状胎块。葡萄胎分为完全性葡萄胎和部分性葡萄胎两类,其中大多数为完全性葡萄胎。其主要病理变化:完全性葡萄胎表现为水泡状胎块占满整个子宫腔,无胎儿及其附属物。镜下见绒毛体积增大,滋养细胞增生,间质高度水肿和间质内胎源性血管消失。部分性葡萄胎表现为仅部分绒毛变为水泡,常合并胚胎组织,胎儿多已死亡。镜下见部分绒毛水肿,滋养细胞轻度增生,间质内可见有核红细胞的胎源性血管,还可见胚胎和胎膜的组织结构。

一、护理评估

(一)健康史

了解患者有无导致葡萄胎的高危因素,如妊娠年龄、社会经济地位、营养状况等。了解患者及其家族的既往疾病史,包括滋养细胞疾病史、月经史、生育史等。

(二)身体状况

1.症状

(1)停经后阴道流血:最常见症状,多在停经 8 周后出现不规则阴道流血,量多少不定,呈反复性,有时血中可发现水泡状物排出。葡萄胎反复出血如不及时治疗,可导致贫血及继发感染。

(2)妊娠呕吐:较正常妊娠发生早,症状严重而持续时间长。

(3)妊娠期高血压疾病征象:可在妊娠 20 周前出现高血压、水肿和蛋白尿且症状严重。

(4)腹痛:由葡萄胎生长迅速使子宫过度扩张所致,表现为阵发性下腹痛,一般不剧烈,能忍受。若发生黄素化囊肿扭转或破裂,可出现急腹症。

2.体征

(1)子宫异常增大、变软:大多数葡萄胎患者的子宫大于相应的停经月份的妊娠子宫,质地变软,并伴有血清 HCG 水平异常升高。

(2)卵巢黄素化囊肿:由于大量 HCG 刺激卵巢,卵泡内膜细胞发生黄素化而形成囊肿,称为卵巢黄素化囊肿。常为双侧,葡萄胎清除后 2~4 个月可自行消退。

(三)心理-社会状况

患者知情后会出现极大的情绪不安,担心疾病会恶变或对今后生育有影响,并表现出对清宫手术的恐惧和担心。

(四)辅助检查

1.人绒毛膜促性腺激素(HCG)测定

葡萄胎因滋养细胞高度增生,产生大量 HCG,患者血清、尿中的 HCG 均增高,且持续不降。如血清中的 β-HCG 在 100 kU/L 以上。

2.B 超检查

B 超检查可见子宫大于相应孕周大小的子宫,无妊娠囊或胎心搏动,子宫腔内充满不均质密集状或短条状回声,呈"落雪状",若水泡较大而形成大小不等的回声区,则呈"蜂窝状"。

(五)处理要点

1.清宫术

葡萄胎一经确诊,应及时清除子宫腔内容物。术后选取水泡小、贴近子宫壁的组织送病理检查。子宫大一次刮净有困难时,可于 1 周后行第二次刮宫。

2.预防性化疗

下列情况可考虑采用预防性化疗:①清宫后 HCG 持续不降或下降缓慢者;②子宫明显大于相应孕周大小的子宫者;③黄素化囊肿直径大于 6 cm 者;④年龄大于 40 岁者;⑤无条件随访者。常选用甲氨蝶呤、氟尿嘧啶或放线菌素-D 单一药物化疗 1 个疗程。

3.子宫切除术

对于年龄大于 40 岁、无生育要求者,可行全子宫切除术,保留双侧卵巢。但子宫切除不能防止转移,不能替代化疗。手术后仍需定期随访。

二、护理问题

(一)焦虑/恐惧

焦虑/恐惧与担心疾病预后有关。

(二)有感染的危险

有感染的危险与反复阴道流血及清宫术有关。

(三)知识缺乏

知识缺乏与缺乏疾病的信息和随访的有关知识有关。

三、护理措施

(一)一般护理

保持病房内空气清新、安静舒适,告知患者卧床休息。鼓励患者进高热量、高蛋白质、高维生素、易消化的食物,以增强机体的抵抗力。

(二)病情观察

1.严密观察

阴道流血情况排出物中有无水泡样组织,并嘱患者保留会阴垫,以便准确估计出血量。

2.监测生命体征

发现患者阴道大量流血及清宫术中大出血时,应立即报告医师,并严密观察患者面色、血压、脉搏、呼吸等征象。

(三)对症护理

(1)术前应建立静脉通路,补充血容量,吸氧,备好缩宫素、抢救药品及物品。

（2）保持外阴部清洁，每天擦洗。

（3）遵医嘱使用抗生素，复查血常规。

（四）心理护理

引导患者说出心理感受，评估患者对疾病的心理承受能力、接受清宫术的心理准备及目前存在的主要心理问题。多与患者沟通，解答患者疑问，解除不必要的思想顾虑。

（五）健康指导

葡萄胎患者作为高危人群，其随访有重要意义。通过定期随访，可早期发现妊娠滋养细胞肿瘤并及时治疗。随访应包括：①HCG定量测定，葡萄胎清宫术后每周测定1次，直至降低到正常水平。随后3个月内仍每周1次，此后3个月每2周1次，然后每月检查1次持续半年，此后每半年1次，共随访2年。②在随访HCG的同时，应注意月经是否规则，有无异常阴道流血、咳嗽、咯血及其他转移灶症状，定时做妇科检查、盆腔B超检查及胸部X线检查。

葡萄胎随访期间必须严格避孕1年。首选避孕套，一般不选用宫内节育器或药物避孕，以免穿孔或混淆子宫出血的原因。

（丁阿丽）

第十节 侵蚀性葡萄胎与绒毛膜癌

侵蚀性葡萄胎是指葡萄胎组织侵入子宫肌层引起组织破坏或转移至子宫以外，是继发于葡萄胎之后，具有恶性肿瘤行为，但恶性程度不高，多发生在葡萄胎清除后6个月内。绒毛膜癌（choriocarcinoma，CC）是一种高度恶性肿瘤，可继发于正常或异常妊娠之后，早期即可通过血行转移至全身，破坏组织及器官，引起出血坏死。

侵蚀性葡萄胎病理特点为大体可见子宫肌层内有大小不等、深浅不一的水泡状组织。病灶接近子宫浆膜层时，表面可见紫蓝色结节。镜下可见侵入子宫肌层的水泡状组织的形态和葡萄胎相似，绒毛结构及滋养细胞增生和分化不良。绒毛膜癌原发于子宫，肿瘤常位于子宫肌层内，也可突向子宫腔或穿破浆膜，病灶为单个或多个，与周围组织分界清，质地软而脆，暗红色，伴出血坏死。镜下表现为滋养细胞极度不规则增生，肿瘤中不含间质和自身血管，无绒毛或水泡状结构。

一、护理评估

（一）健康史

详细询问患者月经史、生育史及避孕情况，有无妊娠史；如果是葡萄胎清宫术后患者，应详细了解第一次刮宫情况，包括刮宫时间、水泡大小、刮宫量及病理检查结果；了解葡萄胎排空后的随访情况，流产、足月产、异位妊娠后的恢复情况。

（二）身体状况

1.症状

（1）不规则阴道流血：在葡萄胎清宫术、流产或分娩后，出现持续不规则的阴道流血，量多少不定，可继发贫血。

（2）假孕症状：由于肿瘤分泌的 HCG 及雌、孕激素的作用，表现为乳房增大，乳头及乳晕着色，甚至有初乳样分泌，外阴、阴道、子宫颈着色，生殖道质地变软。

（3）腹痛：一般无腹痛。若病灶穿破子宫浆膜层时，可引起急性腹痛。

（4）转移灶症状：侵蚀性葡萄胎及绒毛膜癌主要转移途径是血行播散，出现肺转移、阴道转移、肝转移、脑转移。

2.体征

子宫增大，质地软，形态不规则，有时可触及两侧或一侧卵巢黄素化囊肿。如肿瘤穿破子宫导致腹腔内出血，可有腹部压痛及反跳痛。

（三）心理-社会状况

患者对疾病的预后产生无助感，恐惧化疗和手术。常因子宫切除造成生育无望而绝望，迫切希望得到其亲人的理解和帮助。

（四）辅助检查

1.血 β-HCG 测定

在葡萄胎排空后 9 周或流产、足月产、异位妊娠后 4 周持续阳性。

2.B 超检查

子宫肌层内可见无包膜的强回声团块等。

3.胸部 X 线检查

最初 X 线征象为肺纹理增粗，典型表现为棉絮状或团块状阴影。

4.MRI 检查

可发现肺、脑、肝等部位的转移病灶。

5.组织病理学检查

观察侵犯范围、有无绒毛结构，可区别葡萄胎、侵蚀性葡萄胎及绒毛膜癌（表 6-1）。

表 6-1　葡萄胎、侵蚀性葡萄胎、绒毛膜癌的鉴别

项目	葡萄胎	侵蚀性葡萄胎	绒毛膜癌
病史	无	多发生在葡萄胎清宫术后 6 个月以内	常发生在各种妊娠后 12 个月以上
绒毛结构	有	有	无
浸润深度	蜕膜层	肌层	肌层
组织坏死	无	有	有
肺转移	无	有	有
肝、脑转移	无	少	较易
HCG 测定	＋	＋	＋

（五）处理要点

以化疗为主，手术和放疗为辅。年轻未生育者尽可能不切除子宫，以保留生育能力。

如不得已切除子宫者仍可保留正常的卵巢。需手术治疗者一般主张先化疗，待病情基本控制后再行手术，对肝、脑有转移的重症患者，除以上治疗外，可加用放疗治疗。

二、护理问题

(一)有感染的危险
有感染的危险与阴道流血、化疗导致机体抵抗力降低,晚期患者长期卧床有关。

(二)预感性悲哀
预感性悲哀与担心疾病预后有关。

(三)潜在并发症
阴道转移、肺转移、脑转移。

三、护理措施

(一)一般护理
保持病室空气清新,温度适宜,定期进行病房消毒。嘱患者卧床休息,鼓励患者进高蛋白质、高维生素、易消化的饮食。

(二)病情观察
除观察患者阴道流血及腹痛情况外,还应注意有无咯血、呼吸困难等肺转移症状,及有无头痛、呕吐、视力障碍、偏瘫等脑转移征象。发现异常情况,立即报告医师并配合抢救工作。

(三)对症护理
1.预防感染

(1)监测体温、血常规的变化,对全血细胞减少或白细胞计数减少的患者遵医嘱少量多次输新鲜血或行成分输血,并进行保护性隔离。

(2)限制探陪人员,嘱患者少去公共场所,以防感染。

(3)遵医嘱应用抗生素。

2.有转移病灶患者的护理

(1)阴道转移患者的护理:①禁止做不必要的阴道检查,密切观察阴道出血情况;②备血并准备好各种抢救器械和物品;③如破溃大出血,应立即通知医师并配合抢救。

(2)肺转移患者的护理:①卧床休息,有呼吸困难者给予半卧位,并吸氧;②对大咯血患者,应严密观察有无窒息及休克,如发现异常应立即通知医师,给予头低侧卧位,轻叩背部,排出积血,保持呼吸道通畅。

(3)脑转移患者的护理:①采取相应的护理措施,预防跌倒、吸入性肺炎、压疮等情况;②积极配合医师治疗,按医嘱补液,给予止血剂、脱水剂、吸氧、化疗等;③配合医师做好 HCG 测定、腰椎穿刺、CT 等检查。

(四)心理护理
主动与患者交谈,鼓励其宣泄内心的痛苦。耐心讲解疾病有关知识、治疗方法与治疗效果,列举治疗成功的病例,帮助患者树立战胜疾病的信心。

(五)健康指导
指导患者严密随访。第 1 年每月随访 1 次,1 年后每 3 个月随访 1 次共 3 年,以后每年 1 次共 5 年。随访内容及避孕指导同葡萄胎的相关内容。

(丁阿丽)

第十一节 子宫肌瘤

子宫平滑肌瘤简称子宫肌瘤,是女性生殖器官中最常见的一种良性肿瘤。主要由子宫平滑肌组织增生而成,其间还有少量的纤维结缔组织。多见于 30～50 岁女性。由于肌瘤生长速度慢,对机体影响不大。所以,子宫肌瘤的临床报道发病率远比真实的要低。

一、病因

确切病因仍不清楚。好发于生育年龄女性,而且绝经后肌瘤停止生长,甚至萎缩、消失,发生子宫肌瘤的女性常伴发子宫内膜的增生。所以,绝大多数的学者认为子宫肌瘤的发生与女性激素有关,特别是雌激素。雌激素可以使子宫内膜增生,使子宫肌纤维增生肥大,肌层变厚,子宫增大,而且肌瘤组织经过检验,其中雌激素受体和雌二醇的含量比正常子宫肌组织高。所以,目前认为子宫肌瘤与长期和大量的雌激素刺激有关。

二、病理

(一)巨检

肌瘤为实质性球形结节,表面光滑,与周围肌组织有明显界限。外无包膜,但是肌瘤周围的肌层受压可形成假包膜。肌瘤切开后,切面呈漩涡状结构,颜色和质地与肌瘤成分有关,若含平滑肌较多,则肌瘤质地较软,颜色略红;若纤维结缔组织多,则质地较硬、颜色发白。

(二)镜检

肌瘤由皱纹状排列的平滑肌纤维相互交叉组成,切面呈漩涡状,其间掺有不等量的纤维结缔组织。细胞大小均匀,呈卵圆形或杆状,核染色质较深。

三、分类

(一)按肌瘤生长部位分类

子宫体肌瘤(90%)与子宫颈肌瘤(10%)。

(二)按肌瘤生长方向与子宫肌壁的关系分类

1.肌壁间肌瘤

最多见,占总数的 60%～70%。肌瘤全部位于肌层内,四周均被肌层包围。

2.浆膜下肌瘤

占总数的 20%。肌瘤向子宫浆膜面生长,突起于子宫表面,外面仅有一层浆膜包裹。这种肌瘤还可以继续向浆膜面生长,仅留一细蒂与子宫相连,成为带蒂的浆膜下肌瘤,活动度大。蒂内有供应肌瘤生长的血管,若因供血不足,肌瘤易变性、坏死;若发生蒂扭转,可出现急腹痛。若因扭转而造成断裂,肌瘤脱落至腹腔或盆腔,可形成游离性肌瘤。有些浆膜下肌瘤生长在宫体侧壁,突入阔韧带,形成阔韧带肌瘤。

3.黏膜下肌瘤

占总数的 10%～15%。肌瘤向宫腔内生长,并突出于宫腔,仅由黏膜层覆盖,称黏膜下肌瘤。黏膜下肌瘤使宫腔变形、增大,易形成蒂。在宫腔内就好像长了异物一样,可刺激子宫收缩,在宫缩的作用下,黏膜下肌瘤可被挤压出宫颈口外,或堵于宫颈口处,或脱垂于阴道。

各种类型的肌瘤可发生在同一子宫,称为多发性子宫肌瘤(图 6-2)。

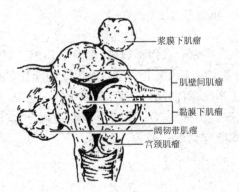

图 6-2 各型子宫肌瘤

四、临床表现

(一)症状

多数患者无明显症状,只是偶尔在进行盆腔检查时发现。肌瘤临床表现的出现与肌瘤的部位、生长速度及是否发生变性有关,而与其数量及大小关系不大。

1.月经改变

最常见的症状。主要表现为月经周期缩短,经期延长,经量过多,不规则阴道出血。其中以黏膜下肌瘤最常见。其次是肌壁间肌瘤。浆膜下肌瘤及小的肌壁间肌瘤对月经影响不明显。若肌瘤发生坏死、溃疡、感染,则可出现持续或不规则阴道流血或脓血性白带。

2.腹部包块

常为患者就诊的主诉。当肌瘤增大超过妊娠 3 个月子宫大小时,可在下腹部扪及肿块,质硬,无压痛,清晨膀胱充盈将子宫推向上方时更加清楚。

3.白带增多

子宫肌瘤使宫腔面积增大,内膜腺体分泌增多,加之盆腔充血,所以患者白带增多。若为黏膜下肌瘤脱垂于阴道,则表面易感染、坏死,产生大量脓血性排液及腐肉样组织排出,伴臭味。

4.腰酸、腹痛、下腹坠胀

常为腰酸或下腹坠胀,经期加重。通常无腹痛,只是在发生一些意外情况时才会出现:如浆膜下肌瘤蒂扭转时,可出现急性腹痛;妊娠期肌瘤发生红色变性时,可出现腹痛剧烈伴发热、恶心,黏膜下肌瘤被挤出宫腔时,可因宫缩引起痉挛性疼痛。

5.压迫症状

大的子宫肌瘤使子宫体积增大,可对周围的组织器官产生一定的压迫症状。如前壁肌瘤压迫膀胱可出现尿频、尿急;宫颈肌瘤可引起排尿困难、尿潴留,后壁肌瘤可压迫直肠引起便秘、里急后重;较大的阔韧带肌瘤压迫输尿管可致肾盂积水。

6.不孕或流产

肌瘤压迫输卵管使其扭曲管腔不通,或使宫腔变形,影响受精或受精卵着床,导致不孕、流产。

7.继发性贫血

长期月经过多、不规则出血,部分患者可出现继发性贫血,严重时全身乏力,面色苍白、气短、心悸。

(二)体征

肌瘤较大时,可在腹部触及质硬。表面不规则,结节状物质。妇科检查时,肌壁间肌瘤子宫增大,表面不规则,有单个或多个结节状突起。浆膜下肌瘤外面仅包裹一层浆膜,所以质地坚硬,呈球形块状物,与子宫有细蒂相连,可活动;黏膜下肌瘤突出于宫腔,像孕卵一样,所以整个子宫均匀增大,有时宫口扩张,肌瘤位于宫口内或脱出于阴道,呈红色、实质、表面光滑,若感染则表面有渗出液覆盖或溃疡形成,排液有臭味。

五、治疗原则

根据患者的年龄、症状、有无生育要求及肌瘤的大小等情况综合考虑。

(一)随访观察

若肌瘤小(子宫＜孕2月)且无症状,通常不需治疗,尤其近绝经年龄患者,雌激素水平低落,肌瘤可自然萎缩或消失,每3～6个月随访1次;随访期间若发现肌瘤增大或症状明显时,再考虑进一步治疗。

(二)药物治疗(保守治疗)

肌瘤在2个月妊娠子宫大小以内,症状不明显或较轻,近绝经年龄及全身情况不能手术者,均可给予药物对症治疗。

1.雄性激素

常用药物有丙酸睾酮。可对抗雌激素,使子宫内膜萎缩,直接作用于平滑肌,使其收缩而减少出血,并使近绝经期的患者提早绝经。

2.促性腺激素释放激素类似物(GnRH-a)

常用药物有亮丙瑞林或戈舍瑞林。可抑制垂体及卵巢的功能,降低雌激素水平,使肌瘤缩小或消失。适用于肌瘤较小、经量增多或周期缩短、围绝经期患者。不宜长期使用,以免因雌激素缺乏导致骨质疏松。

3.其他药物

常用药物有米非司酮。作为术前用药或提前绝经使用。但不宜长期使用,以防发生拮抗糖皮质激素的不良反应。

(三)手术治疗

手术治疗为子宫肌瘤的主要治疗方法。若肌瘤≥2.5个月妊娠子宫大小或症状明显出现贫血者,应手术治疗。

1.肌瘤切除术

适用于年轻要求保留生育功能的患者,可经腹或腹腔镜切除肌瘤,突出宫内或脱出于阴道内的带蒂的黏膜下肌瘤也可经阴道或经宫腔镜下摘除。

2.子宫切除术

肌瘤较大,多发,症状明显,年龄较大,无生育要求或已有恶变者可行子宫全切。50岁以下,卵巢外观正常者,可保留卵巢。

六、护理评估

(一)健康史

了解患者一般情况,评估月经史、婚育史,是否有不孕、流产史;询问有无长期使用雌激素类药物。如果接受过治疗,还应了解治疗的方法及所用药物的名称、剂量、用法及用药后的反应等。

(二)身体状况

1.症状

了解有无月经异常、腹部肿块、白带增多或贫血、腹痛等临床表现,了解出现症状的时间及具体表现。

2.体征

了解妇科检查结果,子宫是否均匀或不规则增大、变硬,阴道有无子宫肌瘤脱出等情况。了解 B 超检查所示结果中肌瘤的大小、个数及部位等。

(三)心理社会状况

患者及家属对子宫肌瘤缺乏认识,担心肿瘤为恶性,对治疗方案的选择犹豫不决,对需要手术治疗而焦虑不安,担心手术切除子宫可能会影响其女性特征,影响夫妻生活。

七、护理诊断

(1)营养失调:低于机体需要量与月经改变、长期出血导致贫血有关。
(2)知识缺乏:缺乏子宫肌瘤疾病发生、发展、治疗及护理知识。
(3)焦虑:与月经异常,影响正常生活有关。
(4)自我形象紊乱:与手术切除子宫有关。

八、护理目标

(1)患者获得子宫肌瘤及其健康保健知识。
(2)患者贫血得到纠正,营养状况改善。
(3)患者出院时,不适症状缓解。

九、护理措施

(一)心理护理

评估患者对疾病的认知程度,尊重患者,耐心解答患者提出的问题,告知患者和家属子宫肌瘤是妇科最常见的良性肿瘤,手术或药物治疗都不会影响今后日常生活和工作,让患者消除顾虑,纠正错误认识,配合治疗。

(二)缓解症状

对出血多需住院的患者,护士应严密观察并记录其生命体征变化情况,协助医师完成血常规及凝血功能检查、备血、核对血型、交叉配血等。注意收集会阴垫,评估出血量。按医嘱给予止血药和子宫收缩剂,必要时输血、补液、抗感染或刮宫止血。巨大子宫肌瘤者常出现局部压迫症状,如排尿不畅者应予以导尿;便秘者可用缓泻剂缓解不适症状。带蒂的浆膜下肌瘤发生扭转或肌瘤红色变性时应评估腹痛的程度、部位、性质,有无恶心、呕吐、体温升高征象。需剖腹探查时,护士应迅速做好急诊手术前准备和术中术后护理。保持患者的外阴清洁干燥,如黏膜下肌瘤脱出宫颈口者,应保持其局部清洁,预防感染,为经阴道摘取肌瘤者做好术前准备。

(三)手术护理

经腹或腹腔镜下行肌瘤切除或子宫切除术的患者按腹部手术患者的一般护理,并要特别注意观察术后阴道流血情况。经阴道黏膜下肌瘤摘除术常在蒂部留置止血钳24～48小时,取出止血钳后需继续观察阴道流血情况,按阴道手术患者进行护理。

(四)健康教育

1.保守治疗的患者

需定期随访,护士要告知患者随访的目的、意义和随访时间。应3～6个月定期复查,期间监测肌瘤生长状况、了解患者症状的变化,如有异常及时和医师联系,修正治疗方案。对应用激素治疗的患者,护士要向患者讲解用药的相关知识,使患者了解药物的治疗作用、使用剂量、服用时间、方法、不良反应及应对措施,避免擅自停药和服药过量引起撤退性出血和男性化。

2.手术后的患者

出院后1个月门诊复查,了解患者术后康复情况,并给予术后性生活、自我保健、日常工作恢复等健康指导。任何时候出现不适或异常症状,需及时随诊。

十、结果评价

(1)患者能叙述子宫肌瘤保守治疗的注意事项或术后自我护理措施。

(2)患者面色红润,无疲倦感。

(3)患者出院时,能列举康复期随访时间及注意问题。

(丁阿丽)

第十二节　不　孕　症

不孕症是指婚后或与异性同居,有正常性生活且未加避孕而2年未曾受孕者。不孕症可以分为原发性不孕和继发性不孕。婚后未避孕而从未妊娠者称为原发性不孕,曾有过妊娠而后未避孕连续2年不孕者称为继发性不孕。近年来,我国青年人结婚及生育年龄普遍后延,加之环境污染、压力增大、性传播疾病等诸多因素的不良影响,使不孕症患者明显增加。

一、病因

阻碍受孕的因素包括女方、男方和男女双方。在我国,约10%的已婚女性不能生育,据调查,不孕症跟女性因素有关的约占60%,和男性因素有关的约占30%,和双方有关的约占10%。受孕虽是一个正常的生理过程,但必须具备必要的受孕条件:卵巢必须排出正常的卵子;精液必须达到必要的质量和数量标准;精子和卵子必须能够在输卵管内相遇,结合成为受精卵并被输送到子宫腔;子宫内膜正常发育并适于受精卵着床。在这个过程中,缺失任何一个重要条件都会阻碍受孕的发生。

(一)女性不孕因素

临床常见的导致女性不孕的因素包括输卵管因素、卵巢因素、子宫因素、宫颈因素和阴道因素等。

1.输卵管因素

输卵管因素是不孕症最常见的因素。输卵管具有运送精子、拾卵和输送受精卵到宫腔的作用,同时,输卵管也是精子和卵子结合的场所。任何影响输卵管功能的病变都可导致不孕,如输卵管粘连、感染造成的堵塞,子宫内膜异位症、先天性发育不良(输卵管过长过曲等)、纤毛运动欠佳及管壁僵直蠕动功能丧失等。

2.排卵障碍

多种原因可造成卵巢功能紊乱,包括排卵因素和内分泌因素。无排卵也是常见的一种造成不孕的原因。常见的引起卵巢功能紊乱导致持续不排卵的因素有下面几种。

(1)下丘脑-垂体-卵巢轴功能紊乱,包括下丘脑性无排卵、垂体功能障碍引起无排卵月经或闭经等,精神紧张和各种心理障碍也可引起不排卵。

(2)卵巢病变,如先天性卵巢发育不全、卵巢功能早衰、多巢卵巢综合征、功能性卵巢肿瘤、卵巢子宫内膜异位囊肿等。

(3)全身性因素,如营养不良、过度肥胖、压力过大、甲状腺功能亢进或低下、重症糖尿病、肾上腺功能异常、长期服药造成的毒副作用等因素,影响卵巢功能导致不排卵。

3.子宫因素

子宫先天性畸形、发育不良或子宫黏膜下肌瘤、子宫内膜多发性息肉、宫腔粘连、子宫内膜分泌反应不良、子宫内膜炎等因素均可导致不孕、无法着床或引起不孕。

4.宫颈因素

通常精子只有穿过宫颈管才可能授精成功,如果宫颈狭窄或先天性宫颈发育异常或存在宫颈息肉和宫颈肌瘤,就会影响精子进入宫腔。宫颈炎症也可以改变宫颈黏液量和性状,影响精子活力和进入宫腔的数量。慢性宫颈炎时,宫颈黏液变稠,含有大量白细胞,不利于精子的活动和穿透,可降低受孕的可能。

5.阴道因素

先天性无阴道,处女膜闭锁,阴道横隔严重。阴道损伤都可影响性交并阻碍精子进入。严重阴道炎时,阴道 pH 发生改变,降低了精子的活力,缩短其存活时间而影响受孕。

6.免疫因素

也有些女性自身免疫存在问题,如血清中存在透明带自身抗体。其与透明带反应后阻止精子进入卵子,阻碍了受孕发生。

(二)男性不育因素

生精障碍和输精障碍是导致男性不育的主要因素。

1.精液异常

常指无精子或精子数量过少、活力不足、形态异常等。许多因素可以影响精子的数量、结构和功能,常见可能导致男性不育的精液异常的诱因如下。

(1)先天性发育异常:如先天性睾丸发育不全不能产生精子;双侧隐睾导致曲细精管萎缩等妨碍精子产生。

(2)急性或慢性疾病:如腮腺炎并发睾丸炎导致睾丸萎缩、睾丸结核破坏睾丸组织、精索静脉曲张有时影响精子质量。

(3)过多接触化学物质:如生活或工作中常接触过多杀虫剂、铅、砷等。

(4)治疗性因素:如化疗药物和放射治疗导致不孕。

(5)不良生活习惯:不良生活习惯包括长期吸烟、酗酒,或性生活过度。

(6)吸毒:包括大麻和可卡因。

(7)局部阴囊温度过高:如长期进行桑拿浴或穿紧身裤子等。

(8)其他:如精神过度紧张等精神心理障碍。

2.勃起异常

勃起异常使精子不能进入女性阴道。男性勃起受其生理和心理因素的影响。常见生理因素有先天性外生殖器畸形、生殖器炎症、内分泌疾病、慢性肾衰竭等;心理因素常见有精神情绪异常和工作压力或家庭关系紧张造成的心理压力过大等。

3.输精管道阻塞或精子运送受阻

生殖管道感染和生殖道创伤是造成输精管道阻塞或精子运送受阻的主要原因。常见的导致生殖道感染的病原体有淋病、梅毒、结核病菌、滴虫和白假丝酵母菌等,输精管感染、上尿道感染、前列腺感染都有可能导致管道粘连,降低精液活力造成不孕。外伤或手术损伤造成尿道狭窄和梗阻或手术误伤输精管或精索也会导致输精管阻塞;尿道畸形(如尿道下裂、尿道上裂)也可不利于精子进入宫颈口。

4.免疫因素

有些男性体内产生对抗自身精子的抗体可伤害精子细胞,或射出的精子因发生自身凝集无法穿透女性宫颈黏液造成不孕。

5.内分泌因素

男性内分泌也同样受下丘脑-垂体-睾丸轴调节,如果此轴调节功能紊乱,或甲状腺与肾上腺功能障碍也可影响精子的产生而致不孕。

(三)男女双方共同因素

1.缺乏性生活的基本知识

夫妇双方因为不了解生殖系统的解剖和生理的基本知识而采取非正确性生活方式。

2.精神因素

男女双方过分期盼怀孕,造成对性生活的过分紧张和心理压力;或者由于工作压力过大、身体过度疲乏、经济负担过重、家中有人患病等都可导致心理障碍而致不孕。

3.免疫因素

精液中含有多种蛋白,作为抗原,在女性生殖道内尤其在宫颈上皮吸收后产生免疫反应,继而在女性血液中或生殖道局部产生抗体,破坏精子并影响受精。

二、临床表现

不孕症共同的临床表现为夫妻规律性生活1年,未避孕未孕。不同病因导致的不孕症可能伴有相应病因的临床症状。

三、处理原则

针对不孕症的病因进行处理:掌握相关性知识;增强体质;加强营养;戒烟、不酗酒;积极治疗器质性疾病;药物促排卵或补充黄体酮;根据具体情况选择辅助生殖技术等。

四、护理评估

对不孕不育夫妇的检查和判定，应该对不孕不育夫妇一起进行护理评估，评估方法包括详细询问病史、全面身体评估、诊断性检查等手段。

(一)病史

病史应从患者多方面进行全面评估。男方病史中询问其既往有无影响生育的疾病、外伤及手术史。影响生育的生殖器官感染史，包括睾丸炎、前列腺炎和腮腺炎等，手术史包括疝修补术、输精管切除术等病史。并对男方个人生活习惯、工作环境及不良嗜好进行了解，包括其性生活情况。女方病史包括询问其年龄、生长发育史、性生活史、其他病史及既往史。重点了解其月经史（初潮时间、周期、经期、经量、有无痛经等信息）、生殖器官及妇科炎症史（阴道炎、宫颈炎、盆腔炎等）和慢性疾病史。对继发不孕者，应了解以往流产或分娩情况。有无感染史等。

病史还包括夫妻双方结婚年龄、婚育史、性生活情况（是否两地分居、采用过的避孕措施、性交频率及质量等）等。

(二)身体评估

1.全身检查

夫妇双方应进行包括第二性征发育情况在内的全身检查以排除全身性疾病，并重点检查外生殖器官有无畸形或病变。妇科检查应包括有无阴道横隔、纵隔、瘢痕或狭窄，宫颈有无异常，子宫附件有无肿块或压痛感等。男性检查包括阴茎、阴囊、前列腺等。

2.辅助检查

(1)男性检查：除全身检查外，精液常规检查必不可少。正常精液量为 $2\sim6$ mL，pH 为 $7.0\sim7.8$，在室温中放置 $5\sim30$ 分钟内完全液化，精子总数 $>8\times10^7/mL$，活动数 $>50\%$。异常精子 $<20\%$。当精液量 <1.5 mL 或精子总量 $<2\times10^7/mL$ 或精子活动数 $<50\%$ 或异常精子数 $>50\%$ 者为异常。

(2)女性检查：除妇科检查内外生殖器官的发育和病变情况外，还需进行以下检查。①卵巢功能检查：为了解卵巢有无排卵及黄体功能状态，可进行一些检查，包括基础体温测定、女性激素测定、宫颈黏液结晶检查、阴道脱落细胞涂片检查、B型超声监测卵泡发育、月经来潮前子宫内膜活组织检查等。②输卵管功能检查：通过输卵管通液术、B型超声下输卵管过氧化氢通液术及子宫输卵管碘油造影，来了解输卵管通畅情况。③宫腔镜检查：能发现子宫内膜异常情况，包括子宫畸形、宫腔粘连、黏膜下肌瘤、内膜息肉等。④性交后精子穿透力试验：根据基础体温表选择在预测的排卵期进行。在试验前3天禁止性交，并避免阴道用药或冲洗。在性交后2~8小时就诊检查。取宫颈管内黏膜涂片在显微镜下检查，每高倍视野见20个活动精子为正常。⑤腹腔镜检查：可以直接观察子宫、输卵管、卵巢有无病变或粘连，并可结合输卵管通液术，直视下确定输卵管是否通畅，必要时在病变处取活检。⑥免疫检查：判断免疫性不孕的因素是男方的自身抗体因素还是女方的抗精子抗体因素。

(三)心理-社会评估

中国曾有古训"不孝有三，无后为大"。这种文化长期对家庭和社会造成很大的负面影响，尤其是对不孕女性造成了深深的心理压力和伤害。不孕女性常常表现出没有自信、孤独和失落感，有的甚至产生罪恶感，严重影响了正常的人际交往和社会工作。男性也常被标签为性无能者，自尊心受到伤害。在接受检查和治疗中，不孕不育夫妇心理上容易产生受挫感。

护理评估要仔细评估不孕不育夫妇双方的心理反应,有时候需要夫妇在一起完成评估。有时候则根据情况单独对不孕不育夫妇进行评估。

五、护理诊断

(1)知识缺乏:缺乏性生殖解剖与生理及不孕的相关知识。

(2)长期自尊低下:与不孕症诊治过程中繁杂的检查、无效的治疗效果有关。

(3)社交孤立:与缺乏家人的支持、不愿与其他人沟通有关。

(4)慢性疼痛:与慢性盆腔炎或子宫内膜异位症引起的粘连和盆腔充血有关。

六、护理目标

(1)患者能陈述不孕的主要原因,并能积极配合各项检查和治疗。

(2)患者能够面对现实,坦然乐观并积极配合治疗。

(3)患者能够向家人及朋友诉说痛苦并寻求精神支持。

(4)患者疼痛度减轻或消失。

七、护理措施

(一)一般护理

护士应协助完成各项检查,并对其进行身心健康指导,指导患者保持健康的生活习惯,戒除不良嗜好如吸烟、酗酒或纵欲等,锻炼身体,增强体质,提高营养,保持健康状态,积极配合治疗。向女性解释诊断性检查可能引起的不适和检查所需准备。

(二)心理护理

护理人员应提供对夫妇双方的护理,尽可能单独进行以保护隐私,也可以夫妇双方同时进行。同时要认识到男性和女性对不孕症的表达方式的差异,女性可以公开谈论她们的挫折,而男性往往把情感隐藏起来。可以使用一些沟通交流的技巧如倾听、鼓励等方法帮助女性表达自己的心理感受,不要随意评判其情感的对错。指导不孕不育夫妇如何保持乐观的情绪和平稳的心态,帮助他们尽快度过悲伤期,树立治疗信心,积极配合治疗。护理人员必须教会女性进行放松,如瑜伽、认知调整、表达情绪的方式方法、锻炼等。当多种治疗措施的效果不佳时,护理人员帮助夫妇正视治疗结果,与不孕不育夫妇探讨人工辅助生殖技术。对于确实生育无望者,可建议其调整生活结构、重塑生活目标。

(三)病情观察

对接受药物促排卵者,注意有无潮热、头晕、乏力、恶心、呕吐、体重增加等症状;输卵管造影者有无腹部痉挛或腹痛发生;手术治疗者,术后要注意监测生命体征,观察有无阴道出血和感染。

(四)医护配合

1.药物指导

若患者服用氯米芬类促排卵药物,护理人员应告之此类药物的不良反应。较多见的不良反应如月经间期下腹一侧疼痛、卵巢囊肿、血管收缩征兆(如潮热)等。护士还需告之正确服药时间,提醒女性及时报告药物的不良反应如潮热、恶心、呕吐、头疼;指导女性在发生妊娠后立即停药。

2.术后护理

需要行手术者,如输卵管成形术和造影术等,遵医嘱做好术前准备和术后护理。

(五)健康教育

根据患者的文化程度,借助讲座、视频、提问、患者互相交流等方法,开展合适的生育相关知识教育,并提供免费科普知识手册以指导患者,纠正错误观念,并教会女性提高妊娠率的技巧:不要把性生活单纯看作是为了妊娠而进行;预测排卵期,选择适当日期性交,性交频率恰当,当周可适当增加;在性交前、中、后勿使用阴道润滑剂或进行阴道灌洗;不要在性交后立即如厕,而应该卧床、抬高臀部,持续 20～30 分钟,以使精子进入宫颈。

八、护理评价

(1)患者表示获得了正确的有关性生殖及不孕的知识。

(2)患者表现出良性应对不孕症的态度。

(3)患者能表达出自己对不孕的感受并得到别人的支持。

(4)患者未表现出疼痛面容,且申明痛感明显减轻。

(丁阿丽)

第七章 助 产 护 理

第一节 正常分娩期产妇的护理

一、第一产程的临床经过及护理

(一)临床经过

1.规律宫缩

分娩开始时,子宫收缩力较弱,持续时间较短(约30秒),间歇时间较长(5~6分钟)。随着产程进展,宫缩持续时间逐渐延长,间歇时间逐渐缩短。子宫口接近开全时,持续时间可达60秒及以上,间歇时间1~2分钟,且强度不断增加。

2.宫颈口扩张

临产后宫缩规律并逐渐增强,使宫颈口逐渐扩张,胎先露逐渐下降。宫颈口扩张规律是先慢后快,分为潜伏期和活跃期。

(1)潜伏期:从规律宫缩开始至宫颈口扩张3 cm,此期宫颈口扩张速度较为缓慢,约需8小时,最大时限为16小时。

(2)活跃期:从宫颈口扩张3 cm至宫颈口开全。此期宫颈口扩张速度较快,约需4小时,最大时限为8小时。

3.胎先露下降

胎先露下降程度作为判断分娩难易的指标之一。潜伏期胎头下降不明显,进入活跃期胎头下降速度加快。判断胎头下降程度是以坐骨棘平面为标志,胎头颅骨最低点达坐骨棘时,记为"0",在坐骨棘平面上1 cm时记为"−1",在坐骨棘平面下1 cm时记为"+1",依此类推。图7-1所示为胎头高低判断示意图。根据每次检查的结果绘制成产程图。产程图是连续描记子宫口扩张和胎先露下降情况的坐标图。它以临产时间(h)为横坐标,以子宫口扩张程度(cm)和胎先露下降程度(cm)为纵坐标,画出子宫口扩张曲线和胎先露下降曲线,便于直观地了解产程进展情况(图7-2)。

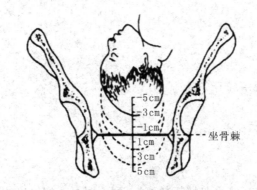

图 7-1 胎头高低判断示意图

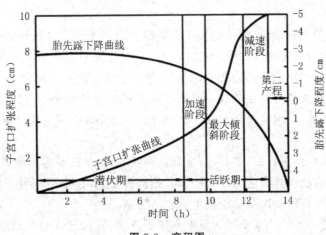

图 7-2 产程图

4.胎膜破裂

胎膜破裂简称破膜。随着子宫口逐渐开大,胎先露逐渐下降将羊水阻隔为前、后两部分,形成前羊膜囊。胎先露进一步下降使前羊膜囊压力逐渐升高,当压力增高至一定程度时,胎膜自然破裂,多发生在第一产程末期子宫口接近开全或开全时。

(二)护理评估

1.健康史

根据产前检查记录了解待产妇的一般情况,包括年龄、体重、身高、营养情况、既往史、过敏史、月经史、婚育史、分娩史等。了解本次妊娠的经过,孕期有无阴道流血、流液及有无内外科合并症等。了解宫缩出现的时间、强度及频率,了解胎位、胎先露、骨盆测量值及胎心情况。

2.身体状况

观察生命体征,了解胎心情况、宫缩、子宫口扩张和胎头下降情况,以及是否破膜,羊水颜色、性状及流出量。

3.心理-社会状况

由于第一产程时间较长,对分娩的认知及对疼痛的耐受性因人而异,且担心胎儿及自身的健康状况,产妇和家属容易产生紧张、焦虑和急躁情绪。

(三)护理问题

1.知识缺乏

缺乏分娩相关知识。

2.焦虑

焦虑与疼痛及担心分娩结局有关。

3.急性疼痛

急性疼痛与宫缩、子宫口扩张有关。

(四)护理措施

1.心理护理

讲解相关知识,减轻焦虑:主动热情接待产妇,耐心回答产妇提出的有关问题,适当讲解分娩相关知识,鼓励产妇积极配合分娩,减轻产妇及家属的焦虑情绪。

2.观察产程进展

(1)监测胎心:用胎心听诊器、多普勒仪于宫缩间歇时听胎心。潜伏期每1～2小时听1次,进入活跃期每15～30分钟听1次,并注意心率、心律、心音强弱。若胎心率超过160次/分或低于120次/分或不规律,提示胎儿宫内窘迫,应立即给产妇吸氧并报告医师。

(2)观察宫缩:医护人员将一手掌放于产妇腹壁子宫体近子宫底处,宫缩时子宫体部隆起变硬,宫缩间歇时松弛变软,一般需连续观察3次,每隔1～2小时观察1次。观察并记录宫缩间歇时间、持续时间及强度。

(4)观察破膜及羊水情况:一旦破膜,应立即监测胎心,记录破膜时间和羊水性状、颜色及量。若破膜后胎头未入盆或胎位异常应嘱产妇卧床并抬高臀部,并注意观察有无脐带脱垂征象。破膜超过12小时尚未分娩者,遵医嘱给予抗生素预防感染。

(5)观察生命体征:每隔4～6小时测量生命体征1次,发现异常应酌情增加测量次数,并予相应处理。

3.生活护理

(1)补充能量和水分:鼓励产妇进食易消化、高热量的清淡食物,摄入足量水分,维持水、电解质平衡,保证充足的体力。

(2)活动与休息:临产后胎膜未破且宫缩不强时,鼓励产妇在室内适当进行活动,以促进宫缩,利于子宫口扩张和胎先露下降。初产妇子宫口近开全或经产妇子宫口扩张4 cm时应取左侧卧位休息。

(3)清洁卫生:协助产妇擦汗、更衣,保持外阴部清洁、干燥。

(4)排便、排尿:鼓励产妇2～4小时排尿1次,并及时排便,以免影响宫缩及产程进展。

(五)护理评价

(1)产妇是否了解分娩过程的相关知识。

(2)在产程中焦虑是否缓解,并主动配合医护人员。

(3)疼痛不适感是否减轻。

二、第二产程的临床经过及护理

(一)临床经过

1.宫缩增强

此期宫缩强度进一步增强,频率进一步加快,宫缩持续时间可达1分钟甚至更长,间歇时间仅 1～2 分钟。

2.胎儿下降及娩出

子宫口开全后,胎头下降至骨盆出口压迫盆底组织时,产妇出现排便感,不自主向下屏气用力。会阴部逐渐膨隆变薄,阴唇张开,肛门松弛。宫缩时胎头显露于阴道口,间歇时又缩回,称胎头拨露(图 7-3)。经过几次胎头拨露以后,胎头双顶径已超过骨盆出口,宫缩间歇不再回缩,称胎头着冠(图 7-4)。此时,会阴极度扩张,胎头继续下降,当胎头枕骨抵达耻骨弓下方后,以此为支点进行仰伸、复位及外旋转,胎儿前肩、后肩、胎体相继娩出,羊水随即涌出。经产妇的第二产程较短,有时仅仅几次宫缩即可完成上述过程。

图 7-3 胎头拨露

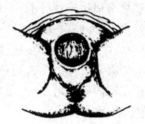
图 7-4 胎头着冠

(二)护理评估

1.健康史

详细了解第一产程经过及处理情况,并注意了解产妇及胎儿情况。

2.身体状况

了解宫缩及胎心情况、产妇用力方法,观察胎头拨露及胎头着冠情况,评估有无会阴切开指征。

3.心理-社会状况

因剧烈疼痛及对分娩缺乏信心,同时担心胎儿安危而焦虑不安。

4.辅助检查

用胎儿监护仪监测胎心率基线与宫缩的变化。

(三)护理问题

1.焦虑

焦虑与担心分娩是否顺利及胎儿健康有关。

2.疼痛

疼痛与宫缩及会阴伤口有关。

3.有受伤的危险

有受伤的危险与可能的会阴裂伤、新生儿产伤有关。

(四)护理措施

1.观察产程

严密观察宫缩强度和频率;了解胎先露下降情况;每 5～10 分钟听胎心 1 次,仔细观察胎儿有无急性缺氧,发现异常及时通知医师并给予相应处理。

2.缓解焦虑

医护人员应给予产妇安慰和鼓励,并及时告之产程进展情况,同时协助产妇擦汗、饮水等,缓解产妇紧张、焦虑情绪。

3.正确指导产妇使用腹压

子宫口开全后指导产妇双足蹬在产床上,双手握住产床把手,宫缩时深吸气屏住,随后如排大便样向下屏气用力,宫缩间歇时放松休息,宫缩再现时重复上述动作。至胎头着冠后,指导产妇宫缩时张口哈气,宫缩间歇时稍向下用力使胎儿缓慢娩出。

4.接生准备

初产妇子宫口开全或经产妇子宫口扩张至3~4 cm时,将产妇送至产房做好消毒接生准备。产妇取膀胱截石位,双腿屈曲分开,臀下置便盆或橡胶单,分3步进行外阴擦洗及消毒(图7-5):①先用消毒肥皂水棉球擦洗外阴,顺序为阴阜、大腿内上1/3、大小阴唇、会阴和肛门周围;擦洗顺序为由上向下、由外向内;②然后将消毒干棉球盖于阴道外口(防止擦洗液进入阴道),再用温开水冲去肥皂水;③最后用0.5%聚维酮碘棉球消毒,顺序为大小阴唇、阴阜、大腿内上1/3、会阴和肛门周围。消毒完后移去阴道口棉球及臀下的便盆或橡胶单,铺消毒巾于臀下。检查好接生及新生儿抢救所需的所有用品后,接生者按无菌操作规程行外科洗手、穿手术衣、戴无菌手套、打开产包、铺消毒巾,准备接生。

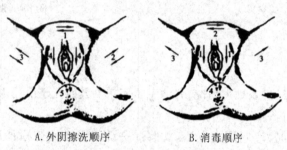

A.外阴擦洗顺序　　　　　　B.消毒顺序

图7-5　外阴擦洗及消毒

5.接生前评估

行阴道检查了解胎位是否异常,并了解会阴条件及胎头大小,必要时行会阴切开。

6.接生步骤

接生者站在产妇右侧,当胎头拨露使阴唇后联合紧张时开始保护会阴。会阴部盖消毒巾,接生者右肘支在产床上,右手拇指与其余四指分开,利用手掌大鱼际肌压住会阴部,当宫缩时应向上内方托压,左手适度下压胎头枕部,协助胎头俯屈和缓慢下降,宫缩间歇时右手放松但不离开会阴部,以免压迫过久致会阴水肿。当胎头枕骨在耻骨弓下露出时,嘱产妇宫缩时张口哈气,在宫缩间歇时稍用力,待胎头双顶径娩出时,左手协助胎头仰伸,使胎头缓慢娩出。胎头完全娩出后,右手继续保护会阴,左手拇指自胎儿鼻根向下颏挤压,其余四指自喉部向下颌挤压,挤出口鼻内的黏液和羊水,然后协助胎头复位及外旋转,左手将胎儿颈部向下轻压,使前肩自耻骨弓下完全娩出,再轻托胎颈向上,协助娩出后肩(图7-6)。双肩娩出后松开右手,然后双手协助胎体及下肢以侧位娩出。

7.脐带绕颈的处理

胎头娩出后若有脐带绕颈1周且较松时,应将脐带顺肩上推或从胎头滑下;若缠绕过紧或绕颈2周以上,则用两把止血钳夹住后从中间剪断,注意勿使胎儿受伤。

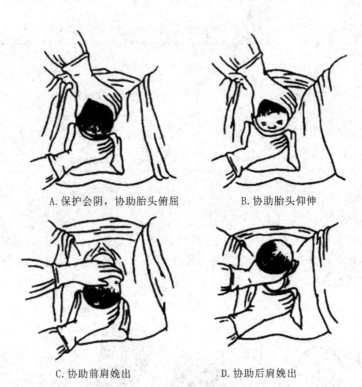

A.保护会阴，协助胎头俯屈　　　　　B.协助胎头仰伸

C.协助前肩娩出　　　　　D.协助后肩娩出

图 7-6　接生步骤

(五)护理评价

(1)产妇情绪是否稳定。

(2)疼痛是否缓解。

(3)产妇是否有严重会阴裂伤,新生儿是否发生产伤。

三、第三产程的临床经过及护理

(一)临床经过

1.宫缩胎儿娩出后

子宫底下降至平脐部,宫缩暂停,产妇顿感轻松,几分钟后宫缩再现。

2.胎盘娩出

由于宫缩,附着于子宫壁的胎盘不能相应缩小而与子宫壁发生错位剥离,剥离面出血形成胎盘后血肿。子宫继续收缩,胎盘剥离面越来越大,最终完全剥离而排出。

(二)护理评估

1.健康史

内容同第一、二产程,并了解第二产程的临床经过及处理。

2.新生儿身体状况

(1)Apgar 评分:用于判断新生儿有无窒息及窒息的严重程度。以出生后 1 分钟的心率、呼吸、肌张力、喉反射及皮肤颜色五项体征为依据,每项为 0～2 分(表 7-1)。

(2)一般情况评估:测量身长、体重及头径,判断是否与孕周相符,有无胎头水肿及头颅血肿,体表有无畸形如唇裂、多指(趾)、脊柱裂等。

表 7-1 新生儿 Apgar 评分法

体征	0分	1分	2分
每分钟心率	0	<100 次	≥100 次
呼吸	0	浅、慢而不规则	佳
肌张力	松弛	四肢稍屈曲	四肢活动好
喉反射	无反射	有少量动作	咳嗽、恶心
皮肤颜色	全身苍白	躯干红,四肢青紫	全身红润

3.母亲身体状况

(1)胎盘娩出评估。

胎盘剥离征象包括以下几种:①子宫底上升至脐上,子宫体变硬呈球形(图 7-7)。②阴道少量流血。③阴道口外露的脐带自行下移延长。④用手掌尺侧按压产妇耻骨联合上方,子宫体上升而外露的脐带不回缩。

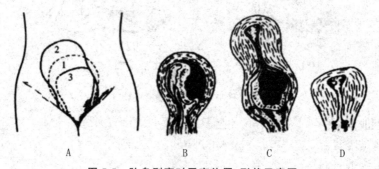

图 7-7 胎盘剥离时子宫位置、形状示意图

胎盘娩出的方式有以下 2 种。①胎儿面娩出式:胎盘从中央开始剥离,而后向周边剥离,其特点是先胎盘娩出,后有少量阴道流血,较多见。②母体面娩出式:胎盘从边缘开始剥离,血液沿剥离面流出,其特点是先有较多阴道流血,后胎盘娩出,较少见。

(2)宫缩及阴道流血量评估:正常情况下,胎儿娩出后宫缩迅速,经短暂间歇后,再次收缩致胎盘剥离。胎盘排出后,若宫缩良好,子宫底下降至脐下两横指,子宫壁坚硬,轮廓清楚,呈球形。若子宫轮廓不清、子宫底位置高为宫缩乏力的表现。阴道出血量多者,多由宫缩乏力、软产道损伤或胎盘残留等因素引起。

(3)软产道检查:胎盘娩出后,应仔细检查会阴、小阴唇内侧、尿道口周围、阴道和宫颈有无裂伤。

(三)护理问题

1.潜在并发症

如新生儿窒息、产后出血等。

2.有母儿依恋关系改变的危险

与产后疲惫及对新生儿性别不满意有关。

(四)护理措施

1.新生儿处理

(1)清理呼吸道:新生儿娩出后应立即置于辐射台保暖,用吸痰管清除口鼻腔内黏液和羊水,保持呼吸道通畅。若新生儿仍不啼哭,可轻抚背部或轻弹足底使其啼哭。

(2)进行 Apgar 评分:出生后 1 分钟进行评分,8~10 分为正常;4~7 分为轻度窒息,缺氧较严重,除一般处理外需采用人工呼吸、吸氧、用药等措施;0~3 分为重度窒息,又称苍白窒息,为严重缺氧,需紧急抢救。缺氧新生儿 5 分钟、10 分钟后应再次评分并进行相应处理,直至连续2 次大于或等于 8 分为止。

(3)脐带处理:用 75%乙醇或 0.5%聚维酮碘消毒脐根及其周围直径约 5 cm 的皮肤,在距脐根 0.5 cm 处用粗棉线结扎第一道,距脐根 1 cm 处结扎第二道(注意必须扎紧脐带以防出血,但要避免过度用力致脐带断裂),距脐根 1.5 cm 处剪断脐带,挤出残余血,用饱和高锰酸钾溶液消毒断面(药液切勿触及新生儿皮肤,以免灼伤),待干后以无菌纱布覆盖,再用脐带卷包裹。目前还有用气门芯、脐带夹、血管钳等方法结扎脐带。处理脐带时注意新生儿保暖。

(4)一般护理:评估新生儿一般情况后,擦净足底胎脂,盖新生儿的足印及产妇拇指印于新生儿记录单上,系上标明母亲姓名、住院号、床号、新生儿性别及体重和出生时间的手圈。用抗生素眼药水滴眼以预防结膜炎。如无禁忌证,产后半小时内进行母婴皮肤早接触、早吸吮,注意新生儿保暖及安全。

2.协助胎盘娩出

胎盘未完全剥离前,切忌牵拉脐带或按摩子宫。当出现胎盘剥离征象时,接生者左手轻压子宫底,右手轻拉脐带使其向外牵引,当胎盘下降至阴道口时,双手捧住胎盘向一个方向旋转并缓慢向外牵拉,协助胎盘、胎膜完整娩出(图 7-8)。若这期间发现胎膜部分断裂,用血管钳夹住断裂上端的胎膜,继续沿原方向旋转直至胎膜完全娩出。

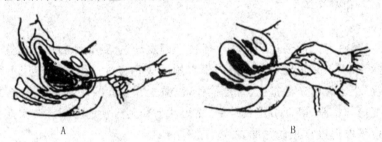

A   B

图 7-8 协助胎盘、胎膜完整娩出

3.检查胎盘、胎膜

胎盘娩出后应立即检查胎盘小叶有无缺损、胎膜是否完整。若疑有副胎盘、胎盘小叶或大部分胎膜残留,应及时行子宫腔探查并取出。

4.检查软产道

胎盘娩出后,应仔细检查软产道,如有裂伤立即予以缝合。

5.预防产后出血

胎儿前肩娩出后立即静脉注射缩宫素 10~20 U,加强宫缩促进胎盘迅速娩出。胎盘娩出后,按摩子宫刺激宫缩,必要时遵医嘱予缩宫素或麦角新碱肌内注射。

6.心理护理

及时告知产妇分娩情况及新生儿情况,给予心理安慰和鼓励,协助母婴接触,建立母子感情。

7.产后 2 小时护理

胎盘娩出后产妇继续留在产房内观察 2 小时。严密观察血压、脉搏、宫缩、子宫底高度、膀胱充盈及会阴切口情况。如发现宫缩乏力、阴道流血量多、会阴血肿等立即报告医师并给予相应处理。观察 2 小时无异常后,方可送产妇回休养室休息。

(五)护理评价

(1)是否发生了产后出血或新生儿窒息等并发症。

(2)产妇是否接受新生儿并进行皮肤接触和早吸吮。

（孙海玲）

第二节　催产、引产的观察与护理

一、概述

(一)定义

1.催产

催产是指正式临产后因子宫收缩乏力需用人工方法及药物等,加强子宫收缩,促进产程进展,以减少由产程延长导致母儿并发症。催产常用的方法包括人工破膜、应用缩宫素、刺激乳头、自然催产法(如活动和变换体位)。

2.引产

引产是指在自然临产之前通过药物等手段使产程发动,达到分娩的目的,是产科处理高危妊娠常用的手段之一。引产是否成功主要取决于宫颈的成熟程度。但如果应用不得当,将危害母儿健康,因此,应严格掌握引产的指征、规范操作,以减少并发症的发生。促进宫颈成熟的目的是促进宫颈变软、变薄并扩张,降低引产失败率,缩短从引产到分娩的时间。若引产指征明确,但宫颈条件不成熟,应采取促进宫颈成熟的方法。

(二)主要作用机制

1.催产

通过输入人工合成缩宫素和/或刺激内源性缩宫素的分泌,增加缩宫素与体内缩宫素受体的结合,达到诱发和增强子宫收缩的目的。

2.引产

通过在宫颈口放置前列腺素制剂,改变宫颈状态,使宫颈变软、变薄并扩张;或通过人工破膜、机械性扩张等,刺激内源性前列腺素释放,诱发子宫收缩,从而促使产程发动,达到分娩的目的。

(三)原则

严格掌握催产、引产的指征,规范操作,以减少并发症的发生。

二、护理评估

(一)健康史

了解产妇的既往病史、孕产史、分娩史、月经周期、末次月经、本次妊娠经过,查看历次产前检查记录,核对孕周。

(二)生理状况

1.评价宫颈成熟度

目前公认的评估宫颈成熟度常用的方法是 Bishop 评分法,包括宫口开大、宫颈管消退、先露位置、宫颈硬度、宫口位置 5 项指标,满分为 13 分,评分≥6 分提示宫颈成熟。评分越高,引产成功率越高。评分小于 6 分提示宫颈不成熟,需要促进宫颈成熟。

2.产科检查

判断是否临产、产程进展、母儿头盆关系。

3.辅助检查

行胎心监护,了解胎儿的宫内状况;行超声检查,了解胎盘功能及胎儿成熟度。

(三)适应证和禁忌证

1.引产的主要指征

引产的主要指征:①延期妊娠(妊娠已达 41 周仍未临产者)或过期妊娠。②孕妇有妊娠期高血压疾病,达到一定孕周并具有阴道分娩条件。③母体合并严重疾病,需提前终止妊娠,如有严重的糖尿病、高血压、肾病。④足月妊娠,胎膜早破,2 小时以上未临产。⑤有胎儿因素,如严重胎儿生长受限(FGR)、死胎及胎儿严重畸形;有附属物因素,如羊水过少,生化或生物物理监测指标提示胎盘功能不良,但胎儿尚能耐受子宫收缩。

2.引产绝对禁忌证

引产绝对禁忌证:①孕妇有严重合并症及并发症(如心功能衰竭、重型肾病、重度子痫前期并发器官功能损害),不能耐受阴道分娩或不能阴道分娩。②有子宫手术史,主要指古典式剖宫产术、未知子宫切口的剖宫产术、穿透子宫内膜的肌瘤剔除术。有子宫破裂史等。③有完全性及部分性前置胎盘和前置血管。④明显头盆不称,不能经阴道分娩。⑤胎位异常,初产臀位,估计经阴道分娩困难。⑥有宫颈浸润癌。⑦有某些生殖道感染性疾病,如孕妇处于疱疹感染活动期。⑧有未经治疗的获得性免疫缺陷病毒(HIV)感染。⑨对引产药物过敏。⑩其他绝对忌证包括生殖道畸形或有手术史,软产道异常,产道阻塞,估计经阴道分娩困难;严重胎盘功能不良,胎儿不能耐受阴道分娩;脐带先露或脐带隐性脱垂。

3.引产相对禁忌证

引产相对禁忌证:①臀位(符合阴道分娩条件)。②羊水过多。③双胎或多胎妊娠。④分娩次数≥5 次。

4.催产主要适应证

催产主要适应证:①在宫颈成熟的条件下引产。②协调性子宫收缩乏力。③死胎,无明显头盆不称。

5.缩宫素应用禁忌证

缩宫素应用禁忌证:①胎位异常或子宫张力过大。②有多次分娩史(6 次以上)。③有瘢痕子宫(有古典式剖宫产术史)且胎儿存活。

6.前列腺素制剂应用禁忌证

前列腺素制剂应用禁忌证:①孕妇有下列疾病,包括哮喘、青光眼、严重肝功能不全、严重肾功能不全、急性盆腔炎、前置胎盘或不明原因阴道流血;②有急产史或有 3 次以上足月产史;③瘢痕子宫妊娠;④有宫颈手术史或宫颈裂伤史;⑤已临产;⑥Bishop 评分≥6 分;⑦胎先露异常;⑧有可疑胎儿窘迫;⑨产妇正在使用缩宫素;⑩产妇对地诺前列酮或任何赋形剂成分过敏。

(四)心理-社会因素

(1)产妇渴望完成分娩,难以忍受缓慢的产程进展。

(2)产妇担心胎儿在子宫内的情况,又担心催产、引产方法及药物对胎儿不好。

(3)产妇害怕疼痛,自感无力应对,担心强烈的子宫收缩会导致子宫破裂。

(4)产妇担心引产不成功,要做剖宫产。

三、护理措施

(一)引产的护理

(1)护理人员应核对预产期,确定孕周。

(2)护理人员应查看医师的查房记录和辅助检查结果,了解宫颈成熟度、胎儿成熟度、头盆关系、对妊娠合并症及并发症的防治方案。

(3)护理人员应协助完成胎心监护和超声检查,了解胎儿宫内状况。

(4)若胎肺未成熟,护理人员应遵医嘱,先完成促进胎肺成熟的治疗,而后引产。

(5)护理人员应根据医嘱准备药物。①可控释地诺前列酮栓(普贝生):是可控制释放的前列腺素 E_2(PGE$_2$)栓剂,含有 10 mg 地诺前列酮,以 0.3 mg/h 的速度缓慢释放,需低温保存。②米索前列醇:是人工合成的前列腺素 E_1(PGE$_1$)制剂,有 100 μg 和 200 μg 两种片剂。

(6)护理人员应做好预防并发症的准备。

(二)用药护理

护理人员应协助医师完成药物置入,并记录上药时间。

(1)用可控释地诺前列酮栓(普贝生)促进宫颈成熟。①方法:给外阴消毒后,将可控释地诺前列酮栓置于阴道后穹隆深处,并旋转 90°,使栓剂横置于阴道后穹隆,在阴道口外保留 2~3 cm 终止带以便于取出。②护理:置入药物后,嘱孕妇平卧 20~30 分钟以利于栓剂吸水膨胀;2 小时后经复查,栓剂仍在原位,孕妇可下地活动。

(2)用米索前列醇促进宫颈成熟。①方法:外阴消毒后将置米索前列醇于阴道后穹隆深处,每次阴道内放药剂量为 25 μg,放药时不要将药物压成碎片。②护理:用药后,密切监测子宫收缩、胎心率及母儿状况。

(3)药物取出指征:出现下列情况,护理人员应通知医师,在医师评估后取出药物。①子宫收缩规律,Bishop 评分≥6 分;②自然破膜或行人工破膜术;③子宫收缩过频(每 10 分钟 5 次及以上的子宫收缩);④置药24 小时;⑤有胎儿出现不良状况的证据:胎动减少或消失、胎动过频、电子胎心监护结果分级为Ⅱ类或Ⅲ类;⑥出现不能解释的母体不良反应,如恶心、呕吐、腹泻、发热、低血压、心动过速或者阴道流血增多。

(三)催产护理

根据产程评估情况,选择催产方法,并准备相应设备、用具和药品。

(1)对选择人工破膜者,按人工破膜操作准备。

（2）护理人员应对选择自然催产法者提供关于放松活动、变换体位、进食、饮水的指导。

（3）应选择应用缩宫素者,护理人员应对遵医嘱准备药物及溶酶、胎心监护仪,安排专人守护。

（四）用药护理

（1）护理人员应开放静脉通道,滴注 500 mL 乳酸钠林格液(不加缩宫素),按每分钟 8 滴调节好滴速。

（2）护理人员应遵医嘱,配置缩宫素。方法:将 2.5 U 缩宫素加入 500 mL 林格液或生理盐水中,充分摇匀,相当于每毫升液体含 5 mU 缩宫素,以每毫升 15 滴计算相当于每滴含缩宫素 0.33 mU。从每分钟 8 滴开始。若使用输液泵,起始剂量为 0.5 mL/min。

（3）护理人员应根据子宫收缩、胎心情况调整滴速,一般每隔 20 分钟调整 1 次。应用等差法,即从每分钟 8 滴(2.67 mU/min)调整至 16 滴(5.33 mU/min),再增至 24 滴(8.00 mU/min);安全起见,也可从每分钟 8 滴开始,每次增加 4 滴,直至出现有效子宫收缩(10 分钟内出现 3 次子宫收缩,每次子宫收缩持续 30~60 秒)。最大滴速不得超过每分钟 40 滴,即 13.33 mU/min,如达到最大滴速仍不出现有效子宫收缩,可增加缩宫素的浓度,但应用量不变。增加浓度的方法是向 500 mL 乳酸钠林格注射液中加 5 U 缩宫素,先将滴速减半,再根据子宫收缩情况进行调整,增加浓度后,最大增至每分钟 40 滴(26.67 mU),原则上不再增加滴数和缩宫素浓度。

（4）护理人员应安排专人守护产妇,密切监测子宫收缩情况、产程进展及胎心率变化,对有条件者使用胎儿电子监护仪连续监护。

（五）心理护理

（1）护理人员应关注孕妇焦虑、紧张的程度并分析原因;营造安全、舒适的环境,缓解紧张情绪,降低焦虑水平。

（2）护理人员应向孕产妇及其家属讲解催产、引产的相关知识。

（3）专人守护孕产妇,降低发生风险的可能。

（4）护理人员应允许家属陪伴孕产妇,这样可降低孕产妇的焦虑水平。

（六）危急状况处理

若出现子宫收缩过强/过频(连续两个 10 分钟内都有不少于 6 次的子宫收缩,或者子宫收缩持续时间超过 120 秒),胎心率变化(大于每分钟 160 次或小于每分钟 110 次,子宫收缩过后不恢复),出现子宫病理性缩复环,孕产妇呼吸困难,护理人员应进行下述处理。

（1）护理人员应立即停止使用催产、引产药物。

（2）护理人员应立即改变产妇的体位,呈左侧或右侧卧位;给产妇面罩吸氧,氧气流量为 10 L/min;给产妇静脉输液(不含缩宫素)。

（3）报告责任医师,遵医嘱静脉给子宫松弛剂,如利托君或 25% 硫酸镁等。

（4）立即行阴道检查,了解产程进展,未破膜者给予人工破膜术,观察羊水有无胎粪污染及其程度。

（5）如果胎心率不能恢复正常,护理人员应进行剖宫产的准备。

（6）如母儿情况、时间及条件允许,可考虑转诊。

四、健康指导

（1）护理人员应向孕妇及其家属讲解催产、引产的目的、药物和方法,让其充分知情、理性选择。

(2)护理人员应讲解催产、引产的注意事项:①不得自行调整缩宫素的滴注速度。②未征得守护护理人员的允许,孕产妇不得自行改变体位及下床活动。

(3)护理人员应随时告知孕产妇临产、产程及母儿状况的信息,增强孕产妇催产、引产成功的信心。

(4)孕产妇在催产、引产期间须经守护的护理人员判断,符合如下条件,才被允许活动、改变体位。①缩宫素剂量稳定;②孕产妇情况稳定,没有并发症;③胎儿情况稳定,没有窘迫的征象。

(5)护理人员应指导孕产妇利用呼吸的方法来放松及减轻子宫收缩痛。

五、注意事项

(1)护理人员严格掌握适应证及禁忌证,杜绝无指征的引产。

(2)催产、引产前,护理人员一定要认真阅读病历资料,仔细核对预产期,防止人为的早产和不必要的引产。

(3)护理人员应严格遵循操作规范,正确选择催产方法,尽量应用自然催产法。

(4)护理人员应在遵医嘱准备和使用药物时,认真核对药物的名称、用量、给药途径及方法,确保操作准确无误,不能随意更改和追加药物剂量、浓度及速度。

(5)护理人员应密切观察母儿情况,包括子宫收缩的强度、频率、持续时间,产程进展及胎心率变化。在有条件的医院,护理人员应常规进行胎心监护并随时分析监护结果,及时记录。

(6)对于促宫颈成熟引产者,如需加用缩宫素,应该在最后一次放置米索前列醇后 4 小时以上,并阴道检查证实药物已经吸收;取出地诺前列酮栓至少 30 分钟。

(7)护理人员应观察应用米索前列醇者,监测子宫收缩和胎心率,如放置后 6 小时仍无子宫收缩,在重复使用米索前列醇前应行阴道检查,重新评估宫颈成熟度,了解原放置的药物是否溶化、吸收,如未溶化和吸收,则不宜再放。每天该药的总量不得超过 50 μg,以免药物吸收过多。一旦出现子宫收缩过频,护理人员应立即进行阴道检查,并取出残留药物。

(8)因个体对缩宫素的敏感度差异极大,应用时应特别注意:①要有专人观察子宫收缩强度、频率、持续时间及胎心率变化并及时记录,调好子宫收缩后行胎心监护。破膜后要观察羊水量、有无胎粪污染,若有胎粪污染,观察其程度。②应从小剂量开始循序增量。③禁止肌内、皮下、穴位注射及鼻黏膜用药。④输液量不宜过大,以防止发生水中毒。⑤警惕过敏反应。⑥子宫收缩过强应及时停用缩宫素,必要时使用子宫收缩抑制剂。

(9)因缩宫素的应用可能会影响体内激素的平衡和产后子宫收缩,而愉悦的心情会增加内源性缩宫素的分泌,故护理人员应创造条件,改变分娩环境,允许产妇的家属陪伴,让产妇愉快、舒适、充满自信,保持内源性缩宫素的分泌,尽量少用或不用缩宫素。

(孙海玲)

第三节 责任制助产与陪产的实施与管理

一、概述

(一)定义

1.责任制助产

责任制助产是指由一名助产士专门负责一名产妇分娩,包括从进入分娩室至离开分娩室的全过程助产服务。该概念适合目前我国大多数医院对助产士执业范围的界定,随着助产服务模式的变化和助产士专业的发展,助产服务会向两端延伸,责任制助产的概念也将不断扩展,形成"我的孕产妇、我的助产士"的责任制助产模式。

2.陪产

陪产广义的概念是指孕产妇分娩时有人陪伴,包括助产士陪伴、家人陪伴、专职导乐陪伴;狭义的概念特指导乐陪产。

3.导乐

导乐是希腊语"Doula"的译音,意为"女性照顾者",即一个有生育经验的妇女陪伴另一个妇女完成生产,在产前、产时及产后给予孕产妇持续的生理上的支持、生活上的照顾和心理上的安慰,陪伴孕产妇完成分娩。导乐的身份是"一个受过训练的非护理人员"。20世纪80年代初,伴随国内住院分娩率不断提高,医疗干预技术不断应用,产妇被置于与家人隔离的"大产房"中,生产的过程也逐步医疗化,剖宫产率开始出现惊人的上升。导乐被引入国内后,即被作为新的产科服务模式变革的主要措施加以应用,鉴于我国医疗服务市场化不完善,导乐的职业化也不成熟,于是,产科医师、助产士、产科护士陪伴孕产妇的职能被异化成了导乐。

(二)主要机制

通过营造一个充满信任、亲情、理解和支持的人际环境和安全、舒适、私密的分娩空间,使分娩更顺利。提供陪伴支持的理论基础如下。

1.分娩过程的正常性

分娩是一个自然、正常、健康的过程,健康的产妇有能力完成分娩。分娩可在医院、保健中心安全地进行。自然分娩对大多数产妇是最合适的,要重视、支持和保护分娩的正常性。

2.支持的重要性

产妇对分娩的信心和能力受环境和周围人的影响很大。母婴间的联系非常重要,必须受到尊重。分娩的经历对母亲、婴儿、父亲以及整个家庭都有重要而持久的影响。

3.维护产妇的自主权

产妇应有权得到关于妊娠和分娩的科学知识,应有权经历愉快而健康的分娩过程,应有权选择她认为安全、满意的分娩场所,应有权得到产时各种干预措施及用药利弊的最新信息,并有选择采用或者拒用的权利。

4.无损伤性

不宜常规采用干预措施,许多干预措施会对母婴造成影响,有指征时才能使用。

5.医务人员的职责

医务人员应根据产妇的需求提供服务。

(三)原则

帮助孕产妇树立自然分娩的信心,减轻分娩时的焦虑与恐惧,提供心理、生理、精神、技术、情感方面的支持,保护、促进和支持自然分娩,提高产时服务质量,保障母婴健康。

二、护理评估

(一)健康史

了解既往病史、孕产史(包括计划生育手术和人工生殖)、分娩史、月经周期及末次月经、本次妊娠经过,查看历次产前检查记录,核对孕周。

(二)生理状况

(1)临床表现:①是否临产;②产程阶段及进展情况;③头盆关系;④产妇一般情况;⑤胎儿宫内状况。

(2)适应证:①产妇有阴道分娩的意愿,可以正常产;②产妇虽有某种并发症,但有条件试产;③产妇自愿选择陪产。

(3)禁忌证:①产妇拒绝陪产;②产妇的生命体征不稳定,随时需要抢救;③产妇有阴道分娩禁忌证。

(4)辅助检查:行胎心监护,了解胎儿宫内状况;行超声检查,了解胎盘功能及胎儿成熟度;实验室检查,了解血常规、尿常规、出血时间、凝血时间。

(三)心理-社会因素

(1)孕产妇对自然分娩是否充满信心,对产痛的恐惧程度如何。

(2)孕产妇及家属对陪伴者的信任及接受程度如何。

(3)家属的参与性与支持程度如何。

(4)医院能否提供单间产房、专业陪伴者及责任制助产服务等。

三、护理措施

(一)责任制助产的实施与管理

1.责任制助产的职能

责任制助产的职能:①密切观察产程进展;②随时告知分娩进程及母儿健康状况的信息;③回答孕产妇待产分娩过程中的问题并提供帮助;④采取措施,缓解分娩疼痛;⑤完成自然分娩接产及新生儿即时处理;⑥指导母乳喂养,进行产后观察,鼓励产妇分享分娩体验。

2.责任制助产的实施条件

责任制助产的实施条件:①硬件改造,提供"小产房"(一间产房只供一位孕产妇使用)服务。②更新观念,提供围产母儿一体化护理。③人员配置必须满足"一对一"责任制助产的需要,实施弹性排班。④人员培训:责任助产士必须有较强的独立处理助产专业问题的能力,具有发现分娩过程中异常情况的能力及应急能力。

3.责任制助产实施的管理

责任制助产实施的管理。①完善各项规章制度,包括岗位管理制度、助产工作制度、排班制度、绩效考核制度;②加强运行质量控制,包括督导、访谈、满意度调查及质量指标核定;③建立与

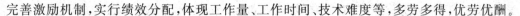

完善激励机制,实行绩效分配,体现工作量、工作时间、技术难度等,多劳多得,优劳优酬。

(二)陪产的实施与管理

1.陪产者的选择

(1)丈夫陪产:现代产科服务模式鼓励丈夫参与分娩活动,认为丈夫参与分娩不是问题,而是解决问题的方法之一。男性参与分娩活动,也改变了"分娩是女人的事"的传统观念,因此,丈夫陪产是孕产妇的首选。

(2)亲友陪产:浓厚的亲情、深厚的友情,使陪伴支持变得强有力,因此亲友陪产也是部分孕产妇的选择。

(3)导乐陪产:目前国内导乐的职业化尚不成熟,导乐多由产科护理人员异化而来,成为一种特需服务项目。随着医疗服务市场的完善和导乐的职业化,导乐会逐步成为现代产科服务模式中一项人性化措施的具体表现,通过同伴支持、经验分享和桥梁作用,赋予孕产妇分娩的信心和力量。

2.陪产者的培训

(1)理论培训:陪产者在理论培训中要学习分娩基本知识,医院的常规医疗程序(针对专职导乐)、妇女孕期、产时、分娩及产后早期的生理、心理和感情变化的特征,产妇的需求,产程的概念、分期、进展、表现特点及守护,分娩痛的应对方法等。

(2)实践培训:包括交流技巧、移情训练、支持技巧。专职导乐要认识到每个产妇的生活经历不同、性格不同,需要也不同,克服困难的技巧也不同。要学会适宜地、机智地、积极地去发现和满足产妇及其家属的需要,并保证不干扰正常的医疗程序。

3.陪产者的职能

(1)丈夫或亲友陪伴:①鼓励、支持与安慰产妇;②提供生活上的照护,包括帮助产妇进食、饮水、如厕、沐浴、休息、睡眠、活动等。

(2)专职导乐陪伴:①分享经验与观念,输注力量;②提供生理上的帮助,包括帮助产妇进食、饮水、排尿及活动;③通过按摩、指导呼吸、调整体位等方法协助产妇应对分娩疼痛;④促进产妇、丈夫与医务人员的联系沟通。

(3)陪伴分娩支持技术:包括分娩体位的应用(舒适分娩)、分娩辅助工具的使用、拉玛泽分娩法(呼吸减痛分娩法)、神经肌肉运动训练、按摩等。

4.陪产者的管理

(1)注册与登记:专职导乐必须经过职业培训,获得相应资格;孕产妇家属必须经过医院父母学校培训,懂得陪产的一般知识和要求。

(2)考核与监管:专职导乐进入医疗机构从事陪产工作,必须出示职业资格证书及相关培训证书,并有相应的职业评价证明,如支持分娩的实践活动中服务对象、医务人员对导乐陪产工作的评价及反馈意见。

(3)专职导乐的职业素养要求:有生育经验;富有爱心、同情心和责任心;具有良好的人际交流、沟通及适应能力;有使用分娩支持工具的能力;能为产妇提供生活上的照顾和帮助,动作轻柔,态度和蔼,给人以信赖感;经过正规职业培训,熟悉工作范围,获得执业资格;有良好的服务记录。

(三)心理护理

(1)了解孕产妇分娩时的特殊心理变化,给予适度的关注。

(2)通过沟通，了解孕产妇的文化背景、分娩观念和行为习惯，尽量满足其合理需求。

(3)掌握一定的心理干预技术，包括倾听技术、提问技术、鼓励技术、内容反应技术、情感反应技术、面质技术、解释技术、非语言沟通技巧等，适时应用。

(4)关注分娩体验，保持正向激励。

四、健康指导

(1)向孕产妇及其家属说明陪伴分娩的意义：在产妇分娩的全过程中引入专职的导乐、孕产妇家属（丈夫或其他亲属）陪伴、助产士陪伴，不仅是产时服务的一项适宜技术，还是一种以孕产妇为中心的全新服务模式，可以降低手术产率，减少对分娩的干预，有利于促进正常分娩。

(2)若孕产妇选择家属陪产，应提醒准备陪产的家属完成产前健康教育课堂相关课程的学习，了解分娩基本过程和陪产过程中帮助孕产妇的实用技术，如按摩、搀扶、擦汗等生活照顾，鼓励、赞扬、感谢等情感支持。

(3)若孕产妇选择专职导乐陪产，应向导乐介绍医院的环境与制度，强调其不可以参加医疗活动，如调输液速度；也不可以替代护理人员向孕产妇发出各种影响产程的行为指令，如屏气、用力。

(4)陪产人员在陪产过程中，保持与助产士的良好沟通，充当桥梁的作用，表达孕产妇的需求。

五、注意事项

(1)陪伴分娩是针对住院分娩普及，产时服务中医疗干预增多而难产率上升提出的一项适宜技术，也是一种以孕产妇为中心的服务模式。

(2)助产士即陪伴孕产妇的人，她们陪伴在孕产妇身边并帮助她们自主地完成生产。守护孕产妇是助产士的使命，也是责任制助产模式的实践，因此，不能将助产士的陪产作为医院的特殊服务项目，也不能将助产士等同或异化为导乐。

（孙海玲）

第八章 中医护理

第一节 情志护理

情志是指意识、思维、情感等精神活动。人的情志状态对健康有着极为重要的影响。正常情况下，喜、怒、忧、思、悲、恐、惊等情绪是人体对外界事物的正常生理反应，不引起疾病，但如果超出常度，就会引起气机紊乱，伤及内脏。

中医学非常重视人的情志调养，历代养生家均强调"养生莫若养性"，认为养性是养的首务，并创造了众多情志养生方法。既病之后，精神活动更是一直影响着病情的发展，所以"善医者先医其心，而后医其身，而后医其未病"。不同的疾病，有不同的精神改变，不同的情志，又可以直接影响不同的脏腑功能，从而产生不同的疾病。如何设法消除患者紧张、恐惧、忧虑、愤怒等情绪因素的刺激，帮助患者树立战胜疾病的信心，积极配合治和护理，是情志护理的主要任务。

一、情志护理的基本原则

(一)精神内守

所谓精神内守是指人们通过对自己的意识思维活动和心理状态进行自我调节，以达到神气内持，心无杂念的状态。

由于气血是神的物质基础，大量过分地耗散精神，可以使气血损耗，从而产生衰老。神气清静则利于保持气血充足可致健康长寿。因此，通过精神内守达到的"神净"为养神要达到的主要目的，亦是养生首务。

(二)情绪平和

七情六欲是人之常情，然喜、怒、忧、思、悲、恐、惊过激均可引起人体气机的紊乱导致各种疾病的发生。首先要使人知道少私寡欲、心无杂念是情绪平和的重要保证，还要患者创造能够宁心寡欲的客观条件，避免外界事物对心神的不良刺激。

(三)豁达乐观

保持豁达的心胸和乐观的情绪能使人体的气血调和，脏腑功能正常，从而有益于健康。对于患者来说，不管其病情如何，乐观的心情均可以促使其病情好转，反之则可使病情加重。要经常保持乐观的心态,首先要培养开朗的性格,因为乐观的情绪与开朗的性格是密切相关的。只有心胸宽广,知足常乐,精神才能愉快。

二、情志护理的基本方法

(一)关心体贴

对患者的情志调护应从环境和心理两方面着手。首先,护理人员应"视人犹己",善于体贴患者的疾苦,满腔热情地对待患者,全面关心患者,同情体谅患者,取得患者的信任。要体贴患者常常会产生的寂寞、苦闷、忧愁、悲哀、焦虑等不良情绪。对患者的态度和语言要和蔼亲切,温和礼貌。同时,还应当注意营造适宜康复的环境,从自身的衣着打扮,行为和病室内外环境的安静、舒适、美化等各方面入手,从而使患者从思想上产生安全感和安定、乐观的情绪,保持良好的精神状态,增强战胜疾病的信心。

患者由于出身、职业、文化、家庭、性格、生活阅历等各方面的情况和情感、意志、需要、兴趣、能力、气质的不同及病情的差异,其心理状态也不同。护理人员要因人制宜,对不同的患者采取不同的方法,有针对性地做好耐心细致的情志护理。

(二)言语开导

通过正面的说理疏导,可以了解患者的心理状态,开导其消除不良心理因素,从而改变患者的精神状况。要及时地解除患者对病情的各种疑惑,帮助他们多了解一些医学知识,使其消除疑问,丢掉思想包袱,树立战胜疾病的信心。对于患者遇到的困难,应积极帮助解决。患病之人,容易出现焦虑、沮丧、恐惧、愤怒等情绪,这些均可加重患者的病情,如不及时化解,将延误疾病的治疗,甚至产生严重后果。护士应适时地"告之以其败,语之以其善,导之以其便,开之以其所苦",帮助患者从各种不正常的心态中解脱出来,以加速康复的过程。

(三)移情易性

移情指排遣情思,使思想焦点转移他处,在护理工作中,主要是指将患者精神的注意力,从疾病转移到其他方面。易性指改易心志,包括消除或改变患者的某些不良情绪、习惯或错误认识,使其能恢复正常心态或习惯,以有利于疾病的康复。有些患者,其注意力往往过度集中在疾病上,或是没有脱离致病的情志因素,整天胡思乱想,陷入忧愁烦恼之中而不能自拔。这就要求将患者的注意力予以转移,使其克服不良情绪,以达到自我解脱。

(四)情志相胜

情志相胜是以五行相克规律为理论依据,用一种情志抑制另一种情志,达到使其淡化甚至消除,以恢复正常精神状态的一种方法。根据五行相克的规律,怒胜思、思胜恐、恐胜喜、喜胜悲、悲胜怒。古代医家常用情志相胜的方法治疗情志病证。

(五)顺情解郁

对于患者,特别是精神状态忧郁和感到压抑的患者,应尽量满足其合理的要求,顺从其意志和情绪。要积极鼓励甚至引导患者将郁闷的情绪诉说或发泄出来,以化郁为畅,疏泄情志。对悲郁者,当鼓励其扩展心胸,开阔眼界,提高对不良刺激的耐受性。此外,哭诉宣泄也是化解悲郁的方法之一。对于确有悲郁之情的患者,不要压抑其感情,应允许甚至引导其向医护人员哭诉倾泄苦衷,借此使其悲郁之情得以发泄而舒展,使气调而复原。但哭泣不应过久。

三、情志的自我调护

(一)清静养神

静主要指心静,具体指心无邪思杂念、心态平静。神是生命活动的主宰,它统御精气,是生命存亡的根本和关键。清静养神,是指采取各种措施使精神不断保持淡泊宁静的状态,不为七情六欲所干扰。

我国历代医家均认为神气清静,五脏安和,可致健康长寿。而患病之人对于情志刺激尤为敏感,调摄精神就更为重要。古人所谓"静者寿,躁者夭",说的也是这个道理。

清静养神的方法很多,精神内守为清净养神的主要方法。只有屏除杂念,心境安宁,神气方可清静。要树立清静为本的思想,不过分劳耗心神,乐观随和,做到静神不用,劳神有度,用神不躁。还可以用"意守"的方法将注意力完全专注于机体或外界的某一特定事物或概念,以帮助达到静神的目的。

气功疗法在调摄精神中可以起到重要的作用。从气功的本质来说,"调神"是最主要的。它所强调的"人静",实际上就是用意念来调整控制体内的生理活动,使人排除情绪因素的干扰,从而达到"静"的境界。

(二)养性修身

"仁者寿",古人把道德和性格修养作为养生的一项重要内容,认为养生和养德是密不可分的,甚至把养性和养德列为摄生首务。道德和性格良好的人,待人宽厚,性格豁达,志向高远,对生活充满希望和乐趣。他们一般均具有良好的心理素质和精神状态,能够较好地控制和调节自己的情绪。养德可以养气、养神,有利于神定心静,气血调和,精神饱满,形体健壮,使"形与神俱",从而健康长寿。

(三)怡情快志

经常保持积极、乐观、愉快、舒畅的心情是情志养生的重要方法。善于摄生的人会创造健康的精神生活,在工作、学习和劳动之余往往有自己习惯的赋闲消遣方式,从而得到精神满足和充分的休息与调整。

(四)平和七情

1.以理胜情

即考虑问题要符合客观规律,能用理性克服情志上的冲动,使情志活动保持在适度状态而不过激,思虑有度,喜怒有节。

2.以耐养性

即有良好的涵养,遇事能够忍耐而不急躁、愤怒,日常生活中能淡泊名利,淡忘烦恼。

3.以静制动

神静则宁,情动则乱,应倡导清静少欲,避大喜大怒,常保平和心情。

4.以宣消郁

悲哀忧伤的最佳消除方法,就是及时用各种方法宣泄情绪,以免气机郁遏而生疾病。

5.思虑有度

思虑过度可致心脾损伤。对于力所不及,智所不能之事,不要空怀想象过于追求,以免导致疾病的发生。整日伏案劳神者,要合理用脑,节制心劳。用心思虑的时间不宜太长,工作1小时后应适当活动,以解除持续思虑后的紧张和疲劳。平常应坚持体育锻炼,晚间不宜熬夜太过,要养成按时作息的好习惯。

6.慎避惊恐

惊恐对人体的危害极大。过度的惊恐可致气机紊乱,心神受损,肾气不固。要有意识地锻炼自己,培养勇敢坚强的性格,以预防惊恐致病。此外,还应避免接触易导致惊恐的因素和环境。

(王长芹)

第二节　用药护理

一、中药汤剂煎煮法

(一)容器

煎药以砂锅为佳,也可用陶瓷、搪瓷、玻璃器皿,忌用铁、铜、锡铝等金属容器,以免发生沉淀和化学反应,影响药效或产生毒副作用。

(二)用水

古人常用流水、雨水、雪水等,现多用饮用水,以澄净清洁为原则。煎药的水量应根据药量、药物质地(吸水性)和煎煮时间的长短来决定。一般第一煎可加水至淹过药面 3～4 cm;第二煎加水至淹过药面 2 cm。水应一次加足,不要中途加水,更不能把药煎干后加水重煎,药物煎煳就不许服用。

(三)煎药

煎药之前,应先用冷水将药材浸泡 30 分钟左右,以使其有效成分易于煎出。煎药应注意火候和掌握好时间。一般先用大火(武火),待水沸后再改用小火(文火),以免水分迅速蒸发,影响有效成分的溶出。一般药物,第一煎煮沸后再煎 20～30 分钟,第二煎煮沸后再煎 15～20 分钟;解表发散类药和芳香性药物,其煎煮时间应比一般药减少一半,以免药性挥发;有效成分不易溶出的药和滋补药的煎煮时间,应比一般药增加 1 倍,以使有效成分充分溶出。除个别质地厚重、性味滋腻的补益药可煎 3 次或多次外,一般一剂药煎 2 次即可。

(四)取药

药煎好后,应用纱布将药液过滤或绞渣取汁。每剂药各煎的总取汁量为 250 mL 左右,儿童减半。

(五)特殊药物煎法

由于质地等原因,某些药物需特殊煎煮。

(1)先煎矿物、贝壳类药,如牡蛎、龟甲、石膏、石决明等,质重而有效成分不易煎出;某些具有毒性的药物,如附子、乌头等,毒性较大,均应先煎 30 分钟后再纳入其他药物,以有利于有效成分的煎出和解毒。某些质轻、量大或泥沙多的药物,如玉米须、灶心土等,应先煎,取汁澄清,再用此水煎其他药物,称为"煎汤代水"。

(2)后入气味芳香的药物,如薄荷、藿香、砂仁、钩藤等,其有效成分易于挥发,故不宜久煎,应待其他药煎煮将成时再投入,煎沸几分钟即可。

(3)包煎对煎后可使药液混浊;或易产生沉淀、焦煳;或有细小种子、茸毛、粉末,取汁时难以滤除的药物,应以纱布包裹后再入煎。

(4)另煎某些贵重药物,如人参、羚羊角等,为了保存其有效成分不被其他药渣吸附而造成浪费,应单独煎服,也称为"另炖"。

(5)烊化胶质、黏性大和易溶的药物,如阿胶、蜂蜜、鹿角胶等,因煎煮时易于黏附于锅和其他药物上,应另行单独溶化,再与其他药物兑服。

(6)冲服某些贵重药、细料药、量少的药和汁液性药物,如三七、牛黄、琥珀、沉香、竹沥等,不需煎煮,冲服即可。

(7)泡服某些挥发性强、易出味的药,不宜煎煮,泡服即可。一般是将药物放入杯中,加开水泡 10~15 分钟,出味后服用,也有将药物放入刚煎煮好的中药汁液中泡服。

二、中药给药规则

(一)给药时间

一般药,宜在进食后半小时服用;急性病者可随时多次给药;滋补药、开胃药,宜饭前服;消食导滞药、对胃肠有刺激性的药,宜饭后服;安神药、润肠通便药,宜睡前服;驱虫、攻下、逐水药,宜清晨空腹服;调经药,宜在行经前数天开始服用,来月经后停服;解表发汗药可随时服用;某些药物的服用时间应遵医嘱。

(二)给药方法

汤剂一般每天一剂,分 2 次服,上下午各一次;急症、高热、危重患者每天可酌情服药 2~3 剂,或遵医嘱服用;丸、片、散、膏、酒等中成药按说明定时服用,一般每天 2~3 次;一般中成药宜用白开水送服,祛寒药可用姜汤送服,祛风湿药可用黄酒送服,以助药力;胖大海、番泻叶等容易出味的药物可用沸水浸泡后代茶饮;呕吐患者在服药前,可先服少量姜汁或嚼少许生姜片或橘皮,以预防呕吐;病在口腔、咽喉者宜缓慢频服或随时含服;神昏患者可给予鼻饲。

(三)服药温度

一般汤剂宜温服,以免过冷过热对胃肠道产生刺激;寒证用热药宜热服;热证用寒药宜凉服;一般理气、活血化瘀、补益、发汗解表药宜热服;凉血、止血、清热解毒、消暑药等宜凉服。

三、中药内服法与护理

(一)解表类药的服法与护理

(1)解表类药应温服,服药后应卧床覆被并进热饮(开水或热稀粥),以达发汗驱邪的目的。发汗以微汗为宜,不可太过,以免损伤正气,伤耗阴液。

(2)患者应避风寒,禁冷敷。

(3)应慎与解热镇痛类西药同用,以防汗出过多。

(4)饮食宜清淡,忌酸性、生冷类食品。

(二)泻下类药的服法与护理

(1)泻下类药一般应空腹服用,因其易伤脾胃,应得泻即止。

(2)单纯为通便而服用润下药,应于睡前服用。

(3)服泻下类药后,大便次数增多,并可有轻微腹痛,一般便后腹痛即消失。要注意排泄物的质、量、次数等变化,对服药后腹泻较重者,应随时观察病情,以免虚脱。

(4)服药期间,宜食清淡、易消化饮食,忌硬固、油腻、辛辣之品。可多食水果和蔬菜。

(三)温里类药的服法与护理

(1)服药期间应注意防寒保暖,防止风寒侵袭及腹部受寒。

(2)宜进温热饮食以加强药效,忌食生冷寒凉之品。

(3)温里类药多辛温香燥,易伤津液,阴虚津亏者慎用。服药后若出现咽喉疼痛、舌红、咽干等症状时,为虚火上炎,应及时停药。

(4)危重患者服用回阳救逆药时,应密切观察药后反应。

(四)清热类药的服法与护理

(1)清热类药性寒,易伤阳气,应中病即止,平素阳虚者应禁用。

(2)清热类药多苦寒,易伤脾胃,故在用药前应询问患者有无脾胃宿疾,以防损伤脾胃。

(3)清热类药宜饭后服用,服药期间宜服食清凉食品,忌辛辣油腻。

(4)孕妇禁用或慎用。

(五)理气活血类药的服法与护理

(1)理气活血类药多辛香燥烈,走窜通行,易于耗血、动血,虚证患者和有出血倾向者应慎用或禁用。

(2)理气活血类药行气动血,易于影响胎元,孕妇应慎用或禁用。

(3)服药期间忌生冷寒凉,脾胃虚弱者应注意饮食调护。

(六)补益类药的服法与护理

(1)补益类药应于饭前空腹服用,以利药物吸收。

(2)补益类药易使胃气壅滞,造成消化不良。脾胃虚弱而食滞不化者应慎用,或应同时配用消导药。

(3)外感期间不宜使用补益类药。

(4)补益类药需长期服用方能见效,应鼓励患者坚持服药。

(5)服补益类药期间忌油腻、辛辣、生冷及不易消化食品。

(七)安神类药的服法与护理

(1)安神类药应于睡前半小时服用,患者的病室应保持安静。

(2)应根据患者的不同情况做好精神护理,特别应使患者在睡前消除紧张激动情绪,保持平常心态。

(3)饮食以清淡平和为宜,忌辛辣、肥甘、酒、茶等刺激性食品。

(4)服安神类药者,晚饭不宜过饱。

四、中药外用法与护理

(一)膏药的用法与护理

膏药古称薄贴,又称硬膏,是以膏药敷贴治疗疾病的一种外治法。膏药是按处方将药物置于植物油中煎熬去渣,加入黄丹再煎,凝结后将熬成的药膏摊在布上或纸上而成。

1.适用范围

具有消肿止痛、活血通络、软坚散结、拔毒透脓、祛腐生新、祛风胜湿等作用。用于外科痈疡疔肿,已成脓未溃,或已溃脓毒未尽和瘰疬、痰核、风湿、跌打损伤等病证。

2.操作及护理方法

使用前先将膏药四角剪去,清洁局部皮肤,将膏药放在热源上烘烤加温,使药膏软化后再敷贴患处。加温时应注意不宜过热,以免烫伤皮肤。膏药敷贴后,应加以适当固定。使用后,应注意观察皮肤反应,如局部出现丘疹、水疱、红肿或瘙痒感较重,应随即取下膏药。除去膏药后,局部可用松节油擦拭干净。

(二)药膏的用法与护理

药膏为药粉与饴糖、蜂蜜、植物油、鲜药汁、酒、醋、凡士林、水等赋形剂调和而成的厚糊状软膏。敷于肌肤通过皮肤吸收后,可达到行气活血、疏通经络、驱邪外出等目的。

1.适用范围

具有消瘀止痛、舒筋活血、接骨续筋、温通经络、清热解毒、生肌拔毒的功效。用于痈肿疮疡和跌打损伤各期的瘀血、肿胀、疼痛、骨折等。

2.操作及护理方法

先清洁局部皮肤,将药膏涂在大小适宜、折叠为4~6层的桑皮纸或纱布上,敷于患处后包扎,关节部位采用"8"字形或螺旋形包扎。一般2~3天换药一次。

(三)熏洗疗法与护理

熏洗疗法是将药物煎汤或用开水冲泡后,趁热进行全身或局部的浸泡、淋洗、熏蒸、湿敷。通过药物加热后的热力、药力的局部刺激,药物通过皮肤的吸收和蒸气渗透的作用,达到温通经络、活血消肿、祛风除湿、杀虫止痒等目的。

1.适用范围

熏洗疗法具有疏通经络、消肿止痛、活血化瘀、祛风除湿、杀虫止痒等作用。可用于跌打损伤,肢体关节疼痛和活动不利,以及各类皮肤疾病等,坐浴可用于妇科和肛肠科疾病。

2.操作及护理方法

按医嘱正确配制好药液,药液温度一般以40~50 ℃为宜,洗浴时要防止烫伤。洗浴时间每次30~40分钟,如有必要,可先熏后洗。患者坐浴和全身洗浴时,应注意观察病情,如发现异常,应随时停止洗浴。妇女月经期间不宜坐浴。除此之外,还可以用熏法进行室内外空气消毒、灭蚊虫和某些皮肤病疾病的治疗。

(四)熨敷疗法与护理

熨敷疗法是用药物、药液直接加温,或煎汤敷于局部特定部位或穴位上,利用温热和药物的作用,以达到行气活血、散寒止痛、祛瘀消肿的目的。熨法有药熨法、盐熨法、醋熨法、坎离砂熨法和水熨法等。

1.适用范围

具有温通经络、散寒止痛、活血祛瘀等功用。可用于虚寒性脘腹痛、跌打损伤、寒湿痹痛、癃闭、泄泻、腹水等。

2.操作及护理方法

按医嘱备好熨敷所需用品,如准备好热水袋、热熨袋或将药物加热装入袋中等。温度要适宜,一般不可超过70 ℃。将热熨袋放置于需热熨部位,时间为30~60分钟,温度不足时可加温复用。熨敷期间注意随时听取患者对热感的反应,观察局部情况,以免烫伤皮肤,必要时可随时停止热敷。阳热实证患者不宜使用熨敷法。

(五)掺药疗法与护理

掺药疗法是将药物制成极细粉末直接撒布于创面局部,以达到去腐生新,清热止痛,生肌收口、促进创面愈合的目的。

1.适用范围

疮疡创面、皮肤溃烂或湿疹、口腔黏膜炎症或溃疡等。

2.操作及护理方法

清洁创面后,将药粉均匀撒布于创面上,用消毒纱布或油膏纱布覆盖,一般1～2天换药一次。去腐拔毒药末,有时会刺激创面,引起疼痛,应告知患者,以便取得合作。

(六)吹药疗法与护理

吹药疗法是将药物制成精细粉末,利用喷药管,将药粉喷撒于病灶的一种外治法。

1.适用范围

主要用于掺药法难于达到的部位,如咽喉、口腔、耳、鼻等处的炎症、溃疡等。

2.操作及护理方法

准备好药末和喷药管。吹口腔、咽喉时,嘱患者洗漱口腔后,端坐靠背椅上,头向后仰,张口屏气,查清部位,用压舌板压住舌根,手持吹药器,将适量药物均匀吹入患处。吹药完毕后,令患者闭口,半小时内不要饮水进食,一般每天可吹2～4次。向咽喉部吹药时,气流压力不能过大过猛,以防药末直接吹入气管引起呛咳。小儿禁用玻璃管作为吹药工具,以防咬碎损伤口腔。吹耳、鼻时,先拭净鼻腔和耳道,观察好病变部位,用吹药器将药末吹至患处。

(七)鲜药捣敷法与护理

鲜药捣敷法是将某些具有药用作用的新鲜植物药洗净、捣碎,直接敷于患处,利用植物药浆汁中的有效成分,达到清热解毒、消肿止痛、收敛止血等目的。

1.适用范围

一切外科阳证,如红肿热疼、创伤表面浅表出血,皮肤瘙痒、虫蛇咬伤等。常用的鲜药有蒲公英、紫花地丁、马齿苋、仙人掌、七叶一枝花、野菊花叶等。

2.操作及护理方法

将鲜药放入容器内捣碎或用手揉烂,直接敷于患处,如条件允许应给予固定包扎。使用时应注意洗净药物,清洁局部皮肤,防止感染。

（王长芹）

第三节　八法与护理

八法是清代医家程钟龄根据历代医家对治法的归类总结出来的,是中医的治疗大法,也是指导临床护理工作的主要法则。它包括汗、吐、下、和、温、清、消、补8种方法,简称"八法"。现将八法各自的含义及其护理分述如下。

一、汗法及护理

汗法是通过开泄腠理、调畅营卫、宣发肺气等作用,使邪气随汗而解的一种治疗方法,主要用于外感表证。麻疹、水肿、疮疡、痢疾初起等兼有表证者,也可采用汗法以透泄邪毒。由于病情有寒热、邪气有兼夹、体质有强弱,故汗法有辛温、辛凉等区别。其主要护理措施为以下内容。

（一）生活起居护理

患者居室应安静，空气应清新，宜多加衣被。根据病情、气候调节室内温度与湿度。

（二）饮食护理

饮食宜清淡，忌生冷、油腻、酸性收涩之品。

（三）情志护理

表证患者因恶寒、发热、头痛身痛等不适，精神亦有不畅，应做好精神安慰。

（四）用药护理

解表发汗之剂，多为辛散之品，不宜久煎；药宜温服，或药后饮热粥、热汤以助汗出，且以微汗为宜，不可大汗淋漓。如无汗，可再服。若病重可多次给药，以汗出病解。

（五）辨证施护

风寒表证多无汗，汤药宜热服，饮食中可加用姜、葱等以助汗。风热表证为有汗或汗出不畅，药宜温服，如伴有咽喉肿痛，汤药可不拘时频饮含服。

二、吐法及护理

吐法是通过涌吐的方法，使停留在咽喉、胸膈、胃脘的痰涎、宿食或毒物从口中吐出的一种治法，适用于病邪壅滞、病位较高、邪气有上越趋势的病证。其主要护理措施包括以下内容。

（一）病情观察

注意观察吐出物，如食积、痰涎或蛔虫等，并详细记录。如呕吐物中带有血液，以及时报告医师。吐法易伤胃气，属暂用之法，不宜多次使用。

（二）饮食护理

饮食以流质、半流质或软食为宜，食量应控制或暂不进食，切忌过饱，以防再度壅滞。

三、下法及护理

下法是通过泻下通便，使积聚在体内的宿食、燥屎、冷积、瘀血、水饮等有形实邪排出体外的一种治疗方法，主要用于里实证。由于寒热虚实及病邪兼夹不同，下法又有寒下、温下、润下、逐水、攻补兼施之别。其主要护理措施为以下内容。

（一）病情观察

泻下剂作用较快，服药后 15～30 分钟即能生效，药物作用时间可达 4～8 小时。药后注意观察泻下物的形状、颜色、气味及泻下次数等，并做好记录。若泻下物为柏油状便或有血液时，应及时报告医师，终止泻下，并采取止血措施。

（二）生活起居护理

应用下法可使大便变稀，大便次数增多，因此病室应配备便器或适合器具，以便患者使用。

（三）饮食护理

下法药物易伤胃气，使用下法后，宜稀粥调养，或予以清淡、易消化的温热半流质或软食。若所治为里实热证，忌食辛热之物；里实寒证，忌食寒凉之物。

（四）用药护理

药宜空腹服用，得泻即止，切勿过剂。

（五）辨证施护

里实热证，应着重观察其服药后患者体温的改变，大便的形状、颜色、气味等；里实寒证，注意排便次数、大便的形状,使黏腻、冷粪结便转为清稀为度,如腹痛渐减,肢末回暖,为病情好转趋向;老年、体虚之人等出现大便燥结,多选用润下法;攻逐水饮之药多宜早晨空腹服用,1 天 1 次,用药前称体重、量腹围,以观察水肿消退情况,此类方剂作用峻猛,中病即止,切勿过剂。

四、和法及护理

和法是通过和解或调和作用,以疏解邪气、调整脏腑功能的一种治疗方法。适用于伤寒少阳证或半表半里证、肝脾不和证、肠胃不和证等。和法作用较为缓和,应用广泛。其主要护理措施有以下内容。

(一)病情观察

患者若有呕吐、腹泻,多为肠胃不和,应注意观察呕吐物,泻下物的情况。

(二)饮食护理

饮食宜平补,营养丰富,易于消化,忌食生冷油腻之品。

(三)情志护理

肝气郁结者情志不畅,应注意情志护理,多进行语言开导,鼓励患者多参加文娱、体育、社交活动,使其心境平和,精神愉快。

(四)用药护理

症见呕吐者,汤液宜小量频服。

(五)辨证施护

伤寒半表半里证患者,多有寒热往来,乍寒乍热,汗时出时止。应根据寒热变化,增减衣被;汗出后及时擦干汗液,并更换汗湿的衣被,防止汗出当风。

五、温法及护理

温法是指通过温里祛寒的作用,以治疗里寒证的一类治法。里寒证根据部位、程度不同,又分中焦虚寒证、亡阳厥逆证、寒凝经脉证等,故温法又有温中祛寒、回阳救逆、温经散寒的区别。里寒证在形成和发展过程中,往往寒邪与阳虚并存,故温法常与补法配合应用。其主要护理措施为以下内容。

(一)生活起居护理

病室温度应稍高,阳光充足,衣被增厚,注意气候变化,以防外寒侵袭。

(二)饮食护理

饮食宜温补,或温热饮食,忌食生冷寒凉之品。

(三)用药护理

汤药宜文火久煎,温热服用。

(四)辨证施护

中焦虚寒证,出现呕吐时可服姜汁汤止呕;如腹痛、吐泻较甚者,可采用艾灸、热敷。亡阳虚脱证,应注意观察其体温、呼吸、脉搏等的变化。服药后汗止、神色转佳、肢体渐温、脉渐有力等,为阳气来复,病情好转之象。寒凝经脉证,病室应保持温暖、干燥,鼓励患者多进行室外活动,多接触阳光;并可用针灸、温熨、按摩等,以温经散寒,促进血脉的流通。

六、清法及护理

清法是指通过清热泻火、凉血解毒等作用,以清除里热之邪的一类治法,适用于里热证。里热证有虚实不同,实热证可分为热在气分、营分、血分、热壅成毒及热在某一脏腑。故清法之中,又有清气分热、清营凉血、清热解毒、清脏腑热及清虚热之不同。其主要护理措施是以下内容。

(一)病情观察

采用清法而服清热剂时,要注意观察、记录患者的体温、呼吸、脉搏、血压等情况,出现异常,以及时报告医师,进行处理。

(二)生活起居护理

病室宜凉爽通风,衣着要宽松,汗后及时更换衣被;高热不退者,可采用物理降温法。对时邪疫疠患者,则应隔离,注意消毒。

(三)饮食护理

宜食清淡易消化之物,多饮清凉饮料,多食西瓜、梨、绿豆汤、冬瓜、苦瓜等凉性食品,忌辛辣、煎炸、油腻之品。

(四)情志护理

高热重病者,生活不能完全自理,情绪易于波动,应注意情志护理,做到细致耐心,精神上给予安慰,生活上给予照顾。神昏谵语患者,应特别注意看护,以防发生意外。

(五)用药护理

汤药一般宜凉服或微温服,高热患者可不拘时频服,但应热退即止,以免久服耗伤正气。

(六)辨证施护

气分高热者,应注意观察体温、神志、舌质等的变化。若壮热烦渴不减,并出现神昏、舌质红绛,是热由气分进入营血分,应加服清热解毒凉血之药或安宫牛黄丸等开窍之品,并可采用肛门给药降温或物理降温以阻止病情进一步发展。热入营血者,应注意观察其体温、神志、斑疹、出血等情况及其变化;有出血者,采用止血措施;神昏患者注意呼吸道的清理,令患者静卧休息,加强生活护理;热毒内盛或外科疮疡肿毒患者,应注意其口腔、咽喉、皮肤疮疡情况的变化,注意保持大便通畅,或加用泻下之品,使热毒从下窍排解。

七、消法及护理

消法是通过消食导滞、行气活血、化痰、利水、驱虫等方法,使气、血、痰、食、水、虫等积聚形成的有形之邪渐消缓散的一类治法。适用于食积、气滞血瘀、癥瘕积聚、水湿内停、痰饮、虫积等病证。其主要护理措施为以下内容。

(一)生活起居护理

病室宜安静整洁,空气清新,寒温适宜。

(二)饮食护理

饮食宜清淡、富有营养、易消化,忌食生冷肥甘油腻之品。伤食积滞者可暂禁食;脾虚食积者可少食多餐,给予易消化的半流质或软食为宜。另可用山楂汁、鸡内金粥以消除胃中积滞。水肿者饮食应无盐或低盐,辅以薏米、赤小豆或用冬瓜皮、葫芦等煎汤代茶饮。

(三)情志护理

注意情志调护,消除急躁、恐惧、紧张心理,生活上多予关照,以利疾病的治疗。瘿瘤患者要特别注意避免情志刺激,应指导患者进行自我心理调节。

(四)用药护理

消导药物若取其气者,煎煮时间可稍短;若药味厚重取其质者,煎煮时间宜稍长。采用利水法治水肿时,汤药应浓煎。虫积患者宜空腹服药,服用驱虫药后,要注意观察大便及排出肠内寄生虫的种类和数量。

(五)辨证施护

消法适宜范围很广,不同的病证应采用不同的护理措施。

八、补法及护理

补法是指通过补益人体气血阴阳,主治各种虚弱证候的一类治法。补法的具体内容很多,但主要有补气、补血、补阴、补阳4种。其主要护理措施为以下内容。

(一)生活起居护理

阳气亏虚患者,病室温度可稍高,多加衣被,室内灯光以暖色为宜;阴虚患者室内温度可稍低,保持凉爽、通风,衣被略减,室内色调以冷色为宜。

(二)饮食护理

虚证患者的饮食调理非常重要,所谓“药补不如食补”“三分治,七分养”。阳虚、气虚患者宜用温补类食物,如羊肉、狗肉之类;阴虚患者,宜用清补类食物;血虚患者宜用滋补类食物。

(三)情志护理

慢性虚弱疾病,一般病程长,病情缠绵难愈,患者情绪易低落,注意思想开导。

(四)用药护理

补益之品多味厚滋腻,宜文火久煎;饭前服药,有利药物的吸收。

(五)辨证施护

脾气虚者应加强饮食调护,宜用温补且易消化的食物。血虚患者应多食营养丰富食物,平日可多进红枣、阿胶等补血之品。阴虚患者饮食宜清补,忌食辛辣、油炸、煎炒食物,同时注意节房事、戒烟酒,以防劫伤阴津。阳虚患者饮食宜温补,多食羊肉等温热之品,忌食生冷瓜果。

此外,体虚之人宜循序渐进地加强锻炼,增强体质。同时,进行自我调节,保证睡眠质量,以利病情的恢复。

(王长芹)

第四节　常用传统疗法与护理

一、针灸

(一)腧穴

腧穴是人体脏腑经络之气输注于体表的特殊部位。人体的腧穴,既是疾病的反应点,又是针灸施术的部位。针灸刺激腧穴,通过经络的联络、传输、调节作用,以达到防治疾病的目的。

1.腧穴的分类

(1)十四经:简称“经穴”,是指归属于十二经脉和任、督二脉上的腧穴。这些腧穴分布在十四经脉循行线上,与经脉关系密切。具有固定的名称、固定的位置,不但具有主治本经病证的共同作用,还能反映所属脏腑的病证,是腧穴的主要部分。

（2）奇穴：即"经外奇穴"，是指既有一定的名称，又有明确的位置，但尚未归入十四经系统的腧穴。这些腧穴的主治范围较单纯，多数对某些病证有奇特疗效。

（3）阿是穴：这些腧穴既无具体名称，亦无固定位置，而是以压痛点或其他反应点作为针灸施术部位，多位于病变部位的附近。

2.腧穴的作用

（1）近治作用：这是一切腧穴主治作用所具有的共同特点。这些腧穴均能治疗该穴所在部位及邻近组织、器官的病证。

（2）远治作用：这是十四经腧穴主治作用的基本规律。在十四经腧穴中，尤其是十二经脉在四肢肘、膝关节以下的腧穴，不仅能治局部病证，而且能治本经循行所涉及的远隔部位的脏腑、组织、器官的病证，有的甚至具有影响全身的作用。

（3）特殊作用：指刺激某些腧穴，对机体的不同状态可起着双向的良性调节作用。此外，腧穴的治疗作用还具有相对的特异性，如大椎退热，胆囊穴治疗胆绞痛等。

总之，十四经穴的主治作用是：本经腧穴能治本经病，表里经腧穴能相互治疗表里两经病，邻近经穴能配合治疗局部病。各经腧穴的主治既有其特殊性，又有其共同性。

（二）刺灸方法

刺灸法包括刺法和灸法，是通过针刺或艾灸刺激人体的一定部位，起到疏通经络、调节脏腑、行气活血的作用，从而达到扶正祛邪、防治疾病目的。

1.针法

"针法"又称"刺法"。针法包括毫针刺法、皮肤针法、电针法、耳针法、温针法等，其中毫针刺法临床应用最广。

（1）针具。

毫针的结构：目前临床所用的毫针大多由不锈钢制成。

毫针的规格：主要以针身的直径和长度来加以区别。

毫针的检查：应注意针尖必须圆而不钝，不宜过锐，不可有钩曲或卷毛；针身宜光滑挺直，坚韧而富有弹性，上下匀称，不可有斑驳、锈痕及弯曲；针柄以金属丝缠绕紧密均匀者为佳，不宜过长或过短；针根必须牢固，不能有剥蚀或松动现象。

毫针的保藏：毫针在使用后，必须擦洗干净，以免锈蚀。可用消毒药液浸泡，也可用煮沸法、高压法消毒。毫针应放置在垫有纱布的针盒、针盘内，或放在两端塞有干棉球的玻璃管、金属管、塑料管中，防止针尖碰撞硬物而受损。取用时亦应小心，避免针尖受损。

（2）针刺前的准备。

针前教育：对初诊患者做好宣传解释工作，使之对针刺治病常识有所了解，消除其思想顾虑，取得患者的信赖和配合，从而使针刺治疗发挥更好的效果。

选择针具：应根据患者性别的不同、年龄的大小、体质的强弱、形体的胖瘦、病情的虚实、病变部位的深浅、所取腧穴的具体部位及季节的变化，选择长短、粗细适宜的针具。

检查针具：针刺前检查各种针具、盘子、镊子、75％乙醇棉球等是否都已备齐。并注意检查针体有无弯曲剥蚀，针尖是否带钩、太钝或太锐。如不合用，应当剔除或修理，以免因针具损伤而发生针刺痛苦和断针事故。

选择体位：为了便于正确取穴和顺利进行针刺操作，应尽量采用患者舒适、耐久和医者便于操作的体位。

注意消毒:针刺前必须严格消毒,消毒范围包括针具器械、医者双手、患者受术部位、治疗室用具等。

(3)针刺方法。

进针法包括以下4种。①指切进针法:以左手拇指指甲端切按在穴位旁,右手持针,紧靠左手指甲面将针刺入。此法适用于短针的进针,临床最常用。②夹持进针法:以左手拇、示二指夹持消毒干棉球,夹住针身下端,将针尖对准所刺穴位,右手捻动针柄,将针刺入。此法适用于长针的进针。③提捏进针法:以左手拇、示二指将针刺部位的皮肤捏起,右手持针从捏起部的上端将针刺入。此法主要适用于皮肤浅表部位的进针。④舒张进针法:以左手拇、示二指将针刺部位的皮肤向两侧撑开绷紧,右手将针从左手拇、示二指的中间刺入。此法主要适用于皮肤松弛或有皱纹部位(如腹部)的进针。

针刺的角度、方向和深度包括以下内容。①针刺的角度:主要依腧穴所在部位的解剖特点和治疗要求而定。直刺:针身与皮肤呈90°,垂直刺入,适用于人体大部分腧穴。尤其是肌肉丰厚的腰、臀、腹、四肢部位的腧穴。斜刺:针身与皮肤呈45°,倾斜刺入,适用于骨骼边缘的腧穴,或内有重要脏器不宜深刺部位的腧穴。横刺:又称平刺或沿皮刺。针身与皮肤呈15°,横向刺入,适用于皮肤特别浅薄的腧穴。②针刺的方向:一般根据经脉循行方向、腧穴部位特点和治疗的需要而定。有时为使针感到达病所,可将针尖方向对准病痛部位。③针刺的深度:是指针身刺入腧穴部位的深浅程度。一般以既有针感又不伤及重要脏器为原则。

行针与得气包括以下内容。①行针:提插法就是提针与插针的结合运用,即针尖刺入腧穴一定深度后,施行上下、进退的操作方法。捻转法是将针刺入腧穴的一定深度后,以在手拇指和中、示二指持住针柄,进行反复来回捻转。提插法和捻转法在临床上既可单独应用,也可配合应用;提插和捻转的幅度大小、频率快慢也因病情和腧穴而异,幅度大、频率快则刺激量大,反之则小。②得气又称针感,得气与否及得气的迟速,不仅直接关系到针刺治疗的效果,而且可以借此窥测疾病的预后。③针刺补泻是采用适当的手法针刺腧穴,激发经气,以补益正气,疏泄病邪,调节人体脏腑经络功能,从而促使阴阳平衡。

留针与出针包括以下内容。①留针:一般只要针下得气,施术完毕后即可出针。治疗慢性疾病时,可留针10~30分钟,其间可行针1~2次,以加强针感。对一些顽固性、疼痛性、痉挛性疾病,须增加留针时间,可延长至1小时至数小时,并间歇予以行针,保持一定刺激量,以增强疗效。②出针:出针后要核对针数,防止漏拔。

(4)针刺异常情况及处理。

晕针包括以下内容。①原因:多见于初次接受治疗的患者,可因精神紧张、体质虚弱、过度劳累、饥饿,或大汗、大泻、大失血之后,或体位不适,以及施术手法过重,而致针刺时或留针过程中发生此症。②现象:患者突然出现头晕目眩,面色苍白,心慌气短,出冷汗,恶心欲吐,精神疲倦,血压下降,脉沉细。严重者会出现四肢厥冷,神志昏迷,二便失禁,唇甲青紫,脉细微欲绝。③处理:立即停止针刺,将已刺之针迅速取出,让患者平卧,头部放低,松开衣带,注意保暖。轻者静卧片刻,给予热茶饮之,即可恢复。未能缓解者,用指掐或针刺急救穴,如人中、合谷、内关、足三里、涌泉、中冲等,也可灸百会、气海、关元、神厥等,必要时可配用现代急救措施。晕针缓解后,仍需适当休息。④预防:对晕针要重视预防,初次接受针治者,要做好解释工作,解除恐惧心理。正确选取舒适持久的体位,尽量采用卧位。选穴宜少,手法要轻。对劳累、饥饿、大渴的患者,应嘱其休息、进食、饮水后,再予针治。针刺过程中,应随时注意观察患者的神态,询问针后情况,若有不适等晕针先兆,需及早采取处理措施。此外,应注意室内空气流通,消除过热、过冷等因素。

滞针包括以下内容。①原因:患者精神紧张,针刺入后局部肌肉强烈挛缩;或因行针时捻转角度过大过快和持续单向捻转等,而致肌纤维缠绕针身所致。②现象:针在腧穴内,运针时捻转不动,提插、出针均感困难。若勉强捻转、提插时,则患者感到疼痛。③处理:嘱患者消除紧张,使局部肌肉放松;或延长留针时间。医者用手指在邻近部位揉按,或弹动针柄,或在附近再刺一针,以宣散气血、缓解痉挛。若因单向捻针而致者,需反向将针捻回。④预防:对精神紧张及初诊者,应先做好解释工作,消除顾虑。进针时应避开肌腱,行针手法宜轻巧,捻转角度不宜过大过快,避免连续单向捻针。

弯针包括以下内容。①原因:医者进针手法不熟练,用力过猛过快,或针下碰到坚硬组织;或因患者体位不适,在留针时改变了体位;或因针柄受外力碰击;或因滞针处理不当。②现象:针柄改变了进针或刺入留针时的方向和角度,伴有提插、捻转和出针困难,而患者感到疼痛。③处理:出现弯针后,不得再行提插、捻转等手法。如系轻度弯曲,可按一般拔针法,将针慢慢退出。若针身弯曲较大,应注意弯曲的方向,顺着弯针的方向将针退出。如弯曲不止一处,须视针柄扭转倾斜的方向,逐渐分段退出,切勿急拔猛抽,以防断针。如患者体位改变,则应嘱患者恢复原来体位,使局部肌肉放松,再行退针。④预防:医者施术手法要熟练,指力要轻巧,避免进针过猛、过速。患者的体位要舒适,留针期间不得随意变动体位。针刺部位和针柄不得受外物碰压。

断针包括以下内容。①原因:多由针具质量差,或针身、针根有剥蚀损伤,术前疏于检查;或针刺时将针身全部刺入,行针时强力提插、捻转,致肌肉强力收缩;或留针时患者体位改变;或遇弯针、滞针未及时正确处理,并强力抽拔;或外物碰压。②现象:行针时或出针后发现针身折断,或部分针体浮露于皮肤之外,或全部陷没于皮肤之下。③处理:医者必须镇静,并嘱患者不要惊慌,保持原有体位,以防残端向深层陷入。若折断处针体尚有部分露于皮肤之外,可用镊子拔出。若折断针身残端与皮肤相平或稍低,而尚可见到残端者,可用左手拇、示两指在针旁按压皮肤,使残端露出皮肤之外,随即用右手持镊子将针拔出。若折断部分全部深入皮下,须在X线下定位,施行外科手术取出。④预防:针前必须认真仔细检查针具,对不符合要求的针要剔除不用。选针长度必须比准备刺入深度长些,针刺时切勿将针全部刺入,应留部分在体外,避免过猛、过强的行针。在进针行针过程中,如发现弯针时,应立即出针,不可强行刺入。对滞针和弯针应及时处理,不可强行硬拔。

血肿包括以下内容。①原因:针尖弯曲带钩,使皮肉受损,或刺伤血管所致。②现象:出针后,针刺部位肿胀疼痛,继则皮肤呈现青紫色。③处理:若微量的皮下出血而出现局部小块青紫时,一般不必处理,可自行消退。若局部肿胀疼痛较剧,青紫面积大而且影响到活动功能时,可先作冷敷止血后,再做热敷,以促使局部瘀血消散吸收。④预防:仔细检查针具,熟悉人体解剖部位,针刺时避开血管。针刺手法不宜过重,切忌强力捣针,并嘱患者不可随便移动体位。出针时立即用消毒干棉球揉按压迫针孔。

2.灸法

(1)常用灸法。

艾炷灸包括以下内容。①直接灸:即将艾炷直接置放在皮肤上施灸的一种方法。根据灸后对皮肤刺激的程度,又分为:无瘢痕灸(又称非化脓灸),临床上多用中、小炷。一般灸3～7柱,以局部皮肤充血、红润为度。灸后不化脓、不留瘢痕。此法适应范围较广,多用于虚证。瘢痕灸(又称化脓灸),临床上多用小艾炷。一般灸5～10柱,灸时疼痛较烈,灸后局部皮肤灼伤,起疱化脓。

3～4周后灸疮自愈,留下瘢痕。故灸前必须征得患者同意。此法多用于急性或顽固性疾病。②间接灸:又称隔物灸、间隔灸,即在艾炷与皮肤之间隔上某种物品而施灸的一种方法。根据不同的病、证,选用不同的间隔物。如隔姜灸、隔蒜灸、隔盐灸。

艾条灸:根据操作方法,又分为温和灸、雀啄灸和回旋灸。①温和灸:将艾条的一端点燃,对准施灸腧穴或患处,距皮肤2～3 cm,进行熏烤,使患者局部有温热感而不灼痛感为宜。一般每穴灸10～15分钟,至皮肤红晕为度。②雀啄灸:施灸时,艾条点燃的一端与施灸部位的皮肤并不固定在一定的距离,而是像鸟雀啄食一般,一上一下施灸。③回旋灸:施灸时,艾条点燃的一端与施灸部位的皮肤虽保持一定的距离,但不固定,而是向左右方向移动或反复旋转地施灸。

温针灸:温针灸是针刺与艾灸结合使用的两种方法,适用于既需要留针又需施灸的疾病。

(2)适应范围:慢性病及阳气不足的疾病。

总之,灸法适用于虚寒病证。颜面部、浅在血管部,不宜施瘢痕灸;妇女妊娠期下腹、腰骶部,不宜施灸。

(3)注意事项:①灸治体位与针治体位相同,应舒适自然而能持久,以体位平直便于施灸为宜。②施灸时,一般应先上部、后下部,先背腰部、后胸腹部,先头身、后四肢,依次施灸。如遇特殊情况,亦不必拘泥。③使用艾炷大小、壮数多少或艾条熏灸时间,应根据患者的病情体质年龄和施灸部位而决定。艾炷一般为3～5壮或5～7壮,艾条一般为10～15分钟。④艾炷灸后,局部遗有轻度烫伤,无须处理。直接灸在灸疮化脓期间,防止感染。每天换药时,去除脓液,以消毒敷料保护灸疮或贴清水膏药,约三、四周即可自然愈合。⑤施灸时,要防止艾绒脱落烧伤皮肤或烧坏衣物。未用完的艾条,应插入火筒灭火,以防复燃。

3.耳穴疗法

(1)耳穴的分布:耳穴是指分布在耳郭上的一些特定区域。耳穴在耳郭的分布有一定的规律,与头面相应的穴位在耳垂,与上肢相应的穴位居耳舟,与躯体下肢相应的穴位在对耳轮体部和对耳轮上、下脚,与内脏相应的穴位集中在耳甲。

(2)耳穴的选穴方法。

按相应部位选穴:当机体患病时,在耳郭的相应部位上有一定的敏感点,它便是本病的首选穴位。

按脏腑辨证选穴:根据脏腑学说,按各脏腑的生理功能和病理反应进行辨证取穴。

按经络辨证取穴:即根据十二经脉的循行及其和内脏的联系选取穴位。

按西医学理论选穴:耳穴中一些穴名是根据西医学理论命名的,如"交感""肾上腺""内分泌"等,这些穴位的功能基本上与西医学理论一致,故在选穴时应考虑其功能,如炎性疾病取"肾上腺"穴等。

按临床经验选穴:临床实践发现,有些耳穴具有治疗本部位以外疾病的作用,如"外生殖器"穴可以治疗腰腿痛。

(3)操作方法。

毫针法包括以下内容。①定穴和消毒:以选定的耳穴为针刺点(包括用探棒或耳穴探测仪所测得的敏感点)。针刺前耳穴必须严格消毒,可先用2%碘酊消毒,再用75%的乙醇脱碘,待乙醇干后进针。②体位和进针:一般采用坐位,年老、体弱、病重及精神紧张者宜采用卧位。针具选用0.3～0.5寸长的不锈钢毫针。进针时,医者左手拇、示两指固定耳郭,中指托着针刺部的耳背,既可以掌握针刺的深度,又可以减轻针刺的疼痛。然后用右手拇、示两指持针,用快速插入的速刺法或慢慢捻入的慢刺法进针均可。刺入深度应视患者耳郭局部的厚薄灵活掌握,一般以刺入皮肤 1～2 mm,达软骨后毫针站立不摇晃为准。刺入耳穴后,若局部感应强烈,患者症状往往有即刻减轻感。如局部无针感,应调整针刺方向、深度和角度。刺激强度和手法依病情、证型、体质、耐受度等因素综合考虑。③留针和出针:留针时间一般 15～30 分钟,慢性病、疼痛性疾病留针时间可适当延长。留针期间,每隔 10 分钟运针 1 次。出针时,医者左手托住耳郭,右手迅速将毫针拔出,再用消毒干棉球压迫针眼,以防出血。

压丸法:即在耳穴表面贴敷压丸以替代埋针的一种简易疗法。此法既能持续刺激穴位,又安全无痛,目前广泛应用于临床。压丸所选材料较多,可就地取材,如王不留行籽、油菜子、小米、绿豆、白芥子及磁珠等。现临床多用生王不留行籽,因其表面光滑,大小和硬度适宜。王不留行籽用沸水烫洗 2 分钟,晒干装瓶备用。应用时,将王不留行籽贴在 0.6 cm×0.6 cm 大小胶布中央,用镊子夹住胶布,贴敷在选用的耳穴上。每天自行按压 3～5 次,每次每穴按压 30～60 秒,2～7 天更换一次,双耳交替。刺激强度视患者情况而定,一般儿童、孕妇、年老体弱、神经衰弱者用轻刺激法,急性疼痛性病证宜用强刺激法。

(4)注意事项:①严格消毒,防止感染。因耳郭暴露在外,表面凹凸不平,结构特殊,刺前必须严格消毒。有创伤和炎症部位禁针。针刺后如针孔发红、肿胀,应及时涂 2% 碘酊,或加服抗生素,严防化脓性软骨膜炎的发生。②对扭伤和运动障碍的患者,进针后应嘱其适当活动患部,可提高疗效。③有习惯性流产的孕妇不宜用耳针。④患有严重器质性疾病和伴有严重贫血者不宜针刺。对严重心脏病、高血压及虚弱者不宜行强刺激手法。⑤耳针治疗时也应注意防止晕针发生,可参照"毫针刺法"。

(三)针灸治疗

配穴处方原则

1.近部取穴

近部取穴是指选取病痛(包括"阿是穴")所在部位或邻近部位的腧穴,因为腧穴普遍具有近治作用,应用广泛,适用于各种急慢性疾病。

2.远部取穴

远部取穴是指选取距离病痛较远处部位的腧穴,特别是在十二经肘膝以下的部位。这是因为腧穴具有远治作用,应用亦非常广泛,具体有循经取穴,表里经取穴或其他相关经取穴等。

3.随证取穴

随证取穴是指依病的病因病机而选取腧穴。

二、推拿

(一)推拿疗法适应证、禁忌证

推拿又称按摩,属中医外治法之一。推拿疗法具有疏通经络,滑利关节,舒筋整复,活血祛瘀,调整脏腑气血,增强人体抗病能力等作用。

1.推拿疗法的适应证

可以应用于骨伤科、外科、内科、妇科、儿科等不同类型的疾病。

2.推拿疗法的禁忌证

(1)急性传染病。

(2)各种感染性疾病,如丹毒、脓肿、骨髓炎、骨结核、蜂窝织炎、化脓性关节炎等。

（3）皮肤病的病变部位,如溃疡性皮炎等。

（4）各种恶性肿瘤。

（5）正在出血的部位,或内脏器质性病变。

（6）骨折移位或关节脱位。

（7）妇女经期或妊娠期,腹部和腰骶部不宜推拿。

（8）极度疲劳或醉酒后。

（9）严重心脏病及精神病患者。

（二）常用推拿手法

手法是推拿治病的主要手段,其基本要求是持久、有力、均匀、柔和。

1.摆动类手法

（1）一指禅推法。

动作要领:应掌握腕部放松,沉肩、垂肘、悬腕,指实掌虚。压力、频率、摆动幅度要均匀,动作要灵活。手法频率每分钟120~160次。

临床应用:本法接触面积较小,但深透度大,可适用于全身各部穴位,临床常用于头面、胸腹及四肢等处,具有舒筋活络,调和营卫,祛瘀消积,健脾和胃的功能,适用于头痛、胃痛、腹痛及关节筋骨酸痛等病证。

（2）𰾆法。

动作要领:操作时小指掌指关节背侧及部分小鱼际要紧贴体表,肩、臂放松,肘关节微屈约120°,前臂的内、外旋及腕关节的伸屈运动要协调,压力、频率、腕臂摆动幅度要均匀,动作要有节律,动作过程中不可有移动或跳动现象。每分钟来回摆动120次左右。

临床应用:𰾆法刺激量大,作用面积广,常用在肩背、腰臀及四肢肌肉较丰厚的部位,具有舒筋活血、祛风散寒、解痉止痛等功能,适用于风湿痹痛、肢体麻木、中风瘫痪等病证。

2.按压类手法

（1）按法:分指按法和掌按法两种。

动作要领:操作时着力部位要紧贴体表,不可移动,用力要由轻而重,不可用暴力。

临床应用:按法在临床上常与揉法组合成"按揉"复合手法。指按法适用于全身各部穴位;掌按法常用于腰背和腹部。本法具有放松肌肉,开通闭塞,活血止痛的作用。适用于胃脘痛,头痛,肢体疼痛麻木等病证。

（2）点法:用指端点称指点法;屈指用骨突部点称屈指法;用肘尖部点称肘点法。

动作要领:操作时要求做到深透,用力大小视受术部位肌肉厚薄程度而定,动作过程用力由弱渐强再由强而弱,反复用力,不可用暴力点压。本法与按法的区别是:点法作用面积小,刺激量更大。

临床应用:浅表穴位用指点法,较深的穴位用屈指法,肌肉丰厚的部位用肘点法。点法作用面积小,刺激量大,具有通经活络、消积破结、调整脏腑功能、解痉止痛等功能。适用于脘腹挛痛、腰腿疼痛麻木等病证。

3.捏拿类手法

（1）捏法:分三指捏和五指捏两种。

动作要领:操作时着力指腹,动作均匀而有节律性,循序而下。

临床应用:捏法常用在头颈部、四肢及脊背部,具有舒筋通络、行气活血等功能。适用于肢体麻木、肌肉萎缩无力、腰腿疼痛、肩背酸痛等病证。

（2）拿法。

动作要领：操作时，用劲要由轻而重，不可骤然用力，动作要缓和而有连贯性。

临床应用：临床常配合其他手法使用于颈项、肩部和四肢等部位。具有祛风散寒，开窍止痛，舒筋活络等作用。适用于胃肠功能紊乱、腰腿痛、肌肉疲劳等病证。

（3）捻法。

动作要领：操作时，用力要缓和、持续，动作灵活、快速，不可重滞。

临床应用：本法一般适用于四肢小关节，具有疏经通络、通利关节、软坚散结等作用。适用于指、趾关节损伤、肿胀疼痛或屈伸不利等病证。

4.摩擦类手法

（1）摩法：摩法分掌摩、指摩两种。

动作要领：操作时，肘关节自然屈曲，腕部放松，指掌自然伸直，动作缓和而协调。频率每分钟120次左右。

临床应用：本法动作刺激量较轻，常用于胸腹、胁肋等部位。具有理气和中、消积导滞、调理脾胃等功能。适用于脘腹胀痛、食积胀满、胸胁胀痛等病证。

（2）擦法。

动作要领：操作时，腕关节伸直，手指自然分开，以肩关节为支点，上臂带动手掌作前后或上下往返移动。频率每分钟160次。用力适中、持续、均匀，动作仅在体表皮肤，不可带动深层组织，以局部皮肤潮红为度。

临床应用：本法是一种柔和、温热的刺激，多用于胸腹、腰背、四肢等部位。具有温经通络、行气活血、消肿止痛、健脾和胃、祛风散寒、镇静安神等作用。适用于腰背酸痛、肢体麻木、消化不良、末梢神经炎、神经衰弱等病证。

（3）推法：用指称指推法；用掌称掌推法；用肘称肘推法。

动作要领：操作时，指、掌或肘要紧贴体表，用力要稳，速度要缓慢、均匀。

临床应用：本法可在人体各部位使用，具有温经活络、活血止痛、健脾和胃、调和气血等功能。适用于肝郁气滞、头晕头痛、胁肋胀满、肩背酸痛、脘腹胀痛、神经衰弱等病证。

5.揉搓类手法

（1）揉法：分掌揉和指揉两种。用手掌大鱼际或掌根称掌揉法；用手指称指揉法。

动作要领：操作时以掌或指为着力点紧贴体表，腕部放松，以肘为支点，前臂主动摆动，带动腕部使掌或指做环形运动。动作要协调，用力以使皮下组织随之回旋运动为度。操作过程要持续、均匀、柔和而有节律，频率每分钟约120次。

临床应用：本法着力面积大，刺激量小而轻柔舒适，可用于全身各部。具有宽胸理气、消积导滞、活血祛瘀、消肿止痛等作用。适用于脘腹痛、胸闷胁痛、便秘及软组织损伤的肿痛或风寒痹痛等病证。

（2）搓法。

动作要领：操作时，双手用力要对称、均匀，搓动要快，移动要缓，动作过程要流畅自然。

临床应用：搓法常用于腰背、胁肋及四肢部，以上肢最为常用，多被作为中医推拿的结束性手法。具有祛风散寒、解痉止痛、疏经通络、调和气血等作用。适用于腰背酸痛、胸胁胀闷、肩背疼痛、肢体麻木等病证。

6.振动类手法

(1)抖法。

动作要领:颤动幅度要小,频率要快。

临床应用:本法多用于四肢部,尤其常用于上肢,常作为治疗的结束手法之一。具有调和气血、解除粘连、通利关节、放松肌筋等功能。适用于肢体麻木、屈伸不利等病证。

(2)振法:用手指着力称指振法;用手掌着力称掌振法。

动作要领:操作时,力量要集中于指端或手掌上,术者注意力要集中,有意识的使前臂和手部的肌肉强力地静止性紧张而产生小幅度的上下急骤的振颤动作,动作过程要求深透,不可摆动手臂或移动手掌。

临床应用:指振法适用于人体穴位。掌振法适用于全身各部。振法具有活血祛瘀、理气和中、消食导滞、温经散寒等作用。适用于肝气郁滞、胃肠功能紊乱、肌筋挛缩或粘连等病证。

7.击打类手法

(1)击法:用拳背叩击称拳击法;用掌根叩击称掌击法;用掌侧小鱼际叩击称侧击法;用指尖叩击称指尖击法;用桑枝棒等器械叩击称棒击法。

动作要领:操作时应垂直叩击体表,用力快速而短暂,力量均匀,速度适中有节奏,不可有拖抽动。

临床应用:拳击法常用于腰背部;掌击法常用于头顶、腰臀及四肢部;侧击法常用于腰背及四肢部;指尖击法常用于头面、胸腹部;棒击法常用于头顶、腰背及四肢部。本法具有舒筋通络,调和气血、祛风散寒、解痉止痛等作用。适用于风湿痹痛、肢体麻木、肌肉痉挛、腰腿疼痛等病证。

(2)拍法。

动作要领:操作时,用力要均匀,拍打要平衡而有节律性,不可用暴力拍打。

临床应用:拍法常用于肩背、腰臀及下肢部,多作为中医推拿的结束性手法之一。具有舒筋通络、行气活血等作用。适用于风湿痹痛、肌肉痉挛、局部感觉迟钝等病证。

(3)弹法。

动作要领:操作时,弹击力量要均匀适中,动作要流畅,每分钟弹击120～160次。

临床应用:本法适用于全身各部,尤以头面、颈项部最为常用。具有舒筋通络、祛风散寒、开通闭塞等功能。适用于项强、头痛等病证。

(三)介质与热敷

1.介质

推拿时常应用各种介质,如葱姜水、滑石粉、麻油、冬青膏、松节油、红花油等。应用介质不但可以加强手法作用,提高治疗效果,而且还可起到润滑和保护皮肤的作用。

2.热敷

热敷可分为干热敷和湿热敷。以湿热敷为常用。

(1)热敷方法:用一些具有祛风散寒、温经通络、活血止痛作用的中草药,置于布袋内,将袋口扎紧,放入锅中,加适量清水,煮沸数分钟,趁热将毛巾浸透后绞干,并折成方形或长条形(根据治疗部位需要而定)敷于患部,待毛巾不太热时,即用另一块热毛巾换上。一般换2～3块毛巾即可。为加强治疗效果,可在患部先用擦法,使毛孔开放,再将热毛巾敷上,并施以轻拍法,这样热量就更易透入肌肤。

(2)注意事项:热敷时须暴露患部,因而室内要保持温暖无风,以免患者感受风寒;毛巾必须折叠平整,使热量均匀透入,这样不易烫伤皮肤;热敷时可隔着毛巾使用拍法,但切勿按揉,以免破皮;热敷的温度应以患者能忍受为度,要防止发生烫伤和晕厥,对于皮肤知觉迟钝的患者尤须注意。

三、拔罐法

(一)罐具

常用有竹罐、陶罐、玻璃罐及抽气罐。

(二)操作方法

1.拔罐方法

拔罐的方法常用的有以下几种。

(1)火罐法:利用燃烧时火焰的热力,排去空气,使罐内形成负压,借以将罐吸附在皮肤上。具体操作方法有投火法、闪火法两种。

(2)水罐法:此法一般适用竹罐。先将竹罐倒置在沸水或药液之中,煮沸 1~2 分钟。然后用镊子挟住罐底,颠倒提出液面,甩去水液,趁热按在皮肤上,即能吸住。

(3)抽气法:先将青、链霉素药瓶磨制成抽气罐,将罐紧扣在穴位上,用注射器从橡皮塞刺入瓶内,抽出空气,使其产生负压即能吸住。或用抽气筒套在塑料杯罐活塞上,将空气抽出,使之吸拔在选定的部位上。

2.拔罐法的应用

(1)留罐:又称坐罐,即拔罐后留置 10~15 分钟,罐大、吸拔力强的应减少留罐时间。单罐、多罐皆可应用。

(2)走罐:又称推罐,一般用于肌肉丰厚的部位,须选口径较大的玻璃罐,先在罐口或所拔部位的皮肤上,涂一些凡士林等润滑油脂,再将罐拔住。然后用右手握住罐子,上下反复推移,至所拔皮肤潮红充血甚或瘀血时为止。

(3)闪罐:将罐拔住后,又立即取下,再迅速拔住,如此反复多次地拔上取下,取下拔上,直至皮肤潮红为度。

(4)针罐:将针刺与拔罐相结合应用的一种方法。即先针刺待得气后留针,再以针为中心点将火罐拔上,留置 10~15 分钟,然后起罐起针。

(三)适应范围

拔罐法具通经活络、行气活血、消肿止痛、祛风散寒等作用,其适应范围广泛,如风湿痹痛、各种神经麻痹、腹痛、背腰痛、痛经、头痛、感冒、咳嗽、哮喘、消化不良、胃脘痛、眩晕、丹毒、红丝疗、毒蛇咬伤、疮疡初起未溃等。

(四)注意事项

(1)拔罐时,要选择适当体位和肌肉丰满的部位。若体位不当、移动或骨骼凹凸不平、毛发较多的部位均不适宜。

(2)拔罐时要根据所拔部位的面积大小而选择大小适宜的罐。操作时必须迅速,才能使罐拔紧,吸附有力。

(3)用火罐时应注意勿灼伤或烫伤皮肤。若烫伤或留罐时间太长而皮肤起水疱时,小疱无须处理,仅敷以消毒纱布,防止擦破即可。水疱较大时,用消毒针将水放出,涂以甲紫药水,或用消毒纱布包敷,以防感染。

(4)皮肤有过敏、溃疡、水肿和大血管分布部位,不宜拔罐。高热抽搐者和孕妇的腹部、腰骶部亦不宜拔罐。

(5)起罐时,手法要轻缓,以一手抵住罐边皮肤,按压一下,使空气进入罐内,即可将罐取下,切不可硬行上提或旋转提拔,以防拉伤皮肤。

四、刮痧法

(一)器具

(1)取边缘光滑、没有缺损的铜钱或硬币或瓷汤匙一个。

(2)准备小碗或酒盅一只,盛少许植物油或清水。

(二)操作方法

1.刮痧部位

主要在背部,有时亦可在颈部、前胸、四肢。

2.刮痧方法

先暴露患者的刮痧部位,施术者用右手持拿刮痧工具,蘸取植物油或清水后,在确定的体表部位,轻轻向下顺刮或从内向外反复刮动,逐渐加重用力,刮时要沿同一方向刮,力量要柔和均匀,应用腕力,一般刮10~20次,以出现紫红色斑点或斑块为度。一般要求先刮颈项部,再刮脊椎两侧部,然后再刮胸部及四肢部位。

(三)适应范围

临床应用范围较广。过去主要用于痧证,现已扩展用于呼吸系统和消化系统等疾病。如痧证、中暑、伤暑、湿温初起、感冒、发热、咳嗽、咽喉肿痛、呕吐、腹痛、疳积、伤食、头痛、头昏、小腿痉挛、汗出不畅、风湿痹痛等。

(四)注意事项

(1)室内空气要流通,但应注意保暖,勿使患者感受风寒。

(2)患者体位要根据病情而定,一般有仰卧、俯卧、仰靠、俯靠等,以患者舒适为度。

(3)凡刮治部位的皮肤有溃烂、损伤、炎症等均不宜采用本法。

(4)掌握好刮痧手法轻重,由上而下顺刮,并时时蘸植物油或清水保持肌肤润滑,不能干刮,以免刮伤皮肤。

(5)刮痧时应注意患者病情变化,如病情不减,反而更加不适者,应立即送医院诊治。

(6)刮完后,应擦净油渍或水渍,让患者休息片刻,保持情绪平静。并嘱忌食生冷、油腻、刺激食品。

五、刺络法

(一)针具

刺络法的常用针具为三棱针。

(二)操作方法

1.点刺法

针刺前先推按被刺穴位部,使血液积聚于针刺部位。经常规消毒后,左手拇、示、中三指夹紧被刺部位或穴位,右手持针,对准穴位迅速刺入1~2分深,随即将针退出,轻轻挤压针孔周围,使出血少许,然后用消毒棉球按压针孔。此法多用于手指或脚趾末端穴位,如十宣、十二井穴等。

2.散刺法

散刺法是对病变局部周围进行点刺的一种方法。根据病变部位大小的不同,可刺10～20针以上,由病变外缘呈环形向中心点刺,以消除瘀血或水肿,达到活血祛瘀、通经活络的目的。此法多用于局部瘀血、肿痛、顽癣等。

3.泻血法

先用带子或橡皮管结扎在针刺部位上端(近心端),然后迅速消毒。针刺时,左手拇指压在被针刺部位下端。右手持三棱针对准被刺部位的静脉,刺入脉中0.5～1分深,然后迅速出针,使其流出少量血液,出血停止后,再用消毒棉球按压针孔。当出血时,也可轻轻按静脉上端,以助瘀血外出,毒邪得泻。此法常用于肘窝、腘窝及太阳穴等处的浅表静脉。用以治疗中暑、急性腰扭伤、急性淋巴管炎等疾病。

(三)适应范围

适用于各种实证、热证、瘀血、疼痛等。如昏厥、高热、中暑、中风闭证、急性咽喉肿痛、目赤红肿、顽癣、头痛、丹毒、扭挫伤等。

(四)注意事项

(1)注意无菌操作,防止感染。

(2)点刺、散刺时手法宜轻、宜浅、宜快;泻血法一般出血不宜过多,注意切勿刺伤深部大动脉。

(3)对体弱、贫血、低血压、孕产妇均需慎用。凡有出血倾向或血管瘤的患者,不宜使用本法。

六、皮肤针

皮肤针又称"梅花针""七星针",是由多支短针组成的用来叩刺人体一定部位的针具。皮肤针的针头呈小锤形,针柄一般长15～19 cm。针头附有莲蓬状的针盘,针盘下面散嵌着不锈钢短针。根据所嵌短针数目的不同,可分别称为"梅花针"(五支针)、"七星针"(七支针)、"罗汉针"(十八支针)等。

(一)皮肤针的作用和适应范围

中医认为,人体皮肤分属十二皮部,而十二皮部又以十二经脉为纪,皮肤通过络脉、经脉与脏腑气血有着密切联系。因此,通过皮肤针叩刺人体皮部,能激发经络功能,调整脏腑气血,从而达到防病治病的目的。

皮肤针的适应范围很广,临床各种病证均可应用,如近视、视神经萎缩、急性扁桃体炎、感冒、咳嗽、慢性肠胃病、便秘、头痛、失眠、腰痛、皮神经炎、斑秃、痛经等。

(二)操作方法

1.叩刺部位

皮肤针的叩刺部位,一般可分循经叩刺、穴位叩刺、局部叩刺3种。

(1)循经叩刺:是指循着经脉进行叩刺的一种方法,常用于项背腰骶部的督脉和足太阳膀胱经。督脉为阳脉之海,能调节一身之阳气,而五脏六腑的背俞穴,都分布于膀胱经,故此两经治疗范围广泛。其次是四肢肘膝以下经络,因其分布着各经原穴、络穴、郄穴等重要腧穴,可治疗各相应脏腑经络的疾病。

(2)穴位叩刺:即叩刺腧穴,主要是根据穴位的主治作用,选择适当的腧穴予以叩刺治疗。

(3)局部叩刺:是指在患部进行叩刺的一种方法,如扭伤后局部的瘀肿疼痛及顽癣等,可在局部进行围刺或散刺叩打。

2.刺激强度

刺激的强度是根据刺激的部位、患者的体质和病情的不同而决定的,一般分轻、中、重 3 种。

(1)轻刺:用力较小,皮肤仅现潮红。适用于头面部、皮肤娇嫩的患者及病属虚证者。

(2)中刺:介于轻刺与重刺之间,以局部有较明显潮红,但以不出血为度,适用于一般部位及普通患者。

(3)重刺:用力较大,以皮肤有明显潮红,并有微出血为度。适用于背部、臀部、压痛点、年轻体壮患者及病属实证者。

3.操作

(1)叩刺:针具和叩刺部位用 75% 乙醇消毒后,以右手拇指、中指、无名指握住针柄,示指伸直按住针柄中段,针头对准皮肤叩击,运用腕部力量,使针尖叩刺皮肤后,立即弹起,如此反复叩击。叩击时针尖必须与皮肤区垂直,弹刺要准确,根据病情选择不同的刺激部位或刺激强度。

(2)滚刺:是指用特制的滚刺筒,经 75% 乙醇消毒后,手持筒柄,将针筒在皮肤上来回滚动,使刺激成为一狭长的面,或扩展成一片广泛的区域。

(三)注意事项

(1)针具要经常检查,注意针尖有无毛钩,针面是否平齐,滚刺筒转动是否灵活。

(2)叩刺时动作要轻捷,先轻后重,避免造成患者过分的疼痛。

(3)局部皮肤有溃疡或破损伤者不宜使用本法,传染性疾病和急腹症也不宜使用本法。

(4)叩刺局部和穴位,若手法重而出血者,应再进行清洁和消毒,注意防止感染。

(5)滚刺筒不要在骨骼突出部位处滚动,以免产生疼痛或出血。

(6)为防止交叉感染,皮肤针最好专人专用。

七、指针

指针是医师以手指代替针具,在应取的腧穴上,运用一定的手法进行治疗的方法。

(一)适应病证

指针疗法的适应病证与毫针疗法的适应病证略同而作用稍弱,一般常用于休克、中暑、晕针、癫证、痫证、脏躁、失眠、感冒、头痛、偏头痛、牙痛、鼻塞、咽喉痛、鼻衄、呕吐、腹痛、腹泻、胃痛、吐泻、呃逆、肠痈、痢疾、肩痛、肋间神经痛、腰痛、坐骨神经痛、转筋、落枕、遗精、阳痿、带下、小儿夜尿症、小儿惊风、近视等病证。

(二)操作方法

指针的基本方法可分为揉、扪、切、捏、点 5 种。

1.揉法

揉法是用手指的尖端,轻按选定的穴位,做环行平揉的一种方法。揉动时手指的尖端不能离开所接触的皮肤,手指连同皮肤及皮下组织,以穴位为中心,做小圆形转动,不要使手指与皮肤呈摩擦状态。每次揉一小圆周为一次。每穴位一般揉 120~180 次,2~3 分钟。次数的多少视病情的轻重而定。

常用拇指和中指做揉法。本法在指针中应用较广。施术时需要根据患者体质强弱和病情的轻重施以轻重不同的指力。可与扪法配合应用。

2.扪法

扪法是用手指扪按腧穴或身体一定部位的手法。将手指端按压至皮肤及皮下组织深部,同时根据患者体质强弱,施以轻重不同的指力,以患者感到酸麻胀痛为止,略同于针刺得气。当指端按入时,应逐渐施加压力,不可突然用力。得气后应逐渐减轻指力然后停止。每穴一般扪3分钟左右。扪法可分为单指法和双指法两种。

单指法:一般用拇指或中指指端按压在穴位上。本法常用于胸腹部和四肢部的穴位,如气海、中脘、曲池、足三里等。

双指法:即两手指同时扪按两个穴位。本法常用于头面、颈项、腹部、背腰部的穴位,如风池、阳白、天枢等穴位。

3.切法

即爪刺法,属于单指法。用拇指指甲切按腧穴。操作时,可用脱脂棉少许,覆于指甲上,防止切伤皮肤。指切时用力需要轻而缓慢,特别是压痛处更应注意,尽量避免切处剧烈疼痛。本法多用于狭窄部位的穴位,如人中、迎香、少商等。

4.捏法

捏法是用两个手指对称捏压穴位的手法,如可用拇、示两指,也可用拇、中两指或拇指与其他各指,在上下方或左右方对称相向用力。可捏压在一个或两个穴位上。此法常用于四肢、肩颈等部位的穴位,如合谷、曲池、足三里、三阴交等。

5.点法

点法是用一指或两、三指点在痛点或穴位上点按,先轻后重,逐渐深透。本法常用于肩部、背部、臀部和大腿等部位的穴位。

(三)注意事项

(1)施术者的指甲宜常剪,以免切伤患者皮肤。手指仍需消毒,以免交叉感染。

(2)指针一般施术1~3分钟,亦可根据情况适当增减。

(3)施术者应注意锻炼指力,以利提高指针效果。

(4)小儿头部囟门区及孕妇腹部不用指针。

(5)危急重症指针只可作为临时应急辅助措施,仍需采用常规治疗措施。宿、肿瘤局部不宜采用指针疗法。

八、穴位敷贴

穴位敷贴(或称贴敷)疗法,是指在一定的穴位上敷贴药物,通过药物经皮吸收和穴位刺激的共同作用,来治疗疾病的一种外治方法。

(一)穴位敷贴的选择

一般选用芳香开窍、辛窜通络、刺激性较强的药物,如冰片、麝香、丁香、花椒、白芥子、葱、姜、蒜、韭等。还选用一些药力峻猛的有毒药物,如生南星、生半夏、甘遂、巴豆、斑螫等。可根据不同病情选药配方,但要注意药物的毒副反应、过敏性。

(二)使用方法

根据病证、疼痛部位选取穴位或痛点,将该处皮肤洗净擦干,将药贴敷在有关穴点的皮肤上,覆盖保护膜,定时更换。

(三)注意事项

(1)敷贴后皮肤出现灼热感或瘙痒刺痛为药物刺激所致,为正常现象。

(2)皮肤敏感者不宜在同一部位重复使用,可换至新位置交替贴敷。

(3)创伤性、过敏性皮肤,孕妇,装有心脏起搏器者应在医师的指导下使用。

(王长芹)

第五节　心脑疾病的中医护理

一、心悸

(一)概述

心悸包括惊悸和怔忡,是指患者自觉心中悸动、惊惕不安,甚则不能自主的一种病证。心悸的发生多与体质虚弱、劳欲过度、情志所伤、感受外邪及饮食不节等因素有关。神经官能症、心律失常、甲状腺功能亢进等可参考本病护理。

(二)辨证论治

1.心虚胆怯

心悸不宁,善惊易恐,坐卧不安,不寐多梦而易惊醒,恶闻声响。舌多正常苔薄白,脉数或细弦。治以镇惊定志,养心安神。

2.心血不足

心悸气短,头晕目眩,失眠健忘,面色少华,倦怠乏力,纳呆食少。舌淡红苔薄白,脉细弱。治以补心养心,益气安神。

3.阴虚火旺

心悸易惊,心烦失眠,五心烦热,口干,盗汗,思虑劳心则症状加重,伴耳鸣腰酸,急躁易怒。舌红少津,苔少或无,脉细数。治以滋阴清火,养心安神。

4.心阳不足

病情较重,心悸不安,胸闷气短,面色苍白,形寒肢冷。舌淡苔白,脉虚弱或沉细无力。治以温补心阳,安神定悸。

5.水气凌心

心悸眩晕,胸闷痞满,渴不欲饮,小便短少,或下肢水肿,形寒肢冷,伴恶心,欲吐。舌淡胖苔白滑,脉弦滑或沉细而滑。治以温化水饮,宁心定悸。

6.心血瘀阻

心悸不安,胸闷不舒,心痛时作,痛如针刺,唇甲青紫。舌质紫黯或有瘀斑,脉涩或结代。治以活血化瘀,理气通络。

(三)病情观察要点

1.心悸不安

观察脉率、脉律、心率、心律、舌象、诱发因素、发作持续时间。

(1)观察心率变化,测量各种心律失常的脉搏时,每次测量时间应不少于1分钟。

（2）舌为心之苗，注意观察舌象，心血不足者表现舌质淡红；阴虚火旺，虚火上炎者表现舌质红；心阳不足者表现舌质淡。

（3）诱发因素：心悸与情志刺激，饮食过饱，精神紧张，劳倦失眠，外邪入侵，大便努责等因素密切相关。

（4）发作持续时间：因惊恐而发，时发时止，伴有痰热内扰，胆气虚者较轻；心悸频发，病程已久，脏气虚损，痰瘀阻滞心脉者较重。

2.伴随症状

（1）伴呼吸困难的患者观察呼吸、咳嗽咳痰情况的变化。

（2）伴水肿的患者观察尿量和血压，记录 24 小时出入量。

3.病情变化

心悸患者发生下列病情变化时及时通知医师并配合抢救。

（1）心悸、胸闷喘促不能卧、唇干肢肿、咳吐粉红色泡沫痰。

（2）心悸伴汗出肢冷、精神倦怠及意识不清。

（3）心悸不安、胸痛时作、唇甲青紫。

4.使用强心、利尿、扩血管等药物，注意观察药物不良反应

（1）服用洋地黄制剂时，应测量心率（脉搏）是否≤60 次/分，有无恶心、呕吐、头痛、黄绿视等症状。

（2）服用利尿药，应注意观察尿量，有无电解质紊乱等。

（3）服用扩血管药物注意观察血压、心率等的变化。

（四）症状护理要点

1.心悸不安

（1）心悸不安时可给予耳穴埋籽，主穴：心、小肠、支点。血虚配：脾、胃、内分泌；下肢水肿配：膀胱、肾；淤血阻络配：交感、肾上腺。

（2）心悸发作时无脉结代的患者，可以采用憋气法、引吐法、压迫眼球法缓解心悸。

（3）对心虚胆怯的患者，应避免重物坠地的巨响、高频尖利声响或大声喧哗的刺激。

（4）水气凌心者协助采取舒适体位：如坐位、半坐位、垂足卧位等；泛恶者可口嚼生姜片，按压内关；腹胀纳呆者，艾灸中脘、足三里，或热敷胃脘部。

（5）心血不足、心阳不足、心虚胆怯、水气凌心者，病室宜温暖向阳；心阳不足、畏寒肢冷的患者，注意保暖防寒。

（6）保持大便通畅，大便时可按摩腹部，或按揉关元、大肠俞、气海、足三里等穴位，或每天晨起饮温开水，必要时使用导泻剂。

（7）便秘患者给予耳穴埋籽，主穴：大肠、直肠下端、皮质下、便秘点；配穴：肺、结肠、脾。

2.伴随症状

（1）心悸伴呼吸困难者遵医嘱给予氧气吸入，如患者咳吐粉红色泡沫痰，可用酒精过滤湿化吸氧。

（2）水肿、卧床患者加强皮肤护理，定时用紫草油按摩受压部位；限制饮水量和钠盐的摄入，遵医嘱记录 24 小时出入量、测体重。

3.药物

向患者解释相关药物的作用及不良反应，观察药物应用的不良反应，发现问题及时采取对症

治疗和护理。

(五)饮食护理要点

饮食有节,进食营养丰富易消化的食物,保持大便通畅,忌过饱过饥,戒烟酒浓茶,宜低盐低脂饮食。

1.心虚胆怯

宜食黄花菜、百合、桂圆、大枣、小麦、莲子等。

食疗方:茯苓饼、山药粥。

2.心血不足

宜食牛肉、桑椹、山药、枸杞子、龙眼肉、阿胶枣等补心益气之品,也可食白参汤。

食疗方:桂圆莲子粥、酸枣仁粥。

3.阴虚火旺

宜食莲子、银耳、桑椹、百合等滋阴降火之品,也可饮百合莲子麦冬汤。

食疗方:生地黄粥、天门冬粥。

4.心阳不足

宜食甘温助阳益气之品,如海参、羊肉、鸡肉、胡桃,烹饪时适当加用葱、姜、蒜等调料,也可食桂枝桂圆汤。

食疗方:党参粥等。

5.水气凌心

宜食甘温利水之品,如葫芦、冬瓜、西瓜、丝瓜等,烹饪时适当添加大蒜、生姜、花椒等;也可选用玉米须煎汤代茶饮。

食疗方:赤小豆粥、薏苡仁粥、赤小豆鲤鱼汤。

6.心血瘀阻

宜食鸭肉、山楂、藕、栗子等活血理气之品,也可食丹参饮(丹参、砂仁、红糖)。

食疗方:毛冬青煲猪蹄。

(六)中药使用护理要点

1.口服中药

口服中药时,应与西药间隔30分钟左右。

(1)中药汤剂:心血不足、心阳不足、淤血阻络、水气凌心证者汤药宜温热服;心虚胆怯证者宜睡前或发作时服药;阴虚火旺证者汤药宜温服。

(2)稳心颗粒:因其成分含三七,孕妇及月经期女性慎用。

(3)黄杨宁片:可吞服或饭后服;初期出现的轻度四肢麻木感,头晕,可在短期内自行消失,无须停药。

(4)天王补心丹、朱砂安神丸:服药期间忌食鱼腥、辛辣油腻刺激性食品;因含朱砂不宜过量久服;不宜与碘溴化物合用;孕妇忌服。

2.中药注射剂

中药注射剂应单独使用,与西药注射剂合用时须前后用生理盐水做间隔液。

(1)丹参酮ⅡA磺酸钠注射液:忌与盐酸氨溴索、西咪替丁、法莫替丁、盐酸甲氯芬酯、硫酸镁、盐酸克霉素、甲磺酸帕珠沙星、甲磺酸培氟沙星等喹诺酮类抗生素和硫酸依替米星、硫酸妥布霉素等氨基糖苷类抗生素配伍;禁与含镁、铁、钙、铜、锌等重金属的药物配伍使用。

（2）苦碟子注射液：与氯化钾、复方氯化钠注射液、20％甘露醇、硫酸依替米星、阿莫西林钠克拉维酸钾、盐酸普罗帕酮存在配伍禁忌。

3.外用中药

观察局部皮肤有无不良反应。

心悸发作时可贴敷膻中穴，每次 12～24 小时。

（七）情志护理要点

（1）保持心情舒畅，劳逸适度。忌过度思虑，避免愤怒、抑郁等不良情绪。

（2）心虚胆怯证者避免在患者面前议论与其病情有关的问题，防止情绪激动。

（3）对进入监护室或带有监测仪的患者应将相关情况详细地告诉患者，使其尽快适应环境，稳定情绪，配合治疗。

（八）健康宣教

1.用药

严格遵医嘱服药；不可随意停药、换药，应用某些药物（强心、利尿、扩血管、抗心律失常等药物）后产生不良反应时及时就医。

2.饮食

因过饱、刺激性食物、烟酒等均可诱发心悸，故应避免。

3.运动

病情允许的患者可参加体育锻炼，如太极拳、太极剑等，也可配合气功练习，增强体质。

4.生活起居

注意防寒保暖，预防感冒的发生。避免和控制诱发因素，如劳累、情绪激动、便秘等不良刺激。

5.情志

保持情绪稳定，避免不良情绪刺激，避免情绪激动。

6.自救

随身携带急救药及急救卡。

7.定期复诊

遵医嘱定期复诊，如心悸不安，喘促持续不能缓解，水肿加重等时，应立即就诊。

二、真心痛

（一）概述

真心痛是胸痹进一步发展的严重病症，其特点为剧烈而持久的胸骨后疼痛，伴心悸、水肿肢冷、喘促、汗出、面色苍白等症状，甚至危及生命。真心痛多与年老体衰、七情内伤、气滞血瘀、过食肥甘或劳倦伤脾、痰浊化生、寒邪侵袭、血脉凝滞等因素有关。急性冠状动脉综合征可参照本病护理。

（二）辨证论治

1.寒凝心脉

胸痛彻背，胸闷气短，心悸不宁，神疲乏力，形寒肢冷。舌淡黯，苔白腻，脉沉无力，迟缓或结代。治以温补心阳，宣痹通阳。

2.气虚血瘀

心胸刺痛,胸部闷窒,动则加重,伴气短乏力,汗出心悸。舌体胖大,边有齿痕,舌黯淡或有瘀点、瘀斑,苔薄白,脉弦细无力。治以益气活血,通脉止痛。

3.正虚阳脱

心胸绞痛,胸中憋闷或有窒息感,喘促不宁,心慌,面色苍白,大汗淋漓、烦躁不安或表情淡漠,重则神识昏迷,四肢厥冷,口开目合,手撒尿遗,脉疾数无力或脉微欲绝。治以回阳救逆,益气固脱。

(三)病情观察要点

(1)疼痛的部位、性质、程度、持续时间。

(2)伴随症状,有无牙痛、咽喉紧缩感、胃痛、呼吸困难等症状。

(3)心电监护,密切观察心电图、呼吸、血压的变化,必要时行血流动力学监测。

(4)尽早发现病情变化,通知医师进行处理。①心律失常:观察心电图有无频发室性期前收缩,成对出现或短暂室性心动过速。②休克:疼痛缓解而收缩压≤10.7 kPa(80 mmHg),患者表现面色苍白、皮肤湿冷、脉细速、大汗、烦躁不安、尿量减少,甚至晕厥。③心力衰竭:患者表现呼吸困难、咳嗽烦躁、发绀等,重者出现肺水肿。

(四)症状护理要点

(1)疼痛发作时,可行穴位按压,取穴内关、合谷、心俞等穴;也可耳穴埋籽,取心、肾上腺、皮质下等穴。

(2)发病后1~3天绝对卧床休息,以减少心肌耗氧。限制探视,避免干扰,保持患者情绪稳定。保证睡眠。

(3)用药后严密观察病情变化、生命体征,及时通知医师,根据医嘱调整给药速度、剂量。

(4)持续吸氧,以增加心肌氧的供应,控制梗死面积扩大,减轻胸痛、呼吸困难和发绀的程度,减少并发症。

(5)危重患者安置在监护室内,严密观察生命体征、心电图等参数的变化,做好护理记录。

(6)保持大便通畅,多食水果、蔬菜等富含纤维素的食物,也可采取顺时针环形按摩腹部的方法,刺激肠蠕动,利于大便排出。

(7)便秘时给予耳穴埋籽,主穴:大肠、直肠下端、皮质下、便秘点;配穴:肺、结肠、腹、脾。

(8)对于卧床患者可用紫草油按摩骶尾部及骨隆突出部,以免发生压疮。

(五)饮食护理要点

饮食宜少食多餐,进低盐、低脂、低热量、高纤维、清淡易消化的饮食,忌暴饮暴食,肥甘厚味、辛辣等刺激性食物,戒烟酒,浓咖啡或浓茶。控制摄入总量,减轻心脏负担,尤其发病初期,应给予少量清淡流质或半流质饮食;限制钠盐的摄入量,每天不超过6 g。

1.寒凝心脉

宜食生姜、大葱、核桃、山药等温补心阳之品,可饮少量米酒,忌食生冷瓜果。

食疗方:薤白粥。

2.气虚血瘀

宜食山楂、木耳、山药、海参、黄芪等益气活血之品,也可饮桃仁参茶(桃仁、明党参、茶叶)。

食疗方:归参鳝鱼汤、黄芪川芎兔肉汤。

3.正虚阳脱

宜食龙眼肉、田鸡、鸡肉,可用调味品生姜、大葱、大蒜等;食物宜热服,忌寒凉性食品。

食疗方:虫草炖鸡、桂圆莲子粥。

(六)中药使用护理要点

1.口服中药

口服中药时,应与西药间隔 30 分钟左右。

(1)中药汤剂宜温热服,正虚阳脱证者遵医嘱频频喂服独参汤或鼻饲。

(2)滴丸剂开瓶后易风化、潮解,夏季常温保存 1 个月有效;药品性状发生改变时不宜使用。

(3)速效救心丸:可扩张眼内血管而引起眼压增高,故青光眼患者慎用。

(4)麝香保心丸:孕妇禁用。不宜与维生素 C、烟酸谷氨酸胃酶合剂、降糖药、可待因、吗啡、哌替啶等同服。

(5)冠心苏合滴丸:消化道溃疡活动期,大出血的患者或月经过多者应慎用。

2.中药注射剂

中药注射剂应单独使用,与西药注射剂合用时须前后用生理盐水做间隔液。严格控制输液速度,一般控制在 20～40 滴/分,控制输液量。

(1)参麦注射液:新生儿、婴幼儿禁用;溶媒宜用 50％葡萄糖或 5％～10％葡萄糖注射液;不能与抗生素类药物混合应用;忌与维生素 C、枸橼酸舒芬太尼配伍。

(2)参附注射液:忌与辅酶 A、维生素 K_1、氨茶碱、维生素 C、碳酸氢钠、氯霉素、硫酸阿托品、甲磺酸酚妥拉明、盐酸普萘洛尔、洋地黄毒苷、枸橼酸舒芬太尼配伍;不宜与中药半夏、瓜蒌、贝母、白蔹、白及和藜芦等同时使用。

3.外用中药

观察局部皮肤有无不良反应。

(1)宽胸气雾剂:将瓶倒置,每次喷 2～3 下;使用后用清水漱口。

(2)冠心膏:于膻中、心俞各贴 1 片,12～24 小时更换;注意观察局部皮肤反应。

(七)健康宣教

1.用药

严格遵医嘱服药,服用抗凝药及活血的中药,应按时监测凝血时间。

2.饮食

宜清淡易消化,低盐低脂;注意钠、钾的平衡,适当增加镁的摄入。

3.运动

进行轻松的体育锻炼,如散步、气功、太极拳,避免剧烈运动。

4.生活起居

保持室内温湿度适宜;生活起居有规律,注意劳逸结合,保证充足睡眠;避免各种诱发因素,如紧张、劳累、饱食、情绪激动、便秘、感染等;戒烟酒。

5.情志

避免过于激动或喜怒忧思过度,保持心情平静愉快、积极乐观。

6.自救

随身携带保健盒及急救卡。

7.定期复诊

遵医嘱定期复诊,如心前区闷胀不适、钝痛时有向左肩、颈部放射,伴有恶心、呕吐、气促、出冷汗,应立即就诊。

8.预防相关疾病

积极防治高血压、糖尿病、高血脂等病症。

三、癫病

(一)概述

癫病是以精神抑郁,表情淡漠,沉默痴呆,语无伦次,静而多喜为特征。多由禀赋不足、七情内伤、饮食失节等因素导致脏腑功能失调,气滞痰结血瘀,蒙塞心神,神明失用而成。精神分裂症的精神抑郁型、躁狂抑郁症的抑郁型可参照本病护理。

(二)辨证论治

1.肝郁气滞

情绪不宁,沉默不语,善怒易哭,时时太息,胸胁胀闷。舌淡,薄白,脉弦。治以疏肝解郁,行气导滞。

2.痰气郁结

表情淡漠,沉默痴呆,时时太息,言语无序,或喃喃自语,多疑多虑,喜怒无常,秽洁不分,不思饮食。舌红苔腻而白,脉弦滑。治以理气解郁,化痰醒神。

3.心脾两虚

心思恍惚,梦魂颠倒,心悸易惊,善悲欲哭,肢体困乏,饮食锐减。舌淡苔腻,脉沉细无力。治以健脾养心。

4.气阴两虚

久治不愈,神志恍惚,多言善惊,心烦易怒,躁扰不寐,面红形瘦,口干舌燥。舌红少苔或无苔,脉沉细而数。治以益气养阴。

(三)病情观察要点

1.精神症状

观察患者有无精神异常的先兆症状,发作的诱发因素、程度及特点。

2.饮食

观察患者食欲、进食量。

3.体重

观察体重有无下降情况。

4.睡眠

是否入睡困难、早醒、睡眠过度及晨醒时有心境恶劣倾向。

5.思维、活动

观察其思维是否活跃,记忆力有否明显下降,情绪是否低落,有无乏力懒言,是否对各种事情提不起兴趣。

6.生命体征

注意患者神志、呼吸、体温、血压、心率的变化。

7.药物

(1)观察抗癫病药物的疗效及毒性作用。

(2)长期服用此类药物,可引起运动障碍、药物性性功能障碍、药物性闭经、药物性肝损害、药物性白细胞减少、药物性皮炎、药物性震颤等,发生此类情况应及时报告医师。

(四)症状护理要点

1.病室安全保护措施

门窗不要安装玻璃,室内用具简单,对躁狂神志不清、妄想逃走、有自杀念头或打人毁物者限制自由,加强巡视,以免发生意外。

2.生活护理

(1)癫病患者生活自理能力差,护士应协助患者理发、剪指甲、洗脸、刷牙、洗澡、更换衣被等。

(2)夜间加强巡视,防止坠床或不盖衣被着凉。

3.不寐护理

(1)患者晚间不饮浓茶、咖啡,少看内容刺激的电视、报纸、书刊。

(2)睡前温水泡足 20 分钟,并按摩涌泉(双)、三阴交等穴。

(3)耳穴埋籽。主穴:心、肾、神门、交感;配穴:脑干、皮质下。

4.食欲缺乏护理

(1)宜进食新鲜清淡少油腻饮食,多食凉拌菜,少食甜食。

(2)饮食多样化,做一些患者平素喜欢吃的食物,尽量做到色、香、味俱佳。

(3)可适当食用山楂、山杏等开胃食品。

5.便秘护理

(1)患者宜多食富含纤维素的食物,多饮水。

(2)鼓励患者多运动,示范给患者腹部按摩的方法。

(3)耳穴埋籽,主穴:便秘点、交感、大肠、直肠下段穴。肝气郁结证可配穴肝、胆或交感、内分泌;痰气郁结证可配穴脾、肺或神门;心脾两虚证可配穴心、脾或神门、内分泌;气阴两虚证可配穴肺、脾或交感、内分泌。

(4)必要时遵医嘱予患者通便药物,如番泻叶等。

6.按摩法

(1)急性发作期患者可用拇指、示指大力点按金钟、通海等穴。

(2)恢复期按摩百会、足三里、神门、血海、三阴交等,以得气为度。

7.生命体征观察

加强患者生命体征的观察,每周定期测量体重,详细记录,躁狂日久者,要防止全身衰竭。

(五)饮食护理要点

宜清淡易消化,无骨、刺、硬核,营养丰富的食物,忌食辛辣刺激、肥甘厚味,忌浓茶、咖啡,禁吸烟、饮酒。

1.肝郁气滞

宜食行气解郁之品,如萝卜、玫瑰花、莲藕、山楂等。

食疗方:柴郁莲子粥(柴胡、郁金、莲子、粳米)。

2.痰气郁结

宜食化痰解郁之品,如柑橘、枇杷、海带、柚子、金橘等。大便秘结者可多食新鲜水果、蔬菜。

食疗方:竹笋萝卜汤。

3.心脾两虚

宜食健脾养心之品,如龙眼肉、山药、酸枣、薏苡仁、大枣等。

食疗方:党参琥珀炖猪心、黄芪粥、红枣黑木耳汤。

4.气阴两虚

宜食益气养阴之品,如山药、栗子、蜂蜜、牛奶、莲藕、荸荠、百合、银耳、甲鱼等。

食疗方:黄芪天冬炖乌鸡。

5.其他

(1)对于躁动、抢食或拒食患者应寻找原因,根据其特点进行诱导可喂食或鼻饲,以保持营养。

(2)轻症患者或恢复期患者,提倡集体进餐。

(3)餐具要清洁卫生,容易持握、进食方便,应坚固耐用,不易破损。注意餐前后清点数目,发现短缺要及时查找,以免发生意外。

(六)中药使用护理要点

1.口服中药

口服中药时,应与西药间隔30分钟左右。

(1)中药汤剂宜温服,打破常规服用方法,合作时可一次服下,鼓励患者自己服下。

(2)补脑丸:宜在餐前或进食时服用;不宜与感冒类药同时服用;孕妇糖尿病患者或正在接受其他药物治疗的患者应在医师指导下服用。

2.中药注射剂

中药注射剂应单独使用,与西药注射剂合用时须前后用生理盐水做间隔液。

生脉注射液:不宜与氯化钾、复方氯化钠注射液、20%甘露醇、硫酸依替米星、阿莫西林钠克拉维酸钾、盐酸普罗帕酮等配伍。

3.外用中药

观察局部皮肤有无不良反应。

中药贴敷:使用时取适量药粉用水调成糊状,贴敷于脐。

(七)情志护理要点

(1)创安全舒适的病室环境,病室安静整洁,护士举止大方,给患者以安全感和亲切感。严禁在患者面前讲刺激性语言,严禁态度粗暴;不要将过喜或过悲的事情告诉患者。

(2)经常接近患者,与其谈心,了解患者心态,给予其帮助鼓励,尽量满足患者的合理要求。

(3)对认知错觉者如怀疑食物中有人放毒时,可让患者共同进餐,或要求与别人调换食物者,则应设法恰当地满足其要求,以解除其疑虑,取得其信任。

(4)对有自杀自伤轻生念头患者,要做好安全防范工作,多加巡视,必要时日夜专人守护。耐心做好安慰解释工作,使其改变不良心境,树立乐观情绪;也可用转移注意法,引导其思维,从而转变其精神状态。

(5)迫害妄想者常恐惧不安,甚至有出逃的可能。要密切观察患者的行为表现,仔细研究其原因,耐心说服解释,必要时有人陪伴,以减轻其惊恐心绪。

(6)保持乐观、平静的心情,可采用喜胜忧的方法进行心理疏导。

(八)健康宣教

1.用药

长期服药者按时服药及复查,不宜自行停药或减量。家属应看护患者服药,服药后要观察片刻,以免患者用探吐法拒服药物。

2.饮食

宜选择清热、祛痰、疏肝、安神作用的食品,一般给予普食即可。重视食物的花样品种,尽量注意色、香、味。

3.运动

鼓励患者适当地参加体力和脑力活动,坚持治疗服药,配合气功及体育疗法,发作未完全控制前,不宜单独外出、游泳、登高、开车等。

4.生活起居

注意休息,保证充足睡眠。外出时,随身带有注明姓名、诊断、住址及联系方式的联系卡。培养兴趣爱好,如练习书画、听音乐等,转移患者的注意力,消除、淡化不良情绪。

5.情志

了解家庭及社会环境对患者疾病的影响,有针对性地做好相关人员的工作,取得配合,对患者要关心爱护,对患者的各种病态不可讥笑,不要议论。尽量减少诱发因素。

6.定期复诊

遵医嘱定时复诊,如出现病情加重时应及时就医。

四、头痛

(一)概述

头痛因风寒温热等外邪侵袭、或风火虚阳上扰、痰浊淤血阻滞,致经气不利、气血逆乱、清阳不升、脑神失养等所致。以患者自觉头部疼痛为主要临床表现。病位在经络、气血及脑髓。脑血管意外、颅内占位性病变、血管神经性头痛、三叉神经痛等可参照本病护理。

(二)辨证分型

1.风寒头痛

头掣痛牵连项,遇风受寒头痛加重,恶风寒,喜以布裹头。舌苔薄白、脉浮紧。

2.风热头痛

头胀痛如裂,微恶风,面红、目赤,口渴喜饮,排便不畅或便秘,尿赤。舌质红、苔黄,脉浮滑而数。

3.风湿头痛

头痛如裹,肢体困重,纳呆胸闷,小便不利,大便或溏。舌苔白腻,脉濡。

4.肝阳头痛

头痛而胀,心烦易怒,失眠,胸胁胀痛,面赤、口苦。舌苔黄,脉弦有力。

5.痰浊头痛

头痛眩晕,胸脘满闷、呕恶痰。舌苔白腻,脉滑或弦滑。

(三)护理要点

1.一般护理

按中医内科急症一般护理常规进行。伴有发热、脑出血时,绝对卧床休息。疼痛未明确诊断时,慎用镇痛药。

2.病情观察

观察头痛部位、性质、头痛发作时间及有无呕吐等伴随症状。观察患者神志变化及瞳孔、体温、大小便、舌脉。头痛加重,出现口眼㖞斜、瞳孔大小不等、肢体麻木震颤时,立即报告医师,配合处理。

3.情志护理

稳定患者的情绪,解除思想顾虑,配合治疗。

4.饮食护理

以清淡、利湿、易消化为原则,勿过饱,忌食肥腻、黏滑及烟酒刺激之品。

5.用药护理

遵医嘱按时给药,病情不明时不能给止痛药。

6.临床辨证护理

头痛剧烈时,遵医嘱给予针刺镇痛。高热性头痛可用冷毛巾敷前额部。出现壮热、项背强直、喷射性呕吐、抽搐时,立即报告医师,配合抢救。伴有恶心、呕吐者,遵医嘱给予针刺。

7.并发症护理

头痛伴有神志不清。密切观察患者的神志、生命体征、皮肤、尿量、汗出等情况,及时报告医师,给予患者保暖、吸氧、建立静脉通道等抢救准备,并配合治疗原发病。

(四)健康指导

指导患者及家属初步掌握缓解头痛的方法,如穴位按摩等;指导患者适当锻炼,注意饮食调理,如遇剧烈头痛时应及时就诊。

(王长芹)

第六节　肺部疾病的中医护理

一、哮病

(一)概述

哮病是以发作性喉中哮鸣有声,呼吸困难,甚则喘息不得平卧为主要表现的顽固发作性肺系疾病。哮病的病因为脏气虚弱,宿痰伏肺,复因外邪侵袭、饮食不当、情志失调、劳累过度等因素诱发。支气管哮喘和喘息型支气管炎以及其他原因引起的哮喘均可参考本病护理。

(二)辨证论治

1.寒哮

呼吸急促,喉中哮鸣有声,胸膈满闷如塞,咳不甚,痰少、咳吐不爽,口不渴或口渴喜热饮,面色晦滞带青,形寒畏冷。舌淡苔白滑,脉浮紧或弦紧。治以温肺散寒、化痰平喘。

2.热哮

气粗息涌,喉中痰鸣如吼,胸高胁胀,咳呛阵作,咳痰色白或黄,黏稠厚浊,咳吐不利,烦闷不安,面赤汗出,口苦,口渴喜饮。舌红苔黄腻,脉滑数或弦滑。治以清热肃肺、化痰定喘。

3.肺虚

气短声低,咳痰清稀色白,喉中常有轻度哮鸣音,每因气候变化而诱发,面色㿠白。舌淡苔薄白,脉细弱或虚大。治以补肺固卫。

4.脾虚

气短不足以息,少气懒言,每因饮食不当而引发。舌淡苔薄腻或白滑,脉细弱。治以健脾化痰。

5.肾虚

平素气息短促,动则为甚,腰酸腿软,脑转耳鸣,不耐劳累,下肢欠温,小便清长。舌淡,脉沉细。治以补肾纳气。

(三)病情观察要点

1.发作前症状

如打喷嚏、流鼻涕、干咳,鼻咽、咽部发痒等黏膜过敏表现。

2.诱发因素

如受寒、过热、饮食不当、疲劳过度、烟酒和异味刺激等。

3.呼吸道症状

观察患者呼吸频率、节律、深浅及呼气与吸气时间比,观察患者痰的色、质、量,咳痰时的伴随症状,咳痰的难易程度,呼吸道是否通畅。

4.伴随症状

观察病情变化,哮病发作及持续时间,患者的神志、面色、汗出体温、脉搏、血压等情况,口唇及四肢末梢的发绀程度。

5.并发症

有无电解质酸碱平衡失调、呼吸衰竭、自发性气胸等。

6.危重症的观察

(1)发作持续 24 小时以上,出现呼吸困难、发绀、大汗、面色苍白提示病情危重。

(2)患者出现头痛、呕吐、意识障碍时,应观察是否有二氧化碳潴留,配合医师实施治疗、抢救。

(四)症状护理要点

1.病室环境

(1)病室应避免各种变应原,如烟雾、油漆、花草等异味刺激性气体。

(2)寒哮患者病室温度宜偏暖,避风寒。

(3)热哮患者病室应凉爽通风,防止闷热,但应避免对流风。

2.避免诱发因素

哮病患者应避免寒冷、饮食不节、疲劳、烟酒等诱发因素。

3.及时处理发作前症状

当哮病患者出现打喷嚏、流鼻涕、干咳、咽痒等发作前症状时,立即通知医师,及时用药,减轻或预防哮病的发生。

4.体位

(1)哮病发作时给予端坐位或半坐卧位,也可让患者伏于一小桌上,以减轻疲劳。

(2)出现烦躁时应给予床档保护,防止跌伤。

5.痰多,痰黏

哮鸣咳痰多,痰黏难咳者,用叩背、雾化吸入等法,助痰排出。

6.喘息哮鸣,心中悸动

喘息哮鸣,心中悸动者,应限制活动,防止喘脱。

7.吸氧

遵医嘱给予用氧治疗。

8.艾灸法

哮病发作时可艾灸肺俞、膈俞20分钟,寒哮发作时艾灸天突、膻中、气海等穴。

9.中药吸入剂

寒哮发作时,用洋金花叶放在纸卷中点火燃烧,作吸入剂用。

10.拔火罐治疗

热哮取肺俞(双)、大椎、双风门、伏兔、丰隆等穴。

11.穴位按揉

足三里、合谷、后溪、昆仑等穴,或指压舒喘穴。

12.哮病持续发作

哮病持续发作者,且伴有意识障碍、呼吸困难、大汗、肢冷等症,应立即通知医师,配合抢救。

(五)饮食护理要点

饮食宜清淡,富营养,少食多餐,不宜过饱。忌生冷、辛辣、鱼腥发物、烟酒等食物。

1.寒哮

宜进食温热宣通之品,以葱、姜、胡椒等辛温调味以助散寒宣肺,忌生冷、海腥、油腻等食物。

食疗方:麻黄干姜粥(麻黄、干姜、甘草、粳米煮粥服用)。

2.热哮

宜食清淡、易消化的半流饮食,多饮果汁,如梨汁。

食疗方:加味贝母梨膏(川贝母、杏仁、前胡、生石膏、甘草、橘红、雪梨熬成糊状服用)。

3.肺虚

宜食动物肺、蜂蜜、银耳、百合、黄芪膏等补肺气之品。

食疗方:黄芪炖乳鸽、黄芪炖燕窝等。

4.脾虚

宜食如莲子、山药、糯米、南瓜、芡实等清淡,易消化、补脾之品,注意少食多餐。

食疗方:参芪粥、山药半夏粥。

5.肾虚

宜食木耳、核桃、胡桃、杏仁等补肾纳气之品。

食疗方:白果核桃粥、五味子蛋(五味子煮汁腌鸡蛋)。

(六)中药使用护理要点

1.口服中药

口服中药时,应与西药间隔30分钟左右。

(1)哮病发作时暂勿服药,一般在间歇时服用。如有定时发作者,可在发作前1~2小时内服药,有利于控制发作或减轻症状。

(2)寒哮汤药宜热服;热哮汤药宜温服。

(3)固肾定喘丸:过敏体质者慎用。

(4)哮病因痰而起,故哮病合并咳嗽者慎用止咳药,以免痰液瘀积,加重病情。

2.中药注射剂

中药注射剂应单独使用,与西药注射剂合用时须前后用生理盐水做间隔液。

止喘灵注射液:孕妇及高血压病、心脏病、前列腺肥大、尿潴留患者慎用;出现多尿时应立即通知医师,并观察是否发生血容量降低,电解质紊乱。不宜与氨茶碱配伍。

3.外用中药

观察局部皮肤有无不良反应。

中药敷贴:使用时应告知患者敷贴处皮肤可能出现灼热、发痒的情况,观察用药后反应。有明显热证、合并支气管扩张、咯血的患者不宜贴敷。

(七)情志护理要点

(1)病室环境宜安静,减少探视,避免不良情绪刺激。

(2)哮病发作时来势凶猛,患者多表现为惊恐万分,因此发作期首先应稳定患者的情绪,使其积极配合治疗。

(3)慢性反复发作的哮病迁延不愈,患者易悲观、焦虑,护士应关心安慰患者,让患者了解哮病是可以控制和缓解的,稳定患者情绪,以利康复。

(4)与哮病患者共同分析、寻找变应原和诱发因素并设法避免,树立战胜疾病的信心。

(八)健康宣教

1.用药

掌握常用吸入制剂的用法、用量,急性发作时能正确地使用,以快速缓解支气管痉挛。

2.饮食

宜清淡,忌油腻;宜温和,忌过冷、过热;宜少食多餐,不宜过饱;忌过甜过咸;不吃冷饮及人工配制的含气饮料;避免吃刺激性食物和产气食物。

3.运动

加强体质训练,根据个人情况,选择太极拳、内养功、八段锦、慢跑、呼吸操等方法长期锻炼,避免剧烈运动。

4.生活起居

注意气候变化,做好防寒保暖,防止外邪诱发;避免接触刺激性气体及灰尘;忌吸烟、饮酒。随身携带吸入制剂。

5.情志

保持情绪稳定,勿急躁、焦虑;避免情绪刺激诱发哮喘。

6.定期复查

遵医嘱定期复诊。

7.预防

做好哮喘日记,记录发病的症状、发作规律、先兆症状、用药情况及用药后反应;积极寻找变应原,预防哮病复发。

二、肺痨

(一)概述

肺痨是具有传染性的慢性虚弱疾病,以咳嗽、咯血、潮热、盗汗及身体逐渐消瘦为主要临床特征。本病致病因素分为内因与外因,外因是指痨虫传染,内因是指正气虚弱,两者往往互为因果。肺结核可参照本病护理。

(二)辨证论治

1.肺阴亏虚

干咳少痰或痰中带血,胸痛、潮热、颧红,或有轻微盗汗,口干舌燥。舌红苔薄黄、少津,脉细或兼数。治以滋阴润肺,清热杀虫。

2.阴虚火旺

呛咳气急,痰少质黏或量多,难咳,时时咯血,色鲜红,午后潮热,五心烦热,骨蒸,颧红,口渴,心烦、失眠盗汗,急躁易怒,胸胁掣痛。舌红干、苔薄黄或剥,脉细数。治以补益肺肾,滋阴降火。

3.气阴耗伤

咳嗽无力,气短声低,或咯血(色淡红),午后潮热,畏风怕冷,自汗,纳少便溏,面色㿠白,颧红。舌质嫩红,边有齿痕,苔薄,脉细弱数。治以养阴润肺、益气健脾。

4.阴阳两虚

痰中或见夹血、血色黯淡,咳逆喘息少气,形体羸弱,劳热骨蒸,面浮肢肿,潮热,形寒,自汗。舌光质红少津,脉细数或兼数。治以温补脾肾,滋养精血

(三)病情观察要点

(1)发热的时间和热势,观察患者发热规律。患者发热时是否伴有颧红、盗汗、骨蒸发热、手足心热等。

(2)咳嗽发作的性质及程度。

(3)咳痰的量、色、性状。

(4)是否伴有咯血,咯血的量、颜色、性质、出血的速度及意识状态、生命体征。

(5)胸痛患者应观察疼痛的时间、性质,如出现呼吸困难,要立即报告医师。

(6)患者体重的变化。

(四)症状护理要点

(1)病室环境安静、整洁、阳光充足、空气新鲜,室内禁止吸烟。防止灰尘及烟味刺激导致咳嗽加重。对于有结核病灶的患者,严格执行呼吸道隔离,病床之间不得少于 1.6 m,病室定时消毒。

(2)发热定时测量体温,做好发热护理。

(3)痰多不能自行咳出的患者,可协助翻身拍背,或遵医嘱予清肺化痰中药雾化吸入。

(4)干咳较重时,嘱患者切忌用力,遵医嘱给予止咳药;若呛咳气急、咽痒、口中有血腥味,为咯血先兆,应嘱患者患侧卧位,头偏向一侧,防止窒息。

(5)咯血的护理:①患者可选用半卧位或头侧平卧位,大咯血时应绝对卧床休息。②不要大声讲话;剧烈咳嗽,咯血量多者禁食;咯血停止后或少量咯血时,可行半流食。③准确记录出血量,观察患者咯血时的面色、神志、汗出、肢温及生命体征的变化,出现血脱先兆及时通知医师,准备抢救物品及止血药。

(6)胸痛时指导患者勿用力咳嗽,取舒适体位缓解疼痛。

(7)每周测量体重1次,为肺痨患者提供高热量、高蛋白、富含维生素的饮食。

(8)肺痨盗汗者可用五倍子、飞朱砂敷脐,贴敷过程中注意局部皮肤的观察。

(9)气功疗法:做正卧位内养功,通过平卧、放松、入静、意守、调息等,可调整脏腑、平衡阴阳,改善症状,提高机体免疫力。

(五)饮食护理要点

饮食宜清淡易消化,高热量、高蛋白、富含维生素,忌食生冷及肥甘厚腻的食物,宜少食多餐,进食时细嚼慢咽。

1.肺阴亏虚

宜食百合、鸭梨、银耳、藕汁等滋阴润肺之品。

食疗方:贝母冰糖炖豆腐。

2.阴虚火旺

宜食甲鱼、鸡蛋、冬瓜、萝卜等滋阴降火之品。

食疗方:冰糖银耳羹。

3.气阴两虚

宜食鱼、牛奶、红枣、莲子、黑芝麻等补益气血之品。

食疗方:百合猪肺汤(猪肺、百合、党参煮汤)。

4.阴阳两虚

宜食百合、银耳、人参、甲鱼等滋阴补阳之品。

食疗方:虫草大枣汤(人参、冬虫夏草、大枣、冰糖煮水服用)。

(六)中药使用护理要点

强调早期、联合适量、规律、全程化疗的重要性,使患者树立战胜疾病的信心,积极配合治疗。当出现巩膜黄染、肝区疼痛、胃肠不适、眩晕、耳鸣等不良反应时及时与医师联系,勿自行停药。

1.口服中药

口服中药时,应与西药间隔30分钟左右。

(1)滋阴降火、润肺补肾的中药汤剂,可早晚空腹服用。

(2)滋阴益气类药物不宜喝茶及吃萝卜等降气食物。

(3)人参固本丸:宜饭前服用,不宜同时服用五灵脂、皂角制剂,以免影响药效。高血压病患者慎用。

2.外用中药

观察局部皮肤有无不良反应。

(1)可佩戴安息香保养元气,增强正气。

(2)用雄黄酒擦迎香穴,以达辟秽之功。

(3)用净五灵脂、白芥子、生甘草研末加醋,与蒜捣匀,贴敷于颈椎至腰椎夹脊穴旁开1寸半处,1~2小时,皮肤灼热取之。

(七)情志护理要点

(1)病室环境宜安静,减少探视,避免不良情绪刺激。

(2)肺痨患者病情迁延,长期养病并需隔离修养,生活单调乏味,因此应鼓励患者可以通过散步、打太极拳、画画、练书法、听音乐等方式丰富生活,缓解不良情绪。

（3）劝患者禁恼怒，息妄想，树立战胜疾病的信心。

（八）健康宣教

1.用药

坚持服用抗结核药，严格遵医嘱服药，保证治疗的全程、联合、规律，严禁擅自停药、加药或减药，以防复发。服药期间注意不良反应，定期检查肝肾功能。

2.饮食

宜清淡，养阴清热之品，加强营养，多饮水，忌食辛辣刺激之品。

3.运动

注意锻炼身体，可进行散步、打太极拳等有氧运动，增强体质。

4.生活起居

痰培养阳性时，有一定传染性，适当戴口罩隔离；痰培养阴性后，传染性较小。每天增加开窗通风时间。注意气候的变化，防止复感外邪，加重病情。注意休息，防止过劳。养成不随地吐痰的习惯，患者使用的痰具等用具均应消毒。戒烟，远房事。

5.情志

保持良好心态，避免恼怒、悲伤、恐惧。

6.定期复诊

遵医嘱定期复查，如出现咳嗽、乏力、消瘦、发热等症状应及时就医。

三、肺癌

（一）概述

原发性肺癌是指原发于支气管黏膜和肺泡的癌（不包括气管癌及转移性肺癌），简称肺癌。肺癌的发生多与正气内虚、邪毒外侵、痰浊内聚、气滞血瘀阻结于肺，肺失宣降等因素有关。本病属于中医学的"肺积"等病的范畴。

（二）辨证论治

1.肺热痰瘀

咳痰不畅，咳痰不爽，胸闷气急或胸闷背痛，痰中带血，大便秘结。舌黯红，苔白腻，脉弦。治以清肺理气，除痰散结。

2.脾虚痰湿

咳嗽痰多，胸闷，纳呆，神疲乏力，短气，腹胀，大便溏。舌淡胖，边有齿痕，苔白腻，脉濡缓。治以健脾化湿，宣肺豁痰。

3.阴虚痰热

咳嗽痰少，或干咳无痰，痰中带血，胸闷，气短，心烦失眠，口干，大便秘结，潮热盗汗。舌红，苔少或薄黄，脉细数。治以滋肾清肺，豁痰散结。

4.气阴两虚

咳嗽少痰，咳声低微，痰中带血，气促，神疲乏力，纳少短气，口干不多饮。舌红，苔薄，脉细弱。治以益气养阴，化痰散结。

（三）病情观察要点

1.咳嗽

（1）肿瘤侵犯支气管壁呈浸润性生长时表现为阵发性刺激性呛咳，无痰或仅有少量白色泡沫样黏痰。

(2)肿瘤位于支气管或隆突附近表现为剧烈呛咳。

(3)肿瘤位于细小支气管黏膜上常无咳嗽或咳嗽不明显。

(4)肿瘤完全阻塞支气管腔表现为咳嗽减少或消失。

2.咯血

表现为间断性反复少量血痰,往往血多于痰,色鲜红,偶见大咯血,持续时间不一。

3.发热

(1)炎性发热:由于支气管阻塞或管腔受压或出现继发性感染引起的发热。

(2)癌性发热:癌性发热即使高热有时也无特别异常的化验检查结果,发热持续时间较长,发热时轻时重,每天至少有一次超过 37.8 ℃,持续时间可达数周以上,伴有感染时可出现连续高热,感染消除后仍会持续发热。

4.胸痛

(1)肿瘤侵犯所在组织,出现不定时的胸闷,压迫感或钝痛。

(2)支气管阻塞引起肺不张,造成壁层胸膜牵引,引起胸痛。

5.气急

(1)胸闷气急:肿瘤在叶支气管或主支气管口时。

(2)严重气急:大量胸腔积液、心包积液时。

6.肺外症状

肺癌被称为非内分泌性的内分泌肿瘤,通过异位激素或类似物质产生异位内分泌作用,从而产生肺外症状,出现骨、关节肥大,杵状指,男性乳房增大,库欣综合征,类癌综合征,低钠血症,低血糖综合征,水中毒,黑色棘皮症及皮肌炎等。

(四)症状护理要点

1.咳嗽、咳痰

(1)气虚衰弱无力咳痰者:应帮助患者翻身拍背,并教会其有效咳痰方法。

(2)穴位按压:肺俞、心俞、尺泽、曲池穴,有清肺化痰的作用。

(3)大咯血:①及时建立静脉通路,遵医嘱予氧气及药物治疗。②保持呼吸道通畅防止窒息。③观察神志、尿量及生命体征情况。

2.高热

应卧床休息,限制活动,遵医嘱用药,必要时给予物理降温。指导其多饮温开水;汗多者,应及时擦干汗液,用温开水清洗皮肤,勤换内衣及床单,勿汗出当风。

3.胸痛

应患侧卧位,遵医嘱予肿瘤外用贴敷治疗,理气活血通络,帮助减轻疼痛。也可采用放松术,如缓慢呼吸、全身肌肉放松、听音乐等。

4.胸闷气急

应稳定其情绪,卧床休息,保持室内空气新鲜,光线柔和,减少不必要的人员走动。大量胸腔积液、心包积液而引起的严重气急可遵医嘱由医师予胸腔穿刺。遵医嘱吸氧。

(五)饮食护理要点

饮食宜清淡、营养丰富,忌食煎炒燥热、肥甘厚味、寒湿生冷及辛辣刺激之品。

1.术后患者

饮食宜补气养血为主,如杏仁露、莲藕、鲜白菜、白萝卜等。

2.放疗时肺阴大伤

饮食宜滋阴养血为主,如鲜蔬菜、鲜水果、琵琶果、核桃仁、枸杞果等。

3.化疗时气血两伤

饮食宜补益气血为主,如鲜鲤鱼、白木耳、香菇、燕窝、银杏等。

4.辨证食疗

(1)肺热痰瘀:宜食清肺理气,除痰散结之品,如花旗参、百合、绿豆等。可选用杏仁川贝老鸭汤(老鸭、北杏仁、党参、熟地黄、川贝母);雪梨鱼腥草饮(雪梨、鱼腥草)。

(2)脾虚痰湿:宜食健脾化湿,宣肺豁痰之品,如山药、薏苡仁、冬瓜仁、扁豆、红小豆等。可选用百合肚肺汤(猪肺、猪肚、火腿、百合)。

(3)阴虚痰热:宜食滋肾清肺,豁痰散结之品,如薏苡仁、山药等。可选用贝梨猪肺汤(猪肺、川贝母、雪梨);百合琵琶羹(百合、琵琶、鲜藕)。

(4)气阴两虚:宜食益气养阴之品,如甲鱼、白果、豆浆等。可选用燕窝银耳粥(猪瘦肉、大米、银耳、燕窝);冬虫夏草鸭。

(六)中药使用护理要点

1.口服中药

口服中药时,应与西药间隔30分钟左右。

(1)止咳糖浆不要用水稀释,喝完糖浆后5分钟内最好不要喝水。

(2)健脾益肾颗粒:服药期间,饮食宜进清淡易消化之品,忌食辛辣、油腻、生冷之品。

(3)肺瘤平膏:宜饭后30分钟,以温水冲服。腹泻、咯血者忌用。

(4)威麦宁胶囊:饭后30分钟口服。

(5)益肺清化颗粒:饭后30分钟口服。

2.中药注射剂

中药注射剂应单独使用,与西药注射剂合用时须前后用生理盐水做间隔液。

(1)艾迪注射液:含斑蝥有毒,注意监测肝肾功能。不宜与人血白蛋白等配伍。

(2)榄香烯注射液:有进行性出血倾向者应慎用。建议使用中心静脉置管给药。

(3)康莱特注射液:首次使用滴速应缓慢;当药物出现油、水分层(乳析)现象时,严禁静脉使用;应使用带终端滤器的输液器;建议使用中心静脉置管给药。

3.外用中药

观察局部皮肤有无不良反应。

理气活血通络方外敷:治疗肺癌引起的胸部及肩背部疼痛,多采用热湿敷,热水调药,温度以患者感觉舒适为宜,一般为37~45 ℃,贴敷时间为6~8小时,外用纱布覆盖,并用敷料固定好。有活动性出血或是有出血倾向的患者禁用,贴敷部位皮肤完整性受损的患者禁用。

(七)健康宣教

1.用药

遵医嘱用药,不可随意增减药量或停药。

2.饮食

饮食宜清淡富营养,忌食煎炸燥热、肥甘厚味、生冷及辛辣刺激之品。

3.运动

适当运动不宜过劳,以不感乏力、气短为宜;可选择慢步走、打太极拳、练气功、练呼吸操等,多到大自然中呼吸新鲜空气。

4.生活起居

鼓励戒烟;注意个人卫生,做好口腔护理;保持居住环境整洁,空气清新,避免刺激性气味;注意保暖,随天气变化增减衣服,切记当风受凉,防止呼吸道感染。

5.情志

过忧伤肺,切勿大喜大悲,保持心态平和,情绪乐观稳定。

6.定期复诊

遵医嘱定时复诊,如出现咳嗽、胸痛加重、大咯血时应及时就医。

（王长芹）

第七节　脾胃疾病的中医护理

一、痢疾

（一）概述

痢疾是以腹痛,里急后重,大便次数增多,痢下赤白脓血为主症的病证。是夏秋季常见的肠道传染病。病因有外感时疫邪毒和内伤饮食两方面。细菌性痢疾、阿米巴痢疾,以及溃疡性结肠炎、放射性结肠炎、细菌性食物中毒等出现类似本节所述症状者,可参照本病护理。

（二）辨证论治

1.湿热痢

腹痛,里急后重,下痢赤白脓血,赤多白少或纯下赤冻,肛门灼热,小便短赤,或发热恶寒,头痛身楚,口渴发热。舌红苔黄腻,脉滑数。治以清热解毒,调气行血。

2.疫毒痢

起病急骤,壮热,恶呕便频,痢下鲜紫脓血,腹痛剧烈,口渴,头痛,后重感特著,甚者神昏惊厥。舌红绛苔黄燥,脉滑数或微欲绝。治以清热凉血解毒。

3.寒湿痢

腹痛拘急,痢下赤白黏冻,白多赤少,里急后重,脘闷,口淡,饮食乏味,头身困重。舌淡苔白腻,脉濡缓。治以温中燥湿,调气和血。

4.阴虚痢

下痢赤白,日久不愈,或下鲜血,脐下灼痛,虚坐努责,食少,心烦,口干口渴。舌红绛少津少苔,脉细数。治以养阴清肠化湿。

5.虚寒痢

下痢稀薄,带有白冻,甚则滑脱不禁,腹部隐痛,排便不爽,喜按喜温,久痢不愈,食少神疲,四肢不温。舌淡苔白滑,脉沉细而弱。治以温补脾肾,收涩固脱。

6.休息痢

下痢时发时止,常因饮食不当、受凉、劳累而发,发时便频,夹有赤白黏冻,腹胀食少,倦怠嗜卧。舌淡苔腻,脉濡软虚数。治以温中清肠,调气化滞。

(三)病情观察要点

1.腹痛、里急后重

观察发作的时间、性质、部位、程度、与体位的关系、缓解的方法及伴随症状。

(1)新病年少,形体壮实,腹痛拒按,里急后重便后减轻者多为实证;久病年长,形体虚弱,腹痛绵绵,痛而喜按,里急后重便后不减或虚坐努责者为虚证。

(2)湿热痢腹痛阵作;疫毒痢腹痛剧烈;寒湿痢腹部胀痛;阴虚痢为脐腹灼痛,或虚坐努责;虚寒痢常为腹部隐痛,腹痛绵绵。

2.肛门灼痛

与湿热下注、肛周炎症、分泌物刺激有关。

3.大便次数及性状改变

注意观察大便与腹痛的关系,大便的次数、性质、量、气味、颜色、有无脓血黏冻。

(1)痢下白冻或白多赤少者,多为湿重于热,邪在气分,其病清浅;若纯白冻清稀者,为寒湿伤于气分;白而滑脱者属虚寒。

(2)痢下赤冻,或赤多白少,多为热重于湿,热伤血分,其病较深;若痢下纯鲜血者,为热毒炽盛,迫血妄行。

(3)痢下赤白相杂,多为湿热夹滞。

(4)痢下色黄而深,其气臭秽者为热;色黄而浅,不甚臭秽者为寒。

(5)痢下紫黑色、黯褐色者为血瘀;痢下色紫黯而便质清稀为阳虚。

(6)痢下焦黑,浓厚臭秽者为火。

(7)痢下五色相杂为湿热疫毒。

4.发热

观察发热程度及伴随症状。

(1)湿热痢若兼有表证则恶寒发热,头痛身楚,热盛灼津则口渴。

(2)疫毒痢热因毒发,故壮热。热盛伤津则口渴,热扰心神则烦躁,热扰于上则头痛。热入营分,高热神昏谵语者,为热毒内闭。

(四)症状护理要点

1.腹痛、里急后重

(1)腹痛时,可指压内关或合谷等穴位。

(2)疫毒痢者,腹痛剧烈,痢下次多,应暂禁食,遵医嘱静脉补液或按揉天枢、气海、关元、大肠俞等穴。

(3)寒湿痢者,腹部冷痛,注意保暖,给予热敷,或用白芥子、生姜各 10 g 共捣烂成膏敷脐部。

(4)虚寒痢者,腹痛绵绵,注意四肢保暖,可给予艾灸天枢、神阙等穴,或食用生姜、生蒜,以温中散寒。

(5)患者里急后重时,嘱患者排便不宜过度用力或久蹲,以免脱肛。

2.肛门灼痛

(1)保持肛周皮肤清洁,便后用软纸擦肛门并且用温水清洗,如肛门周围有糜烂溃破,可遵医嘱外涂油膏治疗。

（2）肛门灼热、水肿时，可遵医嘱予中药熏洗。

（3）有脱肛者，清洁后用消毒纱布涂上红油膏或黄连软膏轻轻还纳。

3.发热

（1）正确记录体温、脉搏呼吸、汗出情况。

（2）保持皮肤清洁，汗出后用毛巾擦拭，并及时更换湿衣被，保持床铺清洁干燥。

（3）协助高热患者做好口腔护理，饭前饭后用银花甘草液、洗必泰（氯己定）、生理盐水等漱口，口唇干裂可涂保湿唇膏或油剂。

（4）保证足够液体量，鼓励患者多饮温开水、淡糖盐水，可用麦冬、清竹叶、灯芯草等泡水代茶饮或遵医嘱静脉补液。

（5）高热无汗时，可遵医嘱行物理降温或给予中西药退热，或给予背部刮痧以辅助治疗。观察退热情况，防止抽搐、神昏等险证。

（五）饮食护理要点

饮食以清淡、细软、少渣、易消化的流质或半流质为主，鼓励患者多饮温开水或淡盐水，每天总液量为 3 000 mL 左右。不宜饮用牛奶，忌食生冷、辛辣、油腻、硬固、煎炸之品，忌豆类、薯类等产气食品。

1.湿热痢

宜食清热解毒之品，如铁苋菜、地锦草、马齿苋、西瓜、苹果等。

食疗方：蒜泥马齿苋、薏米粥、陈茗粥（陈茶叶、大米）。

2.疫毒痢

宜食清热凉血解毒之品，如鲜芦根煎汤代茶饮，痢下次多，应暂禁食。

食疗方：鲫鱼汤。

3.寒湿痢

宜食温中燥湿，调气和血之品，如粳米、鲈鱼、大枣等。

食疗方：薏米莲子粥、大蒜炖肚条、肉桂粥。

4.阴虚痢

宜食养阴清肠化湿之品，如黑木耳、茯苓、枸杞子、桑椹、龙眼肉、薏苡仁、莲子及大枣等。

食疗方：绿茶蜜饮、绿豆汤、石榴皮煮粥（石榴皮、粳米）。

5.虚寒痢

宜食温补脾肾，收涩固脱之品，如山药、莲子、胡桃肉、白扁豆、薏苡仁、生姜、生蒜等。

食疗方：姜汤、桃花粥、豆蔻粥（肉豆蔻、生姜、粳米）。

6.休息痢

宜食温中清肠，调气化滞之品，如粳米、南瓜、香菇、黄花菜等。

食疗方：参枣米饭、山药饼。

（六）中药使用护理要点

1.口服中药

口服中药时，应与西药间隔30分钟左右。

（1）中药汤剂：宜饭前服用。若有恶心，服用前可以在舌上滴少许生姜汁。

（2）香连浓缩丸（片）：不宜与阿托品、咖啡因等同用，否则会增加生物碱的毒性；忌油腻、生冷之品,禁烟、酒。

（3）葛根芩连微丸（胶囊）：泄泻腹部凉痛者忌服。

（4）芩连片：泄泻腹部凉痛者忌服。不宜与乳酶生、丽珠肠乐同服。

2.中药注射剂

中药注射剂应单独使用,与西药注射剂合用时须前后用生理盐水做间隔液。

穿心莲注射剂：不宜与氟罗沙星、左氧氟沙星、乳酸环丙沙星、妥布霉素、红霉素、阿米卡星、维生素 B_6 等同用。

3.外用中药

观察局部皮肤有无不良反应。

（1）保留灌肠：给药前排空二便,取右侧卧位,臀部抬高 10 cm,液面距肛门不超过 30 cm,肛管插入15 cm左右,药液温度 39～41 ℃,量 50～100 mL,徐徐灌入,灌完后取平卧位,再取左侧卧位,保留 60 mm 以上,保留至次晨疗效更佳。

（2）中药贴敷：神阙穴,1 次/天,每次贴敷 3～4 小时。注意观察局部皮肤有无发红、瘙痒,或水疱等症状,并及时通知医师。告知患者切忌搔抓,以防止感染。

(七)健康宣教

1.用药

慢性患者应坚持治疗,在医师指导下合理用药。

2.饮食

不宜过食生冷,不吃变质食物。在痢疾流行季节可以适量食用生蒜瓣,或用马齿苋、绿豆煎汤饮用以预防感染。

3.运动

宜卧床静养,不可过度活动。指导久病体虚的患者循序渐进地锻炼身体,增强抗病能力和促进康复。

4.生活起居

注意个人卫生,养成饭前、便后洗手习惯,预防疾病发生和传播。加强水饮食卫生管理,避免外出用餐,防止病从口入。久病初愈,正气虚弱,注意生活起居有节,劳逸结合。

5.情志

开展多种形式的文娱活动,以丰富生活内容,怡情悦志。

6.定期复诊

遵医嘱定期复诊,若出现大便次数及性状的改变、腹痛、里急后重等症状时,应及时就医。

二、呕吐

(一)概述

凡由于胃失和降,气逆于上,迫使胃中之物从口中吐出的一种病证,称为呕吐。多由于外感六淫,内伤饮食,情志不调,禀赋不足等影响于胃,使胃失和降,胃气上逆所致。急性胃炎、胃黏膜脱垂症、神经性呕吐、幽门痉挛、不完全性幽门梗阻、胆囊炎、胰腺炎等出现呕吐时可参照本病护理。

(二)辨证论治

1.外邪犯胃

突然呕吐,胸脘满闷,发热恶寒,头身疼痛。舌苔白腻,脉濡缓。治以疏邪解表,化浊和中。

2.饮食停滞

呕吐酸腐,脘腹胀满,嗳气厌食,大便或溏或结。舌苔厚腻,脉滑实。治以消食化滞,和胃降逆。

3.痰饮内停

呕吐清水痰涎,脘闷不食,头眩心悸。舌苔白腻,脉滑。治以温中化饮,和胃降逆。

4.肝气犯胃

呕吐吞酸,嗳气频作,胸胁胀痛。舌红苔薄腻,脉弦。治以疏肝理气,和胃降逆。

5.脾胃虚寒

呕吐反复迁延不愈,劳累或饮食不慎即发,伴神疲倦怠,胃脘隐痛,喜暖喜按。舌淡或胖苔薄白,脉弱。治以温中散寒,和胃降逆。

6.胃阴不足

时时干呕恶心,呕吐少量食物黏液,饥不欲食,咽干口燥,大便干结。舌红少津,脉细数。治以滋阴养胃,降逆止呕。

(三)病情观察要点

1.呕吐

观察呕吐的虚实,呕吐物的性状与气味,呕吐时间等。

(1)呕吐的虚实:发病急骤,病程较短,呕吐量多,呕吐物酸腐臭秽,多为实证;起病缓慢,病程较长,呕而无力,呕吐量不多,呕吐物酸臭不甚,伴精神萎靡,倦怠乏力多为虚证。

(2)呕吐物的性状:酸腐难闻,多为食积内腐;黄水味苦,多为胆热犯胃;酸水绿水,多为肝气犯胃;痰浊涎沫,多为痰饮中阻;泛吐清水,多为胃中虚寒。

(3)呕吐的时间:大怒、紧张或忧郁后呕吐,多为肝气犯胃;暴饮暴食后发病,多为食滞内停;突然发生的呕吐伴有外感表证者,多为外邪犯胃;晨起呕吐在育龄女性,多为早孕;服药后呕吐,则要考虑药物反应。

2.伴随症状

如出现下述症状,及时报告医师,配合抢救。

(1)呕吐剧烈,量多,伴见皮肤干燥,眼眶下陷,舌质光红。

(2)呕吐频繁,不断加重或呕吐物腥臭,伴腹胀痛、拒按、无大便及矢气。

(3)呕吐物中带有咖啡样物质或鲜血。

(4)呕吐频作,头昏头痛,烦躁不安,嗜睡、呼吸深大。

(5)呕吐呈喷射状,伴剧烈头痛、颈项强直,神志不清。

(四)症状护理要点

1.呕吐

(1)虚寒性呕吐:胃脘部要保暖,热敷或可遵医嘱隔姜灸中脘,或按摩胃脘部。

(2)寒邪犯胃呕吐时,可用鲜生姜煎汤加红糖适量热服。

(3)食滞欲吐者,可先饮温盐水,然后用压舌板探吐。

(4)呕吐后用温热水漱口,保持口腔清洁。

（5）呕吐频繁者可耳穴埋籽：取脾、胃、交感等穴；亦可指压内关、合谷、足三里等穴。

（6）穴位贴敷：取穴足三里、中脘、涌泉、内关、神阙等穴位。

（7）昏迷呕吐者，应予侧卧位，防止呕吐物进入呼吸道而引起窒息。

2.胸胁胀痛

稳定患者情绪，可推拿按揉肝俞、脾俞、阳陵泉等穴。

3.不思饮食

可自上而下按揉胃脘部，点按上脘、中脘、天枢、气海等穴。

4.咽干口燥

可用麦冬、玉竹或西洋参代茶饮。

5.恶寒发热

做好发热护理，根据医嘱采取退热之法，注意观察生命体征的变化。

（五）饮食护理要点

饮食应清淡开胃易消化，禁食辛辣、煎炸、肥甘、生冷、油腻的食物。宜少食多餐。

1.肝气犯胃

宜食陈皮、萝卜、山药、柑橘等理气降气之品，禁食柿子南瓜、马铃薯等产气的食物。

食疗方：香橙汤（香橙、姜、炙甘草）。

2.饮食停滞

宜食山楂、米醋等消食化滞，和胃降逆之品。

食疗方：山楂麦芽饮，炒莱菔子粥，山楂粥等。

3.阴虚呕吐

宜食木耳、鸡蛋、鲜藕、乳制品等益胃生津之品。

食疗方：雪梨汁、荸荠汁、藕汁、西洋参泡水、银耳粥等。

4.脾胃虚寒

宜食鸡蛋、牛奶、姜、熟藕、山药、红糖等温中健脾之品。

食疗方：姜丝红糖水，紫菜鸡蛋汤。

5.痰饮内停

宜食温化痰饮，和胃降逆之品，如姜、薏苡仁、山药、红豆等。

食疗方：山药红豆粥。

（六）中药使用护理要点

1.口服中药

口服中药时，应与西药间隔30分钟左右。

（1）中药汤剂：①取坐位服药，少量频服，每次20～40 mL，忌大口多量服药。②外邪犯胃、脾胃虚寒者宜饭后热服；饮食停滞、痰饮内停者宜饭后温服；肝气犯胃者宜饭前稍凉服。

（2）中成药：①舒肝丸（片、颗粒）：不应与西药甲氧氯普安合用。②沉香化气丸：不宜与麦迪霉素合用。③藿香正气散，保和丸，山楂丸：应在饭后服用。

2.外用中药

观察局部皮肤有无不良反应。

遵医嘱选穴，穴位贴敷时注意按时更换。

(七)情志护理要点

(1)护士应多与患者交谈,了解患者的心理状态,建立友好平等的护患关系。关怀、同情患者,减轻其紧张、烦躁及怕他人嫌弃的心理压力。

(2)教会患者进行自我舒缓情绪的方法,如音乐疗法、宣泄法、转移法等。

(3)鼓励患者多参与娱乐活动,如下棋、读报、看电视、听广播等。

(4)对精神性呕吐患者应消除一切不良因素刺激,必要时可用暗示方法解除患者不良的心理因素。

(八)健康宣教

1.用药

遵医嘱服药,中药汤剂应少量频服。

2.饮食

饮食应清淡开胃易消化,禁食辛辣、煎炸、肥甘、生冷、油腻的食物。注意饮食卫生,规律进食,少食多餐,逐渐增加食量,不暴饮暴食。

3.运动

加强身体锻炼,提高身体素质。每天饭前、饭后可用手掌顺时针方向按摩胃脘部10分钟。

4.生活起居

养成良好的生活习惯,注意冷暖,特别注意胃部保暖,以减少或避免六淫之邪或秽浊之邪的侵袭。平日可于饭前饭后按摩内关、足三里等穴,每次5～10分钟。

5.情志

调摄精神,保持心情舒畅,避免精神刺激,防止因情志因素引起呕吐。

6.定期复查

遵医嘱定时复诊,若出现呕吐频繁,或伴腹胀腹痛无排便,或呕吐带血时需及时就医。

(王长芹)

第八节　肝胆疾病的中医护理

一、胁痛

(一)概述

胁痛是以一侧或两侧胁肋部疼痛为主要表现的病证。多由于情志失调、饮食不节、外感湿热、劳欲久病或跌仆损伤等引起,肝胆失于疏泄条达而致本病。急慢性肝炎、肝硬化、肝寄生虫病、肝癌、急性胆囊炎、慢性胆囊炎、胆石症、慢性胰腺炎、胁肋外伤以及肋间神经痛等疾病以胁痛为主要症状时皆可参照本病护理。

(二)辨证论治

1.肝气郁结

胁肋胀痛,走窜不定,常因情志刺激而加重,胸闷太息,嗳气食少,妇女月经不调。苔薄,脉弦。治以疏肝理气。

2.肝胆湿热

胁肋灼热，胀痛拒按，口干咽干，胸闷纳呆，恶心呕吐，可兼有目赤或目黄、身黄；身热恶寒；小便黄赤，大便不爽。舌红苔黄腻，脉弦滑数。治以清热利湿。

3.瘀血阻络

胁肋刺痛，痛有定处，按之痛剧，夜尤甚，胁下或见痞块。舌紫黯，或有瘀斑，脉沉涩。治以祛瘀通络。

4.肝阴不足

胁肋隐痛，绵绵不休，遇劳加重，头晕目眩，口干咽燥，心中烦热。舌红少苔，脉弦细数。治以养阴柔肝。

(三)病情观察要点

1.疼痛

注意观察疼痛的部位、性质、时间及伴随症状、诱发因素等。注意是否有腹肌紧张、板状腹。

(1)胀痛且痛无定处，多属气滞。

(2)刺痛且痛有定处，多属血瘀。

(3)隐痛不已，多属肝阴不足。

(4)阵发性绞痛，多为胆结石症状。

2.呕吐

注意观察呕吐物的颜色、性质、量及呕吐的时间、次数，伴随症状。必要时留送标本。

3.皮肤变化

注意是否有目黄、身黄等黄疸情况。

4.体温

有无发热等情况。

5.二便情况

有无小便黄赤，大便不爽，便秘等。

6.伴随症状

有无头晕，口干咽燥，胸闷，嗳气，妇女月经不调等。

(四)症状护理要点

1.胁肋疼痛

(1)注意卧床休息，选择舒适的体位，以偏向患侧卧位为宜，尽量减少不必要的搬动；变动体位要缓慢，避免体位的突然变动而加重疼痛。

(2)轻者可以适当活动，如散步、打太极拳等，做到动静适宜，以不感到疲劳为度。

(3)胁肋疼痛时可行耳穴埋籽，主穴：胸、肝、胆、神门；配穴：内分泌、肋缘下、交感。

(4)按摩疗法：选用自我按摩法，每天早晚在两侧胁肋部自上而下按摩1次，每次10分钟。

(5)瘀血阻络者痛剧时，可取屈膝卧位，局部热敷。

2.呕吐

(1)应及时清除呕吐物，呕吐后及时漱口，保持口腔清洁；及时留送标本。

(2)口含姜片止呕，或指压内关穴。

(3)可行耳穴埋籽，主穴：胃、神门、交感；配穴：皮质下、肝、胆反应点等。

3.皮肤有黄染

皮肤若有黄染,确诊为黄疸型肝炎,要做好消毒隔离工作。

4.发热

恶寒发热者及时增减衣被,做好发热护理。

5.便秘

便秘时,指导或协助患者顺时针方向按摩腹部,促进肠蠕动;可遵医嘱给予耳穴埋籽,主穴:大肠、小肠、交感;配穴:肺、便秘点等。

6.头晕目眩

头晕目眩时注意卧床休息,尽量减少活动,注意安全。

(五)饮食护理要点

饮食宜清淡、温软、易消化之物;忌寒凉、辛辣、油腻、刺激之品,定时定量。恶心呕吐严重时应暂时禁食,待病情好转后,逐渐进食易消化的流食或软食。

1.肝气郁结

宜食柑橘、萝卜、荔枝、丝瓜、菠菜、茄子等疏肝理气之品,避免食用马铃薯、南瓜、红薯等食品。

食疗方:柴橘粥(柴胡、陈皮、粳米)。

2.肝胆湿热

宜食西瓜、冬瓜、荸荠、黄瓜等清热利湿之品可,饮绿豆汤、冬瓜汤等。

食疗方:鸡骨草瘦肉汤。

3.瘀血阻络

宜食藕汁、梨汁、山楂、红糖、红心萝卜、木耳等活血化瘀之品,忌食寒凉及油腻黏滞之品。

食疗方:三七郁金汤(三七花、郁金、猪瘦肉)、桃仁莲藕汤。

4.肝阴不足

宜食鱼、瘦肉、银耳、藕、梨等滋阴之品。

食疗方:沙参玉竹老鸭汤(北沙参、玉竹,老鸭)、鲜生地粥(主料鲜生地黄、粳米)。

(六)中药使用护理要点

1.口服中药

口服中药时,应与西药间隔30分钟左右。

(1)疏肝理气、清利肝胆湿热、养阴柔肝中药汤剂宜饭前稍凉服;祛瘀通络止痛中药宜饭前稍温服。

(2)平肝舒络丸:属虚证者慎用,长期使用易导致蓄积性汞中毒。

(3)木香顺气丸:服药期间忌食生冷、油腻食物;孕妇慎服。

(4)元胡止痛胶囊(片、软胶囊、滴丸):药性温燥,阴虚火旺者慎服;服药期间忌食生冷食物。

(5)扶正化瘀胶囊:孕妇忌服,湿热盛者慎用。

2.中药注射剂

中药注射剂应单独使用,与西药注射剂合用时须前后用生理盐水做间隔液。

舒肝宁注射液:用10%葡萄糖注射液250～500 mL稀释后静脉滴注,速度不宜过快。

3.外用中药

观察局部皮肤有无不良反应。

(1)芒硝 30 g 布包后敷于胁肋部以助止痛,注意温度适宜。

(2)隐痛者可用生姜、葱白、韭菜、艾叶,加盐同炒后,敷于患处。

(七)情志护理要点

(1)胁痛随情志变化而增减,因此,平素保持情绪稳定,心情舒畅,避免过怒、过悲、过劳及过度紧张。

(2)耐心倾听患者的感受,尽量解答患者提出的问题,护士说话速度要慢,语调要平静;向患者介绍成功的病例,增强患者战胜疾病的信心。

(3)根据患者的兴趣爱好、文化素养,选择适宜的乐曲欣赏,以分散注意力,使患者心境坦然,气机条达。

(八)健康宣教

1.用药

遵医嘱服药,积极治疗,以免延误病情。

2.饮食

宜温软、清淡、易消化;忌烟、酒、肥甘之品,保持大便通畅。

3.情志

排解不良情绪,注意保持心情舒畅,避免抑郁、郁怒等不良刺激。

4.运动

适当进行体育运动,以不感劳累为宜,活动中不要用力过猛,避免碰撞伤及胁肋。

5.生活

起居养成健康的生活方式和行为,起居有常,避免过劳。

6.定期复诊

遵医嘱定时复诊,若胁痛加剧、伴恶心、呕吐症状时应及时就医。

二、黄疸

(一)概述

黄疸是以目黄、身黄、小便黄为主要表现的病证。多由于感受湿热疫毒,肝胆气机受阻,疏泄失常,胆汁外溢而导致本病。肝细胞性黄疸、阻塞性黄疸、溶血性黄疸、病毒性肝炎、肝硬化等以黄疸为主要表现者,均可参照本病护理。

(二)辨证论治

黄疸以目黄、身黄、小便黄为主要特征。

1.阳黄

起病急,病程短。治以清热利湿。

(1)**热重于湿**:身目黄色鲜明,发热口渴,心中懊侬,恶心呕吐,小便短少黄赤,大便秘结,或腹部胀满。舌苔黄腻,脉弦数或滑数。治以清热为主兼以利湿。

(2)**湿重于热**:发热不高,黄疸不如热重之鲜明,兼有头重身困,胸脘痞满,恶心呕吐,便溏。舌苔厚腻微黄,脉弦滑。治以利湿为主,兼以清热。

2.阴黄

黄色晦暗,纳少脘闷,或见腹胀,大便不实,神疲畏寒。舌淡苔白腻,脉沉迟或濡缓。治以健脾和胃,温化寒湿。

3.急黄

发病迅速,身如黄金,高热烦渴,胸腹胀满,神昏谵语,衄血、便血或肌肤出现斑疹。舌绛苔黄而燥,脉弦数或细数。治以清热解毒,凉血滋阴。

(三)病情观察要点

(1)黄疸:观察黄疸出现的部位、皮肤色泽的深浅、消长等变化。

(2)二便:观察尿色的深浅、尿量和大便色、质变化。

(3)是否伴有恶心呕吐及呕吐物的颜色、量、气味等。

(4)有无体温异常。

(5)有无腹水和出血情况,有无言语不清、神昏谵语、四肢震颤等,并及时报告医师。

(四)症状护理要点

(1)黄疸:①患者应注意休息,活动量以不感劳累为宜。②皮肤瘙痒时勿搔抓,可用手轻拍瘙痒部位或外涂止痒润肤药物。③阳黄患者多具传染性,对有传染性的患者,要严格执行隔离制度,按时消毒餐具、衣物和居室。并限制患者活动范围。

(2)呕吐:①及时清除呕吐物,呕吐后保持口腔清洁,可用淡盐水、银花甘草液漱口。②恶心欲呕时可指压内关、足三里等穴。③耳穴埋籽。主穴,胃、贲门、食道、交感;配穴,肝、脾、三焦。

(3)烦躁不安或精神异常者应加床档,适当约束,防止发生意外。

(4)保持病室安静、整洁、空气新鲜,阳黄热重于湿者,室温适宜偏凉;阳黄湿重于热者,室温适宜温热;阴黄者,要注意防寒保暖,病室适宜向阳;急黄者,室温宜凉爽。

(5)24 小时尿量＜500 mL,或黄疸急剧加深时,报告医师,配合处理。

(五)饮食护理要点

饮食宜新鲜清淡、易消化、富含营养,不宜过甜过咸;忌生冷、油腻、辛辣、粗糙硬固食物。

1.阳黄

宜食偏清凉、清淡、易消化之品,如梨、橘、番茄、冬瓜、芹菜等。食欲差者,可食山楂、萝卜等开胃助消化之品。

食疗方:栀子仁粥(栀子、粳米)、黄花菜瘦肉粥。

2.阴黄

宜食用扁豆、红枣、莲子、豆刺品、牛乳等补中益气之品。病情逐渐好转,食欲转佳后,可适当选择鱼、肉、蛋、禽之品,以护养正气,驱邪外出。

食疗方:枸杞猪肉汤。

3.急黄

患者可有恶心呕吐或不思饮食等症状,以静脉补充营养为主,可给予流质饮食,待病情好转后逐渐给予清淡、营养丰富之品。高热烦渴时给予梨汁、藕汁以清热生津。

食疗方:茵陈大枣羹(茵陈、大枣)。

(六)中药使用护理要点

1.口服中药

口服中药时,应与西药间隔30分钟左右。

(1)阳黄中药偏温服,阴黄中药以偏热服为宜。

(2)复方益肝丸,勿空腹服用。

2.中药注射剂

中药注射剂应单独使用,与西药注射剂合用时须前后用生理盐水做间隔液。

(1)茵栀黄注射液:注意观察有无结晶或固体析出;不宜与氯化钠注射液、复方氯化钠注射液、葡萄糖氯化钠注射液、辅酶 A、甘露醇、肌苷、精氨酸、维生素 C、维生素 B$_6$、氯化钙、葡萄糖酸钙、盐酸林可霉素、复方甘草酸单铵、甘草酸二铵等配伍;用 10% 葡萄糖注射液 250~500 mL 稀释后静脉滴注,速度不宜过快,注意药物不良反应如皮疹、荨麻疹及其他变态反应。用药期间,忌食生冷、辛辣、油腻、鱼虾海鲜类食物。

(2)清开灵注射液:注射液稀释后必须在 2 小时以内使用。忌与硫酸庆大霉素、青霉素 G 钾、肾上腺素、重酒石酸间羟胺、乳糖酸红霉素、多巴胺、洛贝林、肝素、硫酸美芬丁胺、葡萄糖酸钙、维生素 B$_6$、维生素 C、硫酸妥布霉素、硫酸庆大霉素、西咪替丁、精氨酸、氨茶碱等药物配伍使用。

(3)苦黄注射液:滴速 30 滴/分,不宜过快。

3.外用中药

观察局部皮肤有无不良反应。

(1)中药贴敷:大黄、生明矾、栀子各等份,上药研末,取药粉填满脐,外用胶布固定,用于阳黄患者。

(2)阴黄散:丁香、茵陈上药研细末,生姜汁调敷脐部,外用胶布固定,用于阴黄患者。

(3)保健药枕:菊花枕、夏枯草枕以清肝明目。

(七)健康宣教

1.用药

遵医嘱服药,不要滥用保肝药物;黄疸消退,勿骤然停药。

2.饮食

饮食宜营养丰富、易消化的食物,勿暴饮暴食、贪嗜醇酒,勿食辛辣肥甘及不洁的食物。

3.情志

保持心情舒畅,忌恼怒忧思,避免消极刺激言语,消除不良情绪。

4.运动

避免过劳,适当进行体育运动,如练气功、打太极拳、散步等。

5.生活起居

生活要有规律,注意休息,无妄劳作。如系传染性疾病引起的黄疸,在未完全治愈前,仍需与家人隔离,以免传染他人;如系慢性疾病引起的黄疸,要积极治疗原发病。

6.定期复诊

遵医嘱定时复诊,若黄疸加重应及时就医。

三、鼓胀

(一)概述

鼓胀是以腹部胀大如鼓,皮色苍黄,甚则腹壁脉络显露,四肢不肿或微肿为主要表现的病证。多由于饮食不节,七情、劳欲所伤,及感染其他疾病后,肝脾失调,继则累及肾脏而成。肝硬化、结核性腹膜炎、腹腔肿瘤可参照本病护理。

(二)辨证论治

1.气滞湿阻

腹大胀满,按之不坚,叩之有声,胁下痞满或疼痛,纳食减少,食后作胀,嗳气不畅,失气为舒,大便不爽,小便短少。苔白腻,脉弦。治以疏肝理气,运脾利湿。

2.湿热蕴结

腹大坚满,脘腹撑急,或腹痛拒按,烦热口苦,渴不欲饮,或有面目皮肤发黄,小便赤涩,大便秘结或溏垢。舌边尖红,苔黄腻或兼灰黑,脉数。治以清热利湿,攻下逐水。

3.肝脾血瘀

腹大坚满,腹壁青筋怒张,胁腹刺痛,面色黧黑,面颈胸臂有血痣,呈丝纹状,手掌赤痕,唇色紫褐,口渴,饮水不能下,大便色黑。舌紫红或有紫斑,脉细涩或芤。治以活血化瘀,行气利水。

4.肝肾阴虚

腹大胀满隆起,皮肤绷紧,或见脉络显露,形体消瘦,面色黧黑,唇紫,口燥,心烦,失眠,齿鼻衄血,小便短赤。舌红绛少津,脉弦细数。治以滋养肝肾,凉血化瘀。

(三)病情观察要点

1.腹痛、腹胀、腹水、腹泻

观察腹痛、腹胀的性质、部位、诱因和发作时间;腹水的颜色、性状、量;患者的体重、腹围的变化;腹泻的次数,大便性状、量的变化等。

2.贫血及出血

观察有无齿衄、鼻衄、皮肤紫斑及消化道出血。

3.皮肤症状

观察有无面色萎黄、巩膜或皮肤黄疸、手掌殷红、面颈胸部红丝赤缕、血痣及蟹爪纹、腹壁静脉曲张等变化。

4.生命体征

尤其是神志、体温、呼吸、血压的变化;若出现性格改变,举止言语反常或嗜睡等为肝昏迷早期症状。

5.伴随症状

有无乏力、食欲缺乏、尿少,形体消瘦,青筋暴露,腹大如瓮,脉络怒张等情况,并及时报告医师。

6.突发情况

如突然出现血压下降、便血、呕血、神志异常等时,应立即报告医师,并配合处置。

(四)症状护理要点

1.腹痛、腹胀、腹水

重症患者应卧床休养。定时更换体位,防止压疮的发生;因腹胀而致呼吸困难者,可取半坐卧位;轻者可适当活动。治疗方法如下。

(1)大量腹水患者,应避免增加腹内压的一切因素,如用力咳嗽,打喷嚏、便秘等。

(2)腹痛、腹胀时行耳穴埋籽。主穴:取肝、脾、交感、肾、神门。配穴:心、肺、三焦等。

(3)便秘时行推拿调护轻柔腹部,或顺时针方向按摩腹部;遵医嘱给予耳穴埋籽,主穴:大肠、小肠、交感;配穴:肺、便秘点等;予生理盐水灌肠(禁用肥皂水灌肠)。

(4)艾灸疗法:气滞湿阻者可以在腹部以脐为中心呈十字形(即上、下、左、右)艾灸30分钟。

也可灸关元、中极、神阙等穴,以理气宽胀,或施以腹部热敷法、盐熨法、葱熨法。

2.出血

如有头晕、心悸、血压下降等情况,应立即报告医师处理,建立静脉通道,做好输血准备,必要时给予三腔两囊管压迫止血。治疗方法如下。

(1)齿衄时,可用银花甘草水漱口,亦可用黑山栀粉或马勃粉止血,或用藕节炭、白茅根煎水代茶饮。

(2)鼻衄时应坐位,手压鼻梁两侧,鼻根部、额部冷敷,也可用棉球蘸云南白药、黑山栀粉或吸收性明胶海绵塞鼻,禁止头向后仰。

(3)指导患者平时养成良好的卫生习惯,禁止挖鼻孔、剔牙。平时用软毛牙刷刷牙,也可用地骨皮煎水漱口,3次/天。

3.皮肤

床单位保持整洁干燥,无皱褶渣屑,内衣、裤、鞋袜选择柔软宽松的纯棉制品。防护措施如下。

(1)皮肤瘙痒时可用触摸或拍打的方式缓解瘙痒,避免使用刺激性的洗浴产品。

(2)皮肤瘙痒及水肿甚者谨慎使用胶布。

(3)教育患者不抓搔皮肤,如有破溃应及时处理。帮助患者修剪指甲。

(4)如臀部、阴囊、踝部水肿,可用棉垫垫起,以改善血液循环,防止和减少压疮发生。

4.黄疸型肝炎

如为黄疸型肝炎,要做好消毒隔离工作。

5.腹泻

腹泻者,应协助患者保持臀部皮肤和肛门处清洁,必要时涂以油剂保护。并及时留取粪便标本,送检化验。

6.躁动不安

对躁动不安的患者,应使用约束带、床档等保护性措施,防止坠床。

7.测量与记录

每天准确记录出入量,定期测量腹围、体重;注意监测血电解质、血常规、血清总蛋白等变化。

8.腹腔穿刺大量放腹水

应督促患者术前排尿,严格无菌操作,放液速度宜慢,一次放液不得超过2 000 mL,并记录腹水量、颜色和性质,标本及时送检,指导患者2小时后再适当下床活动。

(五)饮食护理要点

饮食以低盐低脂、清淡、易消化、高维生素、少渣食物为原则。禁食辛辣、生冷煎炸、粗糙硬固之品,进食时需细嚼慢咽;高血氨时禁用高蛋白食品;出现腹水时给低盐或无盐饮食,并限制水的摄入;吐血者,暂禁饮食。

1.气滞湿阻

宜食疏肝理气,运脾利湿之品,如萝卜、山药、柑橘、薏仁粥、玫瑰花茶等。

食疗方:胡桃山药粥(胡桃肉、山药、小米、大米)。

2.湿热蕴结

宜食清热利湿,攻下逐水之品,如菠菜、芹菜、黄瓜、冬瓜、赤小豆、雪梨等。

食疗方:五豆粥(扁豆、黄豆、赤小豆、黑豆、大豆、莲子肉、大米);泥鳅豆腐汤。

3.肝脾血瘀

宜食活血化瘀,行气利水之品,如木耳、洋葱、桃仁、山楂、茯苓、陈皮、当归等,可用葱、姜、桂皮等作调料。

食疗方:桃仁粥。

4.肝肾阴虚

宜食滋养肝肾,凉血化瘀之品,如番茄、梨、藕、草莓、牛奶等。

食疗方:黑豆首乌复肝散(黑豆、藕粉、干首乌、干地黄等)。

(六)中药使用护理要点

1.口服中药

口服中药时,应与西药间隔30分钟左右。

(1)中药汤剂宜浓煎,肝肾阴虚、湿热蕴结者中药宜温服;气滞湿阻者中药宜热服。

(2)攻下逐水药宜清晨空腹服。

(3)食管胃底静脉曲张者,服片、丸药物时应研碎后服用。

(4)舒肝丸:不宜同时服用甲氧氯普胺,以免降低药效。

(5)人参健脾丸:服药期间,忌食生冷,避免腹部受凉。个别患者服后可致转氨酶升高,注意监测肝功能。

2.中药注射剂

中药注射剂应单独使用,与西药注射剂合用时须前后用生理盐水做间隔液。

(1)茵栀黄注射液:注意观察有无结晶或固体析出;不宜与氯化钠注射液、复方氯化钠注射液、葡萄糖氯化钠注射液、辅酶A、甘露醇、肌苷、精氨酸、维生素C、维生素B_6、氯化钙、葡萄糖酸钙、盐酸林可霉素、复方甘草酸单铵、甘草酸二铵等配伍;用10%葡萄糖注射液250～500 mL稀释后静脉滴注,速度不宜过快;注意药物不良反应如皮疹、荨麻疹及变态反应。用药期间,忌食生冷、辛辣、油腻、鱼虾海鲜类食物。

(2)丹参注射液:不宜与维生素C、维生素B_6、氯化钾、碳酸氢钠、硫酸阿米卡星、喹诺酮类(环丙沙星、左氧氟沙星、氟罗沙星、甲磺酸加替沙星等)、卡那霉素、洛贝林、肌苷、甲氧氯普胺、川芎嗪、胸腺素、利血平、痰热清、双黄连、氨苄西林、头孢拉定、氯霉素、甲硝唑、异丙肾上腺素、普鲁卡因、硫酸镁、呋塞米、氨茶碱、胸腺素、黄芪等配伍。

3.外用中药

观察局部皮肤有无不良反应。

(1)芒硝湿敷腹部用于消肿止痛。

(2)大蒜、车前草,捣烂贴脐可治疗气滞湿阻实胀。

(七)情志护理要点

(1)多与患者交谈,了解患者心理状态,做好心理评估。取得患者的信任,建立友好平等的护患关系,解除其心理障碍。

(2)教会患者进行自我调适的方法,如转移法、音乐疗法、宣泄法,控制自己的情绪,将思维集中在一件轻松、愉快的事情上。

(3)参与娱乐活动如下棋、读书读报、看电视、听广播、做气功等多种形式的活动。

(八)健康宣教

1.用药

遵医嘱按时服药,中药与西药口服时间隔30分钟左右。

2.饮食

注意规律饮食,以低盐低脂、清淡、易消化、高维生素、低纤维素、无刺激性、少渣的食物为原则。禁食辛辣刺激、肥甘厚味、生冷煎炸、粗糙硬固的食物,限制钠盐的摄入。戒烟禁酒。

3.情志

与亲人朋友沟通与交流,参与娱乐活动。

4.运动

注意休息,避免过度劳累。适当参加活动,如散步、下棋、打太极拳等。注意安全,避免磕碰。

5.生活起居

指导患者和家属掌握测量腹围、记录出入量、测体重等方面的知识;注意保持口腔卫生、预防皮肤感染;保持大便通畅,排便勿努责。养成良好的卫生习惯,禁止挖鼻孔、剔牙,平时用软毛牙刷刷牙。

6.定期复诊

遵医嘱定时复诊,若鼓胀、乏力加剧或有出血倾向、尿量明显减少等症状应及时就医。

四、积聚

(一)概述

积聚是指腹内结块,或胀或痛的病证。多由情志抑郁、风寒外袭、饮食不节,或病后体虚、黄疸、疟疾等病经久不愈使脏腑功能失调,气机不畅,痰湿凝滞或瘀血内停,日久而成积聚。腹部肿瘤、肝脾大、内脏下垂、肠梗阻、胆囊疾病等可参照本病护理。

(二)辨证论治

积与聚,证候不同,病机有异。聚证触之无形,聚散无常,痛无定处,多属气分,一般病情较轻。积证触之有形,固定不移,痛有定处,多属血分,病情多较重。

1.聚证

(1)肝气郁结:腹中结块柔软,时聚时散,攻窜胀痛,脘胁胀闷不适。苔薄,脉弦。治以疏肝解郁,行气散结。

(2)食滞痰阻:腹胀或痛,腹部时有条索状物聚起,按之胀痛更甚,便秘,纳呆。舌苔腻,脉弦滑。治以理气化痰,导滞散结。

2.积证

(1)气滞血阻:腹部积块质软不坚,固定不移,胀痛不适。舌苔薄,脉弦。治以理气消积,活血散瘀。

(2)瘀血内结:腹部积块明显,质地较硬,固定不移,隐痛或刺痛,形体消瘦,纳谷减少,面色晦暗黧黑,面颈胸臂或有血痣赤缕,女子可见月事不下。舌紫或有瘀斑瘀点,脉细涩。治以祛瘀软坚,佐以扶正健脾。

(3)正虚瘀结:久病体弱,积块坚硬,隐痛或剧痛,饮食大减,肌肉瘦削,神倦乏力,面色萎黄或黧黑,甚则面肢水肿。舌淡紫,或光剥无苔,脉细数或弦细。治以补益气血,活血化瘀。

(三)病情观察要点

(1)观察包块的部位、大小、性质、活动度及有无压痛：①右胁腹内积块伴胁肋刺痛、黄疸、纳呆、腹胀等症状者，病在肝。②胃脘部积块伴反胃、呕血、呕吐、便血等症状者，病在胃。③右腹积块伴腹泻或便秘、消瘦乏力，以及左腹积块伴大便次数增多、便下脓血者，病在肠。

(2)观察疼痛的部位，性质，持续时间，有无伴随症状：①胆囊疾病时可有上腹部隐痛和肩背部隐痛，同时伴有上腹部饱胀不适、厌食油腻、嗳气等症状。②腹痛伴呕吐时，观察呕吐的色、量、质、气味及伴随症状。③有排气、排便停止的情况，应怀疑肠梗阻。

(3)有无黄疸、鼓胀、发热、血证、神昏、呕吐等情况。

(4)如有吐血或便血、头晕心悸、血压下降、汗出肢冷、脉细弱等现象，立即报告医师给予处理。

(四)症状护理要点

(1)腹痛伴呕吐时，应卧床休息，减少活动，及时留取标本，做好记录，做好口腔护理。必要时遵医嘱禁食。

(2)疼痛。治疗方法如下：①深呼吸或缓慢而有节奏的呼吸、听轻音乐。②指导患者进行自我按摩，取穴足三里、阳陵泉、中脘、内关、天枢等。③局部艾灸或热敷等，取穴足三里、阳陵泉、中脘、内关、天枢等。④必要时遵医嘱使用镇痛药。

(3)腹胀明显者可遵医嘱肛管排气。

(4)腹痛腹胀者可耳穴埋籽，主穴：胆、肝、脾；配穴：交感、神门、三焦等。

(5)便秘时，指导或协助患者顺时针方向按摩腹部，促进排气排便；遵医嘱给予耳穴埋籽，主穴：大肠、小肠、便秘点；配穴：直肠下段、肺、交感等。

(6)腹泻后做好肛周皮肤护理。

(五)饮食护理要点

饮食宜清淡富营养，易消化，忌食肥甘厚味、辛辣刺激、生冷硬固、煎炸、醇酒之品，要多食新鲜蔬菜。少食柿子、南瓜、马铃薯等产气的食物。

1.聚证

(1)肝气郁结。

宜食疏肝解郁之品，如柑橘、萝卜、荔枝、丝瓜、菠菜、茄子等。

食疗方：羊肉萝卜汤(羊肉、萝卜)。

(2)食滞痰阻。

宜食理气化痰，导滞散结之品，如山楂、海带、蘑菇、木耳等。

食疗方：山楂汤(山楂片、水)。

2.积证

(1)气滞血阻。

宜食理气消积，活血散瘀之品。如龙眼肉、花生、胡萝卜、墨鱼、荔枝、大枣、山药、海带等。

食疗方：大蒜炖墨鱼(大蒜、墨鱼)。

(2)瘀血内结。

宜食补血化瘀之品。如花生、胡萝卜、龙眼肉、墨鱼、荔枝、大枣、海带等。

食疗方：桃仁粥(粳米、桃仁)。

（3）正虚瘀结。

宜食补益气血，活血化瘀之品，如鸡蛋、鱼类、胡萝卜、菠菜、芹菜等。

食疗方：大枣粥（粳米、大枣）。

（六）中药使用护理要点

1.口服中药

口服中药时，应与西药间隔30分钟左右。

（1）中药汤剂宜浓煎，在饭后温服，观察服药后效果及反应。

（2）大黄䗪虫丸：忌烟酒、生冷、油腻及辛辣食物；体弱年迈者慎用，孕妇禁用；若发生变态反应则应停服；需注意患者出凝血时间。

（3）血府逐瘀丸：宜空腹红糖水送服，忌食生冷食物。

2.中药注射剂

中药注射剂应单独使用，与西药注射剂合用时须前后用生理盐水做间隔液。

茵栀黄注射液：注意观察有无结晶或固体析出；不宜与氯化钠注射液、复方氯化钠注射液、葡萄糖氯化钠注射液、辅酶 A、甘露醇、肌苷、精氨酸、维生素 C、维生素 B_6、氯化钙、葡萄糖酸钙、盐酸林可霉素、复方甘草酸单铵、甘草酸二铵等配伍；用10％葡萄糖注射液 250～500 mL 稀释后静脉滴注，速度不宜过快；注意药物不良反应如皮疹、荨麻疹及变态反应。用药期间，忌食生冷、辛辣、油腻、鱼虾海鲜类食物。

3.外用中药

观察局部皮肤有无不良反应。

外用消积散结药膏贴敷，有助于消积散瘀，应注意观察贴敷处皮肤，避免发生变态反应。

（七）健康宣教

1.用药

遵医嘱按时服药。

2.饮食

饮食宜清淡富营养，易消化，忌食肥甘厚味，辛辣刺激之品。

3.情志

避免忧虑、紧张等不良情绪，防止情志内伤加重病情。

4.运动

注意锻炼身体，增强体质，但避免过度劳累，如内养功、放松功、八段锦、小周天气功等均适合积聚患者长期练习。

5.生活起居

起居应有规律，根据四季时令变化，按时作息。注意寒温适宜，防止病情反复。戒烟、限酒。养成良好的排便习惯，排便不可努责，便后及时清洗。保持皮肤的清洁舒适，避免使用刺激性洗浴用品，衣服宜宽松、柔软、勤更换。

6.定期复诊

遵医嘱按时复诊，若出现黄疸、结节、腹痛、腹胀、呕吐等症状时，应及时就医。

（王长芹）

第九节　妇科疾病的中医护理

一、月经失调

(一)概述

月经失调是指月经周期或经量失常的一种妇科常见病。主要病因是寒热湿邪侵袭,内伤七情,房劳多产,饮食不节,劳倦过度和体质因素。功能失调性子宫出血、多囊卵巢综合征、子宫内膜异位症等可参考本病护理。

(二)辨证论治

1.气虚证

月经周期提前,经期延长或经量增多或量少,色淡,质稀,神疲肢倦,小腹空坠,纳少便溏;腰膝酸软,头晕耳鸣。舌淡苔薄白,脉细。治以补肾健脾,摄血固冲。

2.血热证

月经提前,量多或正常或量少,色红或深红或紫,质黏稠;心烦,溲黄便结,或口苦咽干;颧红,手足心热。舌红苔黄,脉数。治以清热凉血,滋阴固冲调经。

3.肝郁证

月经周期不定,经量或多或少,色紫红,有块,经行不畅;胸胁、乳房或少腹胀痛,胸闷不舒;叹息、嗳气食少。舌淡苔薄白或薄黄,脉弦。治以疏肝解郁,养血调冲。

4.血瘀证

经期延长或月经量多或量少或月经错后,色紫黯,有血块,小腹胀痛拒按,血块排出后胀痛减轻。舌紫黯,脉涩。治以活血化瘀调经。

(三)病情观察要点

(1)经量:①量多者,以血热和气虚为常见。②量少者,以血虚和血瘀为常见。③量或多或少者,以肝郁、肾虚为多见。

(2)经期:①周期提前,多为血热或气虚。②周期推后,多为血虚或血瘀。③周期先后无定,多为肝郁、肾虚。④经期延长,多为气虚和血热。

(3)经血的颜色:色鲜红或紫红者属热,黯红者属寒属瘀,淡红者为虚黯淡者为虚寒。

(4)经血的质:黏稠者属热属实;清稀者属寒属虚;有血块者属瘀。若兼气味臭秽者多属热;气味血腥者多属寒;恶臭难闻者多数淤血败浊成毒为患,病多险恶。

(5)观察腹痛时间、部位、性质、程度;有无腰酸、乳房胀痛等情况,经期有无腹泻。

(6)伴贫血者注意观察贫血程度及全身伴随症状。

(7)如出现面色苍白、冷汗淋漓、血压下降、脉沉细等应报告医师。

(四)症状护理要点

(1)经量多者注意卧床休息,避免做增加腹内压的动作。心慌、头晕患者避免长时间弯腰、蹲位、俯卧位。

(2)虚寒或月经过少者,遵医嘱按摩或热敷小腹部,注意保暖。

(3)穴位按压改善腹痛症状,取穴:合谷、内关、足三里、三阴交等。

(4)给予耳穴埋籽改善月经失调及相关症状。主穴:子宫、卵巢、脾、肾等;配穴:内分泌、神门、交感肝、脑点等。

(5)气血虚或因寒症所致血瘀时,可采用灸法,取穴:关元、血海、足三里、肾俞。出血量多时,加隐白、百会;食欲缺乏便溏者加脾俞、神阙;小腹空坠加气海、百会。

(五)饮食护理要点

饮食宜高蛋白、高维生素、高热量及含铁、钙高的食物,经期忌食生冷、苦寒、辛辣刺激之品。

1.气虚证

宜食补肾健脾,摄血固冲之品,如猪肝、蛋黄、山药、豆浆、菠菜等。

食疗方:乌鸡归芪汤、参芪大枣粥、核桃莲子粥。

2.血热证

宜食清热凉血之品,如冬瓜、绿豆芽、黑木耳、藕、梨、桑椹等,也可服用鲜柏饮(鲜莲藕、侧柏叶搅烂榨汁加蜂蜜)、荠菜花煎水服。

食疗方:鲜藕粥、地藕葡萄膏(鲜藕汁、葡萄汁、地黄蜂蜜)。

3.肝郁证

宜食疏肝解郁,养血调冲之品,如橘子、金橘、佛手、陈皮等,可饮玫瑰花冰糖饮。

食疗方:党参枸杞丝瓜汤、佛手青皮蜜饮(佛手、青皮、郁金、蜂蜜)。

4.血瘀证

宜食活血化瘀调经之品,如油菜、黑豆、山楂、醋、玫瑰花、金橘等。可用川芎、鸡蛋、红糖加水煎煮。

食疗方:益母草汁粥、桃仁红花粥(桃仁、红花、粳米、红糖)、黑豆川芎粥。

(六)中药使用护理要点

1.口服中药

口服中药时,应与西药间隔30分钟左右。

(1)一般宜温服,血热过盛者宜凉服;活血化瘀、通利血脉的药物宜餐前热服。注意观察服药后阴道出血情况。

(2)益母草颗粒(膏、胶囊、口服液):对本药过敏者禁用,过敏体质者慎用。

(3)血府逐瘀口服液:用前摇匀,饭后服用。服药期间忌食生冷。

(4)复方阿胶浆、和车大造丸(胶囊):宜饭前服用,凡脾胃虚弱、呕吐泄泻、腹胀便溏者慎用,感冒患者不宜服用。

(5)女金胶囊:经行有块伴腹痛拒按或胸胁胀痛者不宜选用;月经过多及感冒时不宜使用本药。

(6)逍遥丸:感冒及月经过多者不宜服用本药。

(7)人参归脾丸:宜饭前服用,感冒发热患者不宜服用,服药期间忌辛辣、生冷、油腻食物。

(8)云南白药胶囊:服药一天内,忌食蚕豆、鱼类及酸冷食物,饭后服。

(9)宫血宁胶囊:在月经期或子宫出血期服用,胃肠道疾病患者慎用或减量服用;因含虫蝼,有小毒,不宜久服。

(10)葆宫止血胶囊:开水冲服,月经来潮后开始服药,血量少时不服用。

(11)益气维血颗粒:内含猪血,回民忌用。因含铁剂,胃部可能不适,或大便可能会出现色黑情况,嘱患者勿紧张,餐前服。不可用茶水冲服。

2.外用中药

观察局部皮肤有无不良反应。

(1)中药贴敷:小腹胀痛者遵医嘱给予下腹部及腰骶部贴敷,每 12 小时更换 1 次,注意局部皮肤变化。

(2)中药离子导入:先开机后固定电极,在关机前取下电极;治疗时两电极不可相碰,以免发生短路;调节电流不宜过快、过大,注意询问患者的感受,以患者耐受为宜;敷料垫不可过热,以免发生烫伤;治疗时间 20～30 分钟,1～2 次/天。治疗时固定要牢固,松紧要适宜;药垫专人专用;固定带每天清洗消毒。注意观察患者有无变态反应,皮肤有无水疱等;皮肤破溃时不能操作。出现异常及时报告医师。

(七)健康宣教

1.用药

遵医嘱服药,不可随意增减药量或停药。

2.饮食

饮食宜高蛋白、高维生素、高热量及含铁钙高的食物,经前及经期忌食生冷、苦寒、辛辣刺激之品。

3.运动

告知患者劳逸结合,加强体质锻炼。如练气功、打太极拳等以助气血运行。月经前后及经期避免游泳、重体力劳动和剧烈活动。

4.生活起居

(1)病室安静、整洁、空气新鲜、温湿度适宜。

(2)进行月经期保健的教育,如注意经期卫生,经期禁止性生活。

(3)勤换内裤并在日光下曝晒,不宜阴干。

(4)预防感冒,平时做好保暖工作,避免冒雨涉水。

(5)保证充足睡眠。

5.情志

指导患者注重培养个人爱好,以怡情悦志,多听音乐,与人聊天,保持心情舒畅,使气机条达,气血运行通畅。

6.定期复诊

遵医嘱定时复诊,若出现月经量多,伴面色苍白、汗多肢冷的情况要及时就诊。

二、痛经

(一)概述

痛经是因情志所伤、六淫为害、导致冲任受阻,或因精血不足、胞脉失于濡养所致,以经期或经行前后周期性出现小腹疼痛或痛引腰骶,甚至剧痛昏厥为主要表现的疾病。病位在胞宫。

(二)辨证分型

1.气滞血瘀

经前或经期下腹痛,下坠拒按,经行量少不畅,色紫黯有块,块下痛暂减,或伴乳胁胀痛。舌紫黯,或有瘀点,脉沉涩或弦滑。

2.寒湿凝滞

经前或经期小腹冷痛,得热痛减,按之痛甚,经行量少,色黯黑有块,或畏寒身疼。舌苔白腻,脉沉紧。

3.湿热瘀滞

经前或经期小腹疼痛拒按,有灼热感,或痛及腰骶,经行量多质稠,色红或紫,有小血块,带多黄稠,小便短赤。舌质红,苔黄腻,脉弦数。

4.气血亏虚

经期或经后小腹隐痛喜按,小腹及阴部空坠,经行量少、色淡、质稀薄,神疲乏力,面色无华,纳少便溏。舌质淡,舌苔薄,脉细弱。

5.肝肾亏损

经期或经后小腹绵绵作痛,经行量少、色黯红、质稀薄,腰骶酸痛,或头晕耳鸣,潮热。舌质淡红,舌苔薄,脉细弱。

(三)护理要点

1.一般护理

(1)环境:病室宜整洁、安静,空气流通。

(2)休息:注意气候环境变化,适当增减衣被,行经时注意腹部、足部保暖,禁止游泳、涉水。痛经尚轻时,可适当活动。痛经剧烈时,应卧床休息。子宫后位者,可采取俯卧位。保证休息及睡眠充足。

(3)协助生活护理,满足患者所需。保持会阴部清洁。

2.病情观察

(1)观察月经的周期、经量及色、质情况。如排出血块,并伴有腹痛剧烈者,应留取标本(块状物)送病检。

(2)经期保持外阴部清洁,加强会阴部护理。勤换内裤及消毒经垫(或卫生巾),每天早晚用温水清洗外阴或遵医嘱给予会阴抹洗。

(3)观察腹痛时间、部位、性质、程度及神色、出汗、舌象、脉象、血压等变化,若腹痛剧烈,面色苍白,冷汗淋漓,手足厥冷,甚至昏厥时,应立即平卧,注意保暖,并及时报告医师。

3.情志护理

(1)加强情志调摄,使之心情舒畅,避免患者产生紧张、恐惧心理,使肝气调达、气血调和。

(2)向患者讲解与疾病相关的知识,以增强其信心,积极配合治疗。

4.饮食护理

(1)饮食宜清淡、易消化、富有营养之食品,忌辛辣、煎炸、燥热食物。

(2)经前、经期忌生冷、寒凉、酸涩性食物,以防收敛、凝滞气血。

(3)气血瘀滞者,经前、经期可遵医嘱服益母草汤或赤砂糖汤;寒湿凝滞者也可选食生姜红糖汤;湿热瘀滞者可选偏凉性的食物,如西瓜等;气血亏虚者经前、经后可遵医嘱服当归养血膏或羊肉当归汤;肝肾亏损者可选食甲鱼、黑鱼、猪肝等。

5.用药护理

(1)遵医嘱按时、准确给药。原发性痛经可于经前5～7天开始服药。

(2)根据医嘱按时服药,中药汤剂宜温服或热服。

(3)化瘀止痛药宜经前服用,补益类药宜在饭前服用。如有恶心、呕吐者,中药汤剂宜少量多

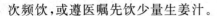

次频饮,或遵医嘱先饮少量生姜汁。

(4)痛经剧烈者,遵医嘱给予镇静、镇痛药物。

6.临床辨证护理

(1)患者疼痛剧烈时,取平卧位,保暖,保持呼吸道通畅,及时报告医师,并配合处理。

(2)遵医嘱用镇痛药,如罗通定、曲马朵等。

(3)严密观察患者的阴道出血情况,腹痛时间、部位、性质、程度及神色、出汗、舌象、脉象、血压等变化。

(4)寒湿凝滞证者应遵医嘱按摩热敷小腹部。

(四)健康指导

(1)掌握月经生理知识,消除患者对月经的焦虑和恐惧,保持愉快的心情。

(2)注意饮食调摄,虚证适当进补。饮食宜温热,勿过食生冷瓜果、冷饮及酸、辣刺激性食物。

(3)月经来潮前3～5天,应避免剧烈运动或重体力劳动,勿淋雨湿身。经期勿下冷水、游泳,注意保暖,忌坐卧潮湿、阴冷之地。夏季睡眠不宜贪凉。

(4)生活规律、劳逸结合,睡眠充足。适当进行体育锻炼,如打太极拳,慢跑等。经期禁房事、盆浴和不必要的妇科检查。

(5)严格遵从医嘱,坚持周期性治疗,定期门诊随访。

（王长芹）

第九章 重症护理

第一节 重症患者营养支持的护理

重症患者营养支持护理的重点是确保肠内或肠外营养的顺利供给,评估与预防与喂养管相关的合并症,阻塞、吸入及肠胃道并发症。

一、肠外营养的护理

重症患者的营养支持如是采用静脉高营养液(TPN)及脂肪乳剂时,需要密切的观察患者的耐受程度及可能出现的合并症。静脉高营养液通常在入院后 48 小时内给予,以促使患者能应付机体受伤后的代谢应激,及减轻骨骼及平滑肌蛋白的分解代谢。由于患者使用中心静脉或周围静脉导管给予高渗性营养液时,更要密切观察管道的通畅性、感染、外渗等情况。针对患者需要使用周围静脉输注营养液时,为避免高渗透压,可将葡萄糖、氨基酸及脂肪混合输注,以降低渗透压,提供浓缩的能量。对于那些无法使用中心静脉输注营养液的患者,可采用此方法进行短期的营养液提供。在输完脂肪乳剂或全营养混合液后 4~6 小时应检测患者的甘油三酯以掌握代谢情况。使用输液泵输注营养液时要确保仪器及输液速度的正确性,每班核对输液量及已输入量。给液速度要缓慢地增加或逐渐地减量后停止营养液的支持,通常每天的输液速度为 50~100 mL/h,而后依照患者的病情及需要每天以 25~50 mL/h 的速度逐渐增加。

二、肠内营养管位置的检查方法

肠内营养的供给需要依赖胃管或小肠管,它们的放置位置极为关键,需要确定且避免患者因喂养管移位而引发的相关并发症。肠内营养管置入后需立即检查是否到达理想的位置,每次肠内营养开始时需再检查肠内营养管的位置,对于持续肠内营养的患者建议每班检查一次。另外临床上经验显示有气管插管和气管切开的患者并不能阻止肠内营养管误入或移位至呼吸道,因此这样的患者也需定期检查肠内营养管的位置。

腹部 X 线检查是最准确确定胃管位置的方法,建议在肠内营养开始前及肠内营养期间怀疑肠内营养管位置有问题时应用。

床边简易判断肠内营养管位置的方法主要包括腹部听诊法、观察回抽的胃液或小肠液法、胃液或小肠液法的 pH 测试法。通过向营养管内注入空气的同时在腹部听诊是常用的传统方法，但也可能出现假阳性结果。

为确保胃管插放位置的正确性，临床研究显示定期测试胃液或小肠液的 pH 是一个可信的简易方法。胃液的 pH 范围是 0～4，小肠液的 pH 范围是 6～8.5，使用制酸剂患者的胃 pH 可介于 0～6。

在测试胃液的 pH 时应同时观察回抽的胃液或小肠液的颜色，胃液的颜色应该是混浊的草绿色或褐色液体，而小肠液应该是清亮、金黄色、黏稠液体；当肠内营养管在胸膜腔内时，可抽出淡黄色液体，易被误认为是小肠液。当肠内营养管在气管内时，有误吸的患者可能会抽出类似胃液样的液体。

三、相关并发症的预防与护理

肠内营养并发症是肠内营养补充时常见的问题。并发症主要包括胃潴留、便秘、腹泻、腹胀、呕吐、反流、肺炎；由于这些并发症的发生，约有 15.2% 的患者因此停止了肠内营养。

Boulton-Jones 调查了 150 位接受小肠内营养支持的患者，这些病种包括烧伤、急性胰腺炎病、脓毒血症、大手术后胃瘫、骨髓移植、呕吐严重的化疗，这些疾病可导致胃运动性降低，不适合以鼻胃管进行肠内营养。调查结果显示以小肠管喂食出现较低的肠内营养并发症，主要并发症包括有小肠管移位到胃内或阻塞、高残胃量、腹泻、腹胀、胃肠出血、肺炎。目前，肠内营养的并发症中最严重的是肺炎，而高残胃量可导致腹胀、呕吐、反流，以致引起肠内营养相关性肺炎和/或肠内营养液的停用。为了避免误吸的发生，针对连续性喂食的患者，需要每 4～6 小时测量管道内胃液的 pH（胃液 pH<3.5）。间断性肠内营养能保持较低的胃 pH，从而被认为能减低胃内微生物的繁殖。

（一）预防喂养时的吸入性肺炎

重症患者较容易出现吸入性肺炎，引起此合并症的高危因素有患者的意识不清、常平卧、使用鼻胃管、胃管位置异常、气管切开或气管内插管、呕吐、使用间断或一次性灌食、患有神经性疾病、腹部或胸部创伤、糖尿病、口腔卫生不良、年纪大及护理人力不足等。研究显示，超过 45% 的普通患者在睡眠期间可能发生吸入，70% 的意识障碍患者可能出现吸入，40% 的接受肠内营养的患者可能发生吸入，而高达 50%～75% 的呼吸机使用患者可能发生程度不等的管饲吸入，由此可见在重症监护室执行预防管饲吸入的重要性。

抬高床头 30°～45° 可减少胃液反流，降低肠内营养相关肺炎的发生。如疾病情况不允许，可协助患者右侧卧位以利胃的排空。如患者有气管插管，在喂食时气管内导管的气囊需要充气，避免食物反流时误吸。灌食后每 2 小时应评估耐受情况，如患者出现腹痛、嗳气、腹胀、肠鸣音降低、便秘、无排气、腹部压痛、恶心呕吐、同时伴有鼻胃管内胃潴留量大于 200 mL 或自胃造瘘管中引流出的胃潴留量大于 100 mL 时，则需要考虑是否不耐受灌食，需要进一步的检查腹部 X 片，评估是否有增大的胃泡或肿胀的小肠。

肠内营养供给时需要注意患者的口腔卫生，经常进行口腔护理能减低 60% 的肠内营养相关肺炎的发生。应该用一般的无菌溶液和无菌用物做口腔护理，而不需要使用含抗生素的口腔护理液，因为长期应用抗生素可引起细菌耐药性或引起真菌二重感染。应用肠内营养输液泵进行持续肠内营养可以降低营养相关肺炎的发生。

(二)与肠内营养导管相关的皮肤护理

与喂养导管接触的皮肤需要每天评估,需要固定好导管避免移动时摩擦皮肤或伤害鼻腔或口腔黏膜。胃造瘘口皮肤更要避免胃液的侵蚀,如有胃液渗出,需要评估胃造瘘管充气囊是否正常,如皮肤出现红、肿、热、痛、异味、或脓性分泌物,表明造瘘口皮肤感染,可依医嘱使用抗生素软膏及加强皮肤护理。由胶布引起的皮肤过敏很常见。胶布松脱而使管子被意外拔出常发生于意识清楚却不配合的患者中。

(三)腹泻

针对患者的腹泻需要与所服用的药物不良反应加以区别,抗生素、洋地黄、轻泻剂、含镁的制剂及奎宁制剂容易出现腹泻,而高张性营养液含有高钾及其他电解质容易引起倾倒综合征和高渗性腹泻。

(四)防止营养液污染相关措施

营养液污染可引起胃肠道症状,如腹泻、呕吐、腹胀,严重污染甚至可引起肺炎、败血症。肠内营养液的污染可来自患者自己胃肠道微生物的上行繁殖,或者回抽胃或小肠液时将喂养管末端的微生物带至喂养管近端繁殖,以致进一步上行污染营养液。外源性污染可因使用未消毒的用具、输注系统的设计不合理、工作人员的不当操作等因素而导致污染。关于营养液的理想输注保留时间目前的共识认为在非无菌环境下自行配置的营养液只能保留 4 小时,而医院自行配置的营养液只能保留 6 小时。依据目前的医院管理条例,医院不应该自行配置营养液,而应用商业原包装的肠内营养液,这种营养液可以保留 24 小时。多数的重症监护室均每 24 小时更换营养管及营养袋以避免营养袋因暴露在室温中,产生营养液的变化及可能的污染。

当营养输注暂停,或通过营养管给药后,或回抽胃或小肠液后,都应该及时用温水冲注营养管。营养管在任何时候都不应该高于营养袋,同时在进行营养支持管饲时需要确保导管不被污染。对于免疫有缺陷的患者应该用无菌水冲注营养管,避免管道可能的阻塞及细菌的滋生。

(五)预防肠内营养喂养管阻塞

针对使用肠内营养的患者,喂食管需要定期冲洗,在连续性喂养期间每 3～4 小时需冲洗一次,可以 20～30 mL 的温水进行冲洗。而间断性喂养管道更需要在喂饲前、后进行冲洗,其中使用的冲洗的液体量需要考虑患者是否有限制液体情况。胰酶可用来防治管道的阻塞;其他的粉粒药物要尽量避免由胃管给药,液体药物是较好的选择,避免阻塞胃管。

(六)检测喂养后胃潴留量

近年来的研究显示胃潴留量不是肠道进食耐受度的指标,也不能以胃潴留量来判断患者的临床病情进展。至于评估胃潴留量的时间间隔则因患者疾病情况而有所不同,间隔时间可为 2～24 小时,肠内营养的第一天一般需要每 3～4 小时评估一次残余量,以后每 8～24 小时再评估一次。

护理人员经常通过检查胃潴留量、听肠鸣音和观察腹胀情况来评估患者胃肠功能,期望降低肠内营养相关肺炎的发生。目前对胃潴留量的认定从文献描述可知,胃潴留量由 100～500 mL 都曾被称为胃潴留量过多。高潴留量时应警惕患者可能存在其他潜在问题,所以要密切监测患者的疾病变化;只有患者有明显的反流、呕吐,甚至误吸,或者胃潴留量超过 500 mL 时才建议应立即停止肠内营养。当胃潴留量在 200～500 mL 时,建议减慢肠内营养的速度,同时给予促进胃排空的药。临床随机研究已证实应用促进胃排空的药物可缓解胃潴留量。

甲氧氯普胺(胃复安)是一种选择性的多巴胺拮抗剂,具有止吐作用,并能促进胃排空和加强胃肠道平滑肌运动。西沙必利是一种全胃肠促动力药,作用机转主要是使肠肌神经丛生理性分泌乙酰胆碱的能力加强,能促进消化蠕动的协调,因此能防止积食和反流的现象。红霉素是一种大环内酯类抗生素,除了抗生素作用外,红霉素能加强十二指肠肠嗜铬细胞分泌一种蛋白质,这种蛋白质可促进胃肠运动。

(七)体位与胃潴留

由于重症患者常平躺在床,或抬高头 30°卧床休息,此时的胃部可因体位关系,导致胃坐位于脊椎上。解剖上,胃可分为基底部与幽门部,由于胃的基底部不具有收缩功能,因此胃内容物必需充满胃基底部后才逐渐流过脊柱高处往幽门部位输送。如果患者的胃管是靠近胃的基底部,并在此处测量胃残余量,则所抽出的较多胃内容物是因为体位之故所导致胃内容物在此处聚集,不能代表患者有肠胃动力减慢情况。另外,针对胃潴留量的测量在方法上有待进一步标准化,而胃潴留量与发生吸入性肺炎的风险、胃排空情况及喂食承受度间的相关性也尚待研究进一步的探讨。临床上对胃潴留量的判断更需要依赖临床经验,个别化评估与处理;除非是高危患者,对于胃潴留量小于 400 mL 的患者进行禁食的意义尚有待研讨。

四、重症患者营养支持常见的护理诊断及护理措施

重症患者使用肠内或肠外营养补充时,常见的护理诊断及护理措施包括以下。

(一)营养失调

低于机体需要量与无法摄取、消化、吸收营养有关。

此时护理的重点在密切评估患者的营养需求,观察电解质、血氨、尿素、肌酐及血糖变化。每天测量患者体重,密切观察输入与排出的平衡,确保患者得到医嘱所开的营养量。期望在营养液的补充下,患者的营养生化指标,如血清蛋白达 35 g/L,转铁蛋白 1.8～2.6 g/L,达到氮平衡,伤口出现肉芽组织且没有感染现象,体重每天增加 120～250 g。

(二)有误吸的危险

有误吸的危险与肠胃道出血、延迟胃排空时间及所使用胃管有关。

具体的护理措施包括以 X 线检测胃管位置,观察有无发热及评估呼吸系统,评估肠鸣音。喂食时及喂食后 1 小时抬高床头 30°;如果胃潴留量大于每小时喂食量的 50%,则需要暂停喂食1 小时,而后再测量胃潴留量。

(三)腹泻

腹泻与一次性灌食、乳糖不耐受、灌输浓度、渗透压过高、药物、低纤维喂食内容物相关。

针对患者的腹泻,期望能在 24～48 小时,改善腹泻现象。护理评估需要关注肠鸣音、腹胀、腹泻频率与粪便性状、腹部绞痛次数、皮肤完整性及是否出现脱水现象。如患者接受一次性灌食,考虑改为间断性或持续性喂食。如有乳糖不耐受情况,可改为没有乳糖的营养品。检测喂食时的可能污染环节,室温下营养液每 8 小时更换,所有开封后的营养品在冷藏 24 小时后要丢弃,所有的喂食管道每 24 小时更换。考虑患者的喂食营养品的渗透压,如果营养液是高渗的需考虑稀释后应用。评估可能引起患者腹泻的药物,如抗生素、制酸剂、抗心律不齐的药物、H_2受体阻止剂、氯化钾等药物。

(四)有体液不足的危险

有体液不足的危险与身体的调控机制失常有关。

发生液体供给不足时,可能出现高血糖或高血糖、高渗性非酮体综合征(hyperglyce mic hyperosmolar nonketotic syndrome,HHNS)。针对此现象,期望患者能有足够的液体补充,显示为血糖<300 mg/dL,输入与排出平衡,尿液比重 1.010~1.025,电解质平衡。患者的体重需要每天测量。密切记录输入与排出量,尿量如每千克体重少于 1 mL/h 时需要通知医师。密切观察血液渗透压指标及电解质平衡,避免过度的补充液体形成过度负荷。每 6 小时需要采集手指血糖,必要时需要依医嘱给予胰岛素以维持血糖<11.1 mmol/L(200 mL/dL)。依医嘱提供患者每千克体重 30~50 mL 的水分以稀释肠内营养的渗透压。

(五)有感染的危险

有感染的危险与过多侵入性措施及营养不良有关。

期望患者体温正常,淋巴细胞 25%~40%,白细胞计数<$11×10^9$/L,没有寒战、发热及胰岛素抵抗或败血症现象,静脉注射处没有红肿。具体的护理措施包括密切观察血常规,了解白细胞动态变化;检测血糖;每 8 小时观察静脉灌注处是否异常或红肿。更换中心静脉导管敷料时严格遵守无菌操作。避免经营养支持的中心静脉导管抽血、测量中心静脉压或给药,尽量保持静脉营养管道的封闭性。依照单位标准定时更换中心静脉营养管道。需要时可针对中心静脉营养管道的两端采样进行细菌培养,实施感染质量监控,如有疑似感染时需要进行血培养。

五、营养支持的评价

营养支持需要系统地评价成效,评价指标包括体重变化、生化指标、身体症状等,均可了解营养支持的效果。在重症监护室每天需要评估营养支持的效果,以避免患者处于营养过多或过少的情况。患者的体重与输入量及排出量的平衡密切相关,代表患者的液体与营养补充状态。血清中电解质水平能提示营养液内需要补充的量,而尿素及肌酐的含量显示了肾脏对营养支持的承受能力。血糖代表对碳水化合物的耐受,而甘油三酯代表组织对脂肪的代谢利用,血清蛋白代表蛋白质的支持程度。掌握这些数值的变化代表重症护理人员了解患者的营养状况,也更能够在病情观察中为患者的需要提出适当的建议。同时,针对肠内营养喂养的方案也需要设置标准,定期针对营养品及喂养管道进行感染控制常规检验,形成肠内营养补充的常规护理标准,如此方可在医疗护理梯队中达成一致的操作标准,为重症患者提供具体的安全而合理的营养支持。

(陈 玮)

第二节 重症脑膜炎与脑炎

一、脑膜炎患者的重症护理

脑膜炎就是脑膜发炎,可由细菌或病毒感染所致。病毒性脑膜炎的症状非常轻微,然而细菌性脑膜炎的症状就可能会危及生命。病毒性脑膜炎多流行于冬季,通常都以散发病例出现,而且多发生在 5 岁以上的儿童。由于脑膜炎的症状有时难与上呼吸道感染区分,容易延误诊断和治疗,而其中细菌性脑膜炎常引发合并症甚至危及生命。

(一)病因

根据年龄的不同,病原体也不同,一般分为细菌性和非细菌性两大类。新生儿细菌性脑膜炎以 B 族溶血性链球菌、肺炎链球菌、大肠埃希菌和金黄色葡萄球菌为主;婴幼儿以流感嗜血杆菌、肺炎链球菌以及脑膜炎球菌多见;儿童以脑膜炎球菌、金黄色葡萄球菌和肺炎链球菌为主。成人脑膜炎以肺炎链球菌为主。老年人的病原分布中肺炎球菌占 54%、脑膜炎球菌 16%、革兰阴性杆菌 8%、李斯特菌 7%、金黄色葡萄球菌 6%、链球菌 4%、流感杆菌 2% 及不明细菌 2%。非细菌性脑膜炎中以病毒性脑膜炎为最多,其中又以肠病毒脑膜炎最常见,每年夏季常有肠病毒脑膜炎的病例流行,严重时可并发脑炎,有生命危险。

(二)发病机制

病原菌可通过下列途径到达中枢神经系统。

1.经血流感染

经呼吸道如上呼吸道、支气管炎、肺炎等;经损伤的皮肤、黏膜或脐部创口等。细菌可从上述局部炎症处进入血流并通过血-脑屏障入侵脑膜,此为最常见的入侵途径。

2.邻近组织感染灶

如中耳炎、乳突炎、鼻窦炎等。病原菌可自病灶直接侵入脑膜,或脑脓肿溃破至脑膜。

3.先天畸形

如脑脊膜膨出、枕部或腰部皮肤窦道与蛛网膜下腔相通等先天畸形,使皮肤的细菌易侵入脑膜。

4.颅脑损伤及手术

可将细菌带入脑膜。

(三)机体免疫状态

病原体进入机体后是否侵入中枢神经系统,取决于机体的免疫状态及细菌的毒力两方面因素。在机体防御功能正常、细菌毒力弱的情况下,存在于一些部位的细菌仅处于寄居或带菌状态而并不致病;当人体免疫力明显下降或细菌毒力强时,细菌可自不同途径入侵脑膜而致病。

小儿免疫力较弱,尤其是新生儿及婴幼儿,所以该年龄段患病率较高。另外长期使用免疫抑制剂和肾上腺皮质激素,导致免疫功能低下,使一些平时不致病的低毒力致病菌,也可成为脑膜炎的主要病原。

(四)病理生理改变

病变主要发生在中枢神经系统。细菌入侵脑膜后引起软脑膜及蛛网膜化脓性炎症,蛛网膜下腔充满大量炎性渗出物,使整个脑组织表面及底部都覆盖一层脓性液体。肺炎链球菌感染时,稠厚的脓性纤维素性渗出物主要覆盖于大脑表面,尤其以顶部为甚,并可迅速形成粘连和包裹性积脓,甚至发生硬膜下积液或积脓。由于脑膜血管通透性增加,清蛋白易透过而形成积液。脑膜炎过程中硬脑膜及脑血管浅表静脉尤其是桥静脉的炎症栓塞和血管壁损伤的影响,可导致渗出、出血,使局部渗透压增高,因此周围水分进入硬膜下腔,形成硬膜下积液。脑膜表面的血管极度充血,常见血管炎病变,包括血管或血窦的血栓形成、血管壁坏死、破裂和出血。由于未能及早诊断和治疗,脓性炎症渗出物逆流而上,亦可由败血症引起。感染累及脑室内膜形成脑室膜炎;大脑表面和脑室附近的脑实质常有炎性改变,表现为充血、水肿,脑细胞变性坏死炎性细胞浸润等,形成脑膜脑炎。炎症累及脑神经,或因颅内压增高使脑神经受压、坏死,则可引起相应的脑神经损害,表现如失明、耳聋、面瘫等。如脓液黏稠或治疗不彻底则可发生粘连,阻塞脑室孔,或大脑表面蛛网膜颗粒因炎症后发生粘连并萎缩,导致脑脊液循环受阻及吸收障碍而形成脑积水。

(五)临床表现

由于脑膜炎的症状有时难与上呼吸道感染作区分,容易延误诊断和治疗,而其中细菌性脑膜炎常造成合并症甚至危及生命。

1.新生儿和婴幼儿临床表现

这些患者脑膜炎症状大多不明显,临床表现差异也很大。婴儿早期阶段的症状包括嗜睡、发热、呕吐、拒绝饮食、啼哭增加,睡不安稳。较大的患儿还可能出现严重头痛、讨厌强光和巨大声音、肌肉僵硬,特别是颈部。各年龄层的病例中,一般是出现初始症状后就会发生进行性嗜睡,偶尔也可能会出现昏迷或惊厥等症状。有些患有脑膜炎患儿也可能会出现特殊的皮疹(呈粉红或紫红色、扁平、指压不褪色)。

2.老年人脑膜炎临床表现

症状不典型,尤其是原有糖尿病或心、肺疾病者。起病隐匿,如嗜睡、意识模糊、记忆力减退、定向困难、思维和判断迟缓。可无发热、头痛、呕吐和脑膜刺激症状,因此常误认为衰老性精神异常、脑动脉硬化性脑组织缺氧或脑出血等。

(六)并发症和后遗症

1.硬膜下积液

硬膜下积液为常见并发症之一,多见于肺炎链球菌和流感杆菌脑膜炎,其发生率在婴幼儿约50%,主要为1岁以内前囟未闭的婴儿。硬膜下积液的特点:经有效抗生素治疗4天后,脑脊液已好转,但发热持续不退,或退后又复升;同时出现颅内压增高症状,如频繁呕吐、惊厥、易激惹、持续昏睡、前囟膨隆、头围增大、颈项强直以及局灶性体征、肢体抽搐或瘫痪。

2.脑室管膜炎

脑室管膜炎是新生儿和婴幼儿较常见的并发症,表现为频繁呕吐、发热持续不退、反复抽搐、呼吸衰竭;或脑脊液检查已好转而发热不退、颅内压增高。

3.脑性低血钠症

脑膜炎时可因下视丘受累,抗利尿激素异常分泌,又因呕吐、进食少而致低钠血症和水中毒,出现尿少、轻度浮肿、频繁呕吐、反复惊厥和昏迷。

4.脑神经受损

由于脑实质损害及粘连可使脑神经受累,出现失明、耳聋、面瘫等。

5.后遗症

有智力落后、肢体瘫痪、癫痫、耳聋、失明、脑积水等。

(七)治疗和护理

经过治疗后,脑膜炎通常可以完全复原。但少数患儿可能会出现一些脑部伤害,因而导致耳聋、癫痫或学习障碍。有时即使脑膜炎患儿得到及时治疗,但也可能会死亡,不过这种情况非常罕见。

1.治疗

病毒性脑膜炎治疗主要以降脑压和支持疗法为主,只有少数病毒有相应的抗病毒药物。细菌性脑膜炎需使用抗生素治疗、对症治疗和支持疗法;治疗原则是尽早选择有效抗生素,选择易于通过血-脑屏障而对机体毒性较低的抗菌药物;抗生素药物的剂量要高于一般常用量,宜静脉分次给药,以保证脑脊液中达到有效杀菌浓度;疗程要足,停药指征为临床症状消失,体温正常后3～5天,脑脊液常规、生化和培养均正常;尽量避免鞘内给药。

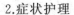

2.症状护理

(1)高热的护理:用物理降温,或使用退热剂降温;惊厥者可给予安定每次 0.2～0.3 mg/kg,缓慢静脉注射。

(2)颅内压增高的护理:应密切观察、积极采用降颅内压治疗。

(3)支持疗法及护理保证患者有足够的热量和液体量摄入,对意识障碍和呕吐的患者应暂时禁食,按医嘱准确给予静脉补液,并精确记录 24 小时出入液量,仔细检查有无异常的抗利尿激素分泌。

(4)维持体液平衡:有液体潴留的患者,必需限制液体量,每天每公斤体重 30～40 mL。当血钠达 140 mmol/L 时,液体量可逐渐增加到每天 60～70 mL/kg。对年幼、体弱或营养不良者,可补充血浆或少量鲜血。

3.并发症的观察和护理

严密观察患者的生命体征、意识状态、瞳孔、血压、评估患者头痛、呕吐的性质,观察有无脑膜刺激征(颈项强直、克氏、布氏征阳性)。并发有脑室炎时行侧脑室控制性引流,应做好脑室引流管的护理,及时评估固定情况,保持引流通畅,观察引流物的色、质、量。

二、脑炎患者的重症护理

脑炎是脑细胞发炎,脑炎通常由病毒感染引起,有少数病例的脑炎是由诸如流行性腮腺炎或传染性单核细胞增多症、单纯性疱疹病毒等传染性疾病所引起,有少数一些脑感染并非由病毒所引起。

(一)病因

当病毒进入人体后,首先进入血液,引起病毒血症,随后可侵入全身器官或中枢神经系统;亦可由病毒直接侵犯中枢神经系统。发生病毒脑炎时,常引起神经细胞的炎症、水肿、坏死等改变,出现一系列临床表现。当炎症波及脑膜时,则称为病毒性脑膜脑炎。

(二)发病机制和病理生理

当人体被带病毒的蚊虫叮咬后,病毒即进入血液循环中。发病与否,一方面取决于病毒的毒力与数量,另一方面取决于机体的反应性及防御机能。当病毒经血液循环可突破血-脑屏障侵入中枢神经系统,并在神经细胞内复制增殖,导致中枢神经系统广泛病变。

不同的神经细胞对病毒感受不同。同时脑组织在高度炎症时引起的缺氧、缺血、营养障碍等,造成中枢病变部位不平衡,如脑膜病变较轻,脑实质病变较重,间脑、中脑病变重,脊髓病变轻。

脑炎病变广泛存在于大脑及脊髓,但主要位于脑部,且一般以间脑、中脑等处病变为主。肉眼观察可见软脑膜大小血管高度扩张与充血、水肿。显微镜下可见血管病变脑内血管扩张、充血,小血管内皮细胞肿胀、坏死、脱落。血管周围环状出血,血管周围有淋巴细胞和单核细胞浸润,可形成"血管套"。神经细胞变性、肿胀与坏死,胞核溶解,坏死细胞周围常有小胶质细胞围绕并有中性粒细胞浸润,形成噬神经细胞现象。脑实质肿胀;软化灶形成后可发生钙化或形成空洞。

(三)临床表现

脑炎病症的严重程度,差别很大,轻度脑炎的症状跟任何病毒感染相同:头痛、发热、体力衰弱、没有食欲。较严重的脑炎症状,是脑的功能受到明显的影响,造成心烦气躁、不安及嗜睡,最严重的症状是臂部或腿部肌肉无力,双重视觉(复视),语言及听觉困难,有些病例的嗜睡现象,会转变为昏迷不醒。

由于病毒的种类不同,脑炎的表现也就多种多样。病毒性脑炎可通过临床表现、脑脊液化验、脑电图及 CT 来诊断。少数有条件的医院可做特异性抗体或病毒分离,以期进一步明确病原。

不同病毒感染脑炎的临床特点如下。

(1)流行性乙型脑炎(简称乙脑)是由带病毒的蚊子传播而发生,最易引起高热、抽风、昏迷;发病急骤,进展迅速,致残率及病死率均较高。

(2)单纯疱疹病毒引起的脑炎病情亦十分严重。脑部不但有炎症、水肿,而且出血、坏死等亦较多发生。

(3)腮腺炎脑炎是流行性腮腺炎的一个合并症。患儿除腮腺肿痛外,逐渐产生头痛、呕吐等症状,提示脑部可能受到损害。有的患者在腮腺炎好转后才出现脑炎症状。极少数患者始终无腮腺炎之症状,一开始即出现脑炎的表现。

(四)并发症

脑及其周围组织因炎症或粘连可引起第 Ⅱ、Ⅲ、Ⅶ 及 Ⅷ 对脑神经损害、肢体运动障碍,失语、大脑功能不全、癫痫等。脑室间孔或蛛网膜下腔粘连可发生脑积水,后者又导致智能障碍、癫痫等。经脑膜间的桥静脉发生栓塞性静脉炎后可形成硬膜下积水,多见于 1~2 岁的幼儿。当及时和适当的治疗效果不满意,恢复期出现抽搐、喷射性呕吐,特别伴有定位体征,颅内压持续升高,以及发热等,即应想到硬膜下积水的可能。

(五)治疗

确诊或疑似患者均可采用抗病毒治疗。对于单纯疱疹病毒引起者可用阿昔韦洛;其他病毒引起者可用利巴韦林及中西医结合综合疗法。病毒性脑炎的预后与所感染的病原密切相关;单纯疱疹病毒引起者预后较差,不少存活患者留有不同程度的后遗症。

(六)重症护理

严密观察病情变化,包括生命体征、意识、颅内压增高的情况等。昏迷患者要做好生活护理,保持皮肤的完整性,预防压疮的产生,预防肢体失用性挛缩。应用呼吸机辅助呼吸的患者,评估患者的呼吸功能,保持呼吸道的通畅,预防下呼吸道感染,定时排除呼吸道分泌物。昏迷患者应加强饮食护理,保证足够的营养和液体的摄入,可予以鼻胃管喂食。

(陈　玮)

第三节　重症肌无力

重症肌无力(MG)是乙酰胆碱受体抗体(AchR-Ab)介导的,细胞免疫依赖及补体参与者的神经-肌肉接头处传递障碍的自身免疫性疾病。病变主要累及神经-肌肉接头突触后膜上乙酰胆碱受体(AchR)。临床特征为部分或全身骨骼肌易疲劳,通常在活动后加重、休息后减轻,具有晨轻暮重等特点。MG 在一般人群中发病率为 8/10 万~20/10 万,患病率约为 50/10 万。

一、病因

(1)重症肌无力确切的发病机制目前仍不明确,但是有关该病的研究还是很多的,其中,研究最多的是有关重症肌无力与胸腺的关系,以及乙酰胆碱受体抗体在重症肌无力中的作用。大量的研究发现,重症肌无力患者神经-肌肉接头处突触后膜上的乙酰胆碱受体(AchR)数目减少,受体部位存在抗 AchR 抗体,且突触后膜上有 IgG 和 C_3 复合物的沉积。

(2)血清中的抗 AchR 抗体的增高和突触后膜上的沉积所引起的有效的 AchR 数目的减少,是本病发生的主要原因。而胸腺是 AchR 抗体产生的主要场所,因此,本病的发生一般与胸腺有密切的关系。所以,调节人体 AchR,使之数目增多,化解突触后膜上的沉积,抑制抗 AchR 抗体的产生是治愈本病的关键。

(3)很多临床现象也提示本病和免疫机制紊乱有关。

二、诊断要点

(一)临床表现

本病根据临床特征诊断不难。起病隐袭,主要表现受累肌肉病态疲劳,肌肉连续收缩后出现严重肌无力甚至瘫痪,经短暂休息后可见症状减轻或暂时好转。肌无力多于下午或傍晚劳累后加重,晨起或休息后减轻,称为"晨轻暮重"。首发症状常为眼外肌麻痹,出现非对称性眼肌麻痹和上睑下垂,斜视和复视,严重者眼球运动明显受限,甚至眼球固定,瞳孔光反射不受影响。面肌受累表现皱纹减少,表情困难,闭眼和示齿无力,咀嚼肌受累使连续咀嚼困难,进食经常中断;延髓肌受累导致饮水呛咳,吞咽困难,声音嘶哑或讲话鼻音;颈肌受损时抬头困难。严重时出现肢体无力,上肢重于下肢,近端重于远端。呼吸肌、膈肌受累,出现咳嗽无力、呼吸困难,重症可因呼吸肌麻痹继发吸入性肺炎可导致死亡。偶有心肌受累可突然死亡,平滑肌和膀胱括约肌一般不受累。感染、妊娠、月经前常导致病情恶化,精神创伤、过度疲劳等可为诱因。

(二)临床试验

肌疲劳试验,如反复睁闭眼、握拳或两上肢平举,可使肌无力更加明显,有助诊断。

(三)药物试验

1.新斯的明试验

以甲基硫酸新斯的明 0.5 mg 肌内注射或皮下注射。如肌力在半至 1 小时内明显改善时可以确诊,如无反应,可次日用 1 mg、1.5 mg,直至 2 mg 再试,如 2 mg 仍无反应,一般可排除本病。为防止新期的明的毒碱样反应,需同时肌内注射阿托品 0.5~1.0 mg。

2.依酚氯铵试验

适用于病情危重、有延髓性麻痹或肌无力危象者。用 10 mg 溶于 10 mg 生理盐水中缓慢静脉注射,至 2 mg 后稍停 20 秒,若无反应可注射 8 mg,症状改善者可确诊。

(四)辅助检查

1.电生理检查

常用感应电持续刺激,受损肌反应及迅速消失。此外,也可行肌电图重复频率刺激试验,低频刺激波幅递减超过 10% 以上,高频刺激波幅递增超过 30% 以上为阳性。单纤维肌电图出现颤抖现象延长,延长超过 50 μs 者也属阳性。

2.其他

血清中抗 AchR 抗体测定约 85％患者增高。胸部 X 线摄片或胸腺 CT 检查,胸腺增生或伴有胸腺肿瘤,也有辅助诊断价值。

三、鉴别要点

(1)本病眼肌型需与癔症、动眼神经麻痹、甲状腺毒症、眼肌型营养不良症、眼睑痉挛鉴别。

(2)延髓肌型者,需与真假延髓性麻痹鉴别。

(3)四肢无力者需与神经衰弱、周期性瘫痪、感染性多发性神经炎、进行性脊肌萎缩症、多发性肌炎和癌性肌无力等鉴别。特别由支气管小细胞肺癌所引起的 Lambert-Eaton 综合征与本病十分相似,但药物试验阴性。肌电图(EMG)有特征异常,静息电位低于正常,低频重复电刺激活动电位渐次减小,高频重复电刺激活动电位渐次增大。

四、规范化治疗

(一)胆碱酯酶抑制剂

主要药物是溴吡斯的明,剂量为 60 mg,每天 3 次,口服。可根据患者症状确定个体化剂量,若患者吞咽困难,可在餐前 30 分钟服药;如晨起行走无力,可起床前服长效溴吡斯的明 180 mg。

(二)皮质激素

皮质激素适用于抗胆碱酯酶药反应较差并已行胸腺切除的患者。由于用药早期肌无力症状可能加重,患者最初用药时应住院治疗,用药剂量及疗程应根据患者具体情况做个体化处理。

1.大剂量泼尼松

开始剂量为 60～80 mg/d,口服,当症状好转时可逐渐减量至相对低的维持量,隔天服 5～15 mg/d,隔天用药可减轻不良反应发生。通常 1 个月内症状改善,常于数月后疗效达到高峰。

2.甲泼尼龙冲击疗法

反复发生危象或大剂量泼尼松不能缓解,住院危重病例、已用气管插管或呼吸机可用,每天 1 g,口服,连用 3～5 天。如 1 个疗程不能取得满意疗效,隔 2 周可再重复 1 个疗程,共治疗 2～3 个疗程。

(三)免疫抑制剂

严重的或进展型病例必须做胸腺切除术,并用抗胆碱酯酶药。症状改善不明显者可试用硫唑嘌呤;小剂量皮质激素未见持续疗效的患者也可用硫唑嘌呤替代大剂量皮质激素,常用剂量为 2～3 mg/(kg·d),最初自小剂量 1 mg/(kg·d) 开始,应定期检查血常规和肝、肾功能。白细胞低于 $3×10^9$/L 应停用;可选择性抑制 T 和 B 淋巴细胞增生,每次 1 g,每天 2 次,口服。

(四)血浆置换

用于病情急骤恶化或肌无力危象患者,可暂时改善症状,或于胸腺切除术前处理,避免或改善术后呼吸危象,疗效持续数天或数月,该法安全,但费用昂贵。

(五)免疫球蛋白

通常剂量为 0.4 g/(kg·d),静脉滴注,连用 3～5 天,用于各种类型危象。

(六)胸腺切除

60 岁以下的 MG 患者可行胸腺切除术,适用于全身型 MG 包括老年患者,通常可使症状改善或缓解,但疗效常在数月或数年后显现。

（七）危象的处理

1.肌无力危象

肌无力危象最常见，常因抗胆碱酯药物剂量不足引起，注射依酚氯铵或新斯的明后症状减轻，应加大抗胆碱酯药的剂量。

2.胆碱能危象

抗胆碱酯酶药物过量可导致肌无力加重，出现肌束震颤及毒蕈碱样反应，依酚氯铵静脉注射无效或加重，应立即停用抗胆碱酯酶药，待药物排出后重新调整剂量或改用其他疗法。

3.反拗危象

抗胆碱酯酶药不敏感所致。依酚氯铵试验无反应。应停用抗胆碱酯酶药，输液维持或改用其他疗法。

（八）慎用和禁用的药物

奎宁、吗啡及氨基苷类抗生素、新霉素、多黏菌素、巴龙霉素等应禁用，地西泮、苯巴比妥等应慎用。

五、护理

（一）护理诊断

1.活动无耐力

活动无耐力与神经-肌肉联结点传递障碍；肌肉萎缩、活动能力下降；呼吸困难、氧供需失衡有关。

2.废用综合征

废用综合征与神经肌肉障碍导致活动减少有关。

3.吞咽障碍

吞咽障碍与神经肌肉障碍（呕吐反射减弱或消失；咀嚼肌肌力减弱；感知障碍）有关。

4.生活自理缺陷

生活自理缺陷与眼外肌麻痹、眼睑下垂或四肢无力、运动障碍有关。

5.营养不足

低于机体需要量与咀嚼无力、吞咽困难致摄入减少有关。

（二）护理措施

（1）轻症者适当休息，避免劳累、受凉、感染、创伤、激怒。病情进行性加重者须卧床休息。

（2）在急性期，鼓励患者充分卧床休息。将患者经常使用的日常生活用品（如便器、卫生纸、茶杯等）放在患者容易拿取的地方。根据病情或患者的需要协助其日常生活活动，以减少能量消耗。

（3）指导患者使用床档、扶手、浴室椅等辅助设施，以节省体力和避免摔伤。鼓励患者在能耐受的活动范围内，坚持身体活动。患者活动时，注意保持周围环境安全，无障碍物，以防跌倒，路面防滑，防止滑倒。

（4）给患者和家属讲解活动的重要性，指导患者和家属对受累肌肉进行按摩和被动/主动运动，防止肌肉萎缩。

（5）选择软饭或半流质饮食，避免粗糙干硬、辛辣等刺激性食物。根据患者需要供给高蛋白、高热量、高维生素饮食。吃饭或饮水时保持端坐、头稍微前倾的姿势。给患者提供充足的进餐时间、喂饭速度要慢,少量多餐,交替喂液体和固体食物,让患者充分咀嚼、吞咽后再继续喂。把药片碾碎后制成糊状再喂药。

(6)注意保持进餐环境安静、舒适;进餐时,避免讲话或进行护理活动等干扰因素。进食宜在口服抗胆碱酯酶药物后30~60分钟,以防呛咳。如果有食物滞留,鼓励患者把头转向健侧,并控制舌头向受累的一侧清除残留的食物或喂食数口汤,让食物咽下。如果误吸液体,让患者上身稍前倾,头稍微低于胸口,便于分泌物引流,并擦去分泌物。在床旁备吸引器,必要时吸引。患者不能由口进食时,遵医嘱给予营养支持或鼻饲。

(7)注意观察抗胆碱酯酶药物的疗效和不良反应,严格执行用药时间和剂量,以防因用量不足或过量导致危象的发生。

(三)应急措施

(1)一旦出现重症肌无力危象,应迅速通知医师;立即给予吸痰、吸氧、简易呼吸器辅助呼吸,做好气管插管或切开,人工呼吸机的准备工作;备好新斯的明等药物,按医嘱给药,尽快解除危象。

(2)避免应用一切加重神经肌肉传导障碍的药物,如吗啡、利多卡因、链霉素、卡那霉素、庆大霉素和磺胺类药物。

(四)健康指导

1.入院教育

(1)给患者讲解疾病的名称,病情的现状、进展及转归。

(2)根据患者需要,给患者和家属讲解饮食营养的重要性,取得他们的积极配合。

2.住院教育

(1)仔细向患者解释治疗药物的名称、药物的用法、作用和不良反应。

(2)告知患者常用药治疗方法、不良反应、服药注意事项,避免因服药不当而诱发肌无力危象。

(3)肌无力症状明显时,协助做好患者的生活护理,保持口腔清洁防止外伤和感染等并发症。

3.出院指导

(1)保持乐观情绪、生活规律、饮食合理、睡眠充足,避免疲劳、感染、情绪抑郁和精神创伤等诱因。

(2)注意根据季节、气候,适当增减衣服,避免受凉、感冒。

(3)按医嘱正确服药,避免漏服、自行停服和更改药量。

(4)患者出院后应随身带有卡片,包括姓名、年龄、住址、诊断证明,目前所用药物及剂量,以便在抢救时参考。

(5)病情加重时及时就诊。

(陈　玮)

第四节　重症病毒性肝炎

大多数病毒性肝炎预后良好,少部分人出现肝功能衰竭,我国定义为重型病毒性肝炎,预后较差。起病10天内出现急性肝功能衰竭现象称急性重症型;起病10天以上出现肝功能衰竭现象称亚急性重症型;在有慢性肝炎、肝硬化或慢性病毒携带状态病史的患者,出现肝功能衰竭表现称慢性重型肝炎。

一、诊断

(一)病因

本病病原体为各型肝炎病毒。肝炎病毒与机体的免疫反应都与本病的发病有关。发病多有诱因,如急性肝炎起病后,未适当休息、治疗,嗜酒或服用损害肝脏药物、妊娠或合并感染等。

(二)诊断要点

1.病史

急、慢性肝炎患者有明显的恶心、呕吐、腹胀等消化道症状。肝功能严重损害,特别是黄疸急骤加深,血清总胆红素>171 μmol/L 或每天上升幅度>17 μmol/L。在胆红素增高的同时,血清转氨酶活性反而相对较低,呈"胆-酶分离"现象。凝血酶原活动≤40%,有肝性脑病、出血、腹水等表现。要注意区别急性、亚急性、慢性重型肝炎的不同点,发病10天以内出现的重型肝炎是急性重型肝炎,其特点为肝性脑病出现早、肝浊音界缩小较明显。发病10天~8周出现的重型肝炎为亚急性重型肝炎,临床表现主要为严重消化道症状、重度黄疸、水肿及腹水,可有肝性脑病。慢性重型肝炎是在原有慢性肝炎或肝炎后肝硬化基础上出现的亚急性重型肝炎的临床表现,肝浊音界缩小不明显,病程一般较长。

2.危重指标

(1)突然出现精神、神志改变,即肝性脑病变化,从轻微的情绪与言行改变至严重的肝昏迷。

(2)短期内黄疸急剧加重,胆固醇或胆碱酯酶明显降低。

(3)腹胀明显加重,出现"胃型";腹水大量增加、尿量急剧减少等表现。

(4)凝血酶原活动度极度减低,出血现象明显,或有DIC表现。

(5)出现严重并发症如感染、肝肾综合征等。

3.辅助检查

(1)血常规:急性重型肝炎可有白细胞计数升高及核左移。慢性重型肝炎由于脾功能亢进,故白细胞总数升高不明显,血小板计数多有减少。

(2)肝功能明显异常:尤以胆红素升高明显,胆固醇(酯)与胆碱酯酶明显降低。慢性重型肝炎多有清蛋白明显减少,球蛋白升高,A/G比值倒置。

(3)凝血酶原时间延长:凝血酶原活动度降低至40%以下。可有血小板计数减少、纤维蛋白原减少、纤维蛋白降解产物(FDP)增加等DIC的表现。

(4)血氨升高:正常血氨静脉血中应大于58 μmol/L(100 μg/dL),动脉血氨更能反映肝性脑病的轻重。

(5)氨基酸谱的测定:支链氨基酸正常或轻度减少,而芳香氨基酸增多,故支/芳比值下降。

(6)脑电图:可有高电压及阵发性慢波。脑电图检查有助于肝性脑病的早期诊断及判断预后。

(7)肾功能检查:有肝肾综合征时常有尿素及血清肌酐升高。

(8)各种肝炎病毒标志物检查:可确定病原及发现多型病毒重叠感染患者。

(9)肝活检:对不易确诊的患者应考虑做肝穿刺活检。但术前、术后应做好纠正出血倾向的治疗。如注射维生素 K_1、凝血酶原复合物、新鲜血浆,以改善凝血酶原活动度。术前、术后还可注射止血药。加强监护以防意外。

(三)鉴别诊断

1.药物及肝毒性毒物引起的急性中毒性重型肝炎

本病应有服药史及毒物史,如抗结核药、磺胺类药、抗真菌药(酮康唑)等,中草药中的川楝子、雷公藤、黄药子也可引起,毒物中有毒蕈中毒、蛇毒等。

2.妊娠急性脂肪肝

本病多发生于第 1 胎,妊娠后期,急性上腹痛,频繁呕吐,黄疸深重,出血,很快出现昏迷、抽搐、B 超检查可见肝脏回声衰减。

二、治疗

(一)治疗原则

治疗原则主要是综合治疗,包括支持疗法,防止肝坏死,改善肝功能,促进肝细胞再生,防止出血、肝性脑病、肝肾综合征、合并感染等并发症。

(二)常规治疗

1.一般支持疗法

(1)绝对卧床休息,记 24 小时出入量,密切观察病情变化。

(2)保证必要的热量供应,尽可能减少饮食中的蛋白质,以控制肠内氨的来源。补充足量维生素 C、维生素 K_1 及 B 族维生素。

(3)静脉输液,以 10% 葡萄糖液 1 500～2 000 mL/d,内加水飞蓟素、促肝细胞生长素、维生素 C 2.0～5.0 g,静脉滴注。大量维生素 E 静脉滴注,有助于消除氧自由基的中毒性损害。

(4)输新鲜血浆或全血,1 次/2～3 天,人血清蛋白 5～10 g,1 次/天。

(5)支链氨基酸 250 mL,1～2 次/天。

(6)根据尿量及血中钠、钾、氯化物检测结果,调整补充电解质,以维持电解质平衡,防止低血钾。

2.防止肝细胞坏死,促进肝细胞再生

(1)肝细胞再生因子(HGF)80～120 mg 溶于 10% 葡萄糖液 250 mL,静脉滴注,1 次/天。

(2)胸腺素 15～20 mg/d,溶于 10% 葡萄糖液内静脉滴注。

(3)10% 葡萄糖液 500 mL 加甘利欣 150 mg 或加强力宁注射液 80～120 mL,静脉滴注,1 次/天。10% 门冬氨酸钾镁 30～40 mL,溶于 10% 葡萄糖液中静脉滴注,1 次/天。长期大量应用注意观察血钾。复方丹参注射液 8～16 mL 加入 500 mL 右旋糖酐-40 内静脉滴注,1 次/天。改善微循环,防止 DIC 形成。

(4)前列腺素 E_1(PGE$_1$),开始为 100 μg/d,以后可逐渐增加至 200 μg/d,加于 10% 葡萄糖液 500 mL 中缓慢静脉滴注,半个月为 1 个疗程。

(5)胰高血糖素-胰岛素(G-I)疗法,方法为胰高血糖素 1 mg,普通胰岛素 10 U 共同加入 10% 葡萄糖液 500 mL 内,缓慢静脉滴注,1～2 次/天。

3.防治肝性脑病

(1)严格低蛋白饮食,病情严重时可进无蛋白饮食,待病情好转后再逐渐增加。

(2)口服乳果糖糖浆 10～30 mL,3 次/天以使粪便 pH 降到 5 为宜,从而达到抑制肠道细菌繁殖、减轻内毒素血症。选用大黄煎剂、小量硫酸镁、20％甘露醇 20～50 mL 口服、口服新霉素、食醋保留灌肠等。

（3）防止低血钾与碱血症，用支链氨基酸或六合氨基酸 250 mL 静脉滴注，1～2 次/天。

（4）消除脑水肿，有脑水肿倾向者用 20％甘露醇 250 mL，加压快速静脉滴注。

4.防治出血

（1）观测血小板计数、凝血酶原时间、纤维蛋白原等，以便及早发现 DIC 征兆，尽早采取相应措施。早期应给改善微循环、防止血小板聚集的药物，如川芎嗪 160～240 mg，复方丹参注射液 8～18 mL，双嘧达莫 400～600 mg 等，加入葡萄糖液内静脉滴注。500 mL 右旋糖酐-40 加山莨菪碱注射液 10～20 mg，静脉滴注，如确已发生 DIC，应按 DIC 治疗。

（2）凝血因子的应用，纤维蛋白原 1.5 g 溶于 100 mL 注射用水中，缓慢静脉滴注，1 次/天。输新鲜血浆或新鲜全血。

（3）大剂量维生素 K_1 应早应用，有人认为大剂量维生素 K_1、维生素 C、维生素 E 合用，可使垂死的肝细胞复苏。

（4）酚磺乙胺 500 mg，静脉注射，1 或 2 次/天。

（5）对有消化道大出血者，除输血及全身用止血药外，应进行局部相应处理。消化道出血，可口服凝血酶，每次 2 000 U；奥美拉唑 40 mg 静脉注射，1 次/6 小时；西咪替丁，每晚 0.4～0.8 g，可防治胃黏膜糜烂出血。对门静脉高压引起的上消化道出血，在血压许可的条件下，持续静脉滴注酚妥拉明以降低门脉压，可起到理想的止血效果。酚妥拉明 20～30 mg 加入 10％葡萄糖液 1 000～1 500 mL 缓慢静脉滴注 8～12 小时，注意观察血压。

5.防治肾衰竭

（1）尽量避免用有肾毒性的药物。

（2）选用川芎嗪、复方丹参、山莨菪碱、右旋糖酐-40 等。如已有肾功能不全、尿少者，应按急性肾衰竭处理。注意水、电解质平衡，防止高血钾。

（3）适当用利尿药，可用呋塞米 20～100 mg 稀释后静脉注射。

（4）经用药不能缓解高血钾与氮质血症，应行腹膜透析。

6.防感染

（1）注意口腔护理，保持病室空气清新，防止交叉感染。及早发现感染征兆，要特别注意腹腔、消化道、呼吸道、口腔、泌尿系统感染。可用乳酸菌制剂，以低于 50 ℃ 的低温水冲服，以预防肠道感染。

（2）及早用抗生素，在没有找到致病菌前，一般首先考虑革兰阴性菌感染，全面考虑选用抗生素。要特别注意避免使用肾毒性与肝毒性抗生素。

三、急救护理

（一）护理目标

（1）患者及家属了解重症肝炎的诱发因素。

（2）患者症状改善，无护理并发症。

（3）为患者提供优质的护理服务，提高危重患者的生存质量，降低病死率。

（4）护士熟练掌握重症肝炎护理及预防保健知识。

(二)护理措施

1.休息与活动

卧床休息,病情允许时尽量采取平卧位。症状好转,黄疸消退,肝功能改善后,可逐渐增加活动量,以不感到疲劳为宜。肝功能正常1个月后可恢复日常活动及工作。

2.饮食

(1)饮食原则:高热量、高维生素、低脂、优质蛋白、易消化饮食。

(2)肝性脑病神志不清时禁止摄入蛋白质饮食,清醒后可逐渐增加蛋白质含量,每天约20 g,以后每隔3~5天增加10 g,逐渐增加至40~60 g/d。最好以植物蛋白为宜。

(3)肝肾综合征时低盐或无盐饮食,钠限制每天250~500 mg,进水量限制在1 000 mL/d。

(4)为患者提供清洁、舒适的就餐环境,促进食欲。

3.预防感染

(1)保持病房空气清新,减少探视。加强病房环境消毒,每天常规进行地面、物表、空气消毒。

(2)注意饮食卫生及餐具的清洁消毒,避免交叉感染。

(3)加强无菌操作,防止医源性感染。

(4)严格终末消毒。

4.心理护理

重症肝炎患者病情危重,病死率高,患者及家属易形成恐惧的心理状态,对治疗失去信心。护士应详细了解患者及家属对疾病的态度,耐心倾听患者诉说,安慰患者,建立良好的护患关系。讲解好转的典型病例,使患者树立战胜疾病的信心。

5.症状护理

(1)观察患者生命体征、神志、瞳孔、尿量的变化,并做好记录。

(2)每周测量腹围和体重。利尿速度不宜过快,腹水伴水肿者,每天体重下降≤1 000 g。单纯腹水患者,每天体重下降≤400 g。

(3)避免肝性脑病的各种诱发因素:注意保持大便通畅,防治感染,禁用止痛、麻醉、安眠和镇静药物,维持水电解质和酸碱平衡。

(4)观察有无肝性脑病、出血、肝肾综合征等并发症的发生,如有病情变化及时汇报医师并配合抢救。

6.三腔二囊管护理

(1)胃气囊充气200~300 mL,食道囊充气150~200 mL。

(2)置管期间可因提拉过猛或患者用力咳嗽出现恶心,频繁期前收缩甚至窒息症状,应立即将气囊口放开,放出三腔管内气体,并行进一步处理。

(3)经常抽吸胃内容物,观察有无再出血。

(4)置管期间应保持口、鼻清洁,忌咽唾液、痰液,以免误入气管。

(5)置管24小时应放气15~30分钟,以免食管、胃底黏膜受压过久坏死。

(6)出血停止后放出气囊的气体,保留管道,继续观察12~24小时,无出血现象可考虑拔管,拔管前应吞服液状石蜡20~30 mL。

7.健康教育

(1)向患者及家属讲解重症肝炎的诱因。

(2)按照医嘱合理用药,了解常用药物的作用、正确用量、用法、不良反应。勿自行使用镇静、安眠药物。

（3）合理饮食：高热量、高维生素、低脂、优质蛋白、易消化饮食。

（4）预防交叉感染：实施适当的家庭隔离，如患者的餐具、用具和洗漱用品应专用，定时消毒。

（5）避免劳累、饮酒及应用肝损害药物。

（6）定期复查肝功能。

（陈　玮）

第五节　呼　吸　衰　竭

呼吸衰竭是指各种原因引起的肺通气和/或换气功能严重障碍，以致在静息状态下不能维持足够的气体交换，导致低氧血症伴（或不伴）高碳酸血症，进而引起一系列病理生理改变和相应临床表现的综合征。因临床表现缺乏特异性，其明确诊断有赖于动脉血气分析：在海平面、静息状态、呼吸空气条件下，$PaO_2 < 12.0$ kPa（60 mmHg），伴或不伴 $PaCO_2 > 6.7$ kPa（50 mmHg），并排除心内解剖分流和原发性心排血量降低等因素，可诊断为呼吸衰竭。可按动脉血气分析、发病急缓及病理生理的改变 3 种方式进行分类，其中按照发病急缓可分为急性呼吸衰竭和慢性呼吸衰竭。

一、病因

完整的呼吸过程由相互衔接并同时进行的外呼吸、气体运输和内呼吸 3 个环节来完成。参与外呼吸（即肺通气和肺换气）的任何一个环节发生严重病变都可导致呼吸衰竭。

(一)气道阻塞性病变

气管-支气管的炎症、痉挛、肿瘤、异物、纤维化瘢痕，如 COPD、重症哮喘等引起气道阻塞和肺通气不足，或伴有通气/血流比例失调，导致缺氧和二氧化碳潴留，发生呼吸衰竭。

(二)肺组织病变

各种累及肺泡和/或肺间质的病变，如肺炎、肺气肿、严重肺结核、弥漫性肺纤维化、肺水肿、硅沉着病等，均致肺泡减少、有效弥散面积减少、肺顺应性减低、通气/血流比例失调，导致缺氧或合并二氧化碳潴留。

(三)肺血管疾病

肺栓塞、肺血管炎等可引起通气/血流比例失调，或部分静脉血未经过氧合直接流入肺静脉，导致呼吸衰竭。

(四)胸廓与胸膜病变

胸部外伤造成连枷胸、严重的自发性或外伤性气胸、脊柱畸形、大量胸腔积液或伴有胸膜肥厚与粘连、强直性脊柱炎、类风湿脊柱炎等，均可影响胸廓活动和肺扩张，造成通气减少及吸入气体分布不均，最终导致呼吸衰竭。

(五)神经肌肉疾病

脑血管疾病、颅脑外伤、脑炎及镇静催眠剂中毒，可直接或间接抑制呼吸中枢。脊髓颈段或高位胸段损伤（肿瘤或外伤）、脊髓灰质炎、多发性神经炎、重症肌无力、有机磷中毒、破伤风及严重的钾代谢紊乱,均可累及呼吸肌,造成呼吸肌无力、疲劳、麻痹,导致呼吸动力下降而引起肺通气不足。

二、发病机制

各种病因可通过引起肺泡通气不足、弥散障碍、肺泡通气/血流比例失调、肺内动-静脉解剖分流增加和氧耗量增加 5 个主要机制,使通气和/或换气过程发生障碍,导致呼吸衰竭。临床上,单一机制引起的呼吸衰竭很少见,往往是多种机制并存或随着病情的发展先后参与发挥作用。

三、临床表现

(一)急性呼吸衰竭

急性呼吸衰竭的临床表现主要是低氧血症所致的呼吸困难和多器官功能障碍。

1.呼吸困难

呼吸困难是呼吸衰竭最早出现的症状。多数患者有明显的呼吸困难,可表现为频率、节律和幅度的改变。较早表现为呼吸频率增快,病情加重时出现呼吸困难,辅助呼吸肌活动加强,如三凹征。中枢性疾病或中枢神经抑制性药物所致的呼吸衰竭,表现为呼吸节律改变,如潮式呼吸(陈-施呼吸)、比奥呼吸等。

2.发绀

发绀是缺氧的典型表现。当动脉血氧饱和度低于 90% 时,可在口唇、指甲出现发绀;另应注意,因发绀的程度与还原型血红蛋白含量相关,所以红细胞计数增多者发绀更明显,贫血者则不明显或不出现;严重休克等原因引起末梢循环障碍的患者,即使动脉血氧分压尚正常,也可出现发绀,称作外周性发绀。真正由于动脉血氧饱和度降低引起的发绀,称为中央性发绀。发绀还受皮肤色素及心功能的影响。

3.神经症状

急性缺氧可出现精神错乱、躁狂、昏迷、抽搐等症状。如合并急性二氧化碳潴留,可出现嗜睡、淡漠、扑翼样震颤,以至于呼吸骤停。

4.循环系统

多数患者有心动过速;严重低氧血症、酸中毒可引起心肌损害,亦可引起周围循环衰竭、血压下降、心律失常、心搏骤停。

5.消化系统

因胃肠道黏膜屏障功能损伤,导致胃肠道黏膜充血水肿、糜烂渗血或应激性溃疡,引起上消化道出血。

6.泌尿系统

严重呼吸衰竭对肝、肾功能都有影响,部分病例可出现丙氨酸氨基转移酶与血浆尿素氮升高;个别病例可出现蛋白尿、血尿和管型尿。

(二)慢性呼吸衰竭

慢性呼吸衰竭的临床表现与急性呼吸衰竭大致相似,但以下几个方面有所不同。

1.呼吸困难

慢性阻塞性肺疾病所致的呼吸衰竭,病情较轻时表现为呼吸费力伴呼气延长,严重时发展成浅快呼吸。若并发二氧化碳潴留,$PaCO_2$ 升高过快或显著升高以致发生二氧化碳麻醉时,患者可由呼吸过速转为浅慢呼吸或潮式呼吸。

2.神经症状

慢性呼吸衰竭伴二氧化碳潴留时,随 $PaCO_2$ 升高可表现为先兴奋后抑制现象。兴奋症状包括失眠、烦躁、躁动、夜间失眠而白天嗜睡(昼夜颠倒现象)。但此时切忌用镇静药或催眠药,以免加重二氧化碳潴留,发生肺性脑病。肺性脑病表现为神志淡漠、肌肉震颤或扑翼样震颤、间歇抽搐、昏睡,甚至昏迷等。亦可出现腱反射减弱或消失,锥体束征阳性等。此时应与合并脑部病变相鉴别。

3.循环系统

二氧化碳潴留使外周体表静脉充盈、皮肤充血、温暖多汗、血压升高、心排血量增多而致脉搏洪大;多数患者有心率加快;因脑血管扩张产生搏动性头痛。

四、辅助检查

(一)动脉血气分析

对于判断呼吸衰竭和酸碱失衡的严重程度及指导治疗具有重要意义。由于血气受年龄、海拔高度、氧疗等多种因素的影响,在具体分析时一定要结合临床情况。

(二)肺功能检测

尽管某些重症患者肺功能检测受到限制,但通过肺功能的检测能判断通气功能障碍的性质(阻塞性、限制性或混合性)及是否合并有换气功能障碍,并对通气和换气功能障碍的严重程度进行判断。呼吸肌功能测试能够提示呼吸肌无力的原因和判断其严重程度。

(三)影像学检查

影像学检查包括普通 X 线胸片检查、胸部 CT 检查和放射性核素肺通气/灌注扫描、肺血管造影检查等。

(四)纤维支气管镜检查

对于明确大气道情况和取得病理学证据具有重要意义。

五、治疗

呼吸衰竭总的治疗原则:加强呼吸支持,包括保持呼吸道通畅、纠正缺氧和改善通气,进行呼吸衰竭病因及诱因因素的治疗,加强一般支持治疗和对其他重要脏器功能的监测与支持。

(一)支气管扩张剂

缓解支气管痉挛,可选用 β_2 肾上腺素受体激动剂、抗胆碱药、糖皮质激素或茶碱类药物等。慢性呼吸衰竭患者常用雾化吸入法给药,急性呼吸衰竭患者常需静脉给药。

(二)呼吸兴奋剂

(1)主要适用于以中枢抑制为主、通气量不足引起的呼吸衰竭,对肺换气功能障碍导致的呼吸衰竭患者,不宜使用。常用的药物有尼可刹米和洛贝林,用量过大可引起不良反应。近年来,这两种药物在西方国家几乎已被淘汰,取而代之的是多沙普仑。该药对于镇静催眠药过量引起的呼吸抑制和 COPD 并发急性呼吸衰竭有显著的呼吸兴奋效果。

(2)呼吸兴奋剂的使用原则:必须保持气道通畅,否则会促发呼吸肌疲劳,进而加重二氧化碳潴留;脑缺氧、水肿未纠正而出现频繁抽搐者慎用;患者的呼吸肌功能基本正常;不可突然停药。

六、护理措施

(一)保持呼吸道通畅

(1)清除呼吸道分泌物及异物,如湿化气道、机械吸痰等方法。

(2)昏迷患者用抑头提颏法打开气道。

(3)按医嘱使用支气管扩张剂,缓解、解除支气管痉挛。

(4)建立人工气道:对于病情严重又不能配合、昏迷、呼吸道大量痰潴留伴有窒息危险或 $PaCO_2$ 进行性增高的患者,若常规治疗无效,应及时建立人工气道。一般采用简易人工气道,如口咽通气道、鼻咽通气道和喉罩(是气管内导管的临时替代法);严重者采用气管内导管:行气管插管和气管切开。

(二)氧疗护理

1.氧疗适应证

呼吸衰竭患者 $PaO_2 < 8.0$ kPa(60 mmHg),是氧疗的绝对适应证,氧疗的目的是使 $PaO_2 > 8.0$ kPa(60 mmHg)。

2.氧疗的方法

临床常用、简便的方法是应用鼻导管或鼻塞法吸氧,还有面罩、气管内和呼吸机给氧法。缺氧伴二氧化碳潴留者,可用鼻导管或鼻塞法给氧;缺氧严重而无二氧化碳潴留者,可用面罩给氧。吸入氧浓度与氧流量的关系:吸入氧浓度(%)=21+氧流量(L/min)×4。

3.氧疗的原则

(1)Ⅰ型呼吸衰竭:多为急性呼吸衰竭,应给予较高浓度(35%<吸氧浓度<50%)或高浓度(>50%)氧气吸入。急性呼吸衰竭通常使 PaO_2 接近正常范围。

(2)Ⅱ型呼吸衰竭:给予低流量(1~2 L/min)、低浓度(<35%)持续吸氧。慢性呼吸衰竭通常要求氧疗后 PaO_2 维持在 8.0 kPa(60 mmHg)左右或 $SpO_2 > 90\%$。

4.氧疗疗效的观察

若呼吸困难缓解、发绀减轻、心率减慢、尿量增多、神志清醒及皮肤转暖,提示氧疗有效。若发绀消失、神志清楚、精神好转、$PaO_2 > 8.0$ kPa(60 mmHg)、$PaCO_2 < 6.7$ kPa(50 mmHg),考虑终止氧疗,停止前必须间断吸氧几天,之后方可完全停止氧疗。若意识障碍加深或呼吸过度表浅、缓慢,提示二氧化碳潴留加重,应根据血气分析和患者表现,遵医嘱及时调整吸氧流量和氧浓度。

(三)增加通气量、减少二氧化碳潴留

(1)在呼吸道通畅的前提下,遵医嘱使用呼吸兴奋剂,适当提高吸入氧流量及氧浓度,静脉滴注时速度不宜过快,若出现恶心、呕吐、烦躁、面色潮红及皮肤瘙痒等现象,提示呼吸兴奋剂过量,需减量或停药。若4~12小时未见效,或出现肌肉抽搐等严重不良反应,应立即报告医师。对烦躁不安、夜间失眠患者,禁用麻醉剂,慎用镇静剂,以防止引起呼吸抑制。

(2)机械通气的护理:对于经过氧疗、应用呼吸兴奋剂等方法仍不能有效改善缺氧和二氧化碳潴留者,需考虑行机械通气。

(四)抗感染

遵医嘱选择有效的抗生素控制呼吸道感染,对长期应用抗生素患者注意有无"二重感染"。

（五）病情监测

（1）观察呼吸困难的程度，呼吸频率、节律和深度。

（2）观察有无发绀、球结膜充血、水肿、皮肤温暖多汗及血压升高等缺氧和二氧化碳潴留表现。

（3）监测生命体征及意识状态。

（4）监测并记录出入液量。

（5）监测血气分析和血生化检查。

（6）监测电解质和酸碱平衡状态。

（7）观察呕吐物和粪便性状。

（8）观察有无神志恍惚、烦躁、抽搐等肺性脑病表现，一旦发现，应立即报告医师协助处理。

（六）饮食护理

给予高热量、高蛋白、富含多种维生素、易消化、少刺激性的流质或半流质饮食。对昏迷患者应给予鼻饲或肠外营养。

（七）心理护理

经常巡视、了解和关心患者，特别是对建立人工气道和使用机械通气的患者。采用各项医疗护理措施前，向患者作简要说明，给患者安全感，取得患者信任和合作。指导患者应用放松方式分散注意力。

（陈　玮）

第十章　公共卫生与社区护理

第一节　医疗机构公共卫生基本职能

医疗机构种类繁多,有综合医院,也有专科医院。医疗机构的级别也不尽相同,有三级甲(乙)医院,也有二级甲(乙)等医院,还有一级医院、门诊等。不同类型的医疗机构所承担的公共卫生职能不尽统一,根据国家有关法律法规及我国医疗机构开展公共卫生工作的实际,医疗机构的公共卫生基本职能主要包括以下几方面:突发公共卫生事件的报告及应急处理;食物中毒的发现报告与救治;传染病的发现报告及预防控制;预防接种服务;主要慢性病的发现报告与管理;职业病的发现与报告;精神病的发现与报告;医院死亡病例的报告;妇女儿童保健服务;健康教育与健康促进;放射防护和健康监测;医院感染与医疗安全管理。

一、突发公共卫生事件的发现报告及应急处理

突发公共卫生事件发现,无论是重大传染病,还是食物中毒和职业中毒,当患者感到身体不适时,首先就诊地点为医疗机构,医疗机构医师根据诊疗规范、诊断标准和专业知识,进行疑似或明确诊断。

(一)突发公共卫生事件报告

医疗机构发现突发公共卫生事件或疑似突发公共卫生事件,医院应及时启动突发公共卫生事件处置应急程序,逐级汇报。

(二)患者救治或转诊

医疗机构在报告的同时要做好患者救治工作,特殊情况需要转诊者,应做好相应转诊工作。

二、食物中毒发现报告与救治

患者食用了被生物性(如细菌、病毒、生物毒素等)、化学性(如亚硝酸钠等)有毒有害物质污染的食品,出现急性或亚急性中毒症状。

(一)食物中毒的发现

患者到医疗机构就诊,医疗机构医师根据食物史、患者症状,结合相关诊断标准确认食物中

毒或疑似食物中毒。

（二）食物中毒的报告

医疗机构发现群体性食物中毒,应及时启动疑似食物中毒事件处置应急程序,逐级汇报,并协助疾病预防控制机构进行事件的调查及确证工作。

（三）食物中毒患者救治

医疗机构在报告的同时做好中毒患者的救治工作。

三、传染病的发现报告及预防控制

传染病的预防控制是医疗机构主要工作内容之一,包括传染病的发现、报告、监测、预防控制、救治及转诊工作。

（一）传染病的发现

医疗机构医师接诊疑似传染病患者,应按《传染病诊断标准》对疑似传染病例进行诊断,必要时请会诊予以明确诊断。

（二）传染病的报告

医疗机构发现疑似或确诊传染病后,要按《中华人民共和国传染病防治法》规定的内容及时限,录入中华人民共和国国家疾病预防控制信息系统进行网络直报。

（三）传染病监测

医疗机构应按公共卫生专业机构要求,开展传染病的监测工作,报送相关监测信息。做好传染病阳性标本留样,传送给疾病预防与控制中心实验室复核。

（四）传染病预防控制

在医疗机构中实施传染病的预防与控制,如预防控制艾滋病乙肝梅毒母婴传播项目,孕产妇进行筛查、随访、治疗,都需在医疗机构内实施。

（五）传染病的救治

传染病治疗和重症传染病的救治都需依赖医疗机构。

（六）慢性传染病患者的转诊

有些传染病发现后需转至专门机构进行随访治疗,如疑似麻风患者（临床诊断为主）、疑似肺结核患者（临床诊断和胸片结果为主）医疗机构除报告外,还要转诊至辖区慢性病防治院或传染病医院进行治疗。

四、预防接种服务

预防接种是最有效、最经济的预防控制疾病的措施,预防接种服务主要在社区健康服务中心完成,医疗机构主要承担新生儿疫苗接种,犬伤后狂犬疫苗接种及冷链的管理。

（一）新生儿疫苗接种

孕妇在医院生产后,医院应及时为新生儿免费接种乙肝疫苗、卡介苗,接种时应严格按疫苗接种规范操作。

（二）狂犬疫苗接种

对动物咬伤的就诊者,医疗机构应根据狂犬病暴露预防处置工作规范处理伤口及接种狂犬疫苗,必要时注射狂犬免疫球蛋白。

(三)冷链管理

医疗机构应严格按预防用生物制品保存要求执行存放(在冷藏或冷冻区)、领取、运输等。

五、主要慢性非传染病的发现报告与管理

主要慢性非传染病是指高血压、糖尿病,以及恶性肿瘤、脑卒中和冠心病等,医疗机构承担患者发现、报告、治疗及转诊工作。

(一)患者的发现

医疗机构要积极主动发现高血压、糖尿病患者,落实首诊测血压措施。

(二)病例的报告

医疗机构一旦发现高血压、糖尿病患者,以及恶性肿瘤、脑卒中和冠心病病例,按要求报告给公共卫生专业机构。

(三)患者的治疗

一旦明确诊断,医疗机构应采取合适的措施对患者进行治疗。

(四)患者的转诊

医疗机构待患者病情稳定后转诊至所在的社区健康服务中心,由社区健康服务中心进行随访管理。

六、职业病的发现与报告

医疗机构对有职业接触的疑似职业病的病例,应结合职业接触史和临床表现进行诊断和鉴别诊断,必要时邀请职业病防治机构的专家会诊,一旦发现疑似的职业病,应及时按要求进行报告,必要时转诊至相应的专业机构进行治疗。

七、重症精神病的发现与报告

医疗机构对疑似精神病患者应进行诊断和鉴别诊断,必要时邀请精神病专科医院专家会诊,一旦发现疑似精神病患者,按要求进行报告,必要时转诊至精神病专科医院进行明确诊断和治疗。

八、死亡病例的报告

医疗机构出现死亡病例,应按要求及时、准确填报死亡医学证明,专人定期收集全院死亡医学证明信息,组织病案管理室给予规范编码,录入国家死因登记信息报告系统并网络上传。

九、妇女儿童保健服务

具有相应资质的医疗机构提供孕产妇保健服务和儿童保健服务,并管理出生医学证明和妇幼保健信息。

(一)孕产妇保健

医疗机构为育龄期妇女开展孕前妇女保健检查和咨询,对孕期妇女提供定期产检服务和相关疾病的筛查,以及适宜的生产技术,指导母乳喂养,发现与报告孕产妇死亡情况。

(二)儿童保健

医疗机构提供新生儿疾病筛查、儿童保健服务,发现与报告新生儿和 5 岁以下儿童死亡情况。

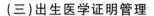

（三）出生医学证明管理

专人管理、核发出生医学证明，并及时上报。

（四）妇幼信息管理

医疗机构负责管理妇幼保健信息系统和母子保健手册，准确录入妇幼保健相关内容，按权限完成相应工作，按期完成妇幼保健报表的统计、核实、报送等工作。

十、健康教育与健康促进

医疗机构根据其特殊性提供健康教育宣传、健康处方、健康指导，并带头做好控烟工作。

（一）健康教育

各医疗机构各专业科室应根据自身专业特点，定期制作健康教育宣传栏，宣传相关知识。

（二）健康处方

各专业科室编写本专业诊治疾病的健康处方，对就诊者进行宣传，普及相关专业知识。

（三）健康指导

医务人员适时对患者或家属进行健康指导，住院部医务人员应对患者进行健康教育指导并在病历记录。

（四）控制吸烟

禁烟标识张贴、劝止吸烟行动、医院内吸烟现况监测，带头控烟。

十一、放射防护与健康监测

医疗机构为了疾病的诊断和治疗配备了许多带有放射性的装置，如X线机、CT等，因而要加强辐射防护，并做好医护人员和就诊者的保护。

（一）放射防护

对带有放射性的装置，其选址、布局及防护设计要合理，设计方案应报批，竣工后要通过专业部门验收，场所要进行防辐射处理。

（二）放射人员防护

放射工作人员要做好个人防护，上班时佩戴个人放射剂量仪，定期进行健康体检。

（三）患者的防护

医疗机构在给患者进行带有放射线装置检查或治疗时，要做好防护，尤其是敏感部位务必采取有效的防护措施。

十二、医院感染与医疗安全管理

医院内感染控制是医疗机构的重要职责，包括医院感染的报告与处理，医院消毒效果监测，医疗废弃物管理，实验室感染控制，以及感染性职业暴露处置等工作内容。

（一）医院感染的报告与处理

医务人员按《医院感染诊断标准（试行）》发现院内感染个案时，应及时报告。如果发生医院感染暴发，要按医院感染暴发处理程序进行调查、报告，必要时请专业机构协助处理，提出感染控制措施并部署实施。

（二）医院消毒效果监测

医院感染管理部门应定期对消毒剂、消毒产品、医务人员的手、空气、物体表面等进行消毒效果监测,并向当地专业公共卫生机构报告,接受公共卫生机构督导检查。

(三)废弃物管理

医院机构应按《医疗废物管理条例》要求做好医院污水处理,定期监测污水处理后的卫生指标,定期检查医疗废物处理是否规范。如果发生医用废物的流失、泄漏、扩散等意外事故应及时报告并做好相应处理。

(四)实验室感染控制

医疗单位实验室,尤其是感染性实验室要严格按照实验室生物安全要求进行规范操作,做好个人防护,菌种保藏、运输等安全防范工作。

(五)感染性职业暴露处理

医务人员要严格执行各项诊疗操作规范,发生感染性职业暴露要及时报告、评估并给予医学处理,根据职业暴露给别定期随访。

(李　娜)

第二节　医疗服务与公共卫生服务

医疗机构是公共卫生服务体系重要的组成部分,也是公共卫生服务的重要环节。随着社会经济的快速发展和广大人民群众健康需求的日益提高,医疗机构在公共卫生工作中的地位也日渐突出,大量的疾病控制和妇女儿童保健等工作需要医疗机构共同合作完成,医疗机构与专业公共卫生机构、医疗服务与公共卫生服务的关系也日益紧密。

一、公共卫生基本知识

(一)公共卫生基本概念

公共卫生内涵随着社会经济的发展和人类对健康认识的加深而不断发展。19 世纪,公共卫生在很大程度上被理解为环境卫生和预防疾病的策略,如疫苗的使用。20 世纪,公共卫生扩大到包括环境卫生、控制疾病、进行个体健康教育、组织医护人员对疾病进行早期诊断和治疗,发展社会体制,保障公民都享有应有的健康权益。目前,学术界通常采用 WHO 的定义:公共卫生是一门通过有组织的社区活动来改善环境、预防疾病、延长生命与促进心理和躯体健康,并能发挥个人更大潜能的科学和艺术。

公共卫生就是组织社会共同努力,改善环境卫生条件,预防控制传染病和其他疾病流行,培养良好卫生习惯和文明生活方式,提供医疗卫生服务,达到预防疾病,促进健康的目的。

(二)公共卫生基本职能

公共卫生的基本职能指的是影响健康的决定因素、预防和控制疾病、预防伤害、保护和促进人群健康、实现健康公平性的一组活动。具体来说,基本职能包括以下服务内容。

(1)疾病预防控制管理。

(2)公共卫生技术服务。

(3)卫生监督执法。

(4)妇女儿童保健。

(5)健康教育与健康促进。

(6)突发性公共卫生事件处理等。

(三)公共卫生基本特点

公共卫生是以促进人群健康为最终目标、以人群为主要研究重点、强调防治结合和广泛的社会参与、以多学科公共卫生团队为支撑,具有以下基本特点。

1.社会性

公共卫生服务是一项典型的社会公益事业,是人民的基本社会福利之一,因此公共卫生服务不能以营利为目的。

2.公共性

公共卫生服务表现为纯公共产品或准公共产品的供给,具有排他性和消费共享性的特点。

3.健康相关性

公共卫生服务的直接目的是保障公民的健康权益,所采取的措施和方法必须遵循医学科学理论和技术。

4.政府主导性

公共卫生服务的提供是政府公共服务职能的一个重要内容,政府必须承担公共卫生服务的供给责任:统一组织、领导和直接干预,提供必要的公共财政支出。

二、医疗服务与公共卫生服务的关系

(一)医疗机构与公共卫生专业机构

医疗机构和专业公共卫生机构均是依据相关法规设立的具有独立法人代表资格的机构,前者主要依据《医疗机构管理条例》而设立,为当地居民提供临床诊疗服务以及部分公共卫生服务,主要包括临床综合医院和肿瘤、口腔、眼科、传染病、妇产、儿童等专科医院。后者主要依据《中华人民共和国传染病防治法》《精神卫生法》《中华人民共和国食品卫生法》《职业卫生法》等设立的专业公共卫生机构,主要包括:疾病预防控制中心、卫生监督中心(所)、妇幼保健中心(院)、职业病防治院(中心)、健康教育和健康促进中心(所)、精神卫生中心(所)等。在同一地区医疗机构和专业公共卫生机构均隶属同级卫生行政部门管理。

医疗机构在医院内部为了统筹协调、指导和监督落实院内公共卫生服务工作,预防与控制医院内感染的发生和流行,并联系相关专业公共卫生机构,依据《医疗机构管理条例》的要求,设立了预防保健科(或公共卫生科)和医院感染控制科。在我国绝大部地区医院都设立预防保健科和医院感染控制科。近年来,我国许多地方卫生行政部门为了进一步明确医疗机构公共卫生职能,规定医院统一设置公共卫生科,便于辖区内公共卫生工作的衔接。无论称谓是预防保健科,还是公共卫生科,其基本职责都是统筹协调院内公共卫生服务工作,指导和监督院内各有关科室开展公共卫生服务工作,联系并接受专业公共卫生机构业务技术指导。

公共卫生专业机构是以开展和完成区域内公共卫生服务业务为主的部门,负责区域内公共卫生规划、计划的制订,公共卫生监测,开展专项调查研究,提出并落实预防与控制措施,分析和评估实施效果。

公共卫生专业机构与医疗机构之间是密不可分的合作伙伴关系,在公共卫生服务中,医疗机构离不开公共卫生机构,公共卫生机构也离不开医疗机构,两者间应实行无缝衔接。

(二)公共卫生服务与医疗服务的关系

医疗服务主要是针对个体,为个体提供诊断、治疗、预防保健方面服务。与医疗服务相比,公共卫生服务是针对群体,以人群为主要重点,强调防治结合和广泛的社会参与,以多学科公共卫生团队为支撑。公共卫生服务是一项典型的社会公益事业,不能以营利为目的,表现为纯公共产品或准公共产品的供给。除了基本医疗服务以外,医疗服务都不能列为公共产品。因此,公共卫生服务的提供是政府公共服务职能的一个重要内容,政府在公共卫生领域的主要职能:制定政策法规,制订和实施公共卫生发展规划计划,协调部门的公共卫生职责,执行公共卫生监督执法,组织、领导和协调公共卫生的应急服务。

三、医疗机构在公共卫生工作中的地位和作用

公共卫生工作离不开医疗机构,医疗机构是公共卫生体系不可或缺的重要组成部分,无论是传染病、慢性病、寄生虫病、地方病、职业病、因病死亡,还是突发公共卫生事件、食物中毒的发现都离不开医疗机构,其报告也依赖医疗机构,新生儿预防接种、妇女儿童保健、疾病监测、健康教育与干预,以及实施传染病的预防控制和传染病的救治、慢性病的治疗与控制均在医疗机构内完成。

医疗机构本身是传染病传播的高危场所,也是院内感染发生的高危场所,因而对医院在预防控制传染病的播散和医院内感染的发生提出了更高的要求,医院的规划、设计、布局,空调通风冷暖系统,给排水及污水处理系统,人流和物流系统,传染病门诊、洁净手术室、洗消供应室和 ICU 室等设置必须充分考虑满足控制传染病播散和院内感染发生的需要。医疗机构的医务工作者应掌握公共卫生基本知识,有承担公共卫生的责任意识,还应按相应法律、法规的要求切实履行其职责,及时、准确地发现报告传染病、精神病、职业病、糖尿病、高血压等疾病,实施重要传染病的监测、控制工作,做好就诊者的健康教育和干预工作。

(李　娜)

第三节　公共卫生与社区护理

一、公共卫生

(一)公共卫生护理的定义

美国耶鲁大学公共卫生教授温斯乐早在 1920 年即指出:"公共卫生是一种预防疾病、延长寿命、促进身心健康和工作效能的科学与艺术。通过有组织的社会力量,从事环境卫生、传染病控制及个人卫生教育;并组织医护事业,使疾病能获得早期预防及诊断治疗;进而发展社会机构,以保证社会上每一个人都能维持其健康的生活;使人人都能够实现其健康及长寿的权利。"

公共卫生的定义是:"公共卫生是通过有组织的社会力量,以维持、保护和增进群众健康的科学和艺术。它除了提供特殊团体的医疗服务和关心疾病的防治外,对需要住院的群众,尤其贫穷的群众更是如此,以此保护社会。"

(二)目的及重要性

公共卫生的目的主要是保护和促进整个社区人群的健康、预防疾病、早期发现、早期诊断和早期治疗疾病,如遇不可避免的残障及某些疾病,寻求最有效的措施,并争取服务对象的参与,以发挥每个人最大的潜能。因此,社区医疗与社区护理应运而生。自解放尤其是改革开放以来,我国的政治、经济、文化、教育等方面均有长足发展,社区卫生从死亡率的降低、平均寿命的延长、急性传染病的有效控制、医疗人力资源的增长及医疗设施的不断提高等方面,更显示出社区医疗和社区护理工作的成效及重要性。

(三)目标

公共卫生的目标是减少不应发生的死亡、残障、疾病和不适,同时要保护、维持和促进人们的健康,以保证整体社区的福利。

二、公共卫生与社区护理

(一)公共卫生的业务范围

公共卫生业务是为解决大众健康问题而设的,它随时代的不同而异,可概分为"环境问题"与"卫生服务"两大类。

1.公共卫生的范围

自温斯乐及世界卫生组织的定义来分析公共卫生的范围如下。

(1)以"人"为对象:包括孕产妇、婴幼儿、托儿所、幼稚园学童、学生、员工等。

(2)环境:如环境卫生、安全用水、食物、营养、农药污染、噪声等。

(3)法规:如传染病防治条例、医疗法、护理人员法等法规的制定。

(4)医护人员训练、流行病学等调查、各项研究、卫生计划的执行及评价、生命统计、电脑化等。

(5)其他:如法律、政治体制、经济生活、生物环境、农业、工业、住宅、交通、教育等。

2.亨伦将公共卫生工作归纳为七类

(1)需以社区为基础来处理的活动。

(2)防范易引起疾病、残障或夭折的疾病因子或环境因子。

(3)综合性健康照顾活动。

(4)生命统计资料的收集、保存、分析和管理。

(5)开展个人及社区民众的卫生教育。

(6)从事卫生计划及评估。

(7)从事医学、科学、技术及行政管理的研究工作。

我国的业务范围:预防、医疗、保健、康复、健康教育、计划生育、技术服务。

综合以上可知,凡是能够促进健康、维护健康、预防疾病、早期诊断、早期治疗、加强复健及安宁照护等医学及与健康息息相关的非医学部门的业务,都是公共卫生的业务范围。

(二)社区护理的业务范围

社区保健服务中心是直接提供群众公共卫生护理的服务单位,而其护理人员亦是公共卫生团体中与群众接触最频繁的人员,以下就护理人员在社区保健服务中心的业务介绍如下。

1.医疗

门诊、转介服务,如在山区等医疗资源缺乏的边远地区另设有观察床及急救设施。

2.预防及传染病管理

各项预防接种、性病防治、肝炎防治、寄生虫防治、结核病控制、慢性病(高血压、糖尿病、精神病、脑卒中)防治。

3.家庭计划

应加强两性平等平权教育、家庭咨询、组织家庭的意义及功能、降低离婚率、单亲家庭子女的辅导。目前的工作着重在优生保健及有偶妇女的生育管理与宣导,并将低收入户、身体功能障碍(智障、残障)、精神科患者、不孕夫妇等列入优先服务对象。

4.妇幼卫生

将孕产妇、婴幼儿有遗传疾病等高危险群列为优先服务,并作子宫颈癌、乳癌筛检、婴幼儿发展测验等服务。

5.卫生教育

对预防、保健、医疗、复健、营养、视力保健、减少抽烟和嚼槟榔等,制定每个月宣导活动的主题,并透过义工、社区事业促进委员会的宣导,使群众获得足够的知识,改变态度,进而影响个人及家庭成员的行为,达到自我照顾的目的。

6.社区评估

评估社区年龄、疾病、十大死因、教育程度、性别、职业、交通等情形,另借由门诊、地段管理、转介及居家护理服务来评估个人、家庭、社区人口的卫生问题。

7.卫生行政

各项资料的搜集、统计、分析,并配合研究、流行病调查开展各项活动,推行政府卫生政策。

三、社区护理的特性、功能、目标与执行方法

(一)社区护理的特性

(1)社区护理的特性随着卫生所设立的宗旨而有所不同。一般而言,卫生所以防疫、传染病管制、促进健康、维持健康及预防保健为主,医疗为辅,对辖区所有群众提供服务。

(2)运用社区护理专业知识、技术、理论、方法及评价方式来开展工作。

(3)以"家庭"为基本服务单位。

(4)服务对象为社区整体,包括健康与疾病、残障或临终者、家庭、团体、各年龄层及各社会阶层的人群。

(5)提供具有就近性、连续性、方便性、主动性、政策性、综合性、独立性及初级医疗性服务。

(6)运用社区组织力量,如妈妈教室、社区事业促进委员会、家政班等,以及群众的参与来推展工作。

(二)社区护理的功能

(1)控制传染病的发生及蔓延。

(2)发现除个人以外家庭、社区的共同性健康问题,并予以彻底治疗,解决卫生问题。

(3)以最少的预算达到最大的效果,即以预防保健为主,医疗为辅,达四两拨千斤之功能。

(4)以卫生教育的教导方式普及保健常识,群众能达到自我照顾的能力。

(5)社区评估,以社区群众的需求为导向,更切合社区群众的实际需要。运用流行病学的概念,及早发现疾病开始流行前的征兆,以抑制其扩大。

(三)社区护理的目标

公共卫生护理的立足之本是预防疾病,促进和维护健康,它的主要目标是培养社区群众解决健康问题的能力,进而能独立实行健康生活。

1.启发及培养保健观念

公共卫生护理工作步骤中以健康教育最为重要,而健康教育又以学校为基础。"世界卫生组织对学校健康教育主要强调保健教育普及,以及健康行为的养成"。一般公共卫生护理人员在筛检或团体活动时所做的护理指导或保健教育,其效果远不及家庭访视这种一对一的、密集的、针对个案专门问题的服务来得大。在中老年病服务中,年龄大的个案行为改变非常慢,若不经常家访并改变家人的观念,其饮食及行为改变将更加困难。培养群众正确的保健观念,不仅可减少疾病发生率,更可使人们获得高度的健康状态。

2.协助群众早期发现疾病、早期治疗

公共卫生护理人员接触群众的次数多、时间久,如有基本身体评估技巧及高筛检率,对潜在罹患疾病的个案能及早发现,所获得早期治疗的效果最佳。平时妇女防癌抹片检查、乳房自我检查、量血压、验血糖及个案的一些早期表现(如蜘蛛痣为肝硬化的先兆)等,均为协助群众早期发现疾病并能早期治疗,以及早去除不健康行为,而减少许多疾病的发生及不幸。

3.帮助群众建立健康的生活方式

生活习惯自幼即养成,父母教育及托儿所、幼儿园及其他就学期间培养健康行为较容易。影响健康生活的因素甚多,重要是要辅导群众自助助人,成立志愿者团体或运用社区促进委员会、家政班、妇女会发挥力量,做到保健人人一起来,使社会更健康。

四、社区护理的实施方式

公共卫生护理的执行方式可分为二大类。

(一)综合性的社区护理方式

综合性的公共卫生护理方式采取"社区管理"的不分科护理方式。此种护理方式即由社区护理人员负责该区域与健康有关的一切问题,包括社区的护理需要评估、诊断、计划、执行及评价;而其服务的对象则包括各年龄层、各社会阶层的人口群体,以及各种潜在或已存在的健康问题。

1.优点

(1)护理人员容易与家庭建立专业性人际关系,并取得家庭的信任。

(2)由于对该社区有较深入的了解,因此社区护理人员容易发现群众的真正问题,而所提供的服务也能满足群众的健康需求。

(3)可减少对社区、家庭的干扰。

(4)可减少护理人力的浪费。

(5)社区护理人员可以做到以"家庭"整体为中心来考虑健康需要。

2.缺点

护理人员不可能样样专精,因此当其遇到无法解决的问题时,必须有能力去寻求社会资源,并作转介。

(二)分科的社区护理方式

分科的社区护理方式依护理业务的特性来分配工作,每一个护理人员均负责某一特定的业务,如家庭计划、结核病防治等。

1.优点

由于护理人员容易对其所负责的业务专精而成为该方面的专家。

2.缺点

分科的社区护理方式的缺点即为无法达到综合性的社区护理方式的优点。

(李 娜)

第四节 职业中毒报告与处置

随着生产的发展和科学技术的进步,人们接触化学物质的机会和品种日益增加。目前世界市场上可见的化学品多达 200 万种,其中至少有 6 万～7 万种常见于工农业生产和日常生活中。我国现有的 7.4 亿劳动力人口中,30％经常接触有毒有害化学品。因此,在化学品生产、运输和使用过程中发生,突发职业性化学中毒事件潜在威胁逐渐增大,危害日显突出。

医疗卫生机构在应对突发职业中毒事故中承担着重要职责。因此,医疗卫生机构应建立救援队伍,配备急救设备和常规特效解毒药品,定期开展急性职业中毒应急救援的培训和演练,提高应急救治能力。

一、目的

了解职业中毒基本知识,减轻突发职业中毒事故产生的危害,及时抢救患者,减少人员伤亡,对已经发生或可能进一步产生严重后果的职业中毒事故及时报告,有效处置,最大限度地保护劳动者的生命安全。

二、内容与方法

(一)基本知识

1.突发职业中毒事故

突发职业中毒事故是指在生产或劳动过程中,从事职业活动的劳动者一次或短时间大量接触外源性化学物质,造成人体或脏器损伤,甚至危及生命而引起的群发性职业中毒事件。

2.急性职业中毒定义

急性职中毒是指在生产过程中,劳动者短时间接触大量外源性化学物,引起机体功能性或器质性损伤,出现临床症状,甚至危及生命的中毒事件。

3.引发急性职业中毒的常见毒物

(1)刺激性气体:是指对眼睛和呼吸道黏膜有刺激性的一类气体的统称,常见的刺激性气体有氯气、光气、氯化氢、氨气、氮氧化物、有机氟化物等。人体接触刺激性气体后可引起流泪、咽痛、咳嗽、气急、烦躁不安等,长时间接触较高浓度或接触极高浓度时,可引起电击样死亡。

(2)窒息性气体:是指能引起机体缺氧的气体,可分为单纯窒息性气体和化学窒息性气体。单纯窒息性气体是指本身不具毒性,但当其含量较高时,能排挤空气中的氧气,使空气中氧浓度降低,导致机体缺氧,如二氧化碳、甲烷、氮气等;化学性窒息性气体是指进入人体后,使血液的运氧能力或组织利用氧的能力发生障碍,造成组织缺氧的有害气体,如一氧化碳、硫化氢、氰化物等。

（3）重金属：重金属中毒是指相对原子质量大于 65 的重金属元素或其化合物进入机体后，使蛋白质结构发生改变，影响蛋白质功能，引起的中毒。主要包括铅及其化学物、汞及其化合物、砷及其化合物、锰及其化合物、磷及其化合物等。

（4）高分子化合物：高分子化合物本身在正常条件比较稳定，对人体基本无毒，但在加工或使用过程中可释出某些游离单体或添加剂，对人体造成一定危害。如氯乙烯、丙烯腈、氯丁二烯、二异氰酸甲苯酯、环氧氯丙烷、己内酰胺、苯乙烯、丙烯酰胺、乙氰及二甲基甲酰胺等均可引起中毒。

（5）有机溶剂：有机溶剂是在生活和生产中广泛应用的一大类有机化合物，分子量不大，常温下呈液态，该类化学物大多对人体产生神经毒性、血液毒性、肝肾毒性、皮肤黏膜毒性等。常用有机溶剂包括苯及苯系物、正己烷、三氯乙烯、1,2-二氯乙烷、四氯化碳、乙醇等。

（二）工作原则

1.安全第一原则

在处置突发职业中毒事件时，应急救援人员必须坚持"安全第一"的原则，既要保证被救援人员的安全，也要保护自身的生命安全。

2.迅速快捷原则

突发职业中毒事件具有突然、不可预测、变化快等特点，处置不当可能迅速变化，因此在处理过程中应把握时间，应及时和尽可能掌握发生中毒事故的原因、化学物种类、性质、影响范围等情况，以便采取有效的对应措施，做到早了解情况、早做出处置决定、早实施控制措施、早取得防控效果，防止事态蔓延。

3.科学处置原则

在应对突发职业中毒事件时，应针对不同类型的化学品类型，采取有效救援措施，做到忙而不乱，多而有序，急而不躁，稳而不怠。

4.协调一致原则

参加处置急性职业中毒的应急救援人员和队伍应做到分工明确，各司其职、相互配合、高效有序地开展救援工作，迅速控制危害源，及时抢救中毒人员。

（三）突发急性职业中毒事故分级

1.分级

（1）一般事故：发生急性职业病 1～9 人的，未出现死亡病例。

（2）重大事故：发生急性职业病 10～49 人或者死亡 1～4 人，或者发生职业性炭疽 1～4 人的。

（3）特大事故：发生急性职业病 50 人及以上或者死亡 5 人及以上，或者发生职业性炭疽 5 人及以上的。

2.分级响应

（1）一般事故应急响应：由县、区卫生行政部门立即启动应急预案，组织专业人员进行调查、评估；根据急性职业中毒发生的范围、人数等因素，采取有效防控措施，并按照规定及时向本级政府和上级卫生行政部门报告。

（2）重大事故应急响应：由市卫生行政部门立即组织专家调查确认，并进行综合评估，必要时建议市政府启动突发公共卫生事件应急预案；县、区卫生行政部门在当地政府的领导下，按照上级卫生行政部门的要求，结合实际情况开展防控工作。

(3)特大事故应急响应:在省、市政府职业中毒防控临时指挥部的统一领导和指挥下,建立市卫生局职业中毒控制专业组,按照省政府及省级卫生行政部门的有关要求,科学有序地开展应急处理工作。

医疗卫生机构接诊医师临床诊断怀疑为急性职业病或疑似职业病的,应当立即向患者工作单位及所在地的区疾病预防控制中心电话报告,会商疾病预防控制中心或职业病防治院专家进行会诊。

特大事故和重大事故的报告时限为接到报告后 2 小时。一般事故的报告时限为接到报告后 6 小时。诊断为疑似急性职业病的,应在 6 小时内,由首诊的医疗卫生机构进行网络直报,同时向患者单位所在地区卫生监督所填报疑似职业病报卡。

(四)事故报告形式与内容

1.报告形式

(1)电话报告:出现死亡病例或同时出现 5 例以上中毒患者的急性职业中毒事故应立即以电话或传真形式报告同级卫生行政部门,同时电话报告所在地卫生监督机构。

(2)初次书面报告:急性职业中毒事故核实无误后,2 小时内从卫健委网络进行网络直报;个案职业中毒或疑似急性职业病应在 6 小时内,由首诊医疗卫生机构进行网络直报,同时填写《职业病报卡》报患者单位所在地卫生监督机构。

(3)进程报告:急性职业中毒重大事故和特大事故应从初次书面报告起,每 24 小时将事故的发展和调查处理工作进程进行一次报告,填写《突发公共卫生事件进程报告记录单》,进行网络直报。

(4)结案报告:在对事故调查处理结束(结案)后 24 小时内,应对本起事故的发生、发展、处置、后果等进行全面汇总和评估,以书面形式向同级卫生行政部门和上级卫生监督部门进行最终报告,填写《突发公共卫生事件结案报告记录单》,进行网络直报。

2.报告内容

(1)事件简要情况(接报时间、发生单位及地址、事件发生经过)。

(2)中毒患者情况(发病时间、接触人数、中毒人数及死亡人数、中毒主要表现及严重程度、患者就诊地点及救治情况)。

(3)可疑毒物情况(毒物名称、种类、数量、存在方式)。

(4)样品采集情况(包括患者的血液和尿液、空气、水源等样品)。

(5)已采取的控制措施(隔离、防护、人员疏散、中毒人员救治等)。

(6)中毒事故结论(包括中毒事件发生单位、中毒人数、毒物种类、名称等)。

(五)突发职业中毒事故处置

1.现场调查

在组织应急医疗救援队伍开展医疗处置同时,应积极配合职业卫生技术人员进行现场医疗救治和现场事故调查,收集相关资料。

2.样品采集

根据事故分析的需要,采集患者生物样品。采集患者生物样品时应根据中毒特征选择生物样品的种类,样品量应满足检测方法的要求。

3.现场快速检测

为及时了解发生急性职业中毒的原因,迅速做出急性职业中毒诊断,应尽可能进行现场快速检验。不能进行现场测定的项目,采样后,应及时送检验中心进行化验分析。

4.现场个体防护

所有中毒现场处置人员应配备适当的个体防护装备。当有害物质达到短时间接触容许浓度(PC-STEL)或最高容许浓度(MAC)以上时,应使用过滤式呼吸防护器;如有害物质环境浓度达到立即威胁生命和健康的浓度(IDLH)或环境浓度无法明确,或者同时存在缺氧(氧浓度<18%)时,应使用供气式呼吸防护器;同时根据毒物理化性质选择相应的个体防护装备(防护服、防护手套、防护眼镜、防护靴、防护帽等)。

5.医疗救援

本着"先救命后治伤,先救重后救轻"的原则,有效组织,分类救治,快速转运,确保生命。

(六)现场医疗救援遵循的原则

1.迅速脱离现场

迅速将患者移离中毒现场至上风向的空气新鲜场所,安静休息,注意保暖,等待医学救援。必要时,密切观察24～72小时。在发生多人急性中毒时,医务人员根据患者病情迅速将伤员检伤分类,做出相应的标志,并根据患者病情分类处理。

2.防止毒物继续吸收

脱去被毒物污染的衣物,用清水及时反复清洗皮肤、眼睛、毛发15分钟以上,对于可能经皮肤吸收中毒或引起化学性烧伤的毒物可考虑选择适当中和剂处理。

3.对症支持治疗

保持呼吸道通畅,密切观察患者意识状态、生命体征变化,保护各脏器功能,维持电解质、酸碱平衡,对症支持治疗。

4.应用特效解毒剂

针对不同化学中毒,尽可能早期、足量给予相应特效解毒剂。

三、考核与评价

(一)考核评价方法

突发职业中毒事故报告与处置应纳入医疗机构年度考核内容,通过日常工作与模拟演练的结合,可采用"听、看、查、考、问"方式进行,分项打分,综合评估。

(二)考核评价内容

(1)处置突发职业中毒事故医学救援的应急预案及演练情况。

(2)急救设施的装备与药品贮备情况。

(3)事故报告和处置情况。

(李　娜)

第五节　医院放射事故应急处置

放射诊疗设备是疾病诊疗过程中经常使用的检查手段。放射诊疗设备使用的特殊性,决定了各医院应有效地防控放射性事故发生,强化放射性事故应急处理责任,最大限度地控制事故危害的措施。

一、目的

为应对医院发生放射事故时能迅速采取有效应急措施,确保有序地开展事故救援工作,最大限度地保护工作人员、公众及环境的安全,减少或消除事故造成的影响,维护正常的医疗工作秩序。

二、内容与方法

(一)基本知识

1.放射事故

放射事故指射线装置或其他辐射源失去控制,或因操作失误所致异常照射事件。医院放射事故通常分为以下几种。

(1)放射源或放射性同位素在治疗室内丢失。

(2)废放射源在运输过程中丢失。

(3)放射性同位素外壳损坏或洒漏导致工作场所放射性同位素污染。

(4)因机械故障卡源,导致放射源辐照完毕后没能回位,导致工作人员或公众受到意外照射。

2.放射事故应急预案

针对可能发生的放射事故,事先在组织、人员、设备、设施、行动步骤等方面制订应急处置方案,预先做出的科学而有效的计划和安排,以控制事故的发展。

3.应急演练

为检验应急预案的有效性、应急准备的完善性、应急响应能力的适应性和应急人员的协同性而进行的一种模拟应急响应的实践活动,根据所涉及的内容和范围不同,可以分为单项演练、综合演练。

(二)放射事故应急预案制订

为规范和强化应对突发放射事故的应急处置能力,最大限度地保障放射工作人员与公众的安全,维护正常放射诊疗秩序,各级医院应根据自身放射诊疗设备状况,制订相应的放射事故应急预案,定期开展应急演练,不断完善预案。做到对放射事故早发现、速报告、快处理,形成快速反应机制。

(三)放射事故报告与处置

1.放射事故分类

按人体受照剂量和部位可分为:一般事故、严重事故和重大事故。

2.放射事故报告

(1)发生或者发现放射事故的单位和个人,必须尽快向卫生行政部门、公安机关报告,最迟不得超过两小时,《放射事故报告卡》由事故单位在二十四小时内报出。造成环境放射性污染的,还应当同时报告当地环境保护部门。

(2)卫生行政部门、公安机关在接到严重事故或者重大事故报告后,应当在二十四小时内逐级上报至卫健委、公安部。

(3)发生人体受超剂量照射事故时,事故单位应当迅速安排受照人员接受医学检查或者在指定的医疗机构救治,同时对危险源采取应急安全处理措施。

(4)发生工作场所放射性同位素污染事故时,事故单位立即撤离有关工作人员,封锁现场;切断一切可能扩大污染范围的环节,迅速开展检测,严防对食物、畜禽及水源的污染。

对可能受放射性核素污染或者放射损伤的人员,立即采取暂时隔离和应急救援措施,在采取有效个人安全防护措施的情况下组织人员彻底清除污染,并根据需要实施其他医学救治及处理措施。

(5)发生放射源丢失、被盗事故时,事故单位应当保护好现场,并配合公安机关、卫生行政部门进行调查、侦破。

(6)卫生行政部门接到事故报告后,应当立即组织有关人员携带检测仪器到事故现场,核实事故情况,估算受照剂量,判定事故类型级别,提出控制措施及救治方案,迅速调查;公安机关接到事故报告后,应当立即派人负责事故现场的勘查、搜集证据、现场保护和立案调查,并采取有效措施控制事故的扩大。

3.放射事故处置

(1)放射性事故应急救援应遵循的原则:及时报告、科学施救、迅速控制、个人防护原则。

(2)应急预案启动条件:①放射源泄漏污染;②放射源丢失;③人员受超剂量照射。

(3)放射事故应急处置要点:①事故发生后,应迅速通知放射工作场所工作人员及公众撤离,并按事故报告程序逐级上报。②立即启动应急预案,控制现场,划定控制区,禁止人员进入,使事故造成的损失降低到最低限度。③开展受照人员的救治和医学观察。④通知专业检测人员现场检测,估算受照人员的受照剂量,评估事故危害,进行现场洗消。⑤如为丢源事故,应立即报告公安、环保等部门,配合追查放射源。⑥组织事故调查,查找事故原因,落实责任追究,制订整改措施和预防措施,防止事故的再发生。

三、考核与评价

(一)考核评价方法

放射事故应急处理内容应纳入医疗机构年度考核内容,通过自查与考核相结合、日常工作与模拟演练相结合、硬件投入与软件建设相结合,可采用"听、看、查、考、问"方式进行,分项打分,综合评估。

(二)考核评价内容

放射事故应急处理主要考核内容包括以下几点。

(1)放射事故应急救援预案编制、宣传、培训。

(2)放射事故应急、演练。

(3)放射事故报告。

(李　娜)

第六节　社区护理中的沟通技巧

随着社区卫生服务的不断发展壮大,越来越多的患者愿意到社区卫生服务中心(站)来就诊,基于社区卫生服务工作的特殊性,要求社区卫生服务机构的医务人员对待患者更要及时周到、细致灵活,因为医患沟通是医患关系建立后实现医患双方共同参与疾病诊治、恢复健康的重要环节,它贯穿于医疗的全过程,实施有效的医患沟通不仅有利于医疗质量提高;也有利于和谐医患关系的建立;还有利于化解或消灭医疗纠纷;更有利于推动医疗卫生事业的可持续发展。

一、沟通的基本概念

(一)沟通和有效的沟通

1.沟通

(1)沟通:是指信息传递的过程,而护患沟通就是在医疗卫生领域中,护患之间通过语言和非语言的交流方式分享信息、含义和感受的过程。

(2)沟通过程中的要素。①沟通者:在人际沟通过程中,至少有两个人参与信息交换,而且在持续的信息交换过程中,每一个人既是信息的来源(发送者),又是信息的受者(接收者)。②信息:沟通者通过语言和非语言的信息传递含义。③渠道:是信息得以传递的物理手段和媒介,是联结发送者和接收者的桥梁。④反馈:反馈是当发送者确定信息是否已经被成功地接收,并确定信息所产生的影响的过程。

2.有效的沟通

(1)有效的沟通:护患(医患)之间进行了开放式的沟通,患者被告知了他们的诊断和治疗,而且被鼓励表达出了他们的焦虑和情感。

(2)护患沟通技能的评价标准:①事件发生在什么地方(Where)? ②沟通者是谁(Who)? ③沟通者的什么特征是重要的(What features)? ④在沟通过程中实际发生了什么(What occurs)? ⑤结果是什么(What outcome)? ⑥为什么沟通被认为是有效的/无效的(Why effective/ineffective)?

(二)沟通的基本形态

1.语言沟通

在所有沟通形式中,语言沟通是最有效、最富影响力的一种。古代西方医圣希波克拉底说过:"医师有两种东西可以治病,一是药物,二是语言。"语言与药物一样可以治病,许多患者会对他信赖的大夫说:"我一看见您,病就好了一大半。""听您这么一说,我感觉好多了。"消极的医患关系不仅增加患者的痛苦体验,还降低患者对医嘱的依从性,所以全科医师接诊时应十分注意遣词用句。

使用语言、文字或符号进行的沟通称为语言沟通,语言沟通又可细分为口头沟通和书面沟通。近年来,随着电子技术的发展,电子沟通也成为一种常见的语言沟通形式。例如,通过电话、广播、电子邮件等进行的沟通。

书面沟通是以文字及符号为信息载体的沟通交流方式,一般比较正式,具有标准性和权威性,同时具有备查功能。书面语言沟通在护理工作中占有十分重要的地位,应用于社区护理工作中的各个环节,如交班报告、护理记录、体温单、健康教育手册等。社区护理记录即以文字、图表等形式记录社区居民的健康档案,家访记录,健康教育的程序,以及免疫规划的过程等,它不仅是对患者进行正确诊疗、护理的依据,同时也是重要的法律文书。

口头沟通是指采用口头语言的形式进行的沟通,包括听话、说话、交谈和演讲。它一般具有亲切、反馈快、灵活性、双向性和不可备查性等特点。社区护理工作中的收集病史、健康宣教、家庭访视等多通过口头沟通完成。电子沟通是指通过特定的电子设备所进行的信息交换,具有方便、快捷等优点。例如,社区护理工作中的电话随访等,都是通过现代化的沟通方式实现的。此外,通过电子邮件的方式为患者提供健康服务的沟通方式也在逐渐增加,这就需要社区护理人员掌握必要的电脑操作技术和网络等电子资源的应用技能。

在使用语言沟通时我们可通过选择合适的词语、语速、语调和声调,保证语言的清晰和简洁,适时使用幽默,选择合适的时间和相关的话题等方法来提高语言沟通的有效性。在护理实践活动中,护士应做到与患者交谈时使用其能理解的词汇,忌用医学术语或医院常用的省略语;使用文明和礼貌用语。例如,要求患者配合时用"请";保证语义准确,避免对患者形成不良刺激;由于护士的语言既可治病,又可致病,护士用语必须审慎,尽量选择对患者具有治疗性的语言,使患者消除顾虑、恐惧并感到温暖;同时,在传递坏消息时要使用委婉的语言。如何提高自身的说话艺术,将信息顺畅、准确地传递给患者,值得我们护理人员不断地研究和探索。

2.非语言沟通

非语言沟通作为语言沟通技巧的有益补充,不仅能独立传递情感信息,还起着加强言语表达的作用。非语言沟通具有较强的表现力和吸引力,又可跨越语言不通的障碍,故往往比语言信息更富有感染力。作为社区护士,在社区的治疗与护理中,不能只注重护士的各项操作技能和语言修养,更应该擅长与患者之间的非语言沟通技巧,注重自己的非语言性表达,以加强护患关系、增强患者安全感、信任感及提高护理沟通效果。

除了语言沟通外,在日常交流中,人们所采用的沟通方式有 60%～70% 是非语言沟通方式。非语言沟通是一种使用非语言行为作为载体,即通过人的身体语言、空间距离、副语言和环境等来进行人与人之间的信息交流。即:凡是不使用词语的信息交流均称为非语言沟通。在社区护理工作中,非语言沟通显得更为重要。许多对治疗、护理有重大价值的信息都是通过护士对患者非语言行为反应的观察和理解获得的,同时患者也依靠对护士非语言沟通的观察和理解,获得了大量的信息和感受。并且,在某些情况下,非语言交流是获得信息的唯一方法。例如,护理使用呼吸机的患者或婴儿时,除了仪器的检测和实验室的检查外,护理人员还需要从患者的表情、动作、姿势等来判断出患者是否存在某些病情变化或有生理需要。

(1)身体语言:常见的身体语言表现形式有仪表和身体的外观、身体的姿势和步态、面部表情、目光的接触和触摸。在医院环境中,护士可以通过患者的各种身体语言得到有关其身体健康状况、情绪状态、文化素养、个性特征、自我概念、宗教信仰等线索,从而洞察他们的内心感受,获得其丰富而真实的信息。例如,在社区卫生服务站,护士看到患者来就诊时双手抱膝、表情痛苦,甚至面色苍白时,就会知道患者可能存在严重的疼痛。在身体语言中面部表情是表达最丰富也最难解释的一种非语言行为,人类的面部表情复杂多样同时具有文化差异,善于观察并正确理解患者的面部表情是护理人员了解患者真实情况的基础。如果来社区卫生服务中心的患者双眼含泪,眉头紧皱,护士就会知道患者存在着某些不良的情绪,就需要及时地关注和倾听患者的需求。同时,护理人员可根据患者的性别、年龄、文化及社会背景,审慎地、有选择性地使用某些非语言沟通。例如,目光的接触,表情的传递及触摸等,从而向患者传递关心、理解、安慰、支持和愿意提供帮助等情感。

(2)空间距离:即沟通双方所处位置的远近,空间距离直接影响着沟通双方的沟通意愿和沟通的感受,从而影响沟通的效果。美国人类学家爱德华·霍尔把人际交往中的距离分为以下4类,可以为社区护士的沟通距离提供一些建议。①个人距离:双方距离为 30～90 cm,一般为 50 cm 左右,主要用于熟人和朋友之间。个人距离是护患间交谈的最理想的距离,这种距离可以提供一定程度的亲近而又不会使患者感到过分亲密。在个人距离的范围内,护士和患者沟通时的坐姿等也会影响沟通的效果。最理想的坐姿是患者和护士面对面,同时保持视线的平齐,以便于目光的接触。②社会距离:双方距离为 1.2~3.7 m。主要用于正式的社交活动、一般商务、外交会议上的交往。社区护士对一组患者进行群体的健康宣教时可选择社会距离。③公众距离:双方距离为 3.7~7.5 m。主要用于公共场所中人与人之间的距离。例如,演讲或报告时。④亲密距离:双方距离为 8~30 cm,一般为 15 cm 左右,主要应用于极亲密的人之间,如情侣、孩子和家人。如果陌生人进入这种空间,会引起反感及不舒服的感觉或紧张感。在进行社区护理时,在正常的沟通过程中,护士应避免侵犯患者的亲密空间,从而保证患者沟通距离。但进行某些治疗的过程中,如肌内注射、导尿、灌肠等,如需与患者保持比较近的距离,需要提前征得患者的同意,并且注意保护患者的隐私。

二、社区护理中常用的沟通技巧

(一)护患信任关系的建立

在护理工作中,可以说良好的沟通,不仅仅建立在护士说话的艺术上,更是建立在护理过程与患者良好的护患关系上。如何建立良好的护患关系,应该多注重一些细节方面的服务,在与患者的交往中,细节主要表现在:爱心多一点,耐心好一点,责任心强一点,对患者热心点,护理精心点,动作轻一点,考虑周到点,态度认真点,表情丰富点,以及对患者尊重些,体贴些,理解些,礼貌些,真诚些,关心些,宽容些,大度些,原则些。而如何作一个值得信任的社区护士,需要在态度、知识、技术等各方面加强锻炼。

首先,要有一颗善良的爱心。只有心怀慈悲仁爱之心,才能真正理解和体谅患者的痛苦,才能真的在患者有困难的时候及时伸出自己援助之手,才能真正做到换位思考,站在患者的立场上想想患者最需要什么样的帮助。才能不怕脏累苦。例如,每次为居家的患者灌肠或拔出尿管后,都守着患者看着他们排出大小便后才心里踏实,从来没有感觉到那些粪便恶心,反而因为帮助患者解除了痛苦,心中欣喜不已。其次,不断提升自己的专业水平。护士是独立思考的行医者,不是医嘱的盲从者。一直以来,越来越多的护士只是应付医嘱,盲从于医嘱工作,没有了独立的思考。在工作时只是为了完成这项任务,而忘记了自己面对的是一个活生生的患者,他们的病情随时在变化着,既往的医嘱也有不适合的时候。忘记了医师也是普通人,他们给予的诊断和治疗方案也有错误和疏忽的时候,完全执行医嘱也有错误的时候,所以好护士也是独立思考的行医者,在工作中发现问题、思考问题、查阅资料、提出自己的建议、指出医师的错误,千万不要认为医嘱都是完全正确的,不要做医嘱的盲从者,只有那样才能保护患者的安全,也保护了自己的安全。能做到这些的前提是护士必须有足够丰富的专业知识和经验,才能发现问题,提出建议,让医师信任、佩服并听从。不然自己什么都不懂,谁又能相信你,谁又敢相信你呢?要终身谨记"慎独"精神。护理工作是严谨的,一丝不苟的。护士的一点马虎或者疏忽都可能酿成大错,查对制度是老生常谈,但是很多时候往往被忽视,其结果就是出现差错,轻者自己吓一跳,重者增加患者的痛苦,导致医疗纠纷。所以不论在哪个班次,哪个时间段,都要严格要求自己,做好每一项工作,这不是给别人看的,不是给领导做的,是做给我们自己的,是为我们社区的患者和家属做的。这样做得久了,社区居民自然会相信社区护士,与自己信任的社区护士进行沟通的时候,自然会更加心平气和,坦诚相待。

（二）倾听的基本技巧

"其实,我没有帮助患者做任何事情,我所做的事情只是听。"如果护士这样说或者这样想的话,说明护士可能还没有认识到有效倾听的复杂性和它能起到的巨大作用。"只是听"好像很简单,不需要努力,不需要专门的技巧。其实不然。"听"所起的作用是很大的,因为它能鼓励患者说出他们的经历和感受,它证实患者是有思想有感情的人,有些事情要说出来。它促进了护士与患者之间的互相理解。它给护士提供了信息,从而决定护士应该为患者做些什么。所以,倾听并不像它表面上那样简单。当护士在倾听的时候,其实许多事情正在发生。例如,护士在仔细地注意着她们听到了什么,观察到了什么。她们主要是想清楚地了解患者真正在表达什么含义,并且试图确定患者所说的话是什么意思。有效地倾听需要能够接纳患者,把注意力集中到患者身上以及具有敏锐的观察力。因此,所有这些不能说护士在倾听的时候"没有做任何事情"。

1.倾听的过程

倾听是一个复杂的过程,包含接收、感知和解释所听到的话。这个过程始于接收信息,而且是通过视觉、声音、嗅觉、气味、触觉和运动觉这些感觉器官来综合接收信息的。倾听过程的第一步主要是通过眼睛和耳朵来接收信息。接收信息的能力依赖于护士是否做好了准备倾听患者的心理准备,即:护士是不是把注意力集中到了患者身上,而且要对这个患者和他所说的话感兴趣。接着,护士必须主动地去接收信息,而且接收到的信息必须被认为是重要的。一般的,在信息一经接收的非常短暂的时间内,护士就会对信息作出一种解释。有效地倾听不仅包括接收信息和感知信息,而且要正确解释它的含义。当护士正确解释了患者所表达的含义时,表明倾听是有效的。

2.做好倾听的准备

有效地倾听需要一些心理上的准备以达到一种准备听的状态。护士做好听的准备是主动和全部地接受患者所表达的经历和感受的基础。信息被接收之前,必须认识到做好接收信息的状态是重要的。首先,护士必须有想要倾听患者的意向,然后,护士还需要把这种意向传递给患者。护士们经常看起来"很忙",因此,没有时间准备倾听患者。护士匆忙的脚步和干不完的"活"占据了护士白天的大部分时间,护士实际上没有时间停下来倾听患者。以任务为中心的工作反映了一种价值观,即:完成工作任务比患者更重要。患者被遗忘了,而且患者有一种感觉是护士的时间太宝贵了,不能打扰护士。

3.倾听的 5 个层次

最低是"听而不闻":如同耳边风,完全没听进去。

其次是"敷衍了事":嗯……喔……好好……哎……略有反应,其实是心不在焉。

第三是"选择的听":只听合自己的意思或口味的,与自己意思相左的一概自动消音过滤掉。

第四是"专注的听":某些沟通技巧的训练会强调"主动式""回应式"的聆听,以复述对方的话表示确实听到,即使每句话或许都进入大脑,但是否都能听出说者的本意、真意,仍是值得怀疑。

第五是"同理心的倾听":一般人聆听的目的是为了作出最贴切的反应,根本不是想了解对方。所以同理心的倾听的出发点是为了"了解"而非为了"反应",也就是透过交流去了解别人的观念、感受。

听,不仅仅需要耳朵。人际沟通仅有一成是经由文字来进行,三成取决于语调及声音,六成是人类变化丰富的肢体语言,所以同理心的倾听要做到下列"五到",不仅要"耳到",更要"口到"(声调)、"手到"(用肢体表达)、"眼到"(观察肢体)、"心到"(用心灵体会)。

(三)副语言的作用和意义

副语言即非语言声音,如音量、音调、哭、笑、停顿、咳嗽、呻吟等。副语言可以揭示沟通者的情绪、态度。如赞扬他人时,说话者音调较低,语气肯定,则表示由衷的赞赏;而当音调升高,语气抑扬时,则完全变成了刻薄的讽刺或幸灾乐祸。在护理实践中,护士可以通过患者的副语言了解其健康状况,如患者咳嗽的频率、持续时间、音色可帮助护士判断患者病情的严重程度、疗效如何。有些情境下,副语言所表达的实质性内容,要多于语言信息。护士要注意鉴别和倾听。

例如在家庭访视的过程中,我们与患者的家属聊天,问及是否在照顾痴呆患者的时候觉得有负担,是否需要子女的帮助,他们马上回答说:"不需要不需要……",然后皱眉,叹息,非常无助地补充了一句:"他们工作都那么忙,我再苦再累也不能给他们添乱了。"从被访者的表情、语调中,我们可以察觉到比"不需要"更多的信息,这就是副语言所能传达出来的,更为丰富更为饱满,甚至更为准确的沟通信息。在社区工作中,社区护士与患者、家属甚至所管辖社区的居民关系更为密切和轻松,所以,在交流过程中更容易捕捉到副语言的作用,往往一次皱眉,一声叹息,一次流泪,比语言表达的东西更加有用。

(四)观察在沟通中的作用

环境是影响沟通效果的一个因素,从环境的设置中,我们可以得到沟通所依存的一个背景,从而为沟通的氛围提供一些线索和信息。沟通环境是指沟通场所的物理环境和社会环境,包括周围物体的颜色,是否具有隐私性,是否是双方熟悉的场所,周围的声音、光线、温度、家具的安排和结构设计等。沟通者通过周围环境可以发送许多信息。如护患沟通时,护士选择安静、光线和温度适宜的单独房间,可以向患者传递护理人员对其尊重并会保护其隐私这一信息。

同时,在家庭访视的过程中,我们在每一次家访的时候,敲门之后,得到允许进入家中,应该首先学会的是察言观色。例如,我们到达的时候,患者穿着午睡的睡衣,睡眼惺忪地过来开门时,无论我们是否是按时到达,都应该意识到,我们打扰了患者的休息,在表示歉意后,再缓和地进入家访的正常程序,会让患者更容易接受,也更容易引导患者的思路,从梦境到现实中来。再例如,如果我们到达的时候,患者和家属都已经把水果、茶水都准备好(尽管家访不建议我们接受患者的招待),甚至已经在楼下等候,那么我们就可以先表达谢意,然后开启主题。

三、社区护理中沟通困难场景的应对

在社区护理工作中,经常会遇到沟通困难的案例,这样的情况,会影响社区护士的日常工作速度、效率甚至心情。

(一)知识缺乏型沟通技巧

人际沟通的发生是不以人的意志为转移的。通常我们认为,只要我们不说话,不将自己的心思告诉别人,那么就没有沟通的发生,别人就不了解自己。实际上,这是一个错误的观念。在人的感觉能力可及的范围内,人与人之间会自然地产生相互作用,发生沟通。无论你情不情愿,你都无法阻止沟通的发生。如果,在社区护理工作中,护士为了避免与居民发生冲突,干脆不与其进行交谈。事实上这一行为举止传递给服务对象的信息是护士的冷漠与对他人的不关心,反而导致服务对象的不满,影响社区服务工作的开展。在这一过程中,尽管没有语言交流,但是存在非语言的沟通,护士的表情、举止等同样在向服务对象传递着丰富的信息。

患者第一次接触糖耐量实验,对相关知识一点都不了解,与之交流时尤其要注意,避讳使用含糊的词语,要知道患者提问就是不明白,护士一定要详细、具体地告诉患者到底应该怎样做。

否则既会造成患者痛苦,又造成了浪费。

(二)疑神疑鬼型沟通技巧

1.倾听

倾听并不只是听对方的词句,而且要通过观察对方的表情、动作等非语言行为,真正理解服务对象要表达的内容。

2.理解

理解她那种求生的欲望,她的那种不舍,以及由此引起的烦躁。

3.交谈

引发对方交谈的兴趣,谈她感兴趣的事情,像朋友一样的交谈,让她发泄她的不满,引导,缓解她的悲哀情绪。

(三)不依不饶型沟通技巧

护士要找好自己的位置,明确自己的护士角色,哪些话该说,哪些话不该说,说到什么程度比较合适。与患者交谈时要注意患者的态度,交谈困难就要及时调整,不要因此发生矛盾,不是所有的好心、好话都能有好的效果,交谈的对象、氛围、时间、地点非常重要。

在沟通过程中,沟通者必须保持内容与关系的统一,才能实现有效的沟通。如护士向护士长汇报时使用"你听明白了吗"这样的问话,显然不合适。因为这种问话通常用于上级对下级。在汇报工作时护士应说"不知我汇报清楚了没有?"来表明双方的关系是下级对上级,达到沟通内容与关系的统一。护士与服务对象是平等关系,沟通过程中,应体现平等的关系,不能居高临下,使用"你必须……""你应该听我的"等命令式语言。对老人要像对父母长辈,对平辈要像对朋友。要尊重每一个人的习惯、隐私。从表面上看,沟通不过是简单的信息交流,不过是对别人谈话或做动作,或是理解别人说的话。事实上,任何一个沟通行为,都是在整个个性背景下作出的。我们每说一句话,每做一个动作,投入的都是整个身心,是整个人格的反映。护士的言谈举止、表情姿势等不仅仅是信息的传递,而且展现了护士对服务对象的态度、责任心等,是护士整个精神面貌的反映。因此,护士在社区护理工作中应注意自己的一言一行。

(门玉芳)

第七节 社区口腔预防保健与护理

一、概述

口腔预防保健是口腔科学一个重要的分支学科,发展迅速。20世纪以来,随着口腔医学的发展,口腔预防保健无论在预防措施与方法的应用研究方面,还是在健康促进与人群口腔保健服务方面,都有了长足进步。口腔预防保健的发展提高了社会人群及口腔专业人员对口腔医学保健预防工作重要性的认识,增加了社会人群的口腔卫生知识,转变了观念、态度,为全社会口腔健康水平的提高奠定了基础,对口腔医学进步起到了推动作用。

(一)口腔预防保健的目标和内容

1.预防保健的目标

口腔健康是生活质量的决定因素之一,实现人人口腔健康是全社会的共同理想和目标。要实现这一目标就要预防口腔疾病的发生,控制疾病的发展,恢复机体的功能,保护和促进健康。正如世界卫生组织(WHO)提出的:"使所有的人都尽可能地达到最高的健康水平。"

2.预防保健研究的对象

口腔预防保健以研究群体预防措施为主要对象,以研究个人预防保健方法为基本要素,以预防为主要策略思想,研究掌握预防口腔疾病的发生与发展的规律,促进整个社会口腔健康水平的提高。

3.预防保健研究的内容

以口腔健康为中心,研究口腔疾病病因和危险人群的判断。口腔疾病为多因素疾病,对口腔疾病的多种危险因素的研究,使人们在预防口腔疾病时能够确立侧重点和目标;对高危人群的判断,能够集中社会的口腔卫生服务,控制口腔疾病的流行;加强口腔卫生保健用品的研究,特别是含氟牙膏和保健牙刷的研究,可以为社会大众提供有效、经济的口腔卫生保健用品;开展多种形式的口腔健康教育来改变人们对口腔保健的认识、态度和行为,可以增进社区人群对口腔卫生服务的需求;采用世界卫生组织推荐的方法监测口腔健康状态;采用多中心随机对照试验,应用循证途径,来评价各种口腔保健和防治用品的安全性和有效性,进一步深入开展口腔预防保健和循证研究,以提高专业人员的判断能力和增强预防措施的效果。

(二)工作原则

预防保健工作的原则是根据疾病的病程制订的。预防可从疾病发展的任何阶段介入,即预防贯穿于疾病发生前直至疾病发生后转归的全过程。根据各阶段的特点与内容,将预防保健工作分为三级。

1.一级预防或初级预防

一级预防是指疾病处于病理形成前期过程,以病因预防为主,针对致病因素采取预防措施。强调自我保健,健康教育,以及特殊的防护措施,即社区公共卫生措施,监测危险因素与疾病发展趋势。

2.二级预防

二级预防是疾病已经进入病理形成期,但处于疾病的早期阶段。因此,早期发现,早期诊断,早期治疗,及时采取适当的治疗措施,阻止病理过程的进展,尽可能达到完全康复。

3.三级预防

三级预防是疾病已发展到严重和晚期阶段。三级预防也就是对症治疗。以防止伤残与康复功能为主要目的,如恢复器官的功能缺陷,尽可能恢复一定的生产能力和生活自理能力。

二、龋病和牙周病的预防

龋病、牙周病是人类最常见的口腔疾病。而保持口腔清洁健康是预防其发生发展的主要途径,重点是控制牙菌斑,消除局部刺激因素,提高宿主抵抗力,以达到增强口腔健康的目的。

(一)控制牙菌斑

牙菌斑是一种细菌性生物膜,为基质包裹的相互黏附或黏附于牙面、牙间或修复体表面的软而未矿化的细菌性群体,不易被水冲去或漱掉。牙菌斑生物膜是整体生存的微生物生态群体,细菌依靠生物膜紧密黏附在一起生长,是导致牙周病和龋齿发生的必要因素。因此要控制菌斑数量和致龋菌的毒性作用。牙菌斑的控制应包括菌斑数量的控制和致龋菌的毒性作用的控制。具体方法如下。

1.机械法清除菌斑

机械法清除菌斑的方法包括用牙刷、牙线、牙间刷及牙间清洁器等清除口腔内牙菌斑,是目前认为清除牙菌斑、控制菌斑数量最为有效、最易被广泛接受的自我保健方法。

2.生物学方法

(1)抗菌剂:主要是对致龋菌的抑制,从而达到控制菌斑的作用。优点是使用较广泛,效果肯定;缺点是长期应用存在耐药性及毒副作用,并对口腔微生物无选择地抑制,可抑制有害菌,也可抑制有益菌。而天然植物抗菌剂毒副作用少,已广泛开展应用,如将五倍子、甘草、厚朴、大黄、黄芩、金银花、血根草及茶叶等的提取物添加到牙膏或漱口剂中使用,起到减少菌斑滞留、清新口腔的作用。

(2)抗附着剂:抗附着剂有抑制吸附及解吸附作用。如抑制菌斑黏多糖形成,阻止细菌对牙面附着,使已附着的菌斑(黏多糖)解脱。下列各类抗附着剂已在防龋中应用。

酶类:酶类抗附着物质有非特异性蛋白水解酶,主要破坏细菌表面蛋白、阻止致龋菌在牙体表面的附着。特异性葡聚糖酶可溶解致龋菌产生的葡聚糖,影响菌斑的形成。目前可从青霉菌、黑毛菌等分离出水溶性葡聚糖酶,可起到减少菌斑堆积的作用,可放在牙膏中使用。

甲壳素类:甲壳素属氨基多糖类物质,从虾蟹壳里提取甲壳素,经脱乙酰基后成为乙酰甲壳胺。可溶,可被人体吸收,有多种衍生物,无毒副作用,是人类食品添加剂,它是提高人体免疫功能的天然物质。在防龋研究上,主要作用是凝集致龋菌,减少菌斑形成,解脱已黏附的菌斑;同时可减少乳酸量;防止口腔 pH 下降。目前已添加到漱口剂、牙膏、口香糖内使用。

天然植物药类:天然植物中五倍子、甘草、红花可与获得性膜中的黏蛋白和富脯蛋白结合,阻止细菌黏附。茶多酚除了有较好的抑菌作用外,主要作用是抑制葡糖基转移酶活性,减少葡聚糖的合成。这些天然品已被添加到牙膏、漱口剂、口含片中,作为防龋的制剂应用。

3.化学方法

氯已定为双胍类,是广谱杀菌剂。对革兰阳性、阴性菌均有较强的抑菌作用,对变形链球菌、放线菌的作用尤为显著。它可以和获得性膜蛋白的酸根结合,滞留在牙体表面,抑制细菌的聚积和阻止附着,它还具有药物缓慢释放的特点。目前防龋制品有牙膏、漱口剂、防龋涂料及缓释装置等。由于它是强抗菌剂,可使舌背及牙面着色,对口腔黏膜有轻度刺激,使用范围受到限制;但在口腔局部的应用是安全的,也可用于放疗患者。

三氯生又名三氯羟苯醚,是一种脂溶性非离子杀菌剂,低浓度可起到抑菌效果,不引起着色现象。目前以防腐剂成分放入牙膏内,浓度不能超过 3%,可以达到抑制菌斑作用。

4.免疫方法

免疫防龋包括致龋菌特异性抗原和特异性抗体两部分。

(1)特异性抗原:特异性抗原的研究就是研制防龋疫苗,是以主动免疫的方式抑制致龋菌的抗原作用,在实验中已经取得了较好的效果。但疫苗的研究还处于完善阶段,有待于进一步进行临床有效性、安全性、稳定性试验,经验证后才能被广泛应用。

(2)特异性抗体:特异性抗体的使用是用被动免疫的方法,直接在口腔内对致龋菌抗原进行免疫,以达到防龋的目的。

(二)限制含蔗糖的食物

流行病学和动物实验证明,蔗糖可被细菌利用,有助于菌斑形成和产生有机酸。不同类型的含糖食品致龋作用程度不同,固体食品(如糖块)比液体食品(如饮料)更容易致龋,因固体含糖食品在口腔长时间停留,可破坏口腔菌群平衡,激活致龋变形链球菌过度生长,在胞外产生细胞外多糖促进菌斑形成。蔗糖饮食的摄入频率与龋病的发生也是密切相关的。目前,糖代用品还不能完全代替蔗糖。因此,要进行关于控制蔗糖摄入频率及吃糖后要及时清洁口腔、减少糖在口腔内滞留时间的卫生知识的教育,并且对儿童和青少年进行"建立合理饮食习惯,少吃零食,在两餐之间少吃或不吃糖果、糕点,特别是睡前应禁吃糖食"的教育尤为重要。

(三)氟化物防龋

氟是人体必需的微量元素之一。氟与钙、磷的代谢关系密切,少量氟化物的参与能加速骨骼和牙齿硬组织矿化成分中磷灰石的形成,增加其硬度、强度和稳定性。氟的缺乏可以引起钙、磷代谢的障碍。氟的防龋作用已普遍得到公认,大量科学数据表明,适量氟能维护牙齿的健康,缺乏氟则增加牙齿对龋病的易感性。

氟化物防龋机理:氟化物能有效地预防龋的发生,是因为它有如下作用。①当牙菌斑与唾液中存在氟化物时,它能促使早期釉质病损再矿化,在龋洞形成之前就开始了修复过程。②氟化物可干扰糖原酵解,通过这一过程阻止致龋菌代谢糖所产生的酸。③较高浓度的氟化物有杀灭致龋菌和其他细菌的作用。④在牙齿发育期间,摄入氟化物使釉质更能对抗牙萌出后的酸侵蚀。这一作用的多重性增加了氟防龋的价值。

因此,氟化物防龋是有效可行的,应尽可能使口腔内保持持续性低浓度的氟化物。可以通过氟化饮水、牛奶、食盐、漱口液、牙膏等方式获得氟化物,还可通过专业使用氟化物获得,或者使用含氟牙膏并配合使用上述任何一种来源的氟化物。WHO的政策之一是支持在发展中国家推广使用含氟牙膏。目前氟化物防龋的应用方法分全身和局部两种途径。

1.氟化物的全身应用

氟化物的全身应用是通过消化道将氟化物摄入,通过胃肠道吸收进入血液循环系统,然后转输至牙体及唾液等组织,达到预防龋病的目的。

(1)自来水氟化:将自来水的氟浓度调整到最适宜的浓度,以达到既能防止龋病的发生,又不引起氟牙症的流行。为了达到防龋目的,在低氟区把社区供水的氟浓度调整到适宜浓度即为自来水氟化。在实施过程中,水厂要有严格的管理和检测系统,确保饮水氟浓度达到并保持在预定的标准范围内,投加的氟化物有氟硅酸(H_2SiF_6)、氟硅酸钠(Na_2SiF_6)和氟化钠(NaF)等。H_2SiF_6和NaF用液体投加法;Na_2SiF_6用固体投加法。随供水量的大小调节投加量,定期进行监测和记录。

自来水加氟应遵循的基本原则是:①饮水的适宜氟浓度一般应保持在0.7~1 mg/L。②低氟区饮水氟含量在0.5 mg/L以下,在考虑加氟前,应首先调查该地区氟牙症的流行情况。如果氟牙症指数在0.6以上,则无加氟的必要。③饮水氟含量在0.5 mg/L以下,氟牙症指数低于0.6时,可结合龋病的发病情况决定。应以15岁儿童的龋均为标准,如果超过1 DMFT,可酌情适当增加饮水氟含量,如DMFT很低,可考虑其他预防措施。④饮水氟含量超过1.5 mg/L则应采取措施消除过量的氟,但饮水氟含量在1.5 mg/L以下,而氟牙症指数超过1时,应找出原因,采取措施,减少氟的摄入量。⑤饮水氟含量应按季节、气温的变化进行调整。⑥自来水加氟需要严格的管理和检测系统,保证安全有效。

学校饮水氟化适用于不能实施公共自来水氟化的低氟地区,如没有自来水的乡村。由于学生只有部分时间在学校饮水(20％～25％),而且年龄已在 6 岁以上,恒前牙牙冠已矿化,不会产生氟牙症的问题。所以在小学内的饮水氟浓度可以为社区自来水氟浓度的 4.5 倍。但同样需安装一套供水设备,并且要有严格的管理和监督措施。饮用氟化水时间越早越好,饮用氟化水时间越长效果越好。

(2)食盐氟化:食盐氟化是以食盐为载体,加入氟化物,达到适量供氟以预防龋病的目的。食盐氟化适用于没有开展饮水氟化或没有自来水的低氟区。不同国家或地区由于饮食习惯不同,人群对盐的摄入量也不尽相同。WHO 推荐每人每天 6 g 摄入量。我国平均为 13.2 g。而在高氟区或适氟地区应用氟化食盐不当可能会造成危害。

(3)牛奶氟化:牛奶氟化是 WHO 近年来推荐的一种可供选择的全身用氟措施,它与饮水氟化和食盐氟化一样,安全、有效和经济。牛奶是一种氟化物的良好载体,又属于非致龋食品。用于牛奶氟化的氟化物有氟化钠、氟化钙、单氟磷酸钠和氟钙酸钠。牛奶中的氟化物约 72％可被机体吸收。

(4)口服氟片:氟片是由氟化钠或酸性氟磷酸盐加香料、赋形剂、甜味剂制成的片剂,目前推荐的有 0.25 mg 和 0.5 mg 两种不同的含氟量。口服氟片是价廉、简单易行、行之有效的方法,适用于未能实施其他全身性用氟防龋的低氟区。由口腔科医师开处方后方可使用,每次处方含氟总剂量不得超过 120 mg,应用剂量与当地饮水氟浓度和儿童年龄有关。在患龋率低的地区,给可能患龋的儿童应用剂量为每天 0.5 mg 氟。口服氟片时,应先将片剂嚼碎或含化并涂满整个口腔,使它兼有局部作用,以增加效果,一般不宜吞服。服后半小时内不漱口、不进食。

类似氟片的还有氟滴剂,适于 2 岁以下婴幼儿,每天睡前将含氟溶液滴于颊黏膜或舌部,不漱口、不饮水。可获得全身和局部双重作用。应用原则和每天补充的氟化物量与氟片相同,使用氟滴剂可使龋病发病率降低 40％。

2.氟化物防龋的局部应用

局部用氟是用不同的方法把氟化物带到牙齿表面,增强牙面的矿化程度和促进再矿化,提高牙齿的抗龋力,通过局部作用达到预防龋齿目的。既适用于未实施全身用氟的低氟与适氟区,也可与全身用氟联合使用,以增强其防龋效果。

(1)含氟牙膏:牙膏是自我保健维护口腔健康的必需用品,使用含氟牙膏是应用最广泛的局部用氟防龋的方法。WHO 的政策之一是支持在发展中国家推广使用含氟牙膏。含氟牙膏的氟化物有氟化钠、酸性磷酸氟、氟化亚锡、单氟磷酸钠和氟化铵等。使用含氟牙膏刷牙每天不超过 3 次,成人每次用量不超过 0.5 g 或 5 mm 长(豌豆大小)。刷牙时不要吞咽,刷牙后清水漱口要尽量吐干净。牙膏的吞咽量随年龄而异。青少年和成人不存在误吞问题;而学龄前儿童吞咽功能发育尚不完善,刷牙时可误吞牙膏用量的 20％～50％,这时期正是恒牙牙冠矿化阶段,容易发生因吞咽过量氟致慢性氟中毒(氟牙症),因此在低氟和适氟区已经采用了全身用氟的学龄前儿童用含氟牙膏刷牙时应有家长或监护人的帮助、指导和监督。

(2)氟水漱口:使用含氟漱口液漱口是简便易行、经济有效的局部用氟措施。研究表明,每天或每周使用氟化钠溶液漱口,患龋率可降低 20％～40％。适用于低氟区及适氟区、中等或高发龋地区。对龋活跃性较高或易患患者,牙矫正期间戴固定器的患者,以及不能实行口腔自我健康护理的残疾患者,或可摘义齿造成菌斑堆积的患者以及牙龈萎缩、易患根面龋的老年人等,均可推荐使用。氟水漱口一般使用中性或酸性氟化钠配方,0.2％氟化钠液每周使用 1 次,0.05％氟化钠溶液每天使用 1 次。口腔医师必须知道氟水漱口的使用剂量和正确含漱方法,根据推荐方法正确开出处方,5~6 岁儿童每次用 5 mL,6 岁以上每次用 10 mL。含漱 1 分钟后吐出,半小时不进食或漱口。5 岁以下儿童吞咽功能尚未健全,不应推荐使用。

(3)局部涂氟:涂氟是氟化物局部应用最早期的方法。常用氟化物有如下几种。①2%NaF溶液:方法是洁治后用磨光剂清洁牙面,牙邻面可用牙线清洁,漱口、隔湿、吹干,用含氟溶液的小棉球从窝沟到邻面湿润压到牙面上,保持 3~4 分钟,30 分钟内禁食水。每周涂布 1 次,连续 4 次为 1 个疗程。学龄儿童每 2 年 1 个疗程,直至恒牙全部萌出。②8%~10%SnF_2 溶液:SnF_2 在水溶液中极不稳定,使用时要新鲜配制。其操作方法同 NaF 溶液,不同的是湿润牙面 4 分钟,每年涂布 1 次。③1.23%酸性磷酸氟(APF)溶液:操作方法与 NaF 溶液相似,要掌握涂布氟液的用量。氟化物溶液的急性中毒剂量因对象的年龄大小而异,APF 的成人中毒剂量约 12.5 mL(250 mg NaF),1~12 岁儿童则为成人剂量的 1/3~1/2。因此涂布时对用量要特别注意,成人全口涂布用药量必须在 2 mL 以内,通常 1 mL 为宜。

(4)凝胶和含氟涂料。①含氟凝胶:优点是操作简便,氟与牙表面作用时间长,通过口腔托盘放置适量凝胶一次可用于处理全口牙,使氟更好地与牙邻面接触。通常使用 APF,而氟化钠(2%)和氟化亚锡也有使用。APF 是由 NaF(1.23%)加入 0.1 mol/L 的磷酸配制而成,pH 为3.0。使用 APF 凝胶操作方法为先清洁牙面,隔湿、吹干,用托盘装入氟凝胶放入上下牙列,轻咬后固定 4 分钟,然后取出托盘,拭去黏附在牙面上和牙间隙内的凝胶,半小时内不漱口不进食。第一年用含氟凝胶是每季度使用 1 次,以后每半年使用 1 次。②含氟涂料:可克服局部涂氟化物时在釉质表面停留时间短暂的缺点,特点是长期与牙面紧密黏合。氟涂料临床功效与氟水漱口很相似,其相对成本较高。因此,在患龋率低的地区,氟涂料不作为防龋的首选项目。③含氟泡沫:是近年来出现的一种新的氟泡沫产品。其含氟浓度与氟凝胶一样,pH 为3~4,应用方法与氟凝胶相似,含氟泡沫含氟量较多。因此,推荐由口腔专业人员指导使用。

(5)其他局部用氟方法。①含氟充填材料:是由玻璃离子黏固粉、聚羧酸盐黏固粉、银汞合金和洞衬剂等加入适量氟化物制成。如非创伤性充填(ART)材料等。待充填材料凝固后,材料中的氟离子缓慢释放出来,起到促进再矿化和预防继发龋的作用。②缓释氟材料:包括氟化物缓释片和氟化物控释药囊等,目前尚处于实验研究阶段。缓释片是由甲基纤维素形成氟化物的包衣制成,可嵌于修复体上使用,有报告氟化物缓释片可持续释放氟 24 小时。

(四)窝沟封闭防龋

窝沟封闭又称点隙裂沟封闭是指不去除牙体组织,在牙𬌗面、颊面或舌面的点隙裂沟涂布一层黏接性树脂,保护牙釉质不受细菌及代谢产物侵蚀,是目前预防龋病发生的一种有效的防龋方法。

1.窝沟封闭剂的组成

窝沟封闭使用的高分子材料,称窝沟封闭剂,也称防龋涂料。窝沟封闭剂通常由合成有机高分子树脂、稀释剂、引发剂和一些辅助剂(溶剂、填料、氟化物、涂料等)组成。

2.封闭剂固化方式

按固化方式分为光固化与自凝固化两种。光固化封闭剂目前常用的光源为 430~490 nm的可见光。可见光固化封闭剂的优点是:光固化合成树脂有较大抗压强度和光滑的表面,与紫外线固化相比其固化深度更大,术者可在他认为适当的时间使封闭剂固化,而且花费时间较少(10~20秒)。另外,使用时不需调拌,克服了自凝固化时易产生气泡的现象及固化过快或过慢的缺点,操作简便,易于掌握。在使用可见光固化机时,其波长、光密度与固化深度和硬度均有关,应注意其性能。不足之处是由于高亮度的可见光对眼视网膜有害,应注意保护眼。自凝固化的方法不需要特殊设备,花费较少;但由于涂布前调拌混合树脂基质与催化剂,材料经聚合反应在1~2分钟内即固化,因此调拌后术者要及时涂布,在规定时间内完成操作过程,否则会影响封闭的质量。

3.窝沟封闭的适应证与非适应证

决定是否采用窝沟封闭防龋涉及很多因素,其中最重要的是窝沟的外形和评价。

(1)适应证:①窝沟深,特别是可以插入或卡住探针(包括可疑龋)。②患者其他牙,特别对侧同名牙患龋或有患龋倾向。

牙萌出后达颌平面即适宜做窝沟封闭,一般萌出后4年之内,乳磨牙在3~4岁,第一恒磨牙在6~7岁,第二恒磨牙在11~13岁为最适宜封闭的年龄。釉质发育不全,窝沟点隙初期龋损,颌面有充填物但存在未做封闭的窝沟。可根据具体情况决定是否封闭。

(2)非适应证:①颌面无深的沟裂点隙,自洁作用好。②患较多邻面龋损者。③牙萌出4年以上未患龋。④患者不合作,不能配合正常操作。⑤已做充填的牙。

4.窝沟封闭方法

可分为清洁牙面、酸蚀、冲洗和干燥、涂布封闭剂、固化、检查六个步骤。封闭是否成功,完全依赖于每一个步骤的认真操作,这是封闭剂完整保留的关键。尽管操作方法不算复杂,但注意每一个步骤及细节是非常重要的。

(五)控制其他局部因素

去除与牙周病关系密切的不良因素,是预防牙周病不可缺少的有效措施。常用的方法有以下几种。

1.调𬌗

一般适用于因𬌗干扰或早接触引起的咬合创伤。调𬌗时应在控制了牙龈炎和牙周炎后进行。调𬌗是通过磨改牙外形、牙体和牙列修复,消除早接触,消除𬌗干扰,从而促进牙周组织的修复和症状及功能的改善。

2.改善食物嵌塞

用选磨法矫治部分垂直性食物嵌塞。水平性食物嵌塞可应用食物嵌塞矫治器或用牙线、牙签剔除嵌塞的食物。对牙面重度磨损或不均匀磨损,可用选磨法重建食物溢出沟,恢复牙齿的生理外形,调整边缘嵴,恢复外展隙,以防止食物嵌塞。

3.去除不良修复体

牙邻面的充填体悬突粗糙不平,易沉积菌斑及刺激牙龈,因此要用金刚石针磨除充填悬突并用细砂纸条磨光邻面。在制作修复体时应注意,固定修复体的边缘应放在适当位置,修复体的邻接面及颌面应具有良好的外形接触区和接触点,避免食物嵌塞;桥体、卡环、基托的设计制作要尽可能减少菌斑和食物残渣的堆积,便于自洁。

4.预防和矫治错𬌗畸形

错𬌗畸形可造成菌斑滞留,咬合力不平衡,导致牙周组织损伤的发生和发展。因此对错𬌗畸形进行预防和矫治是治疗和预防牙周病的必要手段。

5.去除不良习惯

去除引起磨牙症的致病因素,制作颌垫矫治顽固性磨牙症,定期复查。加强口腔卫生保健措施、改善吸烟者的口腔卫生状况,减少和消除吸烟对牙周组织造成的危害,维护牙周组织健康。

(六)提高宿主抵抗力

牙周病的预防不但要消除和控制局部刺激因素,还要提高机体的抵抗力,降低牙周组织对疾病的易感性。

治疗和控制与牙周病发生有关的全身性疾病,如糖尿病、内分泌紊乱、营养代谢性疾病、血液病及遗传性疾病。加强对高危人群的监测。青春期和妊娠期是牙龈炎发生的高危期,除调整内分泌平衡外,特别要注意对高危人群进行专业性口腔卫生护理,定期口腔检查,行常规牙周冲洗和洁治。同时加强个人的口腔卫生护理,避免细菌及其毒性物质对牙龈组织的侵袭。

合理的营养可促进牙周结缔组织的代谢和生理性修复。因此要经常补充富含蛋白质、维生素 A、维生素 D、维生素 C 及钙和磷的营养物质,以增强牙周组织对致病因子的抵抗力和免疫力。牙周病的预防必须采取自我口腔保健与专业性防治相结合的综合性措施,才能消除引起牙周病的始动因子——菌斑微生物及其毒性产物,控制其他局部因素对牙周组织的影响,提高宿主的抗病能力,降低牙周组织对疾病的易感性。

牙周病是一种慢性感染性疾病,为了保证治疗后牙周组织迅速恢复健康,防止复发,治疗后的维护和牙周病的预防同样重要。最好的牙周维护治疗是每 3 个月 1 次,要求患者继续进行个人口腔卫生护理,并有目的地针对具体情况进行口腔卫生指导,彻底消除牙菌斑,定期做龈上洁治和根面平整,消除菌斑和牙石,维护健康和清洁的口腔生态环境,使愈合或正在愈合的牙周组织免受菌斑的再侵袭,防止牙周附着再丧失,使受损的牙周组织长期处于正常状态。

三、口腔健康教育和健康促进

口腔健康是全身健康不可分割且十分重要的组成部分,也是影响生活质量的决定性因素。1965 年 WHO 指出:"口腔健康是牙、牙周组织、口腔邻近部位及颌面部均无组织结构与功能性异常。"1981 年 WHO 制订的口腔健康标准是"牙齿清洁、无龋洞、无疼痛感,牙龈颜色正常、无出血现象。"对口腔健康所下的定义虽各不相同,但有三方面的内容是不可缺少的,即应具有良好的口腔卫生,健全的口腔功能以及没有口腔疾病。为了达到这一目的,必须清除一切可能致病的因素,创造有利于口腔预防保健的条件,从而加强口腔防御能力,提高口腔健康水平。

(一)概述

1.口腔健康教育

口腔健康教育目的是使人认识到并能终身保持口腔健康,是通过有计划、有组织、有系统的社会活动和教育活动,促使人们自觉地采纳有益于健康的行为和生活方式,消除和减少影响口腔健康的危险因素,预防疾病,促进口腔健康和提高生活质量。教育的手段是促使人们自愿地采取有利于口腔健康的行为,如通过有效的口腔健康教育计划或教育活动调动人们的积极性,通过行为矫正、口腔健康咨询、信息传播等,以达到建立口腔健康行为的目的。口腔健康教育不能代替预防方法,健康教育是使人们理解和接受各种预防措施所采取的教育步骤。例如,有效的口腔卫生和定期的口腔保健是预防牙周疾病所必需的。使人们懂得并相信这些道理,从而转变观念、转变态度,主动使自己的行为向健康行为靠拢。

2.口腔健康促进

口腔健康促进是指通过各种预防措施和行政干预、经济支持及组织保证等措施改善和创造一个有利于口腔健康的环境。口腔健康促进有很多措施,如调整自来水含氟浓度和含氟牙膏的应用,食盐氟化及其他氟化物的应用,控制含糖食物的用量及在零食中使用糖的代用品,推广窝沟封闭等。在学校开展有监督指导的口腔卫生措施并提供合格的口腔保健用品,在学校和公共场所由牙科专业人员给予常规检查治疗等,均属于健康促进的范围。

口腔健康促进除了各种具体的预防措施之外,还应包括保证各种措施实施所必需的条件、制度等。包括专业人员建议与协助领导将有限的资源合理分配,支持把口腔预防措施纳入计划、组织培训等促进工作。

总而言之,口腔健康教育是为了增长人们的健康知识,易于理解、接受并能实践。而口腔健康促进则是从组织上、经济上创造条件,并保证群体或个体得到适宜的预防措施。两者的结合是实施有效的口腔预防措施必不可少的,在实际工作中相互促进,相辅相成。

(二)原则和方法

1.口腔健康教育的原则

口腔健康教育既有自然科学的属性,又有社会科学的特点。应具有思想性、群众性、针对性、艺术性和实用性。

(1)口腔健康教育是健康教育的一个分支,应纳入健康教育之中。随着医学模式的转变和对健康概念认识的深化,医师不应只满足于对口腔疾病的诊治,应不失时机地开展口腔健康教育,使患者在得到高水平治疗的同时,受到良好而及时的健康教育。

(2)对不同人群,每项口腔医疗和保健服务都应包括有针对性的口腔健康教育。如学校里开展集体刷牙项目时,要配合刷牙教育。像刷牙的目的与方法,含氟牙膏与保健牙刷的使用,及如何有效清除牙菌斑的措施等。针对人群中的具体问题要有相应的口腔健康教育内容,对制订口腔保健有关规定、制度或项目的人员及执行人员也要进行健康教育,以提高认识水平,使他们能积极地参加和组织与预防措施有关的教育活动。

(3)口腔健康教育内容应具有准确性,知识性强,应能体现最新科学成果,对人群与疾病应有较强的针对性。在大型口腔健康教育活动中,要重视教育材料的准确性、知识性、科学性,防止不准确的信息误传、误导,剔除与活动主题相违背的内容。

(4)口腔健康教育因地制宜,健康教育指导要符合当地民族、文化、教育、社会情况和目标。

2.口腔健康促进的原则

口腔健康促进的原则是与担负的任务紧密相关的。

(1)口腔健康促进应以口腔疾病的一级预防为基础。一级预防是在疾病发生前所进行的预防工作,以阻止疾病的发生。这是口腔健康促进的主要任务。

(2)发挥领导部门的主导作用。在口腔健康促进中,要重视发挥行政领导和公共卫生机构领导的主导作用。如开展一些重大的口腔公共卫生措施,单靠个人和少数人的力量无法完成,需要各级卫生行政部门来制订有利于口腔预防保健事业的重大政策。

(3)重视社区口腔健康促进,从以个体为对象、以治疗疾病为中心转变为以群体为对象,以健康为中心。走预防为主的道路是口腔健康的根本所在。而口腔健康促进在口腔健康服务中的作用要求政府、社区、个人、卫生专业人员、卫生服务机构共同承担,各负其责,协调一致。

3.口腔健康教育的方法

口腔健康教育的方法很多,但口腔健康教育是属于群众性的社会工作,不仅仅是传播信息,还要考虑影响口腔健康行为的心理、社会和文化因素,传统的观念与习惯,个人或群体对口腔健康的要求、兴趣等,以确定首先进行的口腔保健内容与相应的教育方式。

（1）一对一的交流：此方法是双向的信息交流，交流要针对性强。例如，患者就医时的随诊教育，应是有问有答的交流，用简明扼要、通俗易懂的语言，选择适当的内容进行口腔健康教育，这可使患者变被动接受为主动参与，避免了客观上的强制性，从而收到良好的效果。

（2）组织小型讨论会：如专题讨论会、座谈会、专家讨论会、听取群众意见会等。参加者除专业人员、决策人员外，应广泛吸收不同阶层的人员。例如，准备推广一项口腔预防保健的新技术，需要组织讨论该项目的可行性、项目的推广价值、效益、公众接受的可能性及科学性等，此种会议要吸收不同观点的专业人员与新闻媒体参加，各种形式的小型讨论会不仅是一种教育方式，也是调查研究的方式。

（3）公共宣传：进行口腔健康知识的传播，通过报纸杂志、广播影视、网上论坛、张贴宣传广告等方式传播新的口腔保健信息，反复强化公众已有的口腔卫生知识，干预频繁吃零食、不刷牙等不健康的行为。

（4）组织社区活动：如社会团体与单位（工厂、机关、学校）、街道社区、乡镇等组织活动，使人们提高对口腔健康的认识，引起兴趣，产生强烈的口腔健康愿望，以便寻找口腔健康教育的资源，增强目标人群对实施教育计划的责任感。每种方法都有其优缺点，不能互相取代。不同的情况选择不同的方法，方可达到满意的效果。单纯机械地选择教育方法去追求教育效果是行不通的，重要的是教育者对受教育者的真诚关爱。

（三）"爱牙日"简介

随着社会的进步、人民生活水平的提高，口腔保健已成为广大人民群众的迫切要求。为不断普及牙病防治知识，实现 2000 年人人享有口腔保健的战略目标，由卫健委、全国爱国卫生运动委员会、国家教育委员会、文化和旅游部、广播电影电视部、中华全国总工会、共青团中央、中华全国妇女联合会、中国老龄问题全国委员会等九个部委联合签署，于 1989 年 2 月确定，每年 9 月 20日为全国"爱牙日"。建立"爱牙日"由朱希涛、郑麟蕃等十五位著名口腔医学专家，根据我国口腔保健所面临的严峻局面，在 1989 年初全国牙病防治指导组成立会议上提出，并得到原卫健委陈敏章部长的积极支持。

全国"爱牙日"的确立，是我国开展群众性口腔健康教育活动的一个创举，是推动我国牙病预防保健事业发展的一项重要举措；是我国有史以来第一次大规模的口腔卫生宣传活动，标志着我国口腔卫生保健已被提到重要的议事日程，也说明我国的口腔卫生事业进入了一个新的阶段。龋齿已被 WHO 列为包括心血管病和癌症在内的三大重点防治疾病之一，因此每年的 9 月 20 日被定为"爱牙日"。

"爱牙日"的宗旨是通过此项活动，广泛动员社会力量，在群众中进行牙病防治知识的普及教育，增强口腔健康观念和自我口腔保健的意识，建立口腔保健行为，从而提高全民族的口腔健康水平。

（门玉芳）

第八节 社区老年人的保健与护理

一、老化的相关理论与应用

老化的生物学理论对衰老机制的阐述有遗传学说、免疫学说、自由基学说、神经-内分泌学说、体细胞突变论、差错灾难论、应激论等,这些已在老年护理学等相应课程中学习。老化的社会学理论如撤退理论、活动理论、社会情绪选择理论等,对于老年人保健的科学研究与老年人福利政策的制定、老年人健康教育与服务提供有着重要的影响。

(一)撤退理论

1.理论产生的背景

撤退理论由堪萨斯市的成年生活研究中分析出来的学说。最早由 Cumming 和 Henry 于1961 年在《变老》一书中提出,后经其他社会学家、老年学家发展完善。撤退理论概括了老年人口参与社会生活的总趋势,成为有影响的老年社会学理论。

2.理论的主要观点

(1)老人与社会相互脱离具有代表性:随着年龄的增长,社会与个人之间的往来关系减少,这是不可避免的。撤退的主要形式有两个方面。①来自社会方面的撤退:即社会通过一定的退休制度,使老年人口退出原来从事的工作岗位,由成年人口接替,达到撤退的目的;②来自个人的撤退:即人在成年期形成的各种社会关系,在进入老年期后,因为社会工作的撤退,许多社会关系减弱,逐渐从原有的社会角色中撤退以适应老年期的社会生活。

(2)撤退过程有其生物的和心理的内在原因并且不可避免:伴随老化,老年人体力、智力衰退,记忆能力、创造性思维能力及参与社会的活动能力下降,难以适应先前的高负荷的角色功能,保持他们社会地位的动机逐渐减弱,再加上社会对老年人角色期待的影响,老年人自身接受撤退或按撤退规则来指导自己的行为规范是合情合理的,也是必然的。社会紧缩老人的编制则是因为要把老人占据的位置和承担的角色让给年轻人。

(3)撤退过程不仅使老人欢度晚年,同时也是社会的需要:伴随衰老,老年人参与社会活动减少,撤退成为一个自我循环的过程。社会也须采取一定的撤退措施,将权限由老年一代转交给成年一代。老人在原有的社会角色中撤离,晚年生活得到满足,老人与社会相互疏远的过程,保证了个人的满足感和社会制度的延续性。当个人或社会不准备撤离,可能会产生脱节现象,但在大多数情况下,社会需要首先倡导撤离。

3.理论在社区护理中的应用

老年人必定要从一定的社会角色中退出,社会也必然需要一定的撤退机制。老年人个人与社会同步撤离,有较好的协调机制,才能使个人与社会处于一种和谐状态,老年人安享晚年生活,社会代际交替和谐发展。当个人与社会撤离不同步,则会影响老年人个人的身心健康和发生社会角色的冲突,就可能使老年人患"离退休综合征"。因此,社区护士可以借鉴撤退理论做好老年期角色转换过程中的身心健康服务。

(1)引导个人角色撤退顺应社会期待:人的社会角色的转换是一个自然的过程,一定社会制度下,个人社会角色撤退是可期待的,如退休年龄、退出政坛的年龄等,是一个普遍的、明确的撤退时间。在这一时限内,社区护士在社区健康教育中可利用撤退理论,促进老年人在社会机制下提前做好撤退准备,从心理上接受撤退现实,并做好撤退后的准备,以适应社会角色变迁,避免"离退休综合征"的发生。此外,除离退休这样一个跨度较大的角色变迁以外,老年期还将面临其他角色的变换,如丧偶、患病、失能等情况,老年人还需不断从原有角色中撤退,如何选择新角色功能,撤退理论提供较好的理论指导。

(2)根据个人角色撤退现状改善社会功能:由于身体、心理及文化和专业修养的不同,个人从社会角色中撤退的愿望和社会对其的期望有个体差异,虽然退休了,有部分老年人仍然选择继续工作、参与社会活动等,有些老年人虽然离开了工作岗位,但仍然希望有一定的空间发挥他们的社会作用。因此,社区可以创造一定的社会活动条件,培育老年人组织,如老年人志愿服务组织、老年人书画协会等,社区护士可以根据老年人的身心状况,做好康复护理,协助老年人参与社会活动,满足老年人的社会心理需要。

(二)活动理论

1.理论产生的背景

撤退理论在老年社会学理论研究中具有重要意义,产生了很大的影响。十年后,迪克大学老年和人类发展研究中心对老年人进行研究,提出了与撤退理论完全相反的结论,认为老年人无论是生活的满足程度或者活动水平都没有或者很少减退。许多调查结果也表明,多数人在老年期,并不是完全从他们的社会角色中撤离,而是继续他们在中年期就已建立的社会职务与角色,从事生活与社会活动,照样倾向于维持他们原先的生活方式,尽可能保持早年养成的习惯、人格特征、生活方式等。活动理论以欧内斯特.W.伯吉斯为代表的社会学家们逐步发展起来,与撤退理论相反,该理论认为老年人若要获得使他们感到满意的老年生活,就必须维持足够的社会互动。

2.理论的主要观点

(1)大多数老年人仍然保持活动和社会参与:活动理论认为社会与个人的关系在中年期和老年期并没有截然的不同,老年期同样有着活动的愿望,个体在社会中的角色并不因年龄的增长而减少。一个人只要在生理上和心理上有足够的能力,他便可以扮演其角色、履行其义务。老年人活动水平,参与活动的次数或者与社会疏远的情况受过去生活方式和社会经济状况的影响,而不是一个不可避免的,内在的必然过程。例如,一个经常是被动、退缩的人,不会因为退休而变得更为活跃,一个经常参加许多社会活动的人,也不会因为退休后或移居他地时全部停止活动。

(2)活动是老年期生活的需要:维持或开展适当的体力、智力和社会活动,可促进老年人晚年生活幸福。老年人继续参加经济活动、社会活动、健身活动对老年人身心健康与生活满足产生正面的影响,老人的社会参与层面越高,他的精神和生活满意度也会随之增加。活动理论强调参与、活动与社会互动,认为老年人应该积极参与社会,用新的角色取代因丧偶或退休而失去的角色,通过新的参与、新的角色替代以改善老年人因社会角色中断所引发的情绪低落,将自身与社会的距离缩小到最低限度。老年人应该尽可能地保持中年人的生活方式以否定老年的存在,积极参与力所能及的一切社会活动,保持活力,赢得社会的尊重。对于一个正在变老的人,活动变得尤其重要,因为其健康和社会福利有赖于继续参加活动,并在社会互动中找到生活的意义、人生的价值,取得积极的、恰当的自我形象,获得良好的生活满足感。

(3)老年人有责任保持自身的活动程度:进入晚年,不一定变得"没有角色可扮演",老年人应当有新的角色,同其他生命周期一样,在社会活动中做出应有的贡献。老年人退休后的社会角色

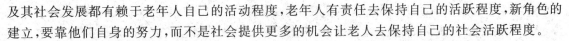

及其社会发展都有赖于老年人自己的活动程度,老年人有责任去保持自己的活跃程度,新角色的建立,要靠他们自身的努力,而不是社会提供更多的机会让老人去保持自己的社会活跃程度。

3.理论的应用

(1)协助开创其他补偿性角色来取代失落的角色:由于现实生活中往往剥夺了老年人期望扮演的社会角色的机会,使得老人所能活动的社会范围变窄,活动程度变小,从而使老人对自身存在的价值产生迷茫,因此应有补偿性的活动来维持老人在社会及心理上的适应。如老人退休,就应有职业以外的活动补充,如老人丧偶或亲友死亡,就应有其他人际交往的弥补。活动理论可以帮助我们理解、尊重社区老年人在社区生活中的各种表现,有针对性地开展健康服务,指导老年人参与社区活动,如参与老人活动中心、老年大学、老年服务中心、志愿者组织等的活动。

(2)尽可能长地维持老年人的活动能力:活动是保证老年期生活质量的基础,社区护理中应从心理上充分调动老年人的主观能动性,从身体功能上,做好保健和康复服务,尽可能长地维持老年人的肢体功能,并提供必要的辅具和设施,帮助老年人参与社区活动,维持老年人健康。另外,对于"活动"的理解,并不仅仅指躯体的行为活动,也包括心理活动和心灵的领悟,对于完全失能的老人,也应该从心理的角度,促进老年人保持积极的态度,以获得良好的生活满足感。

(三)社会情绪选择理论

1.理论产生的背景

由于年龄的增长,老年人在生理和一些心理功能方面呈现下降趋势,尤其是在某些认知能力方面趋于减退,但老年人在情绪方面,并不像认知能力那样呈现出减弱的趋势,许多研究表明,整个成年人阶段情绪幸福度是上升的。个体这种在身体健康、认知能力等方面的下降,而情绪及幸福感却维持在较高水平的矛盾现象称为"老化的悖论"。个体如何在生理功能下降情况下将情绪和幸福感维持在较高水平? 在未来时间洞察力改变的情况下,又如何调整社会目标及选择社会同伴? 以斯坦福大学的Carstensen教授为代表的学者提出了社会情绪选择理论,对此提供了全面、合理的解释。

2.理论的主要观点

(1)老年人偏向于选择以情绪管理为目标:人类的社会目标有两大类:知识获得目标和情绪管理目标。当人们知觉到未来时间很充足时,更多地关注未来导向的目标,即与知识追寻有关,追求新知识,学习获得性行为。当感到时间非常有限时,表现为情绪导向的社会目标,通过与他人交往来实现情绪状态的优化,包括寻找生活意义的欲望,获得亲密的情感和追求生命的真谛以及体验情感上的满足,是现时导向的目标。一般而言,年轻人知觉到未来时间比较充裕,优先选择以获取知识为目标。而老年人则相反,偏向选择以情绪管理为目标。情绪调节目标旨在控制纷繁的情绪状态,关注生命的意义和情感的亲密性,表现为回避消极情绪状态,趋向积极情绪状态。

获取知识和调节情绪的动机共同组成了生命过程中激发社会行为目标的动力系统,在具体情境中,知识相关的目标与情绪调节的目标会相互竞争,个体在权衡两类目标的重要性后才能做出选择,进而产生相应的行为反应。

(2)未来时间洞察力影响社会目标选择:未来时间洞察力是个体对未来时间的认知、体验和行动倾向的一种人格特质。社会情绪选择理论中,未来时间洞察力侧重于个体对将来一段时间的有限性或无限性的知觉,这种知觉会对个体当前行为产生影响。个体的一生都由各种社会目标指导,如寻求新奇事物、感情需要、扩展个人视野等,不同社会目标的相对优先性随个体对未来时间的洞察力的变化而变化。当知觉到生命中(或事件)剩余时间很充裕,知识获得目标放在首位,人们更愿意结识新朋友、扩大社交圈子,努力为自己的未来建立广泛的人际关系。当感到未来时间很有限时,情绪管理目标变得相对重要,优先选择与较为熟悉的社会伙伴在一起,年龄越大,个体越喜欢与熟悉、亲密的同伴接触。

(3)老年人偏向选择较小的社会关系网络:老年人对未来时间洞察力的改变,偏向选择以情绪管理为导向的社会目标,势必影响老年人社会网络的组织结构。研究发现,老年期个体的社会网络会缩小,情绪亲密的社会伙伴会继续维持而次要的社会伙伴慢慢被排除在外,年龄越大,越趋向于与相对亲近的人保持联系,如家庭成员、亲密朋友等。随年龄增大,个体缩小社会关系网络,优先选择亲密的社会伙伴,是因为他们能够提供可信赖的情感回报,对老年人自身健康和主观幸福感是有益的。研究证实,家庭支持和朋友支持对提高老年人的主观幸福感和生活满意度都有重要作用,但家庭支持比朋友支持的作用更大,特别是在情感支持上。

(4)老年人更重视积极情感体验:社会情绪选择理论认为:个体越接近人生终点,就越关注社会互动的质量,越有目地改善社会关系中的情感成分,关注事件的积极信息,关注自己的情绪满意度。虽然老年人总体认知资源较少,但他们用目标一致的方式分配认知资源,从而成功地管理情绪,并保持积极的情绪体验。如果老年人不太关注将来,那么他们晚年生活将是高质量的,诸如退休、死亡之类的事件不会对他们造成过大的负面影响。

3.理论的应用

(1)社区健康管理中重视与老人的情感交流:社会情绪选择理论认为老年人优先选择情绪管理目标,更重视其中的情感体验。在老年人社区健康管理中,健康知识学习、健康行为建立的健康教育干预方面,需要社区护士与老年人有更多的沟通,特别是情感上的交流。如戒烟,对于戒烟带来的不确切的好处与吸烟带来的实际身体和人际交流情感上的体验相比,权衡未来时间的有限性,老年人往往选择后者而拒绝戒烟,在老年人戒烟干预上,需要对戒烟带来的不良体验予以补偿,包括生理上和情感上的补偿,重视情绪管理策略,才能促进健康目标的达成。

(2)加强社区支持:社会情绪选择理论认为:随年龄增大,老年人社会关系网络缩小,优先选择亲密的社会伙伴,趋向于与相对亲近的人保持联系。随着家庭的小型化,空巢、独居老人增多,社区活动、邻里互助为老年人提供了一定的社会活动空间,促进老年人建立一定社交网络,补偿家庭支持的不足。社区护士一方面在健康服务上促进老年人参与社区活动,同时,社区护士应成为老年人社会网络的一员,经常与老年人交流治疗、康复、保健活动的心得,提高老年人的情绪满意度。

(3)重视积极信息的作用:社会情绪选择理论认为老年人的注意、记忆和情绪的选择上更关注积极信息和积极情感的体验。在老年人健康管理中,重视积极信息对老年人健康行为的促进作用,如老年糖尿病患者的管理上,善于发现老年人一些积极的因素,如血糖较前控制要好、能注意饮食、开始运动锻炼等,比经常说老年人没有控制好血糖、饮食尚不规范、运动量不够等负面的信息,其效果要好。另外,在健康教育的榜样作用上,也应多选择一些正面的案例,比如,介绍某百岁老人的生活方式,比某老人吸烟导致肺癌而死亡的个案信息,更能引起老人的积极情感体验,更能促进教育目标的达成。另外,长寿老人的介绍也使老人对未来时间洞察力发生改变,延长对未来时间的预期,有利于健康积极行为的建立。

二、社区老年人的健康管理

为深化医药卫生体制改革,促进基本公共卫生服务逐步均等化,自 2009 年以来,国家启动实施基本公共卫生服务项目,免费为城乡居民提供建立居民健康档案、健康教育等 11 类 41 项服务,社区老年人健康管理是其中内容之一。

(一)国家老年人健康管理服务规范

1.服务对象

辖区内 65 岁及以上常住居民。

2.服务内容

每年为老年人提供 1 次健康管理服务,包括生活方式和健康状况评估、体格检查、辅助检查和健康指导。

(1)生活方式和健康状况评估:通过问诊及老年人健康状态自评了解其基本健康状况、体育锻炼、饮食、吸烟、饮酒、慢性疾病常见症状、既往所患疾病、治疗及目前用药和生活自理能力等情况。

(2)体格检查:包括体温、脉搏、呼吸、血压、身高、体重、腰围、皮肤、浅表淋巴结、心脏、肺部、腹部等常规体格检查,并对口腔、视力、听力和运动功能等进行初步测量、判断。

(3)辅助检查:包括血常规、尿常规、肝功能(血清谷草转氨酶、血清谷丙转氨酶和总胆红素)、肾功能(血清肌酐和血尿素氮)、空腹血糖、血脂和心电图检查。

(4)健康指导:根据体检情况,告知健康体检结果并进行相应健康指导。①对发现已确诊的原发性高血压和 2 型糖尿病等患者纳入相应的慢性病患者健康管理;②对体检中发现有异常的老年人建议定期复查;③进行健康生活方式以及疫苗接种、骨质疏松预防、防跌倒措施、意外伤害预防和自救等健康指导;④告知或预约下一次健康管理服务的时间。

3.服务流程

社区老年人健康管理服务的流程示意如图 10-1。

4.服务的基本要求

(1)开展老年人健康管理服务的乡镇卫生院和社区卫生服务中心应当具备服务内容所需的基本设备和条件。

(2)加强与村(居)委会、派出所等相关部门的联系,掌握辖区内老年人口信息变化。加强宣传,告知服务内容,使更多的老年人愿意接受服务。

(3)每次健康检查后及时将相关信息记入健康档案。具体内容详见《城乡居民健康档案管理服务规范》健康体检表。对于已纳入相应慢性病健康管理的老年人,本次健康管理服务可作为一次随访服务。

(4)积极应用中医药方法为老年人提供养生保健、疾病防治等健康指导。

5.考核指标

(1)老年人健康管理率:老年人健康管理率 $= \dfrac{接受健康管理人数}{年内辖区内 65 岁以上常住居民} \times 100\%$。

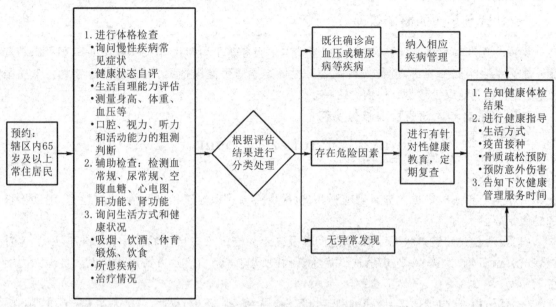

图 10-1　社区老年人健康管理服务流程

（2）健康体检表完整率：健康体检表完整率 $=\dfrac{\text{抽查填写完整的健康体检表数}}{\text{抽查的健康体检表数}} \times 100\%$。

（二）社区老年人健康管理现状与展望

1.社区老年人健康管理现状

（1）普遍开展老年人健康信息管理：随着各地公共卫生服务均等化相关政策的实施，社区卫生服务普遍建立了有关慢性病管理、健康档案管理的信息化管理平台，开展相关信息的管理，其管理人群中老年人占有很大比例。另外，各地全面启动老年人健康体检工作，通过开展健康体检，掌握老年人健康状况及主要危险因素，逐步为老年人建立个人健康档案，实施老年人健康管理，实现无病早预防，有病早发现、早干预、早治疗，提高健康水平，改善老年人生活质量的目标。

（2）老年人健康干预工作逐步开展：老年人健康管理的目的是促进老年人健康，当前有关利用社区老年人体检资料分析老年人健康问题及危险因素、对某一类型的老年人群进行护理方面的研究报道较多。但如何利用老年人健康信息，对社区老年人开展规范化的群体与个体健康干预相结合的健康教育研究不多。除国家老年人健康管理规范以外，健康管理技术标准、健康干预评价标准及老年人健康风险预测、转诊规范等研究尚需不断深入。

（3）老年人参与健康管理的积极性有待提高：随着国家卫生体制改革，社区卫生服务快速发展，队伍素质较快提升，社区慢性病管理和老年人体检工作较好开展，相关工作逐步得到社区老年人的信任，但离"健康守门人"的目标还有距离。在社区健康管理工作中，老年人还处于被动接受阶段，相互联系、沟通的渠道并不十分密切，老年人对健康管理意义的认识和主动参与活动的积极性还有待提高。

2.社区老年人健康管理展望

（1）健康管理信息技术与网络服务技术平台有望得到建立和完善：目前，社区老年人健康体检信息逐步实现计算机管理，各地区局域网络在不断建立和完善中，为老年人健康信息的利用提供了技术基础。社区卫生服务健康信息管理逐步规范发展，结合网络信息技术，社区老年人健康档案网络化将逐步推进。同时,在信息录入途径方面也将更加便捷,可以利用手机等工具随时随地与网络沟通。当然,随着互联网技术的发展和完善,隐私保护也会得到加强。

(2)网络化健康信息管理为老年人健康服务:老年人健康信息管理逐步网络化,各级医疗机构及老年人自身可以共享信息,为老年人的日常保健和医疗、护理提供方便。随着社区卫生服务工作的完善,人一生的健康信息通过网络实现系统化的信息管理,信息可以随着户籍迁移,使之更好地为健康服务。

(3)老年健康管理产业发展:以健康管理为平台,理论研究与实践探索相结合,互联网技术和医疗、护理技术相互渗透,以学术、技术引领,健康管理产业将得到发展。有关老年人健康产品、相关软件与设备以及中医为特色的预防保健体系将会得到进一步发展。

(4)老年人健康水平提高:利用健康管理平台,老年人与社区卫生服务人员关系更加密切,整合社区资源,以健康信息管理为中介的常规化的老年人健康干预工作不断推进,社区老年人健康评估、健康干预计划、干预措施实施与干预效果评价过程不断循环,最终达到老年人健康水平的提高。

三、老年人居家安全问题及护理

跌倒、误吸、噎食是老年人常见的意外事件,可导致老年人骨折、吸入性肺炎、甚至危及老年人生命,是老年人居家的重要安全问题。

(一)临床特征

卫健委《老年人跌倒干预技术指南》中指出,跌倒是指突然的、不自主的、非故意的体位改变,倒在地上或更低的平面上。据报道,65岁以上老年人中有1/3的人、80岁以上中有1/2的人每年有过一次跌倒,在这些跌倒的人中,约有一半发生反复跌倒,其中约1/10的人发生严重后果,如髋关节骨折、其他骨折、软组织损伤、头颅损伤等。跌倒是活动受限、日常生活活动能力下降和入住机构或医院的独立危险因素。虽然跌倒频繁发生并有潜在的严重后果,但却往往被人们忽视,因此,社区护士在社区健康护理中需要强调跌倒的预防。

老年人易发生误吸、噎食,尤其是脑卒中、帕金森病、老年痴呆等慢性病患者更易发生。误吸是指进食时在吞咽过程中有数量不一的液体或固体食物进入到声门以下的气道。误吸可引起剧烈咳嗽、吸入性肺炎,甚至窒息死亡。噎食通常是指食物堵塞咽喉部或卡在食道的第一狭窄处,引起窒息。发生噎食主要表现为:①进食突然中断;②不能说话;③呼吸停止而迅速发生缺氧症状;④用手按住喉部并用手指指向口腔。

(二)相关因素

1.跌倒的相关因素

引起老年人跌倒的原因主要是老年人自身生理病理方面的因素和环境因素,如运动功能失调、虚弱、眩晕、视力障碍、直立性低血压、药物不良反应、饮酒过量等,还可因为环境光线过暗或强光刺激、扶手不稳、地面不平整或潮湿打滑、家具摆放位置不当、室内外障碍物等跌倒。

2.误吸、噎食的相关因素

老化和疾病因素导致吞咽功能障碍是误吸、噎食的基础,同时食物性状、进食习惯也是影响因素。引起误吸、噎食主要因素有以下几种。

(1)吞咽功能减退:正常吞咽动作需口、咽、食管共同参与,在神经、肌肉的协调下完成。随着年龄的增长,老年人咽喉部感知觉减退,神经肌肉的协调功能变差,吞咽反射减低,再加上咀嚼功能下降,唾液分泌减少致食物润滑作用降低,容易发生噎食;同时,吞咽过程中防止异物进入气道的反射性动作减退,容易发生误吸;此外,脑血管意外等疾病也是重要的影响因素。

(2)进食习惯不良:坐位略前倾位进食,便于吞咽。仰卧进食、边进食边谈笑、进食速度过快、大口进食等不良习惯易导致误吸,也容易发生噎食。

(3)食物性状影响:进食过于黏稠、粗糙、干燥的食物易发生噎食,如牙齿不好的老人大口进食糯米团子,由于食物本身的黏性使老人难以嚼碎而吞咽块状食物,易发生噎食;另外,水和汤类食物可使一些高龄老人和脑血管意外的患者发生误吸。

(三)护理措施

1.预防跌倒

(1)评估老人跌倒的危险因素:对老人身体状况如视力、平衡能力、活动能力、疾病、用药及居住环境中外在影响因素如照明不良、地面不平或有障碍物、桌椅家具不稳、设施不全或缺陷等进行评估,根据具体情况跟进措施,改善环境,尽量减少跌倒的影响因素,避免老人跌倒。

(2)做好心理护理:老年人常有不服老和不愿麻烦别人的心理,对一些力所不能及的事情,也要自己尝试去做,如爬高、搬重物等,这会增加老年人跌倒等意外事件发生的可能性。因此,要做好心理疏导工作,使老年人正确掌握自己的健康状况和活动能力。

(3)活动柔和:老年人日常活动或体育锻炼时动作要柔和,避免突然转身、闪避、跳跃等,外出行走步伐要慢,尽可能用双脚来支撑身体重心。

(4)防止直立性低血压:老年人从卧位或蹲位站立时,动作要慢,平时避免长时间站立。

(5)消除环境中的危险因素:如地板防滑,桌椅不摇晃,照明设施良好且方便,衣、裤、鞋大小合适,拐杖、轮椅等设施完好。

(6)提供必要的帮助:如提供拐杖,专人扶持,在浴盆、便池边安装扶手,高龄老人外出有人陪伴。

(7)坚持锻炼:坚持有规律的锻炼活动,保持良好的骨骼、关节和肌肉功能,提升机体的平衡能力。

2.跌倒应急处理

(1)不急于搬动老人:老人跌倒不首先扶起老人,以免不当措施导致二次损伤。

(2)迅速检查伤情:检查意识是否清楚,询问跌倒过程、受伤部位、是否有口角㖞斜、偏瘫等;检查局部组织是否有淤血、出血、肿胀、压痛、畸形;检查肢体活动,注意有无骨折和脊柱受伤;检查有无头痛、胸痛、腹痛等。

(3)求救并保持呼吸道通畅:有意识不清或疑有骨折、内脏损伤的情况,迅速拨打急救电话。对意识不清的老人,注意清理老人口腔的分泌物、呕吐物,头侧转,解开衣服领口,保持呼吸道通畅。心跳、呼吸停止者迅速进行心肺复苏。

(4)正确处理局部伤情:有骨折者予以固定;出血者予以止血;扭伤、挫伤者局部制动、冷敷;脊柱有压痛疑有骨折者,避免搬运时脊柱扭曲。在初步的处理下,迅速送往医院处理。

(5)做好病情观察:无明显组织损伤的老人,扶老人起来,并观察血压、脉搏等情况。

3.预防噎食、误吸

(1)尽量坐位进食:老年人宜坐立、上身略前倾位进食。尽量协助卧床老人坐位进食,不能坐位者抬高床头,头转向一侧进食。

(2)细嚼慢咽:小口进食,细嚼慢咽,不催促或限制老人进食时间。

（3）养成良好的进食习惯：进食期间集中注意力，勿谈笑，避免边看电视边进食。咳嗽、多痰、喘息患者，进食前协助排痰、吸氧，减少喘息，避免进食中咳嗽。

（4）合理加工和选择食物：老人食物宜细、软，避免过于干燥、粗糙及大块的食物，食物去刺、剔除骨头。喝稀食易呛咳者，可将食物加工成糊状。

4.噎食急救

如患者坐位或立位，抢救者站在患者身后，一手握拳顶住上腹部，另一手握在拳头外，用力向后向上冲击。如患者意识不清，则行卧位上腹部冲击法，患者平卧头侧转，施救者双手置患者上腹部，向下向上冲击。

（门玉芳）

第九节 社区慢性病患者的保健与护理

一、社区慢性病患者护理的相关理论与应用

在社区慢性病管理的护理实践中，需要理论与模式来指导实践，以提高实践的科学性、可行性和有效性。本节主要介绍在慢性病管理中常用的理论和模式。

（一）社会认知理论

1.理论产生的背景与主要观点

早在 20 世纪 60 年代，美国著名心理学家班杜拉（Bandura）提出了社会认知理论，主要用于帮助解释人类复杂行为的获得过程。班杜拉认为，人们对其能力的判断在其自我调节系统中起主要作用，并由此于 1977 年首次提出自我效能感的概念。班杜拉在总结前人的研究时发现，过去的理论和研究把主要注意力集中于人们知识获取或行为的反应类型方面，而忽视了支配这些知识和行为之间相互作用过程。班杜拉提出的社会认知理论认为，通过操控个体的个人因素、行为归因以及环境因素来影响行为本身的变化，其核心思想是强调人类的行为是个体与环境交互作用的产物。可归纳为以下四个观点。

（1）观察学习：班杜拉认为，人类大多数的行为是个体通过观察他人（榜样或示范）对所受刺激发生反应并得到强化而完成的学习，即观察学习。观察学习包括四个基本过程：注意过程、保持过程、产出过程和动机过程。注意过程是指个人对外部环境的一些事物引起了兴趣。保持过程是个人将观察到的信息符号化，并将他们编码后储存在记忆中。在产出过程中，个人将储存的记忆符号选择、转化和表现为具体的操作和行为的外显过程。动机过程是个人通过记忆中的符号表征预计行动产出的结果，并在诱因的驱动下产出某种行为的愿望。班杜拉特别强调，行动的发生只有在内在意愿（动机）的前提下，并且这种内在意愿在很大程度上决定了观察、保持和行为再生成过程。

（2）强化行为：强化行为形成后，其巩固或终止取决于行为的强化（外部强化和内部强化）。外部强化来自他人的反应或其他的环境因素，若是正面反应，此种行为就会受到正强化，继续实行。反之，则终止。内部强化即自我调节，即人能依照自我确立的内部标准来调节自己的行为。自我调节包括自我观察、自我评价和自我体验三个阶段，它体现了在行为形成中个体具有主观能

动性。

（3）自我效能感：自我效能感是指人们关于自己是否有能力控制影响其生活的环境事件的信念，即个体对自己能否在一定水平上完成某一活动所具有的能力判断、信念或主体自我把握与感受。自我效能感是社会认知理论的核心内容。该理论认为，从个体的认知到行为的转变主要取决于自我效能感和预期结果。预期结果是指对采纳健康行为的益处的感知。自我效能感对行为的形成、改变极为重要，效能感越强，行为形成、改变的可能性就越大。

班杜拉认为有四个方面的因素影响自我效能感的形成和改变，包括以下4种。①个体的行为结果：以往的成功经验能够提升个人的自我效能感，而多次的失败会使之降低。②模仿或替代：在社会生活中，许多知识经验不是通过亲身实践获得，而是通过观察与模仿他人行为而习得。榜样的行为和成就给观察者展示了达到成功所需要采取的策略，以及为观察者提供了比较与判断自己能力的标准。当看到与自己接近的人成功能促进自我效能感的提高，增加了实现同样目标的信心。③他人评价及言语劝说：在直接经验或替代经验的基础上进行劝说和鼓励的效果最大，而缺乏事实依据的言语劝告对形成自我效能感效果不明显。④身心状态：个体对生理、心理状态的主观知觉影响着自我效能感的判断。疲劳或疼痛、焦虑、害怕或紧张等易降低个体的自我效能感。其他如个人的性格、意志力等对自我效能感也有影响。

（4）交互作用：根据社会认知论的观点，个体的行为既不是单由内部因素驱动，也不是单由外部刺激控制，而是由行为、个人、环境三者之间交互作用所决定的，因此社会认知理论又被称作交互决定论。交互决定论认为人有能力影响自己的命运，同时也承认人不是自己意愿的自由行动者。

2.理论的应用

社会认知理论阐述了健康行为改变的社会心理学机制及促进其行为改变的方法，从理论上解释了人类复杂的行为，强调了认知性因素在行为改变中的作用。该理论作为一个实用的理论框架，广泛应用于解释健康行为的发生及影响因素，以及设计、实施改变健康行为的干预项目。该理论已被广泛应用于戒烟、成瘾行为、体育锻炼、疾病预防和康复等各行为干预领域。例如，某社区护士想帮助一组肥胖妇女减肥，护士指导她们要减少食物的摄入量，选择健康食品，以及加强体育锻炼。通过介绍有关均衡饮食和积极锻炼方面的可靠信息、一起分享真实的案例和成功减肥先后的照片对比，以此帮助她们形成减少食物摄取量和增加运动量能够达到减肥的预期结果，并维持其动机水平，以促成她们的目标行为。

自我效能感的提高广泛应用于关节炎、糖尿病、心脑血管疾病、高血压、终末性肾病、癌症、精神疾病等慢性病的康复治疗和护理中。目前国内外许多学者认为在自我效能感的基础上，进行慢性病的自我管理很重要，包括发展基础练习、认知训练、解决问题能力、思想交流能力等各个方面。如对慢性病患者进行健康教育时，以自我效能感理论为依据，帮助患者学习自我管理知识、技能和提高自信心，以及针对患者自我效能感水平和活动表现来制订个体化的护理干预措施等。

从班杜拉对自我效能感的定义可以看出，自我效能感可通过特定的任务、活动或具体的情景来测量。以自我效能理论为框架编制的一般自我效能感量表（general self-efficacy scale，GSES）是应用最为广泛的测量工具。该量表是由德国临床和健康心理学家 Ralf Schwarzer 和他的同事最早于1981年编制的，共20个测试题，后经修改缩减为10个测试题，现已被译成25种文字得以广泛使用，并被证实有较高的信度和效度，在不同的文化背景中具有普遍性。

（二）Orem 自理缺陷护理理论

1.理论产生的背景与主要观点

Orem 自理缺陷护理理论是由美国著名护理理论家 Orem 提出的。20 世纪 50 年代末，Orem 在美国健康-教育-福利部教育工作办公室从事护理咨询工作，曾参加了如何完善及提高护理教育的研讨会，并深受启发和鼓舞，开始了对护理现象及本质的探讨。她逐渐认识到，当人们无法照顾自己时就需要护理。正是基于这种思想，Orem 创立和发展了自理缺陷护理理论，并在 1971 年出版的《护理：实践的概念》一书中首次公开阐述，并多次再版使该理论内容更加完善。Orem 理论由三个相互联系的理论组成：即自理理论、自理缺陷理论和护理系统理论，分别阐明了什么是自理，何时需要护理，以及如何提供护理三个方面的问题。

（1）自理理论：自理理论解释了什么是自理，人有哪些自理需求，以及影响满足自理需求的因素。主要包括以下概念。

自理：自理即自我护理，指个体为维持生命和健康所采取的一系列调节活动。正常成年人能进行自理活动，对于依赖他人照顾的个体，如婴幼儿、老年人和残疾人等则需要他人协助或代替完成自理活动。

自理能力：指个体完成自理活动的能力。个体的自理能力通过学习和实践而不断得到提升。自理能力存在个体差异，同一个人在不同的生命阶段或处于不同的健康状况下，自理能力也会有所改变。

治疗性自理需求：指个体应该采取行动以满足自己当前正面临的维持生命和健康的所有自理需求。自理需求包括三个方面。①普遍的自理需求：是指所有人在生命周期的各个发展阶段都存在的，与维持自身正常结构和完整功能有关的需求，如摄入足够的空气、水和食物，维持正常的排泄功能等。②发展的自理需求：指人生命发展过程中，各阶段特定的自理需求或在某特定的情况下出现的新需求，如婴儿期或失业时的特殊自理需求等。③健康不佳时的自理需求：指个体在疾病受伤或残疾时，或者在诊断或治疗过程中产生的需求，如高血压患者要定时测量血压、遵医嘱服药等。

（2）自理缺陷理论：自理缺陷是指个体受到部分或全部的限制，而使个体自理能力无法满足部分或全部的自我照顾。这是 Orem 护理理论的核心部分，阐明了个体什么时候需要什么样的护理。Orem 认为，在某一特定的时期内，个体有特定的自理能力和治疗性自理需求，当这种理需求大于自理能力时就需要护理活动的参与。自理缺陷是这部分的核心，当个体的自理需求超过了自理能力或依赖性照顾能力时，就出现了自理缺陷。由于自理能力与自理需求之间的平衡被破坏，个体需要借助外界力量——护士的帮助来恢复平衡。因此，自理缺陷的出现是个体需要护理的原因。

（3）护理系统理论：Orem 在理论中阐明了如何通过护理帮助个体满足其治疗性自理需求。护士根据个体的自理需求和自理能力的不同，分别采用三种不同的护理系统，即全补偿系统、部分补偿系统和辅助-教育系统。对于同一个患者，可能会在不同的阶段，依据其自理能力和治疗性自理需求的变化而选择不同的护理系统。①全补偿系统：指个体不能参与自理活动，由护士完成其治疗性自理需求，个体处于完全被动状态。在此系统中，需要护士进行全面的帮助，以满足个体在氧气、水、营养、排泄、个人卫生、活动及感官等各个方面的需求。该系统适用于病情危重需绝对卧床休息、昏迷、高位截瘫的患者等。②部分补偿系统：指在满足患者治疗性自理需求的过程中，患者有能力进行部分自理活动，其余部分需要由护士提供护理来完成。如会阴侧切产后，产妇可以自己进食，但需要护士提供会阴伤口消毒等。③辅助-教育系统：指患者能进行自理活动,但必须在护士提供咨询、指导或教育的条件下才能完成。如高血压患者,需要在护士的帮助下,正确监测血压、遵医嘱服药、控制体重等。

2.理论的应用

在应用 Orem 理论的实践中,社区护士应注意发挥理论的指导作用,全面评估慢性病患者的自理需求和自理能力,才能根据个体的不同状况采取不同的护理系统。如对于社区中患有高血压、糖尿病等慢性病患者的护理中,社区护士应侧重发挥教育、支持和指导等作用,帮助患者树立自理意识,积极调动和激发其主观能动性,最大限度地挖掘其自理潜能,尽可能让其作为一个独立自主的个体参与到家庭和社会生活中去。Orem 理论的应用有利于发挥慢性病患者在维持、促进和恢复健康中的主体作用,提高自理能力,进而使其通过有效的自我护理达到控制疾病、预防并发症和改善生活质量的目标。

(三)行为改变的相关理论与模式

1.理论与模式产生的背景与主要观点

随着健康心理学领域对疾病的关注点从治疗和干预转向对疾病的预防,以及全球性和区域性健康促进战略的全面制定和实施,健康行为以及健康行为改变理论越来越受到护理学、心理学、公共卫生学、社会学等多学科研究者的重视。健康行为指个体为了预防疾病、保持自身健康所采取的行为,包括改变健康危险行为(如吸烟、酗酒、不良饮食以及无保护性行为等)、采取积极的健康行为(如经常锻炼、定期体检等)以及遵医行为。行为改变理论可指导行为干预和健康教育,逐步改变人们的不良行为,建立健康的行为习惯,最终达到提高健康的目的。从心理社会角度构建的健康行为改变理论对健康行为的预测、预防和干预起到极其重要的作用,而有效的行为干预必须建立在相应的理论基础之上。自 20 世纪 50 年代研究者建立健康信念理论模式以来,健康行为改变理论经历了蓬勃发展的时期,经过专家学者们的不断探索和扩展,先后提出了多种理论或模式,有代表性的健康行为改变理论有理性行动理论/计划行为理论、健康信念模式、健康促进模式和跨理论模式,目前广泛应用于各个领域之中。

(1)理性行动理论/计划行为理论产生的背景与主要观点:理性行动理论(theory of reasoned action,TRA)/计划行为理论的理论源头可以追溯到菲什拜因(Fishbein)的多属性态度理论。该理论认为行为态度决定行为意向,预期的行为结果及结果评估又决定行为态度。后来,美国学者菲什拜因和阿耶兹(Ajzen)发展了多属性态度理论,于 1975 年提出了理性行动理论。理性行动理论认为行为意向是决定行为的直接因素,它受行为态度和主观规范的影响。由于理性行动理论假定个体行为受意志控制,严重制约了理论的广泛应用,因此为扩大理论的适用范围,阿耶兹于 1985 年在理性行动理论的基础上,增加了知觉行为控制变量,初步提出计划行为理论。阿耶兹于 1991 年发表了《计划行为理论》一文,标志着计划行为理论的成熟。理性行动理论/计划行为理论的理论模型见图 10-2。

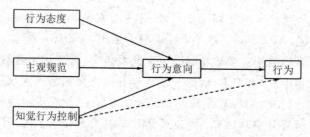

图 10-2　理性行动理论/计划行为理论的理论模型

计划行为理论有以下几个主要观点:①非个人意志完全控制的行为不仅受行为意向的影响,还受执行行为的个人能力、机会以及资源等实际控制条件的制约,在实际控制条件充分的情况下,行为意向直接决定行为。②准确的知觉行为控制反映了实际控制条件的状况,因此它可作为实际控制条件的替代测量指标,直接预测行为发生的可能性,预测的准确性依赖于知觉行为控制的真实程度。③行为态度、主观规范和知觉行为控制是决定行为意向的三个主要变量,态度越积极、重要他人(如配偶、家人、朋友等)支持越大、知觉行为控制越强,行为意向就越大,反之就越小。④个体拥有大量有关行为的信念,但在特定的时间和环境下只有相当少量的行为信念能被获取,这些可获取的信念也叫突显信念,它们是行为态度、主观规范和知觉行为控制的认知与情绪基础。⑤个人以及社会文化等因素(如人格、智力、经验、年龄、性别、文化背景等)通过影响行为信念间接影响行为态度、主观规范和知觉行为控制,并最终影响行为意向和行为。⑥行为态度、主观规范和知觉行为控制从概念上可完全区分开来,但有时它们可能拥有共同的信念基础,因此它们既彼此独立,又两两相关。下面具体解释计划行为理论三个主要变量的含义,以进一步阐明理论的内涵。

行为态度:是指个体对执行某特定行为喜爱或不喜爱程度的评估。依据菲什拜因和阿耶兹的态度期望价值理论,个体拥有大量有关行为可能结果的信念,称为行为信念。行为信念包括两部分,一是行为结果发生的可能性,即行为信念的强度,另一个是行为结果的评估。行为强度和结果评估共同决定行为态度。

主观规范:是指个体在决策是否执行某特定行为时感知到的社会压力,它反映的是重要他人或团体对个体行为决策的影响。与态度的期望价值理论类似,主观规范受规范信念和顺从动机的影响。规范信念是指个体预期到重要他人或团体对其是否应该执行某特定行为的期望。顺从动机是指个体顺从重要他人或团体对其所抱期望的意向。

知觉行为控制:是指个体感知到执行某特定行为容易或困难的程度,它反映的是个体对促进或阻碍执行行为因素的知觉。它不但影响行为意向,也直接影响行为本身。知觉行为控制的组成成分也可用态度的期望价值理论类推,它包括控制信念和知觉强度。控制信念是指个体知觉到的可能促进或阻碍执行行为的因素,知觉强度则是指个体知觉到这些因素对行为的影响程度。

(2)健康信念模式产生的背景与主要观点:健康信念模式是由霍克巴姆(Hochbaum)于1958年在研究了人的健康行为与其健康信念之间的关系后提出的,1974年经贝克(Becker)及其同事修改、发展、完善成为健康信念模式。健康信念模式强调信念是人们采取有利于健康的行为的基础,人们对健康、疾病持有什么样的信念,就会采取相应的行为,从而影响个体健康。此模式主要用于预测人的预防性健康行为和实施健康教育,健康信念模式成为欧美国家健康促进的最常用理论模式之一。健康信念模式主要包括三部分内容:个人感知、修正因素、行为的可能性(图10-3)。

个人感知:包括对特定疾病易感性、严重性和威胁性的认识。个体对疾病的易感性和严重程度的认识共同决定了个体对疾病威胁性的感知,当个体相信有严重后果时,才会感到该疾病对自己的威胁,进而才有可能采取健康行为。个体对疾病威胁性评价越高,采取健康行为的可能性就越大。

修正因素:是指影响和修正个体对疾病感知的因素。包括:①人口统计学变量,如年龄、性别、民族等。②社会心理变量,如个性、社会阶层、同伴间的影响等。③结构变量,如个体所具有的疾病和健康知识、此前对疾病的了解等。修正因素还包括行为的提示因素,即健康行为产生的诱发因素,如媒体对疾病防治的宣传、家人或朋友的劝告、医师的警示等。修正因素越多,个体采纳健康行为的可能性就越大。

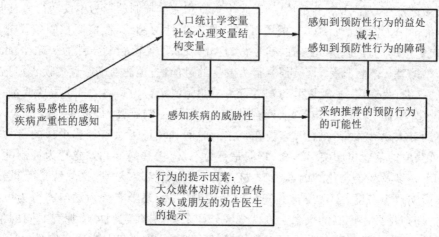

图 10-3　健康信念模式

行为的可能性：个体是否采纳预防性健康行为，取决于感知到行为的益处是否大于行为的障碍。其理论的中心是个体信念影响个体的行为。一个人如果认为某一疾病的易感性及严重程度高，预防措施的效果好，采取预防性措施的障碍少，则其健康信念强，易采取医护人员所建议的预防性措施。

（3）健康促进模式产生的背景与主要观点：健康促进模式由美国护理学者娜勒·潘德（Nolar J Pender）于 1982 年提出，并分别于 1996 年和 2002 年进行了修订。该模式提出了影响个人进行健康促进活动的生物-心理-社会因素，强调了认知因素在调节健康行为中的作用。模式中包含三大要素：个人特征和经验、对行为的认知和情感以及行为结果（图 10-4）。

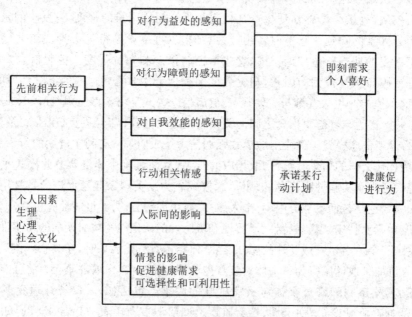

图 10-4　健康促进模式

个人特征和经验：包括先前相关行为和个人因素。先前相关行为是指通过感知的自我效能、益处、障碍及与该活动相关的情感来影响后续的行为。而个人因素则分为生理、心理和社会文化三个方面,如年龄、性别、种族、文化程度、自我激励、对健康的定义等。

对行为的认知和情感:在该模式中,这部分是最主要的行为促成因素,由对行为益处的认知、对行为障碍的认知、对自我效能的认知、行动相关情感、人际间的影响及情景的影响共同组成,包括了个人、社区和社会在健康促进中的地位和影响方式,这些因素可以由护理活动来修正,从而影响健康促进行为。

行为结果:包含了行动计划的承诺、即刻需求和个人喜好、健康促进行为。整个健康促进模式的最终目标是使个体形成健康促进行为,并整合为健康促进生活方式。

(4)跨理论模式产生的背景与主要观点:跨理论模式(the transtheoretical model,TTM)是由美国心理学教授普洛查斯卡(Prochaska)于 20 世纪 80 年代初,在整合了若干行为干预理论的基本原则和方法的基础上提出的。跨理论模式是一个有目的的行为改变的模式,它把重点集中在行为改变方面的个体决策能力,而非社会的、生物学的影响力。它是在综合多种理论的基础上,形成的一个系统地研究个体行为改变的方法。该理论模式提出,个体的行为变化是一个连续的过程而非单一的事件,人们在真正做到行为改变之前,是朝向一系列动态循环变化的阶段变化过程发展。对所处不同阶段的个体应采取不同的行为转换策略,促使其向行动和保持阶段转换。该理论模式试图去解释行为变化是如何发生的,而不仅仅是为什么会发生。它描述了人们如何改变一个不良行为和获得一个积极行为的过程。

跨理论模式的内容架构分为四个部分:变化阶段、变化过程、自我效能和决策平衡。跨理论模式的四个组成部分结合了三个维度的变化,即变化阶段、变化过程和变化水平。通过变化阶段反映了人们在何时产生行为改变,通过变化过程体现了人们的行为改变过程,通过贯穿于变化阶段和变化过程中的自我效能和决策平衡反映影响人们行为改变的因素,这些因素体现了不同的变化水平。

变化阶段:是跨理论模式的核心,指的是行为发生的时间,各行为变化阶段的划分参考了行为改变的时间性、动机和恒心层面。跨理论模式把人的行为改变过程分为 5 个主要行为变化阶段,揭示了被其他行为改变理论所忽略的关键环节。这 5 个行为变化阶段是前意向阶段、意向阶段、准备阶段、行动阶段和保持阶段。这些变化阶段反映了个体行为变化的意图,不同个体可能会以不同的变化率通过各个阶段向前变化,也可能会退回,并且可能会选择在行为变化统一体的不同变化点重新进入,通过这些阶段的运动可以被看作循环往复的。

变化过程:包括内隐性与外显性的活动,是个人为修正其行为所运用的认知、情感、行为和人与人之间的策略和技巧,既为问题行为者提供了改变行为的重要策略,也提供了群体健康行为产生的干预方法和策略。了解变化过程是促使问题行为者成功进行行为变化的关键,是了解个体处在哪个行为变化阶段,然后运用恰当的策略或变化过程来促进其行为转变。

自我效能:跨理论模式中运用的自我效能结构,整合了班杜拉的自我效能感理论和施夫曼(Shiffman)的对行为改变的故态复萌阶段与保持阶段的应对模型。环境性诱因与自信心是自我效能中两个重要的伴随结构。其中,自信心代表了在特定情景下人们拥有的信心使其能应对高危险而不是回退到不健康行为或者高危险习惯中。环境性诱因反映在中等困难情形下参与一个特定行为的欲望强度。环境性诱因和自信心在变化阶段中的作用是相反的。环境性的自信心在预测个体进入准备阶段和行动阶段的能力上胜过其他人口统计学变量。环境性诱因始终是预测行为的故态复萌和退回到早期变化阶段的最好变量。

决策平衡:描述了个体行为改变发生与否的原因及其重要性,它是跨理论模型的决策部分。

跨理论模型通过经验测试,逐渐形成了决策平衡的稳定结构,即:正面因素和负面因素,也称为行为改变的知觉益处和知觉障碍,这是跨理论模式中两个重要的中间结果变量。知觉益处是行为改变的积极方面,或者是行为改变的益处和理由(行为改变的原因)。知觉障碍是行为改变的消极方面,或者是行为改变的障碍(不发生改变的原因)。一般来说,个体决定从一个阶段发展到下一个阶段的行为变化是建立在对采取健康行为的知觉益处和知觉障碍权衡的基础之上。在行为变化阶段的早期,对健康行为的知觉益处较低,并且随着行为变化阶段的发展而增长,知觉障碍在行为变化的早期则较高,并且随着阶段的发展而降低。

2.理论与模式的应用

(1)理性行动理论/计划行为理论的应用:理性行动理论主要用于分析态度如何有意识地影响个体行为,关注基于认知信息的态度形成过程,其基本假设认为人是理性的,在做出某一行为前将综合各种信息来考虑自身行为的意义和后果。例如,某糖尿病患者如果认为她的丈夫或孩子希望她进行体育锻炼,而她又有遵从他们意愿的动机,使她坚信体育锻炼对控制自身的病情有积极的效果,她就会早点儿起床,每天从繁忙的日程安排中抽出时间锻炼。

计划行为理论不仅可以用来解释和预测行为,还可以用来干预行为。在应用计划行为理论的研究中发现,行为态度、主观规范和知觉行为控制对行为意向的预测率保持在40%～50%,行为意向和知觉行为控制对健康行为改变的贡献率为20%～40%。该理论已经在饮食、锻炼、吸烟、饮酒等健康相关行为的研究中得到了广泛的应用,并成功地预测了佩戴汽车安全带、定期体检和自我检查乳腺等健康行为的发生。

(2)健康信念模式的应用:该模式最初用于解释人们的预防保健行为,特别是分析哪些因素影响慢性病患者的遵医行为,后被广泛应用于各种健康相关行为的改变上,如饮食控制、个人卫生行为、乳腺癌及宫颈癌的常规检查等领域。此模式考虑了个体的认知水平和影响个体认知的内外因素,也考虑了传媒和医疗工作者对个体的影响。社区护士的目标和职责是使个体对自身及所患的慢性病有正确的和充分的认识,促进慢性病患者实施健康行为。

(3)健康促进模式的应用:这个模式可以用来解释生活方式或探究特定的健康促进行为,并对健康促进行为的决定因素提出实证的支持。健康促进生活方式包含的健康行为有两种:一种是健康保护行为,其目的是消除或降低疾病发生的概率如交通事故的预防、环境污染的控制等。另一种是健康促进行为,其目的是积极地增加个体健康、自我实现和自我满足,以促使个体趋于正向且适度的安适状态。健康促进行为包括规律运动、休闲活动、休息、适当营养、压力管理、负起健康责任、发展适当的社会支持系统以及达到自我实现等。

(4)跨理论模式的应用:跨理论模式改变了传统的一次性行为事件的干预模式,为分阶段的干预模式,根据行为改变者的需求提供有针对性的行为干预策略和方法。该模式应用于慢性病管理领域主要包括两个方面:一方面,用于改变人们的不良行为如戒烟、戒酒、戒除药物滥用、控制体重、减少饮食中的高脂肪的摄入量等。另一方面,用于帮助人们培养有益健康的行为如定期锻炼身体、合理膳食、压力管理等。

行为改变理论存在广泛的适用领域,在解释和预测行为方面有非常重要的指导作用。但是,每种理论都只是从某一角度来阐明行为改变的规律,不可能解决行为干预的所有问题,在行为预测和预防干预上均存在着一定的不足和局限。现在越来越多的研究已经尝试将两种或者多种理论结合,并开始逐步应用于行为改变上。如有研究提出,综合运用健康信念模式和理性行动理论解释结核病筛检行为。因此,在进行行为干预时应先分析可能影响目标行为的因素,找出能更好解释这一行为的一种或几种理论模型,从而在这些理论模型的指导原则下进行行为干预,以取得更有效的干预结果。此外,各种行为是受社会、文化、经济等诸多因素影响的,理论在实践中应用时,需要充分考虑到各种影响因素的差异,制定出适合我国或当地情况的理论框架。

二、社区慢性病患者的健康管理

健康管理是一种对个人及人群的健康危险因素进行全面监测、分析、评估、预测、预防、维护和发展个人技能的全过程。其实质是发现和排查个人和群体存在的健康危险因素,提出有针对性的个性化的个体或全体健康处方,帮助其保持或恢复健康。实践证明,开展社区健康管理有利于对社区慢性病重点人群的监控,利于开展慢性病的双向转诊服务,从而调整基层卫生服务模式,真正落实"三级预防"。

(一)社区慢性病患者健康风险评估

健康风险评估作为健康管理的核心环节,是对个人的健康状况及未来患病和/或死亡危险性的量化评估。

1.确定危险因素

慢性疾病的发生和发展往往是由一个或多个危险因素长期累积共同作用的结果,确定危险因素已成为预防与控制慢性疾病的核心问题。危险因素是指机体内外存在的增加其疾病发生和死亡的诱发因素,如生活方式、行为习惯、生物遗传因素、生态环境因素和卫生保健因素等许多方面。

(1)生活方式和行为习惯:人们很早就认识到生活方式和行为习惯与慢性病之间的关系,如高盐、高脂肪、高热量食物的摄入,低膳食纤维饮食、吸烟、酗酒、滥用药物等不良嗜好。久坐的生活方式、缺乏体育锻炼。精神和情绪紧张且应变能力差、心情孤僻和心理适应能力差等。

(2)生物遗传因素:包括病毒和细菌长期感染、家族遗传史、个体体质等。

(3)生态环境因素:包括生物以外的物理、化学、社会、经济、文化等因素,如社会环境包括社会经济发展水平、城市化、工业化、人口老龄化、社会居住条件、居民社会地位、文化水平、食品和环境卫生等。自然环境包括水质、大气污染等。

(4)慢性病之间互为危险因素:大量前瞻性研究结果表明,多种慢性病之间互为危险因素,如高血压与心血管疾病和糖尿病、肥胖与胰岛素抵抗、胰岛素抵抗与糖尿病和心血管病等可以互为危险因素。

2.危险因素的分布水平

慢性病的危险因素分布常随人群的不同特征如职业、年龄、性别、种族等不同而有差异,这些因素也称为不可控因素。因素中有些特征是固有的,如性别、种族等。有些可随时间、环境的变化而变化,如年龄、职业等。研究慢性病的危险因素在各人群中的分布水平,有助于确定危险人群。

(1)职业:慢性病的分布存在职业间差异,这与职业性有害因素接触、工作强度及工作方式有关。如从事脑力劳动或精神高度紧张的职业人群,心血管病发病率高于其他职业人群。

(2)年龄:随着年龄的增长,大多数慢性病的发病率、患病率与死亡率明显上升。如高血压、冠心病、脑卒中、肿瘤等。但一些疾病也有其特定的发病年龄段,如儿童时期心血管疾病以先天性心脏病多见。乳腺癌好发于女性青春期及更年期。

(3)性别:多数慢性病存在性别上的差异,如乳腺癌、子宫肌瘤、卵巢癌等是女性固有的疾病,而消化道肿瘤、肺癌和膀胱癌等的发表则男性高于女性。

（4）种族：不同国家、地区与民族间慢性病的发病率、患病率和死亡率有所差异，提示种族遗传与地理环境在慢性病发病中起到一定作用。如鼻咽癌多见于广东本地人群。

3.评估健康危险度

健康危险度评估是研究致病危险因素和慢性病发病率及死亡率之间数量依存关系及其规律性的一种技术。它将生活方式等因素转化为可测量的指标，预测个体在一定时间发生疾病或死亡的危险，同时估计个体降低危险因素的潜在可能，并将信息反馈给个体，进行一级和二级预防。

危险分数是代表发病危险的指标，是针对个体某一疾病的危险分数而言。危险分数为该个体发生该疾病的概率与同年龄同性别人群发生该疾病的概率的比值。个体评估需要计算以下三种危险分数。①目前的危险分数：根据目前的情况所计算的现实的危险分数。②一般人群的危险分数：同年龄、同性别个体的危险分数。作为评估对象的参照，因此都为1。③目标危险分数：由于有些与行为方式有关的危险因素是可以改变的，因此，计算出全面建立健康行为的理想生活方式下个体的危险分数。目标危险分数应小于或等于目前的危险分数。

对于大多数慢性病来说，其危险因素往往不是单一的，因此，需要计算组合危险分数，即把每一项危险因素对某病发病或死亡的影响进行综合。组合危险分数计算方法为：危险分数大于或等于1的分别减1，小于1的各危险因素相乘然后求和。公式为：$P_z = (P_{1-1}) + (P_{2-1}) + \cdots\cdots + (P_{n-1}) + Q_1 \times Q_2 \times \cdots\cdots \times Q_m$。$P_z$指组合危险分数。$P_i$指大于或等于1的危险分数。$Q_i$指小于1的各项危险分数。预测未来一定时间内个体的发病危险，建立个体危险度评价模型：发病危险＝人群总发病率×组合危险分数。

评估健康危险度，能够计算目标人群中目前发生疾病的危险以及在建立健康行为后可以减小的危险。同时，根据各因素目前带来的危险和减少危险的潜在可能，确定需要干预的危险因素的次序，从而为制订健康计划提供参考。

（二）社区慢性病患者健康管理的方法

1.筛检

（1）筛检的定义：筛检是运用快速简便的实验室检查方法或其他手段，主动的自表面健康的人群中发现无症状患者的措施。其目的主要包括：①发现某病的可疑患者，并进一步进行确诊，达到早期治疗的目的。以此延缓疾病的发展，改善预后，降低死亡率。②确定高危人群，并从病因学的角度采取措施，延缓疾病的发生，实现一级预防。③了解疾病的自然史，开展疾病流行病学监测。

（2）筛检的分类。①按照筛检对象的范围：分为整群筛检和选择性筛检。整群筛检，是指在疾病患病率很高的情况下，对一定范围内人群的全体对象进行普遍筛查，也称普查。选择性筛检，是根据流行病学特征选择高危人群进行筛检，如对矿工进行矽肺筛检。②按筛检项目的多少：分为单项筛检和多项筛检。单项筛检，即用一种筛检试验检查某一疾病。多项筛检，即同时使用多项筛检试验方法筛查多个疾病。

（3）筛检的实施原则：1968年，Wilse和Junger提出了实施筛检计划的10条标准。概括起来包含三个方面，即合适的疾病、合适的筛检试验与合适的筛检计划，具体如下：①所筛检疾病或状态应是该地区当前重大的公共卫生问题。②所筛检疾病或状态经确诊后有可行的治疗方法。③所筛检疾病或状态应有可识别的早期临床症状和体征。④对所筛检疾病的自然史，从潜伏期到临床期的全部过程有比较清楚地了解。⑤用于筛检的试验必须具备特异性和敏感性较高的特

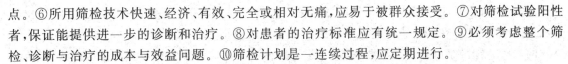

点。⑥所用筛检技术快速、经济、有效、完全或相对无痛,应易于被群众接受。⑦对筛检试验阳性者,保证能提供进一步的诊断和治疗。⑧对患者的治疗标准应有统一规定。⑨必须考虑整个筛检、诊断与治疗的成本与效益问题。⑩筛检计划是一连续过程,应定期进行。

最基本的条件是适当的筛检方法、确诊方法和有效的治疗手段,三者缺一不可。

(4)筛检的伦理学问题:实施时,必须遵守个人意愿、有益无害、公正等一般伦理学原则。①尊重个人意愿原则:作为计划的受试者,有权利对将要参与计划所涉及的问题"知情",并且研究人员也有义务向受试者提供足够的信息。②有益无害原则:如筛检试验必须安全可靠,无创伤性、易于被群众接受,不会给被检者带来肉体和精神上的伤害。③公正原则:要求公平、合理地对待每一个社会成员。使利益分配更合理,更符合大多数人的利益。

2.随访评估

(1)随访的定义:随访是医院或社区卫生服务中心等医疗机构对曾在本机构就诊的患者在一定时间范围内的追踪观察,以便及时了解其病情的变化,合理调整治疗方案,提高社区慢性病患者的治疗依从性。

(2)随访的方式:①门诊随访,是患者在病情稳定出院后的规定时间内回到医院或社区卫生服务中心进行专科复查,以观察疾病愈后专项指标,通过定期的门诊复查,及时评估发现早期并发症,了解化验检查数据的变化,重新审视治疗方案是否合理。一旦发现问题可以及时处理,减少并发症的发生并将其导致的损害控制在最低限度。②远程随访,是指医护人员以电话、信函、网络等方式与出院后的社区患者进行沟通,根据患者在其他医院做的检查结果在治疗方案及生活细节上给予指导,同时收集术后信息。这种方式适用于在外省市或省内偏远地区久居的患者。常用的远程随访方法有电话随访与信函调查,其他的方法还有入户随访、电子邮件等,但因各自的局限性只能作为前两种方法的补充。

(3)随访的步骤。①建立随访卡:患者的基本信息如姓名、性别、年龄、出生日期、居住地址、联系方式、疾病诊断、诊断日期、诊断单位、诊断依据、诊断时分期、组织(细胞)学类型、入院日期、出院日期、治疗方案、死亡日期、死亡原因、随访结果日期等。②评估慢性病患者:身体方面,包括专科生化指标、饮食情况、用药情况、疾病危险因素、日常生活自理能力、个人行为和生活方式等方面的评估。心理方面,慢性病患者是否存在控制感消失、自尊心受伤害、负罪感等情况,是否有不良情绪反应(焦虑、抑郁、易怒等)。社会方面,疾病对患者家庭造成的影响,如经济负担。对照顾者的躯体影响,因照顾与被照顾关系而产生的情感矛盾。患者因病被迫休息或能力的下降,参与工作和社会活动减少,对事业的影响等。③评估医疗服务可及性:包括本地医疗保险覆盖率、儿童计划免疫接种率、政府预算卫生费用等。④计算发病率或患病率:包括慢性病的患病率和知晓率等。⑤评估环境:包括空气质量达到二级以上的天数、生活饮用水抽样监测合格率、食品卫生抽样监测合格率、高等教育人口率及人均住房面积等。

3.分类干预

做好卫生资源的信息收集,包括疾病监测及卫生人力监测,进行分类干预。包括用药、控烟、限酒、加强体育锻炼、合理膳食及保持适宜的体重等,从而降低患病率、提高知晓率,加强疾病的控制。同时,进行社会不良卫生行为调查,为卫生行政部门提供决策依据。

4.健康体检

(1)健康体检的定义:健康体检是在现有的检查手段下开展的对主动体检人群所做的系统全面检查,是社会的健康人群和亚健康人群采取个体预防措施的重要手段。健康体检是以人群的健康需求为基础,基于早发现、早干预的原则设计体检项目,并可根据个体年龄段、性别、工作特点、已存在和可能存在的健康问题而进行调整。其目的包括:①早期发现潜在的致病因子,及时有效的治疗。②观察身体各项功能反应,予以适时调整改善。③加强对自我身体功能的了解,改变不良的生活习惯。避免危险因子的产生,达到预防保健和养生的目的。

(2)健康体检的内容:主要包括一般状况、躯体症状、生活方式、脏器功能、查体、辅助检查、中医体质辨识、现存主要健康问题、住院治疗情况、主要用药情况、非免疫规划预防接种史、健康评价及健康指导等。

(三)社区慢性病患者健康管理的考核

对社区居民进行健康管理,其宗旨是进行三级预防,对一般人群,通过监控教育和监控维护,进行危险因素的控制,促进身体健康而不发生慢性病。对于高危人群,通过体检等早期发现、早期诊断和早期治疗,并进行治疗性生活方式干预等阻止或延缓慢性病的发生。对于已患慢性病的患者,应进行规范化管理和疾病综合治疗,阻止慢性病的恶化或急性发作和维持和最大限度发挥其残存功能。

1.社区慢性病患者患病率

社区慢性病患者患病率:慢性病患者患病率=某时期的慢性患者数/同时期平均人数(患病包括新旧病例,常通过调查获得)。

2.社区慢性病患者健康管理率

慢性病患者健康管理率=年内已管理慢性病患者人数/年内辖区内慢性病患者总人数×100%。

注:辖区慢性病患者患病总人数估算=辖区常住成年人口总数×慢性病患者患病率(通过当地流行病学调查、社区卫生诊断获得或是选用本省(区、市)或全国近期该慢性病患者患病率指标)。

3.社区慢性病患者规范管理率

社区慢性病患者规范管理率:慢性病患者规范管理率=按照规范要求进行慢性病患者管理的人数/年内管理慢性病患者人数×100%。

(门玉芳)

第十节　健　康　教　育

一、健康教育的基本概念

(一)健康的内涵

1948 年,世界卫生组织将健康定义为:"健康不仅仅是没有疾病或不虚弱,而是身体的、精神的健康和社会适应的完美状态。"在《阿拉木图宣言》中,世界卫生组织不但重申了该定义,还进一步指出:"达到尽可能高的健康水平是世界范围内一项最重要的社会性目标,而其实现则要求卫生部门及社会各部门协调行动。"我国也在宪法中明确规定,维护全体公民的健康和提高各族人民的健康水平,是社会主义建设的重要任务之一。这些均说明健康是人们的基本权利,促进人群的健康是政府及相关部门所应承担的责任。社区卫生服务机构作为卫生部门的基层单位,在维护和促进人群健康的工作中起着举足轻重的作用。社区护士也应当学习和掌握相关知识,做好居民健康"守门人"。

对于健康的理解,应当注意以下两个方面内容。首先,健康是一个全方位的概念,包括生理健康、心理健康及社会适应能力良好。每一个人都是一个完整的整体,不应将其割裂成不同的部分。同样的,一个人的健康也应当是身体、精神的健康和社会适应完好状态,而不仅仅是不得病。基于这种理解,社区护士在工作中应当努力促进居民各方面健康水平的提高,而不仅仅将工作重点放在对躯体疾病的管理上。其次,从健康到疾病是一个连续变化的过程,即健康与疾病之间不存在明确的界限。真正绝对健康和极重度疾病的人在人群中都是极少数,绝大多数人是在两个极端之间的位置上不断地变化。换句话说,健康与疾病的状态是可以相互转化的。如果有适宜的干预,人们就能向更健康的水平发展,反之则可能向疾病的方向变化。因此,社区护士可以积极地采取健康教育、健康促进等干预措施,以便提高人群的健康水平。

(二)影响健康的因素

影响健康的因素种类繁多,基本可以归纳为以下 4 类。

1.行为和生活方式因素

行为和生活方式因素是指因自身不良行为和生活方式,直接或间接给健康带来的不利影响。如冠心病、高血压、糖尿病等均与行为和生活方式有关。

(1)行为因素:行为是影响健康的重要因素,许多影响健康水平的因素都通过行为来起作用。因此,改变不良行为是健康教育的根本目标。按照行为对自身和他人健康状况的影响,健康相关行为可以分成促进健康的行为与危害健康的行为两种。促进健康行为指朝向健康或被健康结果所强化的基本行为,客观上有益于个体与群体的健康。促进健康行为可以分成基本健康行为、预警行为、保健行为、避开环境危险的行为和戒除不良嗜好 5 种。基本健康行为指日常生活中一系列有益于健康的基本行为。如平衡膳食、合理运动等。预警行为指预防事故发生和事故发生以后正确处置的行为,如交通安全、意外伤害的防护等。保健行为指正确合理地利用卫生保健服务,以维持身心健康的行为。例如,定期体检、患病后及时就诊、配合治疗等。避开环境危险的行为指主动地以积极或消极的方式避开环境危害的行为。例如,离开污染的环境、避免情绪剧烈波动等。戒除不良嗜好指戒除生活中对健康有危害的个人偏好,如吸烟、酗酒等。危害健康的行为是指偏离个人、他人乃至社会的健康期望,客观上不利于健康的行为。危险行为可以分成不良生活方式与习惯、致病行为模式、不良疾病行为和违反社会法律、道德的危害健康行为 4 种。不良生活方式是一组习以为常、对健康有害的行为习惯,常见的有高脂饮食、高盐饮食、缺乏锻炼等。这些不良生活方式与肥胖、心血管系统疾病、癌症和早亡等密切相关。致病行为模式是指导致特异性疾病发生的行为模式。常见的是 A 型行为模式和 C 型行为模式。A 型行为模式是与冠心病密切相关的行为模式,其特征为高度的竞争性和进取心,易怒,具有攻击性。而 C 型行为模式是与肿瘤发生有关的行为模式,核心行为表现是情绪过分压抑和自我克制。疾病行为指个体从感知到自身有病到完全康复这一过程中所表现出的一系列行为,不良疾病行为多为疑病、讳疾忌医、不遵从医嘱等。违反社会法律、道德的危害健康行为。例如,吸毒、药物滥用、性乱等。

(2)生活方式:生活方式是一种特定的行为模式,是建立在文化、社会关系、个性特征和遗传等综合因素及基础上逐渐形成的稳定的生活习惯,包括饮食习惯、运动模式、卫生习惯等。生活方式对健康有巨大影响。有资料显示,只要有效控制不合理饮食、缺乏体育锻炼、吸烟、酗酒和滥用药物等不良生活方式,就能减少 40%~70% 的早死,1/3 的急性残疾,2/3 的慢性残疾。

2.环境因素

人的健康不仅仅包括个体的健康,还包括个体与环境的和谐相处。良好的环境可以增进健康水平,反之可能危害健康。一般环境可以分为内环境和外环境。内环境指机体的生理环境,受到遗传、行为和生活方式以及外环境因素的影响而不断变化。外环境则包括自然环境与社会环境。自然环境包括阳光、空气、水、气候等,是人类赖以生存和发展的物质基础,是健康的根本。良好的自然环境对于维持和促进健康具有重要意义。社会环境包括社会制度、法律、经济、文化、教育、人口、职业、民族等与社会生活相关的一切因素,这些因素对健康的影响主要通过影响个体的健康观念、健康行为来实现。

3.生物学因素

常见的生物学因素包括遗传因素、病原微生物以及个体的生物学特性。

(1)遗传因素:遗传因素主要影响了个体在某些疾病上的发病倾向。有些人由于遗传缺陷而在出生时即表现为某些先天遗传病,也有些人则由于某些基因的变化而更容易罹患某些慢性疾病,如高血压、糖尿病和肿瘤。

(2)病原微生物:病原微生物导致的感染曾经是引起人类死亡的主要原因,而随着社会的发展,生活方式因素对健康的影响越来越大。但是,在儿童和老年人中间,病原微生物导致的感染仍然十分常见。

(3)个人的生物学特征:个人的生物学特征包括年龄、性别、健康状态等。不同的生物学特征导致个体对疾病的易感性不同。例如,结核病在老人、儿童和体弱的人群中更容易发生。

4.健康服务因素

健康服务又称卫生保健服务,是维持和促进健康的重要因素。社区卫生服务机构就是提供卫生保健服务的重要部门。健康服务水平的高低直接影响到人群的健康水平。

(三)社区健康教育

1.社区健康教育的概念和目标

健康教育是通过有计划、有组织、有系统的社会和教育活动,促使人们自愿改变不良的健康行为和影响健康行为的相关因素,消除或减轻影响健康的危险因素,预防疾病,促进健康和提高生活质量。社区健康教育是在社区范围内,以家庭为单位,社区居民为对象,以促进居民健康为目标,有计划、有组织、有评价的健康教育活动。其目的是发动和引导社区居民树立健康意识,关心自身、家庭和社区的健康问题,积极参与社区健康教育活动,养成良好的卫生行为和生活方式,以提高自我保健能力和群体健康水平。

社区健康教育的目标是:①引导和促进社区人群健康和自我保护意识。②使居民学会基本的保健知识和技能。③促使居民养成有利于健康的行为和生活方式。④合理利用社区的保健服务资源。⑤减低和消除社区健康危险因素。健康教育的核心目标是促使个体或群体改变不健康的行为和生活方式。然而,改变行为和生活方式是一项艰巨而复杂的任务。很多不良行为受到社会习俗、文化背景、经济条件和卫生服务状况的影响。仅凭社区卫生服务人员一己之力是很难达到理想效果的。因此,真正的健康教育除了包括卫生宣传,还要提供改变不良行为所必需的条件以便促使个体、群体和社会的不良行为改变。因此,社区护士在工作中,除了要出色地完成健康教育讲座等卫生宣传工作,还要有意识地与社区中各种部门或组织合作,努力创造适宜的环境与完备的条件,以便提高健康教育的效果。

2.社区健康教育的重点对象及主要内容

社区健康教育是面对社区全体居民的,因此,社区健康教育的对象不仅仅包括患者群,还包括健康人群、高危人群及患者的家属和照顾者。

(1)健康人群:健康人群是社区中的主体人群,他们由各个年龄阶段的人群组成。对于这类人群,健康教育主要侧重于促进健康与预防疾病的知识与技能。目的是帮助他们保持健康、远离疾病。由于年龄段不同,各个群体的健康教育重点也不尽相同。儿童的主要健康教育内容包括生长发育的促进、常见病的预防、意外伤害的防治、健康生活习惯的建立等。成年人的主要健康教育内容包括良好生活习惯的维持、避免不良生活刺激、老年期疾病的早期预防、心理健康保健等。女性则还要增加生殖健康、围产期保健、更年期保健等。老年人的主要健康教育内容包括养生保健、老年期常见病的预防以及心理健康等。

(2)具有致病危险因素的高危人群:高危人群主要是指那些目前仍然健康,但本身存在某些致病的生物因素或不良行为及生活习惯的人群。这一类人群发生某些疾病的概率高于一般健康人群,如果希望减少疾病发生率,这类人群是干预的重点。对高危人群的健康教育重点依然是健康促进与疾病预防,但与高危因素有关的疾病预防应当作为首选教育内容。高危人群主要健康教育内容包括对危险因素的认识、控制与纠正。

(3)患者群:患者群包括各种急、慢性病患者。这类人群依据疾病的分期可以分为临床期患者、恢复期患者、残障期患者及临终患者。对前三期患者的健康教育重点是促进疾病的康复,主要健康教育内容是与疾病治疗和康复相关的知识与技能。临床期患者更侧重于与治疗相关的内容,恢复期及残障期患者更侧重于康复的内容。对于临终患者,健康教育重点是如何轻松地度过人生的最后阶段,主要健康教育内容包括正确认识死亡、情绪的宣泄与支持等。

(4)患者的家属和照顾者:患者家属和照顾者与患者长期生活在一起,一方面他们可能是同类疾病的高危人群,另一方面长期的照顾工作给他们带来了巨大的生理和心理压力,因此对他们的健康教育也十分必要。对于这类人群,健康教育的重点是提供给他们足够的照顾技巧以及自我保健知识。主要健康教育内容包括疾病监测技能、家庭护理技巧以及自我保健知识等。

3.社区医护人员的健康教育职责

依照《中华人民共和国执业医师法》等有关法律法规,对患者进行健康教育是社区医护人员必须履行的责任和义务。原卫生部在2001年11月印发的《城市社区卫生服务基本工作内容(试行)》中,将健康教育列为社区卫生服务的一项基本工作任务。因此,健康教育是社区医护人员向社区居民提供社区卫生服务的一项重要手段,社区医护人员是社区健康教育的主要实施者,其具体任务如下。

(1)做好辖区内的社区诊断,掌握影响社区居民健康的主要问题。

(2)依据市、区健康教育规划和计划要求,结合本社区的主要健康问题,制订社区健康教育工作计划和实施方案。

(3)普及健康知识,提高社区居民健康知识水平,办好社区健康教育宣传。

(4)针对社区不同人群,特别是老人、妇女、儿童、残疾人等重点人群,结合社区卫生服务,组织实施多种形式的健康教育活动。

(5)负责社区疾病预防控制的健康教育,针对社区主要危险因素,对个体和群体进行综合干预。

(6)对社区居民进行生活指导,引导社区居民建立科学、文明、健康的生活方式。

(7)对社区健康教育效果进行评价。

(8)指导辖区学校、医院、厂矿、企业、公共场所的健康教育工作。

二、健康教育计划的制订

健康教育计划是社区卫生服务人员根据实际情况,通过科学的预测和决策,制定出的在未来一定时期内所要达到的健康教育目标以及实现这一目标的方法、途径的规划表。同时,健康教育计划也应当是质量控制的标尺和效果评价的依据。制订健康教育计划的步骤与护理程序的实施步骤相仿,包括需求评估、确认问题、制订目标、制订计划与评价标准。

(一)健康教育需求评估

社区健康教育需求评估是社区护士通过各种方式收集有关教育对象和教育环境的资料,并对此进行分析,了解教育对象对健康教育的需求,为健康教育诊断提供依据。当社区护士希望在一个社区开展健康教育工作之前,一般需要进行以下两方面的评估。

1.教育对象的评估

在社区中,健康教育的对象可以是人群、小组或个人。对教育对象进行评估的主要目的是掌握教育对象的一般状况、各种健康问题及相对应的各种危险因素的发生率、分布、频率、强度,并了解教育对象的学习能力、学习态度和动机等。教育对象的一般状况包括年龄分布、性别构成、职业状况、受教育程度、家庭经济条件以及一般的生活习惯等,这部分资料可以通过问卷调查的方式获得。健康问题与危险因素则可以通过健康体检和相关因素调查来获得。学习能力可以通过观察、测量、考核等方式确定,学习态度和动机可以通过访谈、问卷调查等方式进行考察。

除了上述常用指标外,在对社区人群进行评估时,还可以调查居民对健康知识的了解程度、对相关信息的信任程度以及健康相关行为实施情况。例如,社区护士希望将高血压的防治作为下一步的健康教育内容,则可以通过访谈或调查问卷的方式了解社区居民是否了解高血压防治的相关知识,他们是否相信自己可以控制高血压,他们是否愿意通过改变自己的生活方式来防治高血压,他们实际的生活方式是什么样的等问题。通过对居民健康知识、健康信念和健康行为现状的评估,还可以发现他们真正的健康教育需求,为进一步开展健康教育工作做好准备。

2.社区环境评估

主要是指对社区的社会环境进行评估,以此了解居民的生产生活环境及可能存在的健康风险。一般包括两方面内容:①社区物理环境。常用的有明确社区边界范围;医疗保健服务地点距离居民居住地的远近,提供的服务是否及时;自然环境是否适宜居住,有无污染源或危险环境;人工建筑是否与自然环境协调,是否会威胁社区安全等。②人文社会环境。主要包括各种社会系统,如保健系统、福利系统、教育系统、经济系统、宗教系统、娱乐系统、沟通系统、安全与运输系统等。

单独依靠社区护士一般难以进行全面详细的社区环境评估,此时就需要借助社区内的其他资源,如居委会、业主委员会等机构,通过它们的协助了解社区基本的生活设施、卫生条件、交通状况及周边单位的性质等。社区护士通过分析获得的信息,可以发现社区内的健康风险并提供相应的健康指导。例如,通过环境评估,社区护士发现某小区有大量建设年代久远的楼房,走廊内的照明条件较差而且楼梯较陡,而在其中又居住了大量离退休老人。通过分析,护士认为这些老人发生跌落伤的可能性高于其他地区的老人,因此,在对这些老人进行合理运动的健康教育时,可以适当增加一些改善关节灵活性的运动方法,以减少老人发生跌落伤的概率。

社区护士在进行健康教育需求评估时,需要注意的问题是,所谓的健康教育需求,并不仅仅指社区居民主动提出希望了解的健康知识,还包括一些隐性的健康教育需求,即通过调查分析所发现的健康问题或健康风险。

(二)确认优先进行健康教育的问题

社区护士通过社区健康教育需求评估,常常会发现社区的需求是多方面的,此时就需要明确优先进行健康教育的问题。它应当是社区居民最迫切需要的,并且教育效果最为明显的问题。确认优先问题的基本原则如下。

1.依据对社区居民健康威胁的严重程度选择

优先选择致残致死率高者进行健康教育;优先选择发病率高者进行健康教育;优先选择相关危险因素影响面大者进行健康教育;优先选择与疾病转归结局有密切联系的内容进行健康教育。以本章开始案例中的社区为例,该社区经过评估,发现社区居民高血压患病率为25%,冠心病为13%,高血脂为11%,糖尿病为10%,脑卒中为3%。在这5类疾病中直接致残致死的疾病应当为糖尿病和脑卒中,但发病率最高者却是高血压,而且与另外几种疾病之间又有一定的联系,因此可以将高血压定为需要优先选择的健康教育问题。

2.依据危险因素的可干预性选择

优先选择明确的致病因素进行健康教育;优先选择可测量可定量评价的项目进行健康教育;优先选择可以预防控制、有明确健康效益的项目进行健康教育;优先选择社区居民能够接受、操作简便的项目进行健康教育。以我国老年人群常见的慢性病为例,高血压、冠心病、高血脂、糖尿病都与肥胖有密切联系,已有的大量研究资料都证实了肥胖与这些疾病的关系。此外,肥胖程度的变化可以通过测量身高体重和腰围等方法进行定量评价,因此,可以选择控制体重作为优先选择的健康教育内容。控制体重的方法有很多,最为简便易行的方法就是改变饮食习惯与适度运动,所以社区护士可以选择从这两方面内容开始进行健康教育活动。

3.按照成本-效益估计选择

优先选择能用最低成本达到最大的效果的项目进行健康教育。

4.分析主客观因素选择

优先选择居民最迫切希望了解而且外部客观环境较为理想的项目进行健康教育。如在某些重大传染病流行的时期,社区护士可以有针对性地对社区居民进行家庭消毒隔离知识的健康教育。

(三)制定健康教育目标

任何一个健康教育计划都必须有明确的目标,这是计划实施和效果评价的依据,如果目标制定不当,将直接影响健康教育计划的执行效果。

1.计划的总体目标

总体目标是计划希望达到的最终结果,是总体上的努力方向。如社区糖尿病管理的总体目标可以是"人人保持正常血糖"。这个目标一般较为宏观,需要长时间的努力才能达到,有时计划制订者本人并不能看到其实现,但正是因为总体目标的存在,可以使健康教育工作具有连续性和明确的方向。

2.计划的具体目标

具体目标是为实现总体目标而设计的具体、量化的指标。其基本要求是具体、可测量、可完成、可信并有时间限制。在实际工作中,经常出现的问题是目标不具体,如"通过健康教育使居民改变不良生活习惯",这个目标就过于笼统。目标不具体的直接表现就是目标的可测量性较差。例如,在上述目标中,不良生活习惯的改变就难以测量。此外,可完成和可信也是容易受到忽视的方面。以某社区糖尿病干预计划为例,其目标是"通过一年的健康教育,降低该社区糖尿病患者的死亡率和并发症的发生率与致残率。"在这个目标中,降低糖尿病患者的死亡率与致残率已经属于三级预防的目标,单纯依靠社区医疗力量已经无法达到。另一方面,降低并发症的发生率虽然属于二级预防目标,但也不是仅仅依靠安排十几次讲座就可以达到的,而是需要综合运用讲座、社区护士个体化咨询、患者同伴教育等手段来完成的。因此,一个良好的具体目标应当可以回答"对谁?将实现什么变化?在多长时间之内实现这种变化?在什么范围内实现这种变化?变化程度多大?如何测量这种变化?"例如,"通过1年的健康教育,使社区内体质指数超过28的老年人中有30%体质指数下降到24以内"就是一个较好的具体目标的例子。在这个目标中明确回答了对谁(体质指数超过28的老年人),实现什么变化(体质指数控制在24以内),在多长时间之内实现这种变化(1年),在什么范围内实现这种变化(社区内),变化程度多大(30%的目标老人)等问题;对于如何测量的问题则可以在计划中详细阐述。

(四)制订健康教育计划

当健康教育目标确定以后,就需要制订健康教育计划了,其目的是准确地阐明健康教育的内容,即确定具体培训哪些内容,给予多少知识和技能以及如何培训这些技能。健康教育计划的制订主要是通过任务分析的方法来完成。

1.任务分析

设计健康教育的具体内容,首先应对教育对象所要完成的任务进行分解剖析,从分解后的每一部分任务中去寻找需要进行教育的具体内容。其基本原则就是把每一项工作看成是由一系列任务组成的,每一个任务包含不同的子任务,每个子任务的执行都需要一定的能力和技能,而这些能力与技能就是需要进行健康教育的内容。换而言之,健康教育的实质就是培训那些为完成任务所必须具备的知识、态度、交流技能、操作技能和决策技能,而后三者又可以看作为行为技能(图10-5)。

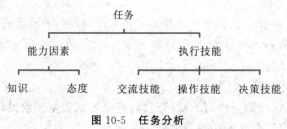

图 10-5　任务分析

下面以对社区糖耐量受损人群进行健康教育为例进行任务分析和确定健康教育内容的示例。

依据《中国糖尿病防治指南》中的要求,为减少糖耐量受损人群糖尿病的发生率,需要完成的任务包括重点人群筛查、生活方式干预和药物干预。其中,生活方式干预这一任务又包含下列子任务:使体质指数达到或接近24,或体重至少减少5%～7%;至少减少每天总热量400～500 kcal;饱和脂肪酸摄入占总脂肪酸摄入的30%以下;体力活动增加到250～300分钟/周。根据任务分析可以确定培训内容。

(1)知识:体质指数的定义;食物的热量和饱和脂肪酸的含量;食物烹调方法对热量摄入的影

响;有益于减少热量摄入和饱和脂肪酸摄入的食品;体力活动的定义。

（2）态度:相信减低体质指数可以降低糖尿病的发生率;认为可以通过调整饮食和适度运动来控制体重;相信自己可以改变以往的生活习惯。

（3）交流技能:能够向医护人员描述自己目前的生活习惯;能够与同伴交流改变不良健康行为的好处;能够正确寻求医护人员的协助。

（4）操作技能:学会/掌握正确的体重称量方法;正确的食物烹调方法;正确的运动方法。

（5）决策技能:正确选择低热量、低饱和脂肪酸的食品;正确选择适宜的运动;合理安排每天运动时间以便长期坚持。

如果觉得这样的分析还是较为笼统,可以进一步分析子任务的子任务,如在上述例子中可以再进一步分析"饱和脂肪酸摄入占总脂肪酸摄入的30%以下"这个子任务所需要的能力因素和技能因素,以便使健康教育的内容更为具体化。

2.选择评价方法

通过任务分析得出教育内容之后,可以根据需要培训的内容选择评价方法。知识性的内容可以通过让社区居民复述、解释、判断正误及举例说明的方法来评价其对知识的掌握程度。态度方面的内容可以通过访谈、观察等方法进行评价。交流技能可以通过实例示范或访谈的方法来评价。操作技能可以通过让居民实际操作演示的方法评价。决策技能则可以通过观察、示范、判断正误的方法来评价。

3.完成健康教育计划

明确的健康教育计划可以帮助社区护士准备教学内容、用具以及合理安排时间及准备评价用具,同时还可以使不同的护士在进行相同的健康教育内容时保持一致。

三、社区健康教育方法与技巧

所谓"工欲善其事,必先利其器",要想获得良好的健康教育效果,必须合理选择教育方法。在社区中进行健康教育可以针对个人、家庭和群体,采取多种多样的方法。社区护士常用的健康教育方法有健康教育专题讲座、健康咨询、发放健康教育宣传材料等。社区护理人员掌握健康教育的基本方法和技能,将大大促进社区卫生服务中健康教育的开展,不断提高为社区居民健康服务的水平。

（一）健康教育专题讲座

健康教育专题讲座是专业人员就某一专题向社区的相关人群进行理念、知识、方法、技能等的传授。如糖尿病患者的饮食治疗、高血压患者的家庭用药指导等。在健康教育专题讲座中可能用到的方法和技巧主要有讲授、提问与讨论、角色扮演与案例分析、示教与反示教等。在具体实践过程中,社区护士可以根据教育对象的特点和教育内容的不同,综合选择这些技巧和方法。

1.讲授

讲授适用于传授知识,是最常用的教育方法,常常用来传授机制、定义或概念性的知识等,用其他方法不容易表达清楚,必须使用讲解、逻辑推理等方法方能阐明的部分。社区健康教育中的讲授最好能满足短小精悍、重点突出、直观生动的特点。

（1）短小精悍:是指讲座规模与讲座时间不宜过大过长。一般社区健康教育活动每次人数不超过30个,这样有利于护士和听课者之间的互动,能够提高居民听课的兴趣,也有利于护士观察居民的反应。每次讲授的时间也不要过长,最好不要超过2小时,一般以30～60分钟为宜。

一般成年人注意力集中的时间大约在 1 小时,过长的时间容易引起听课者的疲劳,降低讲授效果。

(2)重点突出:在制订健康教育计划时,应当明确所讲的核心知识点是什么。所谓核心知识点,就是在任务分析中确定的为了达到目标所必须掌握的各种知识与技能。讲授时要给重点内容留出充分的讲授时间,以保证居民可以充分理解所讲的内容。需要的话还可以结合其他的方法反复强调或解释重点内容。

(3)直观生动:讲授时选用的教具以直观教具为宜,如挂图、模型等。直观的教具可以加深居民的理解,提高讲授效果。讲课的语言则应当生动鲜活。用居民可以理解的生活用语代替专业用词,用居民身边的例子代替枯燥的说教的方式可以起到提高讲授效果的作用。

以讲解高血压的监测为例,可以先用小区里高血压患者发生的危险情况作为开端,吸引居民关注高血压的危害性。接下来讲解什么是高血压,此时注意用"高压""低压"代替"收缩压""舒张压"这样的专业术语。接下来就是有关血压监测的意义和方法的讲解,这应当是这一次课的重点,至少要将一半以上的时间留给这部分内容。此外,还可以辅助以常用的血压监测仪器的实物或照片,以便加深居民的印象。

讲授时容易出现的问题是护士单方面向居民灌输知识,此时教育效果不如启发居民学习的动机、与居民产生双向互动的效果好。在上面的例子里,讲授开始时使用的实际例子就是启发居民学习动机的方法,而在讲解血压测量的方法时,还可以向居民提问或请居民协助做示范,这种互动既可以提高居民的学习兴趣,又可以改善居民的注意力,提高讲课效果。

2.提问与讨论

提问和讨论是鼓励居民参与到健康教育互动中来的最常用的方法。一般由护士提出希望大家回答或讨论的问题,然后通过居民的反馈或讨论来了解其对相关内容的认知程度、态度或其他相关技能的掌握程度。提问既可以用于讲授或讨论前的评估,也可以用于健康教育后的评价手段。而讨论则可以通过居民之间的互相交流、互相启发,起到调动居民学习积极性、丰富教学内容、提高教学效果的作用。提问和讨论适用于培训知识、态度、交流技能、决策技能,是使用广泛的健康教育方法。

(1)提问的要点:①问题应当是经过精心准备的,或者能够激发学习兴趣,或者可以开启思路,或者用于评估或评价。②提问之后要给居民留有充分的时间进行思考和反馈,让听众有时间消化问题才能强化认识、加深思考,问题与答案连接过分紧密会降低提问的效果。③当居民对问题进行反馈或讨论时,不要急于评价正确与否,应当为居民提供充分发表自己意见的机会。过快地对居民的看法进行评价容易打消其思考和表达的积极性,对以后类似的活动造成阻碍。④不要过度使用提问。每一次提问都可以吸引居民的注意力,提高他们听课的兴奋性,但过度使用会导致听众疲劳,减弱教育效果。

(2)讨论的要点:①控制分组讨论的人数。如果希望讨论气氛热烈、每个人都能够发表看法,则应控制每组讨论人数以 5~6 人为宜,最多不要超过 15~20 人。②明确需要讨论的内容。要提前充分准备,对需要讨论的内容和中间可能出现的问题要做到心中有数,以便控制讨论的节奏与方向。③讨论的时间要充分。根据讨论内容决定讨论时间,一般至少需要 5~10 分钟。这样才能保证每个人都能有时间思考和表达。④护士在讨论中起到主持的作用。由护士根据讨论的内容和预期的目的来引导讨论的方向与节奏,同时可以做记录。注意在讨论过程中也不要评价居民反应正确与否,以防阻碍讨论的进行。⑤在讨论结束后要及时总结。每一次讨论都有其预期的目的。如果是评估,则在讨论后要将评估的结果予以小结;如果是评价,则在讨论后应当对居民的反应予以评判,说明其对知识或技能的掌握程度如何,应当如何保持或改进。

以促进母乳喂养的健康教育为例,在开始课程之前可以先提问,"请各位妈妈们都说说你们现在用的是哪种喂养方法呀? 为什么你们愿意使用这种方法喂养孩子呢?"这是对喂养现状的评估。根据评估结果,护士可以讲授母乳喂养与人工喂养相比所具有的优点。之后,可以组织妈妈们讨论:目前导致她们不愿意母乳喂养的原因是什么? 那些选择了母乳喂养的妈妈是如何克服这些困难的? 此时应当鼓励听众踊跃表达自己的看法,护士仅仅起到记录和鼓励所有人都发言的作用。在讨论之后护士还应当总结大家的意见,针对干扰母乳喂养的因素提出一些解决的方法或建议。整体时间控制在 1 小时左右,根据参加人数,保证讨论时间不少于 5~10 分钟。

3.角色扮演与案例分析

角色扮演是一种独特的教学方法,它主要用于改善态度和交流技能,培训决策技能时也可以使用这种方法。而案例分析主要用于培训决策技能和解决问题的方法。这两种方法有很多相似的地方,在实际工作中有时会混合使用。为完成一次角色扮演或案例分析,一般经过下列几个步骤。

(1)编写脚本或案例:编写的内容必须与教育内容密切相关,同时应当具有典型的背景、人物、人物关系。为提高教育效果,可以准备正反两个脚本,或者可以选择社区中实际发生的案例进行改编。

(2)组织角色扮演或案例分析:首先,确定角色时本着自愿的原则,决不能强迫。接下来护士需要给表演者解释剧情和各自扮演的角色的特点,保证其能够按照角色的特点表演。之后向观众解释他们需要观察的内容。整体表演时间以 5~10 分钟为宜,过于冗长会令人厌烦。表演结束后,护士可以提问观众对表演的反应,或者请扮演者陈述自己的感受,最后进行小结。组织案例分析的过程一般包括介绍案例、讨论案例、汇报与总结 3 个步骤,与分组讨论的方法相似,在此不再加以赘述。

4.示教与反示教

要达到最好的教育效果,必须同时提供给受教育者听、看和动手实践的机会,示教与反示教就是这样一种教育方法。所谓示教与反示教是指由教育者为教育对象演示一个完整程序及正规的操作步骤,然后由教育对象在教育者的帮助指导下重复这一正确操作的全过程。示教与反示教是培训操作技能的最重要的方法。在进行示教与反示教时应当注意以下几个问题。

(1)充分准备:教育者在进行示教前必须对所示教的内容有充分了解。以示教血压测量为例,护士不但要能够正确进行血压测量的步骤,还要对血压测量过程中容易出现的问题和需要注意的地方有深刻认识,这样在示范的时候才能够既准确又有针对性。此外,在社区开展的健康教育活动一定要立足于居民实际生活情景。还以测量血压为例,护士不但要能够正确使用水银血压计,还要能够使用家庭中常见的电子血压计。因此在准备教具的时候,不能仅仅准备医院里常见的,更应当准备家庭中常见的用具。还要注意的是,为保证练习效果,需要准备数量充足的教具,以便每个受教育者都有机会练习。

(2)分解示范:对居民不太熟悉的各种操作,尤其是较为复杂的操作,或者教育对象是年纪较大的老人,应当把整个操作过程分解成一个个简单的步骤,让受教育者掌握每一个分解步骤之后,再连贯操作。护士可以先连贯地将操作过程示范一次,然后分解示范每一个步骤,并同时讲解每个步骤的操作要点,最后再连贯示范全过程一次。

(3)指导反示教:在护士讲解和示范完毕后,应当让居民进行反示教,即练习。当居民在反示教的过程中,护士需要仔细观察居民每一个步骤是否正确,及时给予指导或纠正。首先可以让居民对每一个步骤单独练习,当每一个步骤都正确无误之后,则开始连贯地进行全部操作的反示教,此时主要是增加受教育者的熟练度。

(二)健康咨询

咨询就是通过帮助咨询对象分析明确他们的问题和提供正确的信息,帮助咨询对象自己做出正确的决定。健康咨询则是围绕健康问题展开的咨询。作为健康教育的形式之一,社区护士进行的健康咨询常常是一对一、面对面的咨询,此时护士不但要有丰富的医学护理知识,还要能够正确运用人际交流技巧。

1.健康咨询的基本步骤

健康咨询有 6 个基本步骤,而每一步骤又都需要不同的交流技能,各步骤间是相互衔接并需要不断地反复循环使用于咨询过程中。

(1)问候:咨询中的问候不是一般的寒暄,而是与咨询对象建立良好关系的关键性开始,特别是初次见面时的问候。护士不仅要衣着整洁、热情、大方,还要态度真诚。此时,要合理运用语言与非语言沟通技巧,尤其是非语言沟通技巧,让居民产生亲切和信任的感觉,这样才会将自己的真实问题告诉护士。需要注意的是,护士不要将自己的情绪带进咨询过程中,在整个咨询过程中都应该保持积极、宽容的心态,这样才能使健康咨询顺利进行。

(2)询问:询问先从一般性问题问起,逐渐深入到问题的本质。此时宜多使用开放性问题。如"今天感觉如何?""这两天血糖控制得如何?"在交谈中,护士要认真倾听,不要随便打断对方的讲话,以免导致其不能充分表达自己的问题。当居民提出问题之后,护士还要注意自己的反应,应当以正面、积极的反应为主,尽量不要简单评价对与错。

例如,一名新近诊断为糖尿病的老人对护士倾诉:"自从诊断为糖尿病以后,我就什么都不敢吃了。以前我一顿可以吃四两米饭,现在最多吃一两,饿的我好难受!"护士适宜的反应可以是:"是呀,饭量从一顿四两一下子减到一顿一两,这样恐怕谁都难以适应。可是糖尿病患者也可以吃饱呀。您如果有时间的话,我就给您说说怎么才能吃得饱又不会影响血糖,好不好?"在这段话中,护士首先理解了患者的感受,让他感觉到自己被接纳,之后又提出建议,进而引导患者学习食品交换份法。如果护士说的是:"谁让您什么都不吃的?糖尿病患者也不是什么都不能吃呀?来,我给您说说怎么吃。"与上一种方式相比,护士这样的表达会让对方感到自己的行为受到了否定,这种情况下,护士即便给患者讲解,也不容易引起对方的共鸣。

(3)讲解基本知识及方法:讲述和介绍一些基本知识与技能需要利用健康教育的手段。但由于此时教育对象比较单一,常常就只有 1 个居民在听,因而要针对前来咨询的人的具体情况给予讲解,做到有的放矢。例如,有位居民前来询问母乳喂养的方法,护士就可以不必从母乳喂养的优点谈起,而是直接介绍母乳喂养的具体方法。常用的教育手段可参见前面健康教育方法的介绍。

(4)帮助咨询对象做出合理的选择:咨询是帮助咨询对象做出选择,而不是强迫和劝告。这是护士在进行健康咨询中需要注意的重要问题。作为专业人士,护士常常会下意识地认为自己的建议都是正确的,因而忽略了居民才是真正最了解自己生活的人。要知道,一个人如果不是自觉自愿地做出改变,那么即便是暂时发生的改变,也无法持续很久。在社区健康教育与咨询的内容中,改变生活方式的内容占了很大的比重。对这一类的知识,如果居民不是发自内心的认可接受的话,是很难真正持久地改变自己的习惯的。因而,护士此时要做的是,客观地从各个方面为居民分析利弊,最终让居民自己做出决定。当然,护士此时可以有一定的倾向性。例如,一名高血压患者对是否有必要每天监测血压有疑问,则护士可以向其介绍监测血压的重要性,同时询问是什么原因使他觉得不需要每天监测,然后针对这些原因提出解决的方法。如果最终居民还是没有接受建议,护士也不应该批评对方,而是可以通过主动为其测量血压的方法来完成血压监测。

(5)解释如何使用这些方法:如果希望知识真正转化为行为,则如何运用知识是很重要的问题。同样的,在健康咨询中护士除了讲解基本知识以外,还需要教导居民如何运用这些知识。尤其需要注意的是,知识的运用方法一定要符合居民本身的实际情况。如介绍家庭消毒方法时,应当以家庭内已有的设施为基础,如蒸煮、微波消毒、阳光暴晒等,而不一定非要使用消毒柜。只有符合居民实际条件又简便易行的方法才最容易被居民接受。

(6)接受反馈:接受反馈实际上发生在咨询的每一个步骤当中,每当护士讲解时或讲解后应当注意倾听和观察居民的反应。根据对方的反馈调整下一步要咨询的内容。例如,某位老人因为血压一直控制不稳定前来咨询,经询问,他一直没有改善饮食习惯。于是,护士开始向其讲解高血压患者饮食调节的方法,可是老人表示对此已经很熟悉,并且能够准确说出具体方法。此时护士就应当及时调整咨询方向,转而询问究竟是什么原因使老人无法改善饮食习惯,进而提出相应的解决方案。此外,对咨询对象的随访与追踪也是接受反馈的方法之一,尤其是慢性病管理中,长期连续的追踪有利于调节咨询方案,以便更好地为居民服务。

2.健康咨询的特点

成功而有效的咨询往往具有以下特点,也是护士在健康咨询中需要遵循的。

(1)良好的人际关系:信任是良好人际关系的基础,成功的健康咨询也是以信任为基础的。为建立良好的人际关系,护士必须合理运用沟通技巧,从初次见面开始就发展出相互信任和接纳的关系。

(2)宽松的沟通氛围:在健康咨询中应当允许居民充分地表达自己的意见,无论其问题如何,护士都应该保持着开放与接纳的态度,让对方感到无论自己有什么问题都不会被批评否定。此外,护士的咨询建议也不应该是强迫对方必须执行的,而是充分尊重居民的选择权,由居民自己做决定。开放宽松的沟通氛围有利于咨询的顺利进行。

(3)准确地发现问题:发现问题是解决问题的基础。社区护士在健康咨询中要保持一颗敏感的心,要能对居民的情况感同身受,这样才能准确发现对方的问题。尤其是对于一些隐藏的问题,可能居民本人也说不清楚,这时就需要护士利用专业技能来帮助居民分析和确认问题了。如一位脑卒中患者的家属告诉护士该患者不配合康复。评估后护士发现,一方面这名患者十分迫切地希望康复,另一方面又总是不愿意进行训练。为找出问题所在,护士连续几天上门为患者进行康复训练,还亲自为其进行示范。最终发现,原来家属使用的一些辅助器械与患者的身体不相称,导致患者在使用过程中肢体疼痛,而他本人语言表达又有困难,无法与家属沟通,最后只好选择抵制康复训练的方法来表达。在这个例子中,正是由于护士能够亲自尝试患者的训练过程,才发现了问题。因而,切实体验居民的感受是发现问题的关键。

(4)合理建议:健康咨询的建议应当是针对咨询对象的实际情况、能够确实解决其问题而又简便易行的方法。千篇一律、笼统模糊的建议是难以被接受的,只有结合实际情况、可操作性强的建议才会受到居民的欢迎。如在有关均衡膳食的咨询中,说明每天应当摄入多少热量、蛋白质、脂肪、糖不算好的建议,只有把这些数字转化成相当于多少菜、多少饭、几个鸡蛋、几两肉这样具体的食物时,才是真正解决问题的建议。

(5)保密:由于健康咨询与居民的生活密切相关,因而可能会涉及一些个人隐私问题,所以护士一定要注意遵守保密原则,不可以把居民的情况随便告诉给其他人。这是建立信任的基础。

(三)健康教育资料的设计制作

在进行健康教育时,如何选择和制定合适的教育资料是一项关键性的工作。在社区工作中,除了利用现有的健康教育资料以节省时间和经费外,很多情况下需要制作新的材料。制作健康教育资料应当注意以下的问题。

1.正确选择健康教育资料的媒介

按照媒介的特性不同,教育资料可以分成印刷类媒介和电子类媒介两大类型。基于制作简便、费用低廉的优点,印刷类媒介是最常见的类型。所谓印刷类媒介,就是一般所说的文字性资料,常见的有标语、宣传册或宣传单、宣传画等。其主要的优点是可以让居民享有阅读的主动权,不会产生强迫对方接受的感觉。此外便于保存也是印刷类媒介的一大优点。但由于阅读的主动权在居民手中,为提高阅读兴趣和效果,社区护士需要结合社区居民的特点及需求制作宣传资料,以保证受众的范围。相比较而言,电子媒介,也就是所谓的视听性资料,受众面就比较广,而且传播迅速、生动逼真,因而成为现代社会广为使用的传播手段。但其缺点是需要专业人员制作、费用高昂,因而在一般社区内的小型健康教育中并不经常使用。

2.合理安排健康教育资料的内容和形式

电子媒介的健康教育资料制作过程比较复杂,专业性强,因此通常不是由社区护士制作完成。此处仅介绍印刷类媒介的设计制作。

(1)标语:是最简练和最富有宣传性的一种健康教育形式。为吸引居民的注意,标语应当颜色鲜艳、字体醒目。而标语的内容则应当言简意赅而又具有鼓动性。例如,在小区门口张贴黄底红字的大标语"每天运动一小时,健康长寿过百岁"。要注意的是,由于字数有限,标语最主要的目的就是要告诉居民该做什么。如果还有空间,则可以说明为什么这么做以及如何去做。如"均衡饮食好"就说明了要求做什么。而"均衡饮食保健康"则说明了做什么和为什么这么做。"膳食宝塔为基础,均衡饮食保健康"中则包含了全部3个方面的信息。

(2)宣传册或宣传单:是印刷类宣传品中最常用而效果较好的一种。一般适用于内容较多、文字较长的情况。宣传单(册)常常被作为讲座的辅助资料,因而内容应当与讲座密切相关,既可以是讲座重点内容的总结或再现,也可以是讲座内容的补充。例如,讲解糖尿病食品交换份法时,宣传册的内容可以是食品交换份法的具体操作步骤,也可以是常见食物的食品交换份值。在形式方面,图文并茂的宣传单(册)更容易吸引居民的学习兴趣。制作出的宣传单(册)文字与纸张的对比应当强烈,字体应当清晰、大小适中,方便居民,尤其是老年人阅读。

(3)宣传画:是利用直观形象的方式进行健康教育,而且不受文化水平的影响,突破文字和语言的限制,是社区居民喜闻乐见的宣传方式。好的宣传画应当主题突出、色彩鲜明、清晰易懂。如果要配以文字,则注意不可喧宾夺主。

(李　娜)

参考文献

[1] 张晓霞,于丽丽.外科护理[M].济南:山东人民出版社,2021.

[2] 王玉春,王焕云,吴江,等.临床专科护理与护理管理[M].哈尔滨:黑龙江科学技术出版社,2022.

[3] 刘楠楠.内科护理[M].北京:人民卫生出版社,2021.

[4] 杨青,王国蓉.护理临床推理与决策[M].成都:电子科学技术大学出版社,2022.

[5] 张晓艳.临床护理技术与实践[M].成都:四川科学技术出版社,2022.

[6] 程宁宁.临床专科护理实践[M].沈阳:沈阳出版社,2020.

[7] 任丽,孙守艳,薛丽.常见疾病护理技术与实践研究[M].陕西:陕西科学技术出版社,2022.

[8] 丁明星,彭兰,姚水洪.基础医学与护理[M].北京:高等教育出版社,2021.

[9] 肖娟.实用护理技术与专科护理规范[M].长春:吉林科学技术出版社,2020.

[10] 李艳.临床常见病护理精要[M].西安:陕西科学技术出版社,2022.

[11] 李庆印,张辰.心血管病护理手册[M].北京:人民卫生出版社,2022.

[12] 万霞.现代专科护理及护理实践[M].开封:河南大学出版社,2020.

[13] 刘巍,王爱芬,吕海霞.临床妇产疾病诊治与护理[M].汕头:汕头大学出版社,2021.

[14] 潘红丽,胡培磊,巩选芹,等.临床常见病护理评估与实践[M].哈尔滨:黑龙江科学技术出版社,2022.

[15] 张秀萍.外科疾病临床护理[M].天津:天津科学技术出版社,2020.

[16] 张翠华,张婷,王静,等.现代常见疾病护理精要[M].青岛:中国海洋大学出版社,2021.

[17] 华苓.产前产后护理百科[M].成都:四川科学技术出版社,2022.

[18] 张薇薇.基础护理技术与各科护理实践[M].开封:河南大学出版社,2021.

[19] 邢爱红,王君华.基础护理技术[M].北京:科学出版社,2020.

[20] 马普红,王艳娟.护理临床与实践[M].长春:吉林科学技术出版社,2020.

[21] 刘端海,洪珍兰.护理心理学[M].武汉:华中科技大学出版社,2020.

[22] 刘峥.临床专科疾病护理要点[M].开封:河南大学出版社,2021.

[23] 赵衍玲,梁敏,刘艳娜,等.临床护理常规与护理管理[M].哈尔滨:黑龙江科学技术出版社,2022.

[24] 崔杰.现代常见病护理必读[M].哈尔滨:黑龙江科学技术出版社,2021.

[25] 王丽.常见护理疾病诊疗学[M].昆明:云南科技出版社,2020.

[26] 刘爱杰,张芙蓉,景莉,等.实用常见疾病护理[M].青岛:中国海洋大学出版社,2021.

[27] 陈晓.临床实用护理操作[M].北京:科学技术文献出版社,2020.

[28] 吴宣,朱力,李尊柱.临床用药护理指南[M].北京:中国协和医科大学出版社,2022.

[29] 刘敏,刘树森.外科护理技术[M].上海:上海科学技术出版社,2020.

[30] 吴雯婷.实用临床护理技术与护理管理[M].北京:中国纺织出版社,2021.

[31] 邓雄伟,程明,曹富江,等.骨科疾病诊疗与护理[M].北京:华龄出版社,2022.

[32] 吴欣娟.临床护理常规[M].北京:中国医药科技出版社,2020.

[33] 郝翠平.临床疾病基础护理[M].北京:科学技术文献出版社,2020.

[34] 肖芳,程汝梅,黄海霞,等.护理学理论与护理技能[M].哈尔滨:黑龙江科学技术出版社,2022.

[35] 潘洪燕,龚姝,刘清林,等.实用专科护理技能与应用[M].北京:科学技术文献出版社,2020.

[36] 王朝阳,于静,舒玲,等.手术室专科护理质量指标体系的构建及应用[J].齐鲁护理杂志,2020,26(10):131-133.

[37] 冯笑.内科护理沟通中存在的问题及解决措施[J].世界最新医学信息文摘,2021,21(30):164-165.

[38] 林红.舒适护理在阑尾炎手术护理中的应用[J].中国医药指南,2020,18(3):337-338.

[39] 韦丽艳,罗婷.甲状腺功能5项在甲状腺疾病鉴别诊断中的应用价值[J].现代医学与健康研究电子杂志,2020,4(1):150-151.

[40] 邹丹.妇产科护理的主要感染问题及应对措施[J].基层医学论坛,2021,25(2):281-283.